AF783132

Haug

Autorenvorstellung

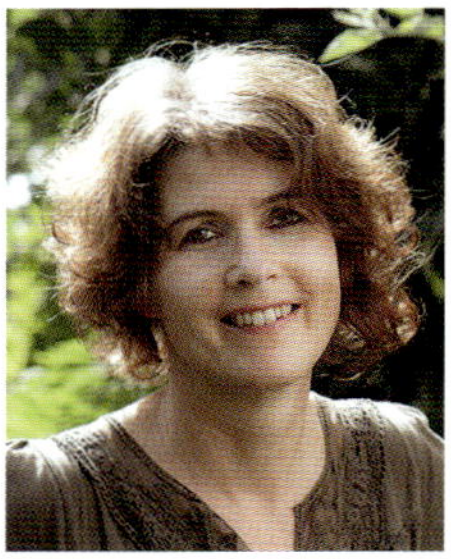

Dorit Zimmermann ist Heilpraktikerin mit eigener Praxis für Klassische Homöopathie in Gräfelfing bei München seit 2007 mit Schwerpunkt Kinder- und Frauenheilkunde. Ausbildung in Phytotherapie (Natura Naturans) und Klassischer Homöopathie (Akademie für Homöopathie in Gauting). Weiterbildung bei Rajan Sankaran, Annette Sneevliet, Willibald Neuhold und Anne Schadde. Verbindung von Klassischer Homöopathie nach Samuel Hahnemann mit der Empfindungsmethode nach Sankaran. Medizinjournalistin und Redakteurin der Homöopathie Zeitschrift (HZ).

Kummermittel in der Homöopathie

70 Arzneien aus der Materia medica

Dorit Zimmermann

40 Abbildungen

Karl F. Haug Verlag · Stuttgart

Bibliografische Information der Deutschen Nationalbibliothek
Die Deutsche Nationalbibliothek verzeichnet diese Publikation in der Deutschen Nationalbibliografie; detaillierte bibliografische Daten sind im Internet über http://dnb.d-nb.de abrufbar.

Anschrift

Dorit Zimmermann
Grawolfstr. 23
82166 Gräfelfing
Deutschland

Ihre Meinung ist uns wichtig! Bitte schreiben Sie uns unter:
www.thieme.de/service/feedback.html

© 2015 Karl F. Haug Verlag in MVS Medizinverlage Stuttgart GmbH & Co. KG
Oswald-Hesse-Str. 50
70469 Stuttgart
Deutschland

www.haug-verlag.de

Printed in Germany

Umschlaggestaltung: Thieme Verlagsgruppe
Umschlagfoto: www.fotolia.com/@nolonely
Satz: Druckhaus Götz GmbH, Ludwigsburg
Druck: Grafisches Centrum Cuno, Calbe

ISBN 978-3-8304-7887-4 1 2 3 4 5 6

Auch erhältlich als E-Book:
eISBN (PDF) 978-3-8304-7888-1
eISBN (epub) 978-3-8304-7889-8

Wichtiger Hinweis: Wie jede Wissenschaft ist die Medizin ständigen Entwicklungen unterworfen. Forschung und klinische Erfahrung erweitern unsere Erkenntnisse, insbesondere was Behandlung und medikamentöse Therapie anbelangt. Soweit in diesem Werk eine Dosierung oder eine Applikation erwähnt wird, darf der Leser zwar darauf vertrauen, dass Autoren, Herausgeber und Verlag große Sorgfalt darauf verwandt haben, dass diese Angabe dem Wissensstand bei Fertigstellung des Werkes entspricht.
Für Angaben über Dosierungsanweisungen und Applikationsformen kann vom Verlag jedoch keine Gewähr übernommen werden. Jeder Benutzer ist angehalten, durch sorgfältige Prüfung der Beipackzettel der verwendeten Präparate und gegebenenfalls nach Konsultation eines Spezialisten festzustellen, ob die dort gegebene Empfehlung für Dosierungen oder die Beachtung von Kontraindikationen gegenüber der Angabe in diesem Buch abweicht. Eine solche Prüfung ist besonders wichtig bei selten verwendeten Präparaten oder solchen, die neu auf den Markt gebracht worden sind. Jede Dosierung oder Applikation erfolgt auf eigene Gefahr des Benutzers. Autoren und Verlag appellieren an jeden Benutzer, ihm etwa auffallende Ungenauigkeiten dem Verlag mitzuteilen.

Geschützte Warennamen (Warenzeichen ®) werden nicht immer besonders kenntlich gemacht. Aus dem Fehlen eines solchen Hinweises kann also nicht geschlossen werden, dass es sich um einen freien Warennamen handelt.

Das Werk, einschließlich aller seiner Teile, ist urheberrechtlich geschützt. Jede Verwendung außerhalb der engen Grenzen des Urheberrechtsgesetzes ist ohne Zustimmung des Verlages unzulässig und strafbar. Das gilt insbesondere für Vervielfältigungen, Übersetzungen, Mikroverfilmungen oder die Einspeicherung und Verarbeitung in elektronischen Systemen.

Danksagung

Ich danke allen, deren Gedanken ich aufgreifen und weiterspinnen durfte. Mein besonderer Dank gilt meiner Freundin und Kollegin Hildburg Kraemer für kritische und konstruktive Anmerkungen am Manuskript sowie Jörg Wichmann für seine kollegiale Hilfe und Unterstützung und natürlich Anne Schadde für das Geleitwort.

Geleitwort

Kummer bedeutet Herzeleid, Seelenschmerz, ein Weh, ausgedrückt auf unterschiedliche Art und Weise. In den vielen Jahren der täglichen Arbeit mit Patienten wird klar, dass hinter den meisten körperlichen Problemen ein emotionales Thema steht. Viele Erkrankungen haben einen tieferen Hintergrund. Die Ausdrucksmöglichkeiten des Seelenleides sind vielfältig. Kummer, Trauer, Zorn, Wut, Ärger, Rachegefühle, Misstrauen, Eifersucht und vieles mehr können sich über körperliche Leiden zeigen.Die Kunst des Homöopathen – Hahnemann bezeichnet ihn im *Organon* als den „Heilkünstler" (§ 3, Organon) – besteht nun darin, das Muster aufzudecken, zu erkennen, was das „unbezweifelt Kranke" ist: der Seelenschmerz hinter der körperlichen Beschwerde. Jeder Patient hat seine eigene persönliche Art, mit den Problemen des Lebens umzugehen. Daher ist das wichtigste Kriterium in der Homöopathie die Individualisierung. Es gilt herauszufinden, wie genau das energetische Problem bei jedem einzelnen Kranken zu erkennen ist.

Homöopathische Mittel sind energetische Mittel. Nach dem Leitsatz Hahnemanns „Ähnliches möge durch Ähnliches geheilt werden" können sie erst ausgewählt oder richtig „angepasst" werden, wenn das energetische Muster klar genug definiert ist. In den vergangenen Jahrzehnten gab es zahlreiche neue methodische Ansätze, diesem so wichtigen individuellen Thema des Patienten auf die Spur zu kommen, um dann das passende Heilmittel zu finden.

Denn erst nach der Erkenntnis des „unbezweifelt Kranken" erfolgt der Schritt, das energetische Muster in den uns zur Verfügung stehenden homöopathischen Mitteln zu finden. Das Handwerkszeug dazu besteht neben einem Repertorium und vielen alten und neuen homöopathischen Prüfungen sowie einer umfangreichen Materia medica auch in Erfahrungen und Erklärungen der Kollegen, die in täglicher Praxis erprobt sind. All diese Beiträge sind im vorliegenden Buch gesammelt und sollen aufgezeigt werden.

Die hier differenzierten „Kummermittel" machen deutlich, dass wir nun bereits ein umfangreiches Repertoire an homöopathischen Mitteln und den dringend dazu benötigten Erklärungen zur Verfügung haben, um die Patienten mit ihren Beschwerden ein Stück weiter begleiten zu können. Diese aus vielen verschiedenen Quellen zusammengetragenen Erfahrungen sind hilfreich, die immer feiner erkennbaren Unterschiede der menschlichen Seelenpein zu erkennen und zu behandeln.

München, im August 2015 **Anne Schadde**

Vorwort

„Wahrnehmung des Musters ist der Weg zur Befreiung von ihm." ([35], S. 5)

Die Idee, ein Buch über die Kummermittel in der Homöopathie zu schreiben, entstand während der Beschäftigung mit meinen Patienten und ihren seelischen Nöten. Viele kommen vordergründig wegen körperlicher Beschwerden wie Migräne, Neuralgien, Schlafstörungen, Menstruationsbeschwerden, Chronischem Erschöpfungssyndrom, Fibromyalgie, Infertilität und vielem mehr. Im Anamnesegespräch wird aber schnell klar, dass ein tiefer Kummer hinter dem physischen Leid steckt und dass dieser die eigentliche Pathologie darstellt: das zu Heilende. Bei der Fallaufnahme und der anschließenden Repertorisation steht meist Natrium muriaticum ganz vorne, bedingt durch die einschlägigen Rubriken, in denen das Mittel hochwertig vertreten ist:

- Gemüt – Beschwerden durch – Enttäuschung
- Gemüt – Beschwerden durch – Grobheit anderer
- Gemüt – Beschwerden durch – Kränkung, Demütigung
- Gemüt – Beschwerden durch – Liebe; enttäuschte
- Gemüt – Kummer, Trauer – lang anhaltend
- Gemüt – Kummer, Trauer – still
- Gemüt – Kummer, Trauer – Liebe; aus enttäuschter
- Gemüt – Verweilt – vergangenen unangenehmen Ereignissen; bei

Als umfassend geprüftes Polychrest mit 11.686 Einträgen in Radar 10.5.003 deckt das potenzierte Kochsalz auch zahlreiche körperliche Symptome ab, sodass ich oft geneigt war, einer Patientin mit anhaltendem Kummer, welcher seine Ursachen in der frühen Kindheit hatte, womöglich sogar mit mangelnder Fürsorge und Aufmerksamkeit durch die Mutter, Natrium muriaticum zu verordnen, häufig mit mäßigem Erfolg. In jahrelanger intensiver Auseinandersetzung mit der Empfindungsmethode Rajan Sankarans lernte ich, hinter die Fassade zu blicken und dem zentralen Problem, der Wurzel allen Übels, nachzuspüren. Dazu ist es erforderlich, den Patienten möglichst frei sprechen zu lassen, seine Empfindungen, Handgesten, seine Mimik, seine Träume, Ängste etc. vorurteilsfrei wahrzunehmen, gezielt zu verfolgen und letztlich mit einem bestimmten Arzneimittel in Beziehung zu setzen. Ohne akribisches Studium der Materia medica sowie des Periodensystems, der Flora und Fauna, aber auch der Sarkoden und Nosoden ist das allerdings nicht möglich. Insofern erfordert diese anspruchsvolle Methode sehr viel persönliches und fachliches Engagement und Fleiß, aber auch Geduld, Demut, Selbstkritik und letztendlich Vertrauen in die eigenen Fähigkeiten und Gedanken. Um gravierende Fehler bei der Verordnung zu vermeiden ist es unumgänglich, zunächst das Reich festzulegen, aus dem das Heilmittel stammen muss:

- Mineralreich
- Pflanzenreich
- Tierreich
- Nosoden
- Sarkoden
- Imponderabilien

Erst wenn dieses zweifellos feststeht, kann der nächste Schritt erfolgen: die Suche nach dem Unterreich (Säugetiere, Vögel, Spinnen etc., Pflanzenfamilie, Muttermittel usw.) und letztlich nach dem Simillimum. Meiner Erfahrung und Überzeugung nach ist die Empfindungsmethode der zuverlässigste und unnachteiligste Weg, um nach deutlich einzusehenden Gründen zu heilen, wie Samuel Hahnemann dies zu Recht von uns Homöopathen gefordert hat.

Der Grund für diese spezielle Vorgehensweise besteht in der Erkenntnis, dass jeder Mensch eine Affinität zu einem bestimmten Reich hat. So ist es vorstellbar, dass drei verschiedene Patienten mit einer ganz ähnlichen Krankengeschichte in die Praxis kommen, wobei es jeweils um das Gefühl von Isolation, Einsamkeit, Missachtung und mangelnder Liebe geht. Alle drei leiden unter Schlafstörungen, depressiver Verstimmung und haben Verlangen nach Schokolade und salzigen Speisen.

Dennoch empfindet und beschreibt der erste Patient seine Beschwerden „tierisch", der zweite „pflanzlich" und der dritte „mineralisch". Wichtig ist, dass die Zuordnung nach einem Reich auf der tiefsten Ebene der Empfindung erfolgt, da gerade Erwachsene Anteile aus allen Reichen haben können, aber eben nur bis zu einer bestimmten Schicht. Sind wir mit der Anamnese an der Wurzel der Pathologie angekommen, kristallisiert sich ein bestimmtes Reich heraus. Wie dies genau funktioniert und welche Schritte jeweils aufeinanderfolgen, das erfahren Sie im Anschluss. Da es bei diesem Buch in erster Linie um die Gemütsebene geht, haben die Symptome aus dieser Rubrik Vorrang, körperliche und allgemeine Symptome werden zur Differenzierung der einzelnen Mittel ergänzt.

Die Beschreibung der unterschiedlichen Arzneimittel basiert auf dem Erleben und der Empfindung, die charakteristisch für diese Mittel sind, welche wiederum aus seriösen Arzneimittelprüfungen hervorgehen, sofern vorhanden. Um zu zeigen, dass die Prüfungssymptome und die jeweilige Empfindung eine Einheit bilden, habe ich sämtliche Ausführungen mit entsprechenden Rubriken unterlegt. Sie finden diese mit der Wertigkeit des gerade behandelten Mittels und den anderen in diesem Buch besprochenen Arzneimitteln in den Tabellen, sodass Sie sich einen Überblick verschaffen können, in welchen Rubriken und mit welchen Wertigkeiten die einzelnen Mittel vertreten sind.

Doch nun zu der entscheidenden Frage nach der Auswahl der 70 im Anschluss vorgestellten „Kummermittel". Angefangen hat das Ganze mit einem Artikel zu den nahen Verwandten von Natrium muriaticum. Im Zuge der Recherche für diesen kleinen Beitrag habe ich festgestellt, dass das Thema „Kummer" Stoff für ein 200 Seiten starkes Buch liefern könnte, und so habe ich mich an die Arbeit gemacht. Das Ergebnis liegt Ihnen nun mit diesem Werk vor.

Was ist Kummer? Aus Sicht der Psychologie versteht man unter Kummer Hoffnungslosigkeit und Hilflosigkeit. Weitere wichtige Empfindungen in diesem Zusammenhang sind Trauer, Traurigkeit, Enttäuschung, enttäuschte Liebe, Gefühl der Einsamkeit und Isolation sowie die Empfindung, nicht wahrgenommen zu werden, wertlos zu sein.

In den beiden einschlägigen Rubriken *„Gemüt – Kummer, Trauer"* und *„Gemüt – Beschwerden durch Kummer"* sind einmal 149, das andere Mal 94 Arzneimittel enthalten. Nun hätte man all diese Mittel mit offensichtlichem Kummerhintergrund herausgreifen und vorstellen können. Ich habe mich für einen anderen Weg entschieden. Das wichtigste Auswahlkriterium für mich waren Mittel mit deutlichem Bezug zu Kummer und seelischen Schmerzen, unabhängig davon, ob sie in besagten Rubriken enthalten sind. So habe ich einzelne Arzneimittel bewusst nicht ausgewählt, obwohl sie, wie Phosphor, hochwertig in der Kummerrubrik vorhanden sind. Andere wiederum schienen mir unverzichtbar, obwohl sie nicht in den beiden Rubriken enthalten sind, wohl aber in verwandten Rubriken oder auch gar nicht, wenn es keine Einträge dazu im Radar [28] gibt. So differenziere ich zwischen Kummer- und Angstmitteln. Zu letzteren gehören Mittel wie Phosphorus, Arsenicum album, Calcium usw. sowie deren Verbindungen. Angst und Panik sind große Themen, die gesondert besprochen werden sollten, wobei es hier natürlich Überschneidungen gibt.

Das vorliegende Buch erhebt keinen Anspruch auf Vollständigkeit. Ich bin mir durchaus im Klaren darüber, dass ich nicht alle Arzneimittel, die einem Kummerpatienten bei entsprechender Symptomatik helfen könnten, aufgenommen und erörtert habe. Im Grunde genommen kann fast jede Arznei ein „Kummermittel" sein, dennoch schien es mir wichtig und hilfreich, eine größere Anzahl an Arzneimitteln aus verschiedenen Reichen mit deutlichem Bezug zu Kummer und Trauer hinsichtlich ihrer kleinen und großen Unterschiede vorzustellen und voneinander abzugrenzen. Es müssen nicht immer die prominenten Mittel wie Natrium muriaticum, Ignatia, Staphisagria oder Pulsatilla sein, die bei einem großen Kummer hilfreich sind, manchmal sind es auch die kleinen, eher unscheinbaren, mit denen man sich womöglich noch nie beschäftigt hat.

Neuried, im August 2015

Dorit Zimmermann

Einleitung

Vorgehensweise und methodischer Ansatz

Laut Philip M. Bailey, Arzt und Homöopath in Australien, ist Natrium muriaticum in den modernen Industriegesellschaften der am weitesten verbreitete „Konstitutionstyp". Seiner Erfahrung nach brauchen rund ein Drittel der Menschen in England, USA und Australien dieses homöopathische Mittel. *„Nat-m. ist der vorherrschende Typ der modernen Zeit, ein Spiegelbild der Unterdrückung emotionaler Schmerzen (…). Kein Konstitutionstyp wird so oft und so leicht verfehlt wie Nat-m."* ([2], S. 244)

Meines Erachtens ist es eher umgekehrt: Natrium muriaticum wird zu schnell und zu häufig verordnet. Ein tiefer, alter Kummer verlangt nicht zwangsläufig nach potenziertem Kochsalz. Die Rubrik *„Gemüt – Kummer, Trauer"* umfasst 149 homöopathische Mittel, darin sind zahlreiche Arzneien enthalten, die zum Teil große Ähnlichkeiten und Überschneidungen zu Natrium muriaticum aufweisen. Andere wiederum scheinen auf den ersten Blick rein gar nichts mit Natrium muriaticum zu tun zu haben, und doch eint sie alle der Bezug zu Kummer und Trauer. In der ähnlichen Rubrik *„Gemüt – Beschwerden durch – Kummer"* sind es nur noch 94 Arzneien. Ein Großteil von ihnen wird auf den folgenden 200 Seiten vorgestellt und differenziert. Daneben werden auch kleine, weniger bekannte Mittel besprochen, die nicht in den beiden Rubriken enthalten sind, die aber dennoch bei Beschwerden mit einer Kummersymptomatik hilfreich und heilend sein können. Diese muss nicht immer so deutlich in Erscheinung treten, wie dies bei Natrium muriaticum der Fall ist.

Einteilung und Differenzierung der Arzneimittel

Bei der Einteilung und Differenzierung der einzelnen Mittel werde ich weitestgehend nach der Empfindungsmethode vorgehen, die Rajan Sankaran vor rund 15 Jahren in Indien entwickelt hat. Dabei geht es zunächst um die **Unterteilung der Mittel nach Naturreichen**. Sankaran und seine Kollegen haben herausgefunden, dass in jedem Menschen neben seinem „urmenschlichen Lied" eine zweite Melodie erklingt, die einer bestimmten Substanz aus der belebten oder unbelebten Natur entstammt. Diese Substanz entspricht dem homöopathischen Heilmittel, dem Simillimum. Je nachdem wie der Betreffende seine Probleme schildert, welche Worte er dabei wählt, mit welchen Handgesten und mit welcher Mimik er das Gesagte begleitet, stammt das erforderliche Heilmittel aus einem bestimmten Reich: Es kann pflanzlich, mineralisch oder tierisch sein. Möglicherweise handelt es sich auch um eine Nosode, eine Sarkode oder um ein Mittel aus der Gruppe der Imponderabilien, das sind materielle oder immaterielle Naturkräfte. Erst wenn eindeutig feststeht, aus welchem Reich das Simillimum kommen muss, erfolgt die Suche nach dem **Unterreich** und schließlich nach der **heilenden Substanz**.

Im Falle der **Mineralien** muss geklärt werden, aus welcher Periode (Serie oder Reihe) das Heilmittel stammt – bei Verbindungen (Salzen) können das auch mehrere sein. Wenn diese Frage beantwortet ist, geht es um die Entscheidung, in welchem Stadium (Spalte) das Mittel zu finden ist. Auch hier können mehrere infrage kommen, sofern das Heilmittel ein Salz ist (z. B. Natrium carbonicum). Die Differenzierung erfolgt nach den Kriterien, die Jan Scholten entwickelt hat und die sich in der Praxis über zwei Jahrzehnte bewährt haben.

Bei den **pflanzlichen Mitteln** erfolgt die Unterteilung nach Pflanzenfamilien. Durch jahrelanges akribisches Studium der Materia medica und der entsprechenden Rubriken hat Sankaran festgestellt, dass alle Mittel, die zu derselben Pflanzenfamilie gehören, die gleiche zentrale Empfindung aufweisen. Aus dieser Erkenntnis folgte die Zusammenfassung bestimmter Mittel zu Familien, so wie wir sie heute als Arbeitsgrundlage in der Praxis verwenden. Die Differenzierung der einzelnen Mittel innerhalb einer Pflanzenfamilie wird nach miasmatischen Gesichtspunkten vorgenommen. Rajan Sankaran unterscheidet zehn verschiedene Miasmen (Akut, Typhus, Psora, Ringworm, Malaria, Sykose, Krebs, Tuberkulose, Lepra und Syphilis), die darüber Auskunft geben, wie intensiv, tief, hoffnungslos und verzweifelt der Patient seine Situation erlebt. Bei den Miasmen, die links von der Sykose angeordnet sind (Akut, Typhus, Psora, Ringworm und Malaria), wird die Lage als hoffnungsvoller und weniger verzweifelt empfunden als bei den Miasmen auf der rechten Seite (Krebs, Tuberkulose, Lepra und Syphilis). ([12], S. 160 ff.) Die Sykose liegt genau in der Mitte: *„Es besteht wenig Hoffnung, gesund zu werden, aber auch wenig Gefahr zu sterben."* ([12], S. 162)

Während also die Pflanzenfamilie danach ausgewählt wird, was der Patient empfindet, erfolgt die miasmatische Einteilung nach dem „Wie": Wie erlebt der Patient seinen Alltag und seine Probleme? Es handelt sich hier also um ein etwas anderes Verständnis des Begriffs Miasma, als wir dies von Hahnemann und seinen Nachfolgern gelernt haben, wobei es durchaus Überschneidungen gibt.

Tierische Arzneimittel werden nach Klassen eingeteilt: Säugetiere, Insekten, Reptilien, Mollusken, Vögel, Fische usw. Dabei haben sich für die einzelnen Gruppen bestimmte übergreifende Verhaltensmuster und Überlebensstrategien herauskristallisiert. Die Insekten beispielsweise zeichnen sich durch ihre ruhelose, emsige Geschäftigkeit aus. Sie definieren sich über das, was sie tun, während die Säugetiere sehr stark auf ihr Rudel ausgerichtet sind mit den entsprechenden Regeln und hierarchischen Strukturen.

Soweit der knappe Abriss über die Gesetzmäßigkeiten und Hintergründe der Empfindungs- oder auch Sensationsmethode.

Merke

Entscheidend für die Verordnung eines homöopathischen Mittels ist und bleibt das eingehende Studium der Materia medica und der erhobenen Prüfungssymptome, sofern es sie gibt. Aus diesem Grund werden alle wesentlichen Aussagen zu den einzelnen Mitteln durch entsprechende Rubriken untermauert und gestützt – sie bilden das Fundament, die Basis dieses Buches. (Die Auswahl der Rubriken erfolgte nach Radar 10.5.003.)

Es sei noch darauf hingewiesen, dass nur die im Buch besprochenen Mittel herausgegriffen und mit ihrer jeweiligen Wertigkeit aufgeführt werden. Das bedeutet, dass einzelne Rubriken ohne Arzneimittelnennung sind, weil es hierzu keine Mittel gibt, die in diesem Buch ausführlich besprochen werden. Das ist durch einen Gedankenstrich (–) gekennzeichnet. Die in den Tabellen hervorgehobenen Rubriken sind zentral für die Mittelfindung.

Inhaltsverzeichnis

Danksagung . . . 5
Geleitwort . . . 6
Vorwort . . . 7
Einleitung . . . 9
Vorgehensweise und methodischer Ansatz . . . 9
Einteilung und Differenzierung der Arzneimittel . . . 9

Teil 1
Arzneimittel aus dem Mineralreich und Säuren

1 Einzelelemente und Salze . . . 17
1.1 Einleitung . . . 17
1.2 Der versteckte Sauerstoff . . . 17

2 Ammonium-Verbindungen . . . 20
2.1 Allgemeines . . . 20
2.2 Ammonium muriaticum (Ammoniumchlorid, Salmiak) – Am-m. . . . 21

3 Lithium-Verbindungen . . . 25
3.1 Allgemeines . . . 25
3.2 Lithium carbonicum (Lithiumkarbonat) – Lith-c. . . . 25
3.3 Lithium muriaticum (Lithiumchlorid) – Lith-m. . . . 28

4 Beryllium-Verbindungen . . . 31
4.1 Allgemeines . . . 31
4.2 Beryllium muriaticum (Berylliumchlorid) – Beryl-m. . . . 31

5 Natrium-Verbindungen . . . 34
5.1 Allgemeines . . . 34
5.2 Natrium arsenicosum (Natriumarsenit) – Nat-ar. . . . 34
5.3 Natrium biboracicum (Natriumborat, Borax venata) – Borx. . . . 37
5.4 Natrium carbonicum (Soda) – Nat-c. . . . 40
5.5 Natrium hypochlorosum (Bleichlauge) – Nat-hchls./Nat-h. . . . 43
5.6 Natrium muriaticum (Kochsalz) – Nat-m. . . . 44
5.7 Natrium phosphoricum (Natriumphosphat) – Nat-p. . . . 48
5.8 Natrium silicicum (Natriumsilikat) – Nat-sil. . . . 50
5.9 Natrium sulphuricum (Glaubersalz) – Nat-s. . . . 53

6 Magnesium-Verbindungen . . . 57
6.1 Allgemeines . . . 57
6.2 Magnesium carbonicum (Magnesiumkarbonat) – Mag-c. . . . 57
6.3 Magnesium muriaticum (Magnesiumchlorid) – Mag-m. . . . 59
6.4 Magnesium nitricum (Magnesiumnitrat) – Mag-n. . . . 60

7 Kalium-Verbindungen . . . 63
7.1 Allgemeines . . . 63
7.2 Kalium bromatum (Kaliumbromid) – Kali-br. . . . 63
7.3 Kalium carbonicum (Pottasche) – Kali-c. . . . 65
7.4 Kalium silicatum (Kaliumsilikat/Kieselsaures Kalium) – Kali-sil. . . . 69
7.5 Causticum (Ätzkalk) – Caust. . . . 71

8 Lanthanide . . . 75
8.1 Allgemeines . . . 75
8.2 Erbium metallicum – Erb. . . . 76
8.3 Thulium metallicum – Thul. . . . 78

9 Aurum-Verbindungen . . . 80
9.1 Allgemeines . . . 80
9.2 Aurum metallicum (Gold) – Aur. . . . 80
9.3 Aurum muriaticum (Goldchlorid) – Aur-m. . . . 83
9.4 Aurum muriaticum natronatum (Natriumchloraurat/Natriumgoldchlorid) – Aur-m-n. . . . 85
9.5 Aurum sulphuratum (Goldsulfid) – Aur-s. . . . 88

10 Sonstige Arzneimittel mineralischen Ursprungs . . . 92
10.1 Aqua marina (Meerwasser) – Aq-mar. . . . 92

11 Säuren . . . 95
11.1 Allgemeines . . . 95
11.2 Aceticum acidum (Essigsäure) – Acet-ac. . . . 96
11.3 Muriaticum acidum (Salzsäure) – Mur-ac. . . . 97
11.4 Phosphoricum acidum (Phosphorsäure) – Ph-ac. . . . 99
11.5 Nitricum acidum (Salpetersäure) – Nit-ac. . . . 102

Teil 2

Arzneimittel aus dem Pflanzenreich

12 Einleitung . . . 109

13 Euphorbiaceae . . . 110
13.1 Allgemeines . . . 110
13.2 Hura brasiliensis (Sandbüchsenbaum) – Hura . . . 110

14 Gramineae . . . 114
14.1 Allgemeines . . . 114
14.2 Saccharum officinale (Zuckerrohr) – Sacch. . . . 114
14.3 Triticum vulgare (Weizen) – Tritic-vg. . . . 118

15 Loganiaceae . . . 122
15.1 Allgemeines . . . 122
15.2 Ignatia amara (Ignatiusbohne) – Ign. . . . 122

16 Malvales . . . 126
16.1 Allgemeines . . . 126
16.2 Chocolate (Schokolade) – Choc. . . . 126

17 Orchidaceae (Orchideen) . . . 129
17.1 Allgemeines . . . 129
17.2 Vanilla planifolia (Vanille) – Vanil. . . . 129

18 Ranunculaceae . . . 134
18.1 Allgemeines . . . 134
18.2 Helleborus niger (Nieswurz) – Hell.. . . . 134
18.3 Pulsatilla pratensis (Küchenschelle) – Puls. . . . 137
18.4 Staphisagria (Stephanskorn) – Staph. . . . 140

19 Scrophulariaceae . . . 145
19.1 Allgemeines . . . 145
19.2 Buddleia davidii (Schmetterlingsflieder) – Buddl-da. . . . 145

20 Solanaceae . . . 149
20.1 Allgemeines . . . 149
20.2 Hyoscyamus niger (Schwarzes Bilsenkraut) – Hyos.. . . . 149

21 Violales . . . 153
21.1 Allgemeines . . . 153
21.2 Bryonia alba (Zaunrübe) – Bry. . . . 153
21.3 Colocynthis (Koloquinte) – Coloc. . . . 155

Teil 3

Arzneimittel aus dem Tierreich

22 Einleitung . . . 161

23 Insekten . . . 162
23.1 Allgemeines . . . 162
23.2 Musca domestica (Gemeine Stubenfliege) – Musca-d. . . . 162

24 Milchmittel (Säugetiere) . . . 167
24.1 Allgemeines . . . 167
24.2 Lac caninum (Hundemilch) – Lac-c. . . . 167
24.3 Lac (vaccinum) defloratum (entrahmte Kuhmilch) – Lac-d. . . . 171
24.4 Lac felinum (Katzenmilch) – Lac-f. . . . 174

25 Meerestiere . . . 178
25.1 Allgemeines . . . 178
25.2 Ambra grisea (Substanz aus dem Kot des Pottwals) – Ambr. . . . 178
25.3 Asterias rubens (Gemeiner Seestern) – Aster. . . . 181
25.4 Onychoteuthis banksii (Krallen- oder Hakenkalmar) – Onych-b. . . . 185
25.5 Sepia officinalis (Tintenfisch) – Sep. . . . 188
25.6 Muscheln . . . 193

26 Schlangen . . . 198
26.1 Allgemeines . . . 198
26.2 Crotalus cascavella (Waldklapperschlange) – Crot-c. . . . 199
26.3 Elaps corallinus (Korallenotter) – Elaps . . . 202
26.4 Lachesis muta (Buschmeister) – Lach. . . . 205
26.5 Naja tripudians (Kobra, Brillenschlange) – Naja . . . 209

27 Vögel . . . 212
27.1 Allgemeines . . . 212
27.2 Schwäne . . . 212
27.3 Tauben . . . 219

Teil 4
Nosoden und Sarkoden

28 Einleitung . . . 225

29 Nosoden . . . 226
29.1 Allgemeines . . . 226
29.2 Anthracinum (Milzbrand-Nosode) – Anthraci. . . . 226
29.3 Carcinosinum (Krebs-Nosode) – Carc. . . . 228
29.4 Syphilinum (Syphilis-Nosode) – Syph. . . . 231

30 Sarkoden . . . 234
30.1 Allgemeines . . . 234
30.2 Lacrimae hominis (Tränenflüssigkeit) – Lacr-h. . . . 234
30.3 Muttermittel . . . 236

Teil 5
Anhang

31 Arzneimittel alphabetisch im Überblick . . . 253

32 Literatur . . . 261

Sachverzeichnis . . . 263

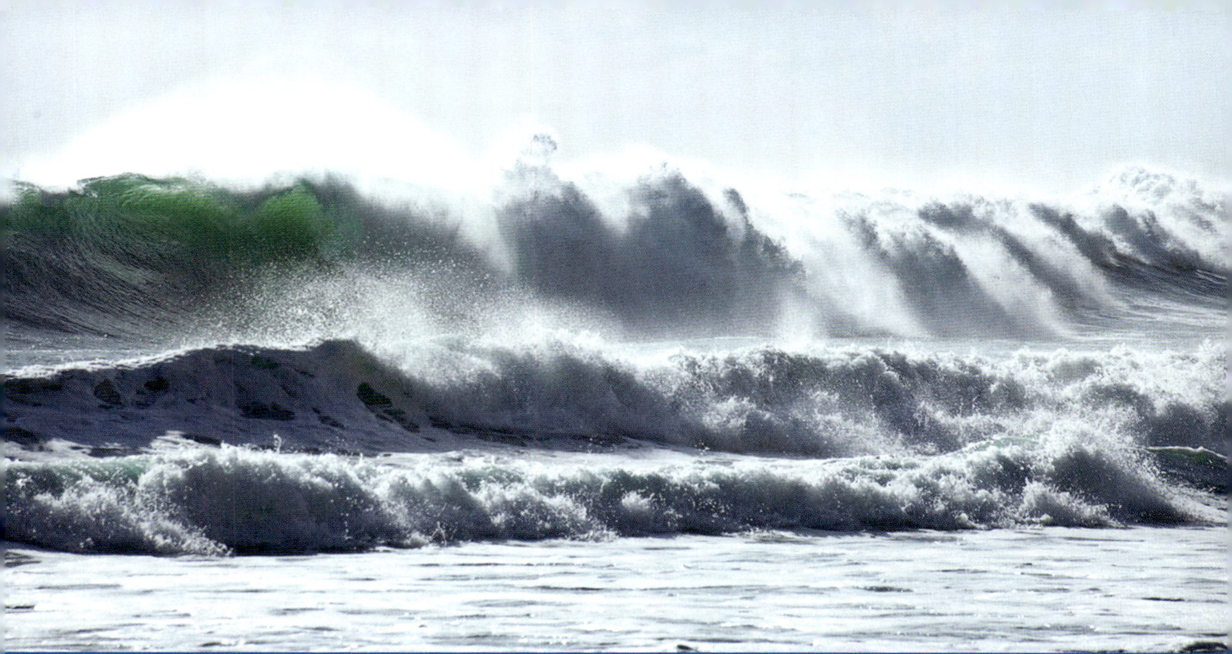

Teil 1
Arzneimittel aus dem Mineralreich und Säuren

1 Einzelelemente und Salze

1.1 Einleitung

Die zentrale Empfindung eines Menschen, auch Vitalempfindung genannt, welcher ein Heilmittel aus dem **Mineralreich** braucht, lautet: Das Problem bin ich. Mit mir stimmt etwas nicht. Mir fehlen entscheidende Fähigkeiten, um meine Probleme adäquat zu lösen, meinen Alltag zu meistern. Es geht um Mangel, Verlust und Zusammenbruch der eigenen Struktur. Wichtige Schlagworte eines Mineral-Menschen sind: Struktur, Sicherheit, Funktion, Fähigkeit und Leistung. Meist wirken diese Patienten geordnet, um einen logischen Aufbau des Anamnesegesprächs bemüht und bestrebt, das eigene Verhalten zu analysieren und zu erklären. Mitunter kann die Anamnese etwas farblos und schleppend sein. Gestik und Mimik sind eher zurückhaltend und oft wenig ausdrucksstark.

Bei den mineralischen Heilmitteln unterscheiden wir zwischen denen aus **Einzelelementen** und den **Salzen**, die aus zwei oder mehr Stoffen zusammengesetzt sind. Letztere können Elemente einer Reihe des Periodensystems enthalten – wie Natrium muriaticum – oder auch Stoffe aus mehreren Reihen wie Magnesium carbonicum. Während es bei dem Natrium-muriaticum-Patienten ausschließlich um die Themen der dritten Reihe (Periode) geht, handelt es sich bei Magnesium carbonicum um eine Kombination der Themen aus Reihe zwei und drei.

In Relation zu Jan Scholtens grundlegendem Beitrag zum Verständnis des mineralischen Reichs sieht Rajan Sankaran eine enge Beziehung zwischen dem Periodensystem und der menschlichen Entwicklung. Demnach entsprechen die Reihen eins bis sieben der Chronologie des menschlichen Daseins von der Empfängnis bis zum Tod, wobei die erste Reihe der Empfängnis entspricht, die zweite der Geburt, die dritte der Kindheit usw. Die Spalten (Stadien) wiederum geben einen Hinweis auf das jeweilige Entwicklungsstadium: Auf der linken Seite wird ein deutlicher Mangel empfunden, in der Mitte ist der Mensch in Bezug auf das Thema der Reihe erfolgreich und rechts droht der Verlust des bisher Erreichten – wieder hinsichtlich der Thematik der entsprechenden Periode.

1.2 Der versteckte Sauerstoff

Die meisten Salze, mit Ausnahme der Halogensalze (Kombinationen mit Fluor, Chlor, Brom, Jod etc.) enthalten zusätzlich noch Sauerstoff (Oxygenium). In diesem Fall müssen die charakteristischen Symptome von **Oxygenium** bei dem betreffenden Salz-Patienten ebenfalls erkennbar sein. Daher soll das Mittel an dieser Stelle besprochen werden.

„In der Tat ist es der Sauerstoff, der die Themen Ersticken, Gefährdung, Atmen und Überleben in die Salz-Fälle einbringt, denn Sauerstoff ist ein wichtiger Bestandteil vieler Salze wie z. B. der Phosphate, Sulfate, Silicate, Nitrate, Carbonate usw.“ ([13], S. 127)

1.2.1 Oxygenium (Sauerstoff) – Oxyg.

Der potenzierte Sauerstoff befindet sich in Stadium 16 der zweiten Reihe des Periodensystems (Kohlenstoff-Serie), direkt über Sulphur, also relativ weit rechts. Rajan Sankaran hat die zentralen Themen der zweiten Reihe mit folgenden Worten zusammengefasst: *„Das Thema der zweiten Reihe folgt auf die Empfängnis, d. h., es geht um ungeborenes Leben und Trennung. Dieser Trennungsprozess spiegelt den Geburtsvorgang wider, indem der Fötus, der bisher Teil der Mutter war (im Mutterleib), sich trennen muss.“* ([40], Bd. 1, S. 196) Die alles entscheidende Frage betrifft mögliche Bewältigungsstrategien eines Lebens außerhalb des Mutterleibs. Wie sollen diese Menschen es schaffen, ohne die Sicherheit und Geborgenheit des Uterus zu überleben? Die eigene Existenz steht noch nicht fest. Sie sind noch nicht in der Welt angekommen, fühlen sich noch lange nicht geerdet. Bei Oxygenium ist der Trennungsprozess schon weit fortgeschritten: Das Baby hat die Geburt heil überstanden, die Enge des Geburtskanals (Stadium 15: Nitrogenium) hinter sich gelassen und nimmt den ersten Atemzug – es lebt. Zur eigenständigen Existenz fehlt nur noch ein letzter Schritt: die Durchtrennung der Nabelschnur (Stadium 17: Fluor). *„Im Gegensatz zu Nitrogenium, der sein Überleben noch von der Mutter einfordert, muss Oxygenium sein Problem allein lösen. Niemand kann diesen Atemzug für ihn tun, er muss selbst dafür arbeiten.“* ([13], S. 123) Das Erstickungsgefühl von Nitrogenium geht einher mit der Empfindung von Enge, Druck und Widerstand, das von Oxygenium mit dem Bewusstsein, wenn ich es nicht selbst schaffe, Luft zu holen, dann werde ich sterben. Die Verantwortung liegt allein bei mir.

„Oxygenium sieht sich als Mittelpunkt der Welt, es erachtet sich als unverzichtbar, es fühlt sich autark und unabhängig. Äußere Eindrücke sind für Oxygenium unwichtig und es kümmert sich wenig um seine äußere Erscheinung.“ ([26], S. 120) Geradlinig und unbeirrbar verfolgen Oxygenium-Menschen ihre persönlichen Ziele. Ihr Wunsch nach Unabhängigkeit ist deutlich spürbar. Sie wollen ihren Weg gehen, sich nicht ablenken lassen und sich nicht nach anderen richten. Dabei nehmen sie für sich den Status des Besonderen in Anspruch, halten sich für ebenso essenziell wie das Gas selbst: Sauerstoff ist für uns Menschen absolut lebensnotwendig. Wir können zwar tagelang ohne Wasser und vor allem ohne Nahrung auskommen, aber nur kurzzeitig ohne Luft zum Atmen. Doch trotz aller gelebter Autonomie bleibt im tiefsten Inneren eine Unsicherheit bestehen, an der wir das Heilmittel erkennen können. Es ist der Zweifel, ob sie

▸ **Tab. 1.1** Entsprechende Rubriken von Oxygenium. (Oxygenium ist im Radar absolut unterrepräsentiert: Es enthält nur Einträge von Jan Scholten. Das Mittel wurde 1996 sowohl von Chetna Shukla, Bombay, als auch von Gerhard Ruster geprüft. Viele Prüfungssymptome, die damals aufgezeichnet wurden, fanden bislang keinen Eingang ins Repertorium.)

Rubrik	Arzneimittel
Gemüt – Beschwerden durch – Missbrauch, Misshandlung; nach (57), **1-w.**	Am-m., Ambr., Aster., Aur., Aur-m., Carc., Caust., Foll., Hura, Lac-f., Lac-mat., Nat-c., Puls. **1-w.**, Hyos., Lac-c., Lach., Naja, Staph. **2-w.**, Ign., Nat-m., Sep. **3-w.**
Gemüt – Beschwerden durch – Missbrauch, Misshandlung; nach – sexuellem Missbrauch; nach (48), **1-w.**	Am-m., Ambr., Aster., Aur-m., Caust., Foll., Hyos., Lac-c., Lac-f., Nat-c., Puls. **1-w.**, Lach., Naja **2-w.**, Carc., Ign., Nat-m., Sep., Staph. **3-w.**
Gemüt – Beschwerden durch – Vernachlässigung; durch (25), 1-w.	Aur., Carc., Ign., Lac-h., Lach., Mag-c., Mag-m., Puls., Sacch., Sacch-a., Sep., Staph. **1-w.**, Nat-m. **2-w.**
Gemüt – Entrüstung, Empörung (62), **1-w.**	Ambr., Aster., Aur., Aur-m-n., Bry., Carc., Cygn-be., Foll., Ign., Lac-c., Nat-c. **1-w.**, Coloc., Nat-m. **2-w.**, Staph. **3-w.**
Gemüt – Furcht – Armut, vor (65), **2-w.**	Ambr., Borx., Kali-c., Lach., Nit-ac., Puls., Staph., Syph., Tritic-vg. **1-w.**, Sep. **2-w.**, Bry. **3-w.**
Gemüt – Gleichgültigkeit, Apathie – Erscheinung, sein Äußeres; gegen die persönliche (18), **1-w.**	Lac-h., Lac-mat., Nat-sil. **1-w.**
Gemüt – Selbstsucht, Egoismus (65), 2-w.	Aq-mar., Aur-m-n., Caust., Choc., Cygn-be., Ign., Lac-h., Lach., Nat-m., Nit-ac., Sacch., Sep., Staph. **1-w.**, Puls. **2-w.**
Gemüt – Wahnideen – anerkannt, geschätzt; sie würde nicht (30), **1-w.**	Aur., Cygn-be., Musca-d., Puls., Tritic-vg., Vanil. **1-w.**, Carc. **2-w.**
Gemüt – Wahnideen – Opfer; sie sei ein (3), **1-w.**	–
Gemüt – Wahnideen – vernachlässigt – er würde vernachlässigt (32), 1-w.	Aur-m-n., Carc., Crot-c., Lac-f., Mag-m., Naja, Nat-m., Nat-sil., Puls., Sacch., Sep., Staph., Tritic-vg. **1-w.**, Lac-h. **2-w.**
Träume – Räuber, Diebe, Einbrecher (63), **1-w.**	Lac-d., Lac-h., Mag-m., Nat-ar., Nat-c. **1-w.**, Aur., Kali-c. **2-w.**, Mag-c., Nat-m. **3-w.**
Träume – Würmer (10), **1-w.**	Choc., Musca-d. **1-w.**
Haut – Vitiligo (24), **1-w.**	Ign., Nat-c., Nat-m., Sep. **1-w.**

auch tatsächlich in der Lage sein werden, die an sie gestellten Anforderungen adäquat zu bewältigen, ob sie auch wirklich allein überlebensfähig sind. Sie wollen um jeden Preis unabhängig sein, auf eigenen Füßen stehen, sind sich ihrer Sache aber noch nicht hundertprozentig sicher. Die indische Homöopathin Bhawisha Joshi zitiert eine Oxygenium-Patientin mit den Worten: *„Ich wollte immer außerhalb dieser Verpackung sein. Mir wurde schon früh im Leben klar, dass ich auf mich selbst gestellt bin und die Zügel in die eigenen Hände nehmen muss."* ([13], S. 126) Einerseits fürchten sich Oxygenium-Menschen vor der neuen Herausforderung, andererseits sind sie begierig darauf, der Welt die Stirn zu bieten.

Oxygenium-Kinder sind eigensinnig, ungehorsam und voller Energie – mit einem Wort: unerziehbar. Sie machen nur, wozu sie gerade Lust haben (DD: Sulphur). Und auch im Erwachsenenalter führen diese Personen das Regiment: Sie sind der Chef, die anderen müssen nach ihrer Pfeife tanzen. Dabei sind sie sich oft selbst genug, Menschen sind ihnen eher suspekt, Familienmitglieder ausgenommen. Mitgefühl und Liebe empfinden sie vor allem für Tiere, wenn es sich nicht gerade um Spinnen handelt. Der Schutz von Tier und Umwelt liegt ihnen sehr am Herzen.

Hinter der Fassade von Egozentrismus und scheinbarer Härte verbirgt sich eine tief empfundene Angst davor, verlassen zu werden. Oxygenium-Menschen fühlen sich oft alleingelassen und vernachlässigt. Was auch daran liegen mag, dass sie der Ansicht sind, sie müssten alles alleine schaffen – ohne fremde Hilfe und Unterstützung.

Körperliche Symptome

Mittelweisend ist das große Verlangen nach frischer Luft. Während der Anamnese atmen Oxygenium-Patienten immer wieder tief durch. Ferner ist der potenzierte Sauerstoff ein wichtiges Mittel bei asthmatischen Beschwerden mit Atemnot, vor allem nachts zwischen zwei und drei Uhr. Oxygenium-Menschen ist es meist zu heiß; warme Räume, vor allem solche, in denen sich viele Menschen aufhalten – wo die Luft knapp ist – sind ihnen sehr unangenehm und sie suchen das Weite. Aufgrund ihrer Tierliebe sind sie Vegetarier aus Überzeugung: Sie wollen keine Tiere im Leib haben. ([26], S. 121) Ihr Appetit ist schier unstillbar: Sie können immer essen. Während sie abends nicht ins Bett finden, kommen sie morgens nur unter Mühen wieder heraus. Laut Bhawisha Joshi ist Oxygenium *„ein gutes Mittel bei nervösen Erschöpfungszuständen und Auszehrung. Es ist auch ein gutes Palliativum bei Krebs in den letzten Stadien."* ([13], S. 129)

Typisch Oxygenium

Geradlinige, auf sich selbst bezogene Menschen, die sich nichts sagen lassen wollen und am liebsten alles alleine machen. Großes Verlangen nach Freiheit und Unabhängigkeit. Beschwerden durch Atemnot und Erschöpfung.

Thema: Kummer durch das Gefühl, allein gelassen und vernachlässigt zu werden

2 Ammonium-Verbindungen

2.1 Allgemeines

Ammonium selbst ist kein Element wie Natrium, Magnesium oder Kalium, sondern die Verbindung aus Nitrogenium (Stickstoff) und Hydrogenium (Wasserstoff). Thematisch haben wir es hier mit den spezifischen Empfindungen der ersten beiden Reihen des Periodensystems zu tun.

Hydrogenium ist ein Gas und befindet sich in der ersten Spalte (Stadium 1) der Wasserstoff-Serie (erste Reihe), es ist das erste Mittel, das im Periodensystem aufgeführt wird. Laut Jan Scholten und Rajan Sankaran entspricht die Wasserstoff-Serie dem Zustand kurz vor bzw. während der Zeugung: Die Existenz steht noch infrage. In diesem frühen Entwicklungsstadium ist noch keine Struktur vorhanden, die Patienten haben das Gefühl, noch nicht materialisiert zu sein. Ihre basale Empfindung kreist um die alles entscheidende Fragestellung: Bin ich oder bin ich nicht? *„Sie suchen die Verbindung mit einer Form, die ihnen ein Gefühl von Existenz vermittelt."* ([40], Bd. 1, S. 132) – Sie haben den Eindruck, ein Baby ohne Körper zu sein.

Menschen, deren Heilmittel Hydrogenium (Hydrog.) ist, fühlen sich isoliert und getrennt von der Welt – ohne Schutz und Sicherheit. Sie bilden sich ein, nicht dazuzugehören, empfinden eine innere Leere, fühlen sich vernachlässigt, nicht wahrgenommen, so als wären sie für andere nicht vorhanden. Um ihren Schmerz zu kompensieren, suchen diese Menschen permanent nach Aufmerksamkeit und Anerkennung.

Während der Anamnese sprechen Hydrogenium-Patienten von Begrenzung, Leere und Vakuum. Sie fühlen sich blockiert, eingeengt und gefangen, haben das starke Bedürfnis, zu entkommen, der Enge zu entfliehen – frei zu sein. Rajan Sankaran schildert den Fall einer Hydrogenium-Patientin, die wegen Gewichtsproblemen und Verzweiflung in die Praxis kam. Nach der Einnahme von Hydrogenium C 1000 berichtete die Frau: *„Jetzt fühle ich endlich, dass ich einen Körper habe. Es ist, als hätte ich meinen Körper beiseitegeschoben. Ich musste diese Blase platzen lassen. Es war einfach eine Gasblase, ein formloses Volumen, ich war aus Gas. So habe ich gelebt, ein Kind in einem Traum, in einer nicht existierenden Blase. Ein Kind ohne Körper, eine nicht existierende Energieblase, eingekapselt und gefangen in einem unbewohnten Körper."* ([40], Bd. 1, S. 155)

Nitrogenium ist ebenfalls ein Gas und befindet sich am Ende der zweiten Reihe, in Stadium 15. Diese Reihe, Kohlenstoff-Serie genannt, entspricht der Lebenssituation des Fötus und dem Geburtsprozess (s. Natrium carbonicum, Kap. 5.4). Es geht um Einheit und Trennung. Dazu Rajan Sankaran: *„Die einzige Frage, die sich hier stellt ist: ‚Bin ich ein Teil von etwas oder bin ich getrennt? Bin ich verbunden oder losgelöst?' Diese Menschen sind extrem naiv und sehr schlicht. Es geht ihnen nicht um ihre Erscheinung oder Versorgung oder Sicherheit oder Leistung oder Herrschaft. Ihr Hauptthema ist, ob sie im Mutterleib sind (oder in einer schützenden Schale oder Hülle) oder außerhalb davon. Können sie aus sich selbst heraus leben oder müssen sie noch ein Teil der elterlichen Figur sein? Manchmal äußern sie dieses Gefühl, als ob sie unsichtbar für andere seien oder von ihnen nicht beachtet werden."* ([40], Bd. 1, S. 196)

Im ersten Stadium (Lithium) ist das Ungeborene noch untrennbar mit der Mutter verbunden, in der Mitte der Reihe (Stadium 10: Carbon; es gilt hier die Einteilung nach Jan Scholten) ist es sich bereits bewusst, dass die Trennung bevorsteht, es weiß allerdings noch nicht, wann und wie dies vonstatten gehen soll und ob es ihm gelingen wird, allein zurechtzukommen. Im 15. Stadium (Nitrogenium) befindet sich das Kind mit dem Kopf voraus im Geburtskanal, es hat die sichere Umgebung und die Geborgenheit des Uterus verlassen und wird nun unter Weheneinwirkung unweigerlich durch die bedrohliche Enge des mütterlichen Beckens gedrückt. Dabei kennt es nur eine Empfindung: Ich will raus aus dieser Enge und zwar schnell, sonst ersticke ich! Nitrogenium-Patienten sind klaustrophobisch, sie haben große Probleme mit zu engen oder geschlossenen Räumen – sie befürchten, nicht genügend Luft zum Atmen zu bekommen. Sie geraten in Panik und wollen ausbrechen, die drangvolle Enge so schnell wie möglich hinter sich lassen, um frei durchatmen zu können.

Merke
Sämtliche Arzneimittel der Kohlenstoff-Serie weisen Parallelen zu den „Muttermitteln" auf, wie Oxytocin, Folliculinum, Aqua amniota humana, Placenta humana, Umbilicus humanus bzw. Chorda umbilicalis und Lac humanum bzw. maternum (s. Muttermittel, Kap. 30.3), aber auch zu den Muscheln (s. Venus mercenaria, Kap. 25.6.1) und müssen von diesen differenziert werden.

2.2 Ammonium muriaticum (Ammoniumchlorid, Salmiak) – Am-m.

Ammonium muriaticum ist ein Ammoniumsalz der Salzsäure, ein farbloser kristalliner Feststoff, bestehend aus einem Stickstoffatom (N), vier Wasserstoffatomen (H) und einem Chloratom (Cl). Wir haben es hier mit einer Verbindung der Reihen eins (Hydrogenium), zwei (Nitrogenium) und drei (Chlor) zu tun, d. h. thematisch handelt es sich bei diesem Salz um eine Verkettung der einzelnen Etappen der Menschwerdung, angefangen bei der Zeugung (Materialisierung), über die Schwangerschaft und den Geburtsprozess (Trennung), bis hin zur Frage der Identität und des eigenen Egos (Individualisierung) – ein spannendes Mittel.

Ammonium-muriaticum-Persönlichkeiten leiden unter einem großen Kummer, ausgelöst durch Enttäuschung, Kränkung und Demütigung, den sie, wie wir es auch von Natrium-muriaticum-Patienten kennen, beständig in sich hineinfressen. Wie bei Natrium muriaticum kauen sie zum Zeichen ihres Kummers und ihrer inneren Anspannung an den Fingernägeln. Obwohl sie sehr traurig sind, können Ammonium-muriaticum-Menschen nicht weinen, auch wenn sie das dringende Verlangen danach verspüren. Sie halten ihre Tränen zurück, welche ihnen buchstäblich im Hals steckenbleiben, versuchen ihren Kummer zu unterdrücken und verschließen sich gegenüber ihren Mitmenschen. In Muriaticum-Manier grollen sie tief in ihrem Inneren vor sich hin und hegen einen unüberwindlichen Hass gegen die Menschheit, der auch mit Neid auf das Glück anderer gepaart sein kann. Dazu schreibt Karl-Josef Müller: *„Ammonium muriaticum ist verbittert und kommt über eine emotionale Verletzung nicht hinweg. Da sie ihren Zorn nicht äußern kann, entwickelt sie unverzeihlichen Hass auf eine bestimmte Person und allgemein eine verdrießliche, krittelige Reizbarkeit. Sie ist verschlossen und kann nicht vergessen."* ([27], S. 32)

Kummer und Trauer können so tiefe Wunden in ihre Seele fressen, dass Ammonium-muriaticum-Persönlichkeiten zu verbitterten Misanthropen werden, denen kaum ein Lachen auskommt, und die dem Leben nur noch mit Zynismus begegnen können. Es sind gebrochene, pessimistische Menschen, für die das Glas stets halb leer ist. Auch fühlen sie sich schutzlos und ausgeliefert, haben große Furcht davor, ermordet zu werden. Sie bilden sich ein, der Feind läge unter ihrem Bett. Überhaupt sind sie sehr ängstlich und können schlecht für sich sorgen, wovon auch ihre Träume Zeugnis ablegen. Diese handeln von allerlei potenziellen Gefahren, z. B. von Mord, Verletzung, Unfällen, Unglück, Krankheit, Versagen und erfolglosen Bemühungen.

Jan Scholten schreibt über Ammonium-muriaticum-Menschen: *„Sie fühlen sich unbeschützt und der harten Welt überlassen. Sie haben das Gefühl, dass es wenig Liebe und Sanftheit in der Welt gibt. Begegnen sie diesen Eigenschaften doch, wissen sie diese mit ihrem Zynismus schnell wegzudiskutieren, oder sogar zu zerstören. Denn ihrem Zynismus halten wenige Menschen stand. Andere gewöhnen sich schnell ab, freundlich zu ihnen zu sein. Sie werden auf diese Weise sehr hart und haben das Gefühl, dass sie sich hart darstellen müssen zum Schutz gegen die Härte der Menschen."* ([45], S. 143)

Hass und innerer Groll sind zwar zentrale Themen aller Ammonium-Verbindungen, bei Ammonium muriaticum erfahren sie jedoch eine zusätzliche Steigerung durch den Chlor-Anteil: Natrium muriaticum beispielsweise ist vierwertig in der Rubrik *„Gemüt – Hass"* vertreten. Jan Scholten hebt in seiner Analyse über Ammonium muriaticum den Groll und die Verbitterung gegen die eigene

Mutter hervor. Wie bei Natrium muriaticum fühlen sich die Betroffenen von ihrer Mutter vernachlässigt und tragen diesbezüglich eine tiefe Enttäuschung mit sich herum. *„Dadurch entsteht das Gefühl von Kummer und Entbehrung, und daneben auch von Bitterkeit und Ärger.“* ([45], S. 139) Oder die Mutter wurde über Jahrzehnte auf ein imaginäres Podest gehoben und idealisiert. Doch plötzlich wendet sich das Blatt und die scheinbar „ideale Mutter“ wird unsanft vom Thron gestoßen: Enttäuschung und Verbitterung sind die Folge. Eine weitere Causa für einen Ammonium-muriaticum-Zustand wäre die nachtragende Mutter, die selbst mit dem Leben auf Kriegsfuß steht und ihren enormen Groll auf die gesamte Menschheit unbewusst an die nächste Generation weitergibt. Diese Haltung der Mutter, so Scholten, habe eine ähnliche Härte bei ihren Kindern zur Folge. ([45], S. 139) Als letzte Variante erwähnt Jan Scholten den Typ Mutter, der einen Groll gegen die eigenen Kinder hegt, weil diese beispielsweise besonders schwierig und anstrengend sind und die sich durch deren Anwesenheit in ihrem eigenen Leben gestört fühlt. *„Oder sie [die Am-m.-Mütter, Anm. d. Verf.] haben das Gefühl, dass die Zuwendung und Zeit, die ihre Kinder brauchen, ihnen unmöglich machen, ihr Leben zu genießen. Ihre Ambitionen und Erwartungen werden durch das Kinderkriegen zerstört.“* ([45], S. 139) Hier könnten wir auch an Sepia denken (Kap. 25.5), ein verwandtes Mittel, bei dem es um den Konflikt zwischen eigenen Interessen (z. B. Beruf) und Familie geht.

Obwohl Ammonium muriaticum bereits von Samuel Hahnemann in seinen *Chronischen Krankheiten* ausführlich beschrieben wurde und es mit über 4 270 Einträgen im Radar [28] vertreten ist, wissen wir noch nicht sehr viel über das Seelenleben der Ammonium-muriaticum-Patienten. Das Gemüt ist im Radar mit nur 207 Symptomen eindeutig unterrepräsentiert. Besonders deutlich tritt aber der Muriaticum-Anteil zutage, und hier gibt es zahlreiche Überschneidungen mit anderen Chlor-Verbindungen wie Natrium muriaticum (Kap. 5.6) und Magnesium muriaticum (Kap. 6.3). Das gilt beispielsweise für den Argwohn – das Gefühl, von anderen verraten, verletzt und fallengelassen worden zu sein, was zu der großen Enttäuschung über andere Menschen führt, die für Muriaticum so typisch ist. Als Reaktion darauf folgt eine Maßnahme, die dem Eigenschutz dient: Die Betroffenen distanzieren sich von dem Menschen, der sie enttäuscht hat, wenden sich von ihm ab, wollen nichts mehr mit ihm zu tun haben und brechen jeglichen Kontakt zu ihm ab. Dabei fällt es ihnen sehr schwer zu verzeihen und zu vergessen. Dazu schreibt Sankaran: *„Das Hauptgefühl bei Muriaticum ist der Vertrauensverrat. Die Reaktion auf den Verrat ist: ‚Ich will Dich nicht‘, schiebe Dich weg, weise Dich zurück.“* ([40], Bd. 1, S. 94) Diesen Verrat an entgegengebrachtem Vertrauen vergleichen Muriaticum-Patienten häufig mit einem Messer, das ihnen hinterrücks in den Leib gerammt wird (s. Aurum muriaticum, Kap. 9.3). Auch die Furcht vor Verbrechern und die Wahnidee, der Feind liege unterm Bett, ist ein Muriaticum-Symptom. Doch die Ammonium-Anteile mit den charakteristischen Empfindungen von Hydrogenium und Nitrogenium müssen ebenfalls im Arzneimittelbild von Ammonium muriaticum vertreten sein. Jan Scholten beispielsweise zitiert den Fall einer 30-jährigen Patientin, die u. a. erzählt: *„Sie hatte das Gefühl, sich in einer Art Eilzustand zu befinden mit allerlei Ballons in der Luft. Dieser Zustand war überhaupt nicht beängstigend oder traurig. Im Gegenteil, es war ein herrlicher Zustand, da sie mit ihrer Mutter in Einheit lebte.“* ([45], S. 141) Hier sehen wir deutlich den Hydrogenium-Anteil mit dem Bedürfnis nach vollkommener Einheit mit der Mutter, wie ihn der Fötus im Uterus erfährt. Blasen und Ballons kommen häufig in den Anamnesen von Hydrogenium-Patienten vor – der Grund: Außerhalb von Sternensystemen kommt Wasserstoff auch in Gaswolken vor. Ferner berichtet die Patientin, sie habe Furcht in engen Räumen, z. B. im Flugzeug oder im Lift, und träume von großen Gebäuden und Tunnels, aus denen sie zu entkommen versuchen. Damit haben wir auch den Nitrogenium-Anteil mit der Empfindung von Enge und dem Wunsch nach Weite und Freiheit.

Ein häufig verordnetes Mittel, das stark an Ammonium muriaticum erinnert, ist Nitricum acidum: die Salpetersäure (Kap. 11.5), was nicht weiter verwunderlich ist, wenn man bedenkt, dass beide Mittel Stickstoff (Nitrogenium) und Wasserstoff (Hydrogenium) enthalten.

▸ **Tab. 2.1** Entsprechende Rubriken von Ammonium muriaticum.

Rubrik	Arzneimittel
Gemüt – Abneigung – Menschen; gegen – bestimmte; gegen (33), 1-w.	Aur-m-n., Carc., Caust., Nat-m., Nat-sil., Nit-ac., Sep. **1-w.**, Aur. **2-w.**, Nat-c. **3-w.**
Gemüt – Beißen – Nägel (72), **1-w.**	Ambr., Carc., Caust., Hura, Ign., Lac-c., Nat-c., Nit-ac., Puls., Sep., Staph., Syph., Tritic-vg. **1-w.**, Hyos., Mag-c., Nat-m., Sacch. **2-w.**
Gemüt – Beschwerden durch – Enttäuschung (53), **1-w.**	Aster., Carc., Caust., Hyos., Kali-c., Nat-s., Plac., Sep., Vanil. **1-w.**, Aur-m-n., Aur-s., Bry., Coloc., Lach. Tritic-vg. **2-w.**, Aur., Nat-m., Ph-ac., Puls. **3-w.**, Ign., Staph. **4-w.**
Gemüt – Beschwerden durch – Kränkung, Demütigung (78), **1-w.**	Ambr., Aster., Caust., Kali-br., Lac-c., Nit-ac., Plac., Sacch-a., Sep., Vanil. **1-w.**, Aur., Aur-m., Aur-m-n., Bry., Carc., Lach., Mur-ac., Puls., Tritic-vg. **2-w.**, Ign., Nat-m., Ph-ac. **3-w.**, Coloc., Staph. **4-w.**
Gemüt – Beschwerden durch – Kummer (94), **1-w.**	Anthraci., Carc., Elaps, Hura, Kali-c., Nat-c., Nat-p., Nat-s., Nit-ac., Sep., Tritic-vg. **1-w.**, Acet-ac., Aur-m-n., Bry., Coloc., Hyos., Kali-br., Puls., Sep. **2-w.**, Ambr., Aur., Caust., Ph-ac., Staph., Vanil. **3-w.**, Ign., Nat-m. **4-w.**
Gemüt – Beschwerden durch – Missbrauch, Misshandlung; nach (57), **1-w.**	Ambr., Aster., Aur., Aur-m., Carc., Caust., Foll., Hura, Lac-f., Lac-mat., Nat-c., Oxyg., Puls. **1-w.**, Hyos., Lac-c., Lach., Naja, Staph. **2-w.**, Ign., Nat-m., Sep. **3-w.**
Gemüt – Beschwerden durch – Zorn – stillem Kummer; mit (28), **1-w.**	Aur., Carc., Hyos., Nat-c., Puls. **1-w.**, Aur-m-n., Bry., Coloc., Ph-ac. **2-w.**, Ign., Nat-m., Staph. **3-w.**
Gemüt – Gedanken – quälend – vergangene unangenehme Ereignisse; über (4), **1-w.**	–
Gemüt – Gemütssymptome – begleitet von – Magens; Beschwerden des (11), **1-w.**	Nit-ac., Puls. **1-w.**
Gemüt – Hass (96), **1-w.**	Ambr., Caust., Colum-p., Crot-c., Cygn-be., Ign., Kali-c., Lac-h., Nat-c., Ph-ac., Puls., Sep., Staph., Tritic-vg. **1-w.**, Aur., Aur-m-n., Aur-s., Lac-c., Lach. **2-w.**, Nit-ac. **3-w.**, Nat-m. **4-w.**
Gemüt – Hass – Menschheit; auf die (7), 1-w.	–
Gemüt – Kummer, Trauer – still (38), **2-w.**	Carc., Crot-c., Nat-sil., Staph. **1-w.**, Aq-mar., Aur., Aur-m., Aur-m-n., Coloc., Mur-ac., Ph-ac., Puls. **2-w.**, Anthraci., Ign., Nat-m. **3-w.**
Gemüt – Lachen – niemals (10), 1-w.	–
Gemüt – Menschenfeindlichkeit, Misanthropie (60), 2-w.	Ign., Kali-c., Lach., Mag-m., Nat-m., Nit-ac., Sep., Staph. **1-w.**, Ambr., Aur., Hyos., Puls. **2-w.**, Nat-c. **3-w.**
Gemüt – Neid (48), **1-w.**	Aur-m-n., Bry., Ign., Nat-c., Nat-m., Nit-ac., Ph-ac., Sacch., Sep., Tritic-vg. **1-w.**, Lach., Staph. **2-w.**, Hyos., Puls. **3-w.**
Gemüt – Neid – Hass, und (7), 1-w.	Nat-c., Nat-m., Nit-ac., Puls. **1-w.**
Gemüt – Traurigkeit – Kummer, nach (15), **1-w.**	Aur-m., Aur-s., Carc., Caust., Nat-s., Staph. **1-w.**, Aur., Aur-m-n., Ign., Nat-m., Ph-ac. **2-w.**
Gemüt – Verbittert, verärgert (20), 1-w.	Ambr., Aur-m-n., Coloc., Ign., Nit-ac., Puls. **1-w.**
Gemüt – Wahnideen – Bett – jemand – unter dem Bett; jemand sei (6), 1-w.	–
Gemüt – Wahnideen – ermordet – werden; er würde ermordet (31), **1-w.**	Carc., Ign., Kali-c., Lac-c., Mag-c., Staph. **1-w.**, Hyos. **2-w.**
Gemüt – Wahnideen – Feind – Bett; ein Feind wäre unter dem (1), **1-w.**	–

▶ **Tab. 2.1** Fortsetzung.

Rubrik	Arzneimittel
Gemüt – Weinen – Verlangen zu weinen (32), **1-w.**	Aster., Carc., Kali-c., Nat-sil. **1-w.**, Ambr., Puls. **2-w.**
Gemüt – Weinen – kann nicht weinen, obwohl er traurig ist (31), 1-w.	Carc., Crot-c., Lac-h., Nat-sil., Puls., Sacch-a., Staph. **1-w.**, Aur-m-n., Sep., Vanil. **2-w.**, Ign. **3-w.**, Nat-m. **4-w.**
Gemüt – Zynisch (12), 1-w.	Nit-ac., Sacch-a. **1-w.**
Innerer Hals – Pulsieren – Tonsillen (6), **2-w.**	Nit-ac. **1-w.**
Weibliche Geschlechtsorgane – Menses – nachts (21), **2-w.**	Chord-umb., Mag-m., Sep. **1-w.**, Borx., Nat-m. **2-w.**, Mag-c. **3-w.**
Rücken – Kälte – Eis, wie durch (7), 2-w.	–
Träume – Versagen, Fehlschlägen; von (24), **1-w.**	Cygn-be., Ign., Nat-sil. **1-w.**

2.2.1 Körperliche Symptome

So wie die Betroffenen auf seelischer Ebene gestaut sind – kein Ventil finden, um ihre Emotionen auszuleben –, so gibt es auch auf körperlicher Ebene eine Veranlagung zu Stauungen und Kongestionen. Beispielsweise werden Körperflüssigkeiten im Überfluss gebildet, die der Organismus nicht abtransportieren kann. Charakteristische Beschwerdebilder von Ammonium muriaticum sind daher: Kongestionen im Kopfbereich mit Kopfschmerzen und gerötetem Gesicht, Hämorrhoiden, Sinusitiden, geschwollene Mandeln mit Pochen im Hals, Herzklopfen und Obstipation mit hartem schafskotartigem Stuhl. Im ganzen Körper besteht die Empfindung, das Blut würde in den Adern brodeln. Bei Ammonium-muriaticum-Frauen fließt das Menstruationsblut nachts stärker als tagsüber. Muskeln und Sehnen spannen und fühlen sich an, als seien sie verkürzt, was sich durch anhaltende Bewegung bessert. Akuterkrankungen gehen typischerweise mit ausgeprägter Schwäche und Erschöpfung einher. Wie bei Natrium muriaticum sind die Lippen im Zuge von Erkältungen trocken und wund. Ammonium-muriaticum-Menschen haben großen Durst, besonders gegen Abend, und sie sind sehr verfroren und empfindlich gegen Kälte. Auffallend ist das Gefühl von Eiseskälte zwischen den Schulterblättern, das durch Wärme kaum gemildert wird. Äußerlich wirken sie disproportioniert: Während Nacken, Oberkörper und Gesäß massig gebaut sind und zu Fettleibigkeit neigen, erscheinen die Beine verhältnismäßig dünn.

Typisch Ammonium muriaticum

Enormer Groll auf die Menschheit, v. a. aber auf die Mutter. Das Gefühl von Trauer und Enttäuschung führt zu Verbitterung, Neid und Zynismus. Kann nicht weinen, ist sehr ernsthaft, nachtragend und verschlossen.

Thema: Kummer durch Enttäuschung aufgrund mangelnder Fürsorge und Geborgenheit

3 Lithium-Verbindungen

3.1
Allgemeines

Wie Natrium und Kalium gehört das silbrig weiße Lithium zur Gruppe der Alkalimetalle, die in der ersten Spalte (Stadium 1) des Periodensystems angesiedelt sind. Lithium ist das erste Mittel in der zweiten Reihe (Kohlenstoff-Serie). Wie bereits erörtert (s. Ammonium-Verbindungen, Kap. 2), geht es in der Kohlenstoff-Serie um den Trennungsprozess, den Scholten und Sankaran mit den einzelnen Stadien der Geburt verglichen haben. *„Lithium ist wie ein Fötus, der noch Teil der Mutter ist. Der Geburtsvorgang hat noch nicht begonnen. In diesem Stadium ist der Fötus noch in der Gebärmutter und es gibt keine Anzeichen für eine Trennung, noch nicht einmal den Gedanken daran. Daher ist er völlig abhängig und fühlt, dass alles, was er braucht, vom anderen kommen muss.“* ([40], Bd. 1, S. 202) Die zentrale Empfindung von Lithium ist demnach die absolute Hilflosigkeit. Patienten mit einem Lithium-Anteil leben in Abhängigkeit zu ihren Eltern oder einer Bezugsperson, haben größte Schwierigkeiten, sich abzulösen und erwachsen zu werden. Im übertragenen Sinne wollen sie die schützende Umgebung des Uterus um keinen Preis verlassen.

In der Natur kommt Lithium nie in reinem Zustand vor, sondern nur in Verbindungen: Allein ist es nicht „lebensfähig“. Sobald das reaktionsfreudige Element der Luft ausgesetzt ist, geht es eine Verbindung mit Sauerstoff ein und oxidiert zu Lithiumoxid. Es weist eine große Empfindlichkeit gegenüber Außenreizen auf, welche sich auch im Mittelbild sämtlicher Lithium-Verbindungen widerspiegelt und zu dem Bedürfnis führt: *„in einer schützenden Hülle oder dem Mutterleib zu sein, mit dem Gefühl: Man kann nicht außerhalb des Mutterleibs existieren und wenn man dem ausgesetzt wird, ist man erledigt.“* ([40], Bd. 1, S. 216)

Nach den Erfahrungen von Mahesh Gandhi sind Lithium-Verbindungen häufig angezeigt bei Nervenzusammenbrüchen, Schizophrenie und bipolaren Störungen. ([40], Bd. 1, S. 238)

3.2
Lithium carbonicum (Lithiumkarbonat) – Lith-c.

Lithium carbonicum ist die Kombination dreier Elemente der zweiten Reihe. Lithium steht ganz links, in der ersten Spalte, Carbon (der Kohlenstoff-Anteil) genau in der Mitte: in Stadium 10 (es gilt hier die Einteilung nach Jan Scholten) und Oxygenium (der Sauerstoff-Anteil) im 16. Stadium, also relativ weit rechts (direkt über Sulphur). Bei diesem Salz haben wir es folglich nur mit einem Themenkomplex zu tun: mit Trennung und Eigenständigkeit, welcher aus drei verschiedenen Perspektiven beleuchtet wird. Lithium entspricht einem sehr primitiven Entwicklungsstadium: An eine mögliche Trennung ist noch gar nicht zu denken, sie ist unvorstellbar. Bei Carbon, in der Mitte der Reihe, ist sich der Patient bereits darüber im Klaren, dass die Geburt und damit die Trennung unmittelbar bevorstehen. Die entscheidende Frage dabei lautet: Werde ich es schaffen, mein Leben selbst in die Hand zu nehmen, auf eigenen Füßen zu stehen (s. Natrium carbonicum, Kap. 5.4)? Oxygenium schließlich entspricht dem Zustand kurz nach der Entbindung, wenn das Baby die Enge des Geburtskanals hinter sich gelassen hat und den ersten selbstständigen Atemzug tun muss: Das Kind ist geboren, hat die schützende Umgebung des Mutterleibs verlassen und muss nun allein zurechtkommen (s. Oxygenium, Kap. 1.2.1).

Nicht nur homöopathisch, sondern auch allopathisch ist Lithiumkarbonat ein wichtiges Mittel zur Behandlung von Kummer und Traurigkeit, vor allem bei manisch-depressiven Erkrankungen. *„Seit 1949 weiß man, dass Lithium-Salze die Häufigkeit und die Intensität der manisch-depressiven Psychose beeinflussen können. Erwiesen ist, dass Lithium auf die Zellwand, die Impulsüberleitung, die hormonellen Vorgänge und auf den metabolischen Prozess wirkt.“* ([41], S. 17) Bei psychogenen Depressionen oder depressiver Traurigkeit im Rahmen einer Neurose ist die Behandlung mit Lithium dagegen wirkungslos.

Rajan Sankaran zitiert den Fall eines 51-jährigen Mannes, der phasenweise unter Depressionen mit Suizidgedanken litt. Seine Worte weisen eindeutig auf die linke Seite der zweite Reihe hin: *„Ich ziehe mich in meine Hülle zurück, möchte mich selbst vor der Welt verschließen."* Immer wieder spricht der Patient davon, dass er sich der Welt nicht stellen, sich in eine schützende Hülle zurückziehen und am liebsten im Bett bleiben wolle: *„fast wieder in den Mutterleib zurück"*. Er sagt: *„Ich gehe in eine Hülle, will niemanden treffen und mit niemand reden."* ([40], Bd. 1, S. 217) Die zentrale Empfindung dieses Patienten, der noch nicht im Leben angekommen ist, lautet: Ich möchte mich in eine schützende Hülle zurückziehen, um mich der feindlichen Welt nicht stellen zu müssen. Er fühlt sich den Anforderungen des täglichen Lebens nicht gewachsen, hält sich für unzulänglich. Seine Krankengeschichte begann, als er von seinen Eltern in ein Internat geschickt wurde. Dort hatte er das Gefühl, die häusliche Sicherheit eingebüßt zu haben. Seine Empfindung damals war es, die Behaglichkeit des Mutterleibs verloren zu haben und fortan allein existieren zu müssen.

Ein weiterer Aspekt von Lithium carbonicum ist das niedrige bzw. schwankende Selbstwertgefühl. Dazu Jan Scholten: *„Auf die Dauer überwiegt das wertlose Gefühl. Sie fühlen sich immer abgewiesen und nicht geschätzt. Sie genügen nicht, haben Angst vor Kritik, Angst zu versagen und fühlen sich konstant auf die Finger geschaut. Sie haben das Gefühl, keinen eigenen Platz zu haben, kein Recht mehr zu haben auf einen Platz unter der Sonne. Sie meinen, dass man mit ihnen nicht zu rechnen brauche, und darum ziehen sie sich von den anderen zurück."* ([44], S. 113) Aufgrund ihrer Unsicherheit halten sie sich an das Bewährte: Neues und Unbekanntes ist ihnen suspekt. Alle Lithium-Verbindungen haben Furcht vor fremden Menschen, so auch Lithium carbonicum. Die Betroffenen brauchen Sicherheit und Verlässlichkeit, um ihre innere Unsicherheit zu kompensieren. Dabei können sie impulsiv und wankelmütig sein: Kommt ihnen eine Idee, muss sie sofort in die Tat umgesetzt werden. Stellt sich jedoch nicht umgehend der gewünschte Erfolg ein, dann wird die ganze Aktion genauso abrupt wieder eingestellt, und sie verfallen in Lethargie. Scholten spricht in diesem Zusammenhang von einer *„Alles-oder-nichts-Haltung."* ([44], S. 117)

Charakteristisch bei diesem Arzneimittel ist der rasche Wechsel zwischen Arbeitswut und totaler Erschöpfung. Dabei sind die Betroffenen zwanghaft perfektionistisch. Sie glauben, ihren Selbstwert durch entsprechende Leistungen verbessern zu können bzw. zu müssen, und sie stellen deshalb besonders hohe Ansprüche an sich. Auch haben sie das Verlangen, alles mehrfach zu kontrollieren. Ihr Bild von sich stimmt häufig nicht mit der Realität überein, was auf Dauer frustrierend ist.

Lithium-carbonicum-Menschen wirken recht kindlich und naiv, sie brauchen immer eine Bezugsperson, an der sie sich orientieren können. Ansonsten fühlen sie sich hilflos und verlassen. Oft haben sie das Gefühl, von Mutter oder Vater nicht anerkannt und geschätzt zu werden, bilden sich ein, sie könnten es ihnen nie recht machen und haben Angst zu versagen.

Der Kummer von Lithium carbonicum besteht also darin, dass die Betroffenen nicht lebensfähig sind. Sie brauchen eine andere Person, die sie durch den Alltag begleitet – ihnen die nötige Sicherheit bietet.

Das Mittel wurde erstmals 1879 von T.F. Allen geprüft, zuletzt 1995 unter der Leitung von Anne Schadde [41]. Zu Lithium carbonicum gibt es 747 Einträge im Radar [28], darunter 57 zum Gemüt, die alle von Jan Scholten stammen. Die mit einem Sternchen (*) versehenen Einträge stammen aus der Prüfung von Anne Schadde und sind nicht im Repertorium (Radar [28]) enthalten.

3.2.1 Körperliche Symptome

Ein herausragendes Symptom von Lithium carbonicum ist die rechtsseitige Hemianopsie mit einem kompletten Sehverlust der rechten Seite. Typisch ist auch der Seitenwechsel bei Schmerzen von rechts nach links oder umgekehrt. Allgemein hat das Mittel einen Bezug zu rheumatischen Beschwerden, vor allem der kleinen Gelenke (Arthritis), sowie zu Augen- und Herzleiden. In der Regel geht es Lithium-carbonicum-Patienten nachts schlechter, Essen und Ausscheidungen tun dagegen gut. Lithium carbonicum ist ein frostiges Mittel mit Empfindlichkeit auf kalte Luft. Es bestehen großer Durst auf kalte Getränke und ein Verlangen nach Kaffee und Tee sowie eine Abneigung gegen Bier. Der Genuss von Schokolade führt zu

▶ **Tab. 3.1** Entsprechende Rubriken von Lithium carbonicum.

Rubrik	Arzneimittel
Gemüt – Angesprochen zu werden – Abneigung – allein gelassen werden; möchte (18)*	Aur., Aur-s. **1-w.**, Tritic-vg. **2-w.**
Gemüt – Auffahren, Zusammenfahren – Geräusche, durch (77)*	Aur., Carc., Crot-c., Hura, Kali-sil., Mag-c., Nit-ac., Sacch-a. **1-w.**, Caust., Lach., Nat-ar., Nat-sil. **2-w.**, Borx., Nat-c., Nat-m., Nat-p., Nat-s. **3-w.**, Kali-c. **4-w.**
Gemüt – Berührtwerden – Abneigung berührt zu werden (84)*	Carc., Caust., Ign., Lac-f., Mag-c., Nit-ac., Sep. **1-w.**, Bry., Foll., Lach., Nat-m. **2-w.**, Kali-c. **3-w.**
Gemüt – Empfindlich – äußerliche Eindrücke; gegen alle (53)*	Aur., Carc., Choc., Cygne-be., Lac-c., Lach. Mag-m., Nat-m., Ph-ac. **1-w.**, Nit-ac., Staph., Tritic-vg. **2-w.**
Gemüt – Furcht – Fremden; vor (53), **1-w.**	Ambr., Aur-m-n., Beryl-m., Carc., Caust., Ign., Lach., Lith-m., Oxyg., Puls. **1-w.**
Gemüt – Furcht – Lebensüberdruss, mit (27), **1-w.**	Beryl-m., Carc., Lith-m., Oxyg. **1-w.**, Nit-ac. **2-w.**
Gemüt – Furcht – Versagen, Misserfolg; vor dem (128), **1-w.**	Beryl-m., Carc., Kali-sil., Lac-h., Lith-m., Mur-ac., Naja, Nat-ar., Nat-m., Nat-sil., Oxyg., Ph-ac., Sacch. **1-w.**, Aur., Aur-m-n., Aur-s., Lac-c., Tritic-vg. **2-w.**
Gemüt – Hilflosigkeit; Gefühl der (75), 1-w.	Ambr., Aur-m-n., Carc., Crot-c., Foll., Ign., Kali-br., Lac-c., Lac-h., Naja, Nat-m., Nat-sil., Ph-ac., Puls., Sep., Staph., Tritic-vg. **1-w.**, Sacch-a. **2-w.**
Gemüt – Liebkost zu werden; Liebkosungen – Verlangen, liebkost, gestreichelt zu werden (13)*	–
Gemüt – Manie – abwechselnd mit – Niedergeschlagenheit (31), 1-w.	Aur., Hyos., Ign., Sep. **1-w.**, Carc., Nat-s., Staph. **2-w.**, Lach. **3-w.**
Gemüt – Selbstvertrauen – Mangel an Selbstvertrauen – Unterstützung, Zuwendung; möchte (21), 1-w.	Lac-h., Lith-m., Mag-m., Oxyg., Sacch-a. **1-w.**
Gemüt – Spontan, impulsiv (58), 1-w.	Aur-s., Carc., Caust., Choc., Lach., Sacch-a., Staph., Tritic-vg. **1-w.**, Aur., Aur-m-n. **2-w.**, Ign., Puls. **3-w.**
Gemüt – Verlassen zu sein; Gefühl (190), **1-w.**	Aq-mar., Carc., Choc., Chord-umb., Cygn-be., Elaps, Hura, Kali-br., Kali-c., Lac-c., Lac-d., Mag-m., Musca-d., Naja, Plac., Sacch., Sep., Tritic-vg., Vanil. **1-w.**, Aur-m-n., Aur-s., Crot-c., Hyos., Ign., Lac-h., Lach., Mag-c., Nat-c., Nat-m. **2-w.**, Aur., Nat-sil., Puls. **3-w.**
Gemüt – Verlassen zu sein; Gefühl – Seufzen; mit (1), 1-w.	–
Gemüt – Wahnideen – Getrennt – Welt; von der – sei; er: (47)*	Carc., Choc., Lac-mat., Nat-sil., Plac., Ven-m. **1-w.**
Sehen – Hemianopsie – rechte Hälfte verloren (9), 3-w.	Borx. **1-w.**
Rektum – Diarrhö – Schokolade, nach (2), 2-w.	Borx. **1-w.**
Extremitäten – Schmerz – Gelenke – rheumatisch – kleine Gelenke (15), **1-w.**	Bry. **1-w.**, Puls. **2-w.**
Extremitäten – Zittern – Hände (184)*	Aur-m., Borx., Bry., Elaps, Kali-br., Kali-sil., Lac-d., Lac-f., Mag-c., Mag-m., Nat-ar., Nat-c., Nat-p., Nat-s., Nat-sil., Ph-ac., Sacch-a., Sep., Syph., Tritic-vg., Vanil. **1-w.**, Crot-c., Hyos., Ign., Kali-c., Lac-c., Lach., Puls., Sep. **2-w.**, Caust., Nat-m., Nit-ac. **3-w.**

Durchfall und Übelkeit. Kaffee und Zwiebeln führen ebenfalls zu Beschwerden.

Typisch Lithium carbonicum
Manisch-depressive Patienten mit Suizidneigung, die alleine nicht lebensfähig sind und sich nach dem „schützenden Mutterleib“ sehnen, sprich nach einem sicheren Rückzugsort, an dem sie sich um nichts sorgen müssen. Kindlich und impulsiv in ihren Reaktionen.
Thema: Kummer durch den Verlust von Sicherheit und Geborgenheit

3.3
Lithium muriaticum (Lithiumchlorid) – Lith-m.

Lithiumchlorid ist das Lithiumsalz der Chlorwasserstoffsäure. Es bildet farblose, stark hygroskopische (Wasser anziehende) Kristalle. Bei dieser Verbindung aus Lithium und Chlor haben wir es mit einer Kombination der Reihen zwei und drei sowie der linken und der rechten Seite des Periodensystems zu tun. Lithium befindet sich in der ersten Spalte der Kohlenstoff-Serie, steht also bezüglich des Themas dieser Reihe noch ganz am Anfang (s. Lithium-Verbindungen, Kap. 3): Der Geburtsprozess hat noch nicht begonnen, an Trennung ist noch lange nicht zu denken. Chlor (Muriaticum) dagegen befindet sich in Stadium 16 der Silicium-Serie. In Bezug auf das Thema dieser Reihe ist die Entwicklung schon recht weit fortgeschritten (s. Natrium-Verbindungen, Kap. 5). Der innere Konflikt dürfte im Falle dieser Konstellation noch größer sein als bei Natrium muriaticum, bei dem beide Elemente aus der gleichen Reihe stammen. Die Natrium-Persönlichkeit ist zwar auch abhängig und hilflos, aber immerhin schon auf der Welt angekommen. Der Lithium-Mensch hingegen hat sich gerade erst inkarniert, ist aber noch kein eigenständiges Wesen, sondern Teil des mütterlichen Organismus und vollkommen lebensuntüchtig. Die Abhängigkeit von Lithium ist wesentlich basaler als die von Natrium. Daher sehnt sich der Betroffene ein Leben lang nach der Geborgenheit, dem Schutz und der Sicherheit des Mutterleibs. Seine Gefühlswelt ist die eines Ungeborenen, das noch weit davon entfernt ist, die Verantwortung für sich selbst zu übernehmen. Dementsprechend sind seine Handlungen oft unüberlegt, spontan und impulsiv. Das Ego steckt noch in den Kinderschuhen, und der eigene Wille ist recht unterentwickelt. Soweit die eine Seite der Medaille. Die andere Seite ergibt sich aus dem Chlor-Anteil. In der dritten Reihe des Periodensystems geht es um die Entwicklung des Egos – der Identität. Das Kind ist geboren und beginnt nun Schritt für Schritt die Welt zu erobern: eigenständig zu werden. Es tritt in Kontakt mit der Außenwelt, fängt an zu kommunizieren, Beziehungen zu knüpfen und sich mit anderen zu vergleichen. In der ersten Spalte (Natrium) ist es noch vollkommen abhängig von der Mutter oder einer anderen Bezugsperson, in Stadium zwei (Magnesium) braucht es zwar noch Hilfe und Unterstützung, hat aber bereits eine vage Vorstellung davon, wer es ist und wohin es strebt. Und so geht es weiter in der Entwicklung der eigenen Persönlichkeit bis zu Stadium 18 (Argon). Menschen mit einem Chlor-Anteil sind sich ihrer Identität sicher, mehr noch: Sie spüren, dass sie eine vollkommen andere Identität haben als alle anderen, ihre Empfindung lautet: *„Ich bin das Gegenteil von Dir.“* ([40], Bd. 1, S. 94) Zudem fühlen sie sich von der Person, der sie einst vertraut haben, verraten und im Stich gelassen. Sie sind enttäuscht und verbittert, würden sich am liebsten von der betreffenden Person abwenden, den Kontakt abbrechen. In der Kombination mit Lithium ist ihnen das jedoch nicht möglich. Menschen mit einem Lithium-Anteil können noch keine Beziehungen eingehen, sie suchen zwar immer nach einem Partner, der ihnen das verlorene Paradies zurückgibt, das sie mit der Geburt eingebüßt haben, doch dabei handelt es sich um Abhängigkeitsverhältnisse. Diese Menschen brauchen den anderen, können ohne ihn nicht leben. Sie haben das Gefühl, ein Nichts zu sein ohne ihren Partner oder ihre Bezugsperson. Daher geben sie sich größte Mühe, den geliebten Menschen an sich zu binden, umsorgen und verwöhnen ihn – tun alles, um ihn nicht zu verlieren. Die Trennung wäre eine Katastrophe für sie, ihre ganze Welt würde zusammenbrechen. Bildlich gesprochen würden sie sich dann fühlen wie ein Fötus ohne Uterus, ohne nährende Plazenta, ohne schützendes Fruchtwasser und ohne die wohlige Präsenz der Mutter und ihrer bedingungslosen Liebe und Fürsorge: ein nicht lebensfähiger unterentwickelter Organismus.

Jan Scholten schreibt über Lithium-muriaticum-Patienten: „*Sie haben Angst, dass sie ihre Beziehung, ihre Mutter oder ihre Freunde verlieren. Deshalb wehen sie mit allen Winden mit, bei jedem sind sie wieder anders. Sie sind sogar bei derselben Person sehr anders, da sie nicht wissen, wer sie selbst sind. Sie wissen auch nicht, wer sie sein sollten, um den anderen festhalten zu können. (…) Sie haben die Neigung, für den anderen zu sorgen, um ihn an sich zu binden. Das tun sie jedoch ohne irgendeinen Plan, ohne nähere Überlegungen. Sie sind sehr impulsiv und, wenn etwas misslingt, gehen sie sofort zu einer anderen Möglichkeit über. Sie sind sehr spontan und können sehr nett sein in ihrer Sorgsamkeit.*“ ([44], S. 133)

Aufgrund der extremen Unselbstständigkeit und Abhängigkeit geraten Lithium-muraticum-Menschen leicht in den Zustand einer akuten Depression, wenn sie verlassen werden. Sie haben das Gefühl, ihnen würde der Boden entzogen und mit ihm ihre gesamte Lebensgrundlage. Nach einem solchen Verlust „*können sie vor Trauer total verrückt werden. Sie wissen nicht mehr, wo sie stehen, nicht mehr, wer sie sind. Sie fühlen sich so abgewiesen und unerwünscht, dass sie denken, nichts mehr wert zu sein. Sie können es absolut nicht vertragen, allein zu sein.*“ ([44], S. 134) Auch sind sie nicht in der Lage, sich selbst aus ihrem Kummer zu befreien, werden gleichgültig und apathisch.

Menschen, deren Heilmittel Lithium muriaticum ist, befinden sich im Spannungsfeld zwischen empfundener Abhängigkeit und dem Wunsch nach Freiheit und Unabhängigkeit. Sie spüren schmerzlich, wie unselbstständig und abhängig sie sind, wünschen sich aber nichts sehnlicher als frei und unabhängig zu sein. Sie streben danach, ein eigenständiges autonomes Wesen zu werden, das sich frei entscheiden und bewegen kann, doch ihre Ängste und Befürchtungen, dass sie allein in der Welt nicht bestehen könnten, hindern sie daran, sich diese Freiheit zuzutrauen, geschweige denn, sie für sich in Anspruch zu nehmen.

In der Anamnese ergehen sie sich in kindlichem Selbstmitleid: jammern und klagen, was auf das Malaria-Miasma hinweist (s. Natrium muriaticum, Kap. 5.6). „*Wie ein kleines Kind können sie stundenlang grübeln über verschiedene kleine Bemerkungen. Sie fassen diese als ernste Kritik auf, die ihr gesamtes Selbstbild, soweit vorhanden, zerstört. Sie bemitleiden sich selbst, dass sie so schwach sind, dass sie nicht wissen, was sie wollen und wer sie sind.*“ ([44], S. 134) Dabei können sie auch ironisch sein, was sie von anderen Lithium-Verbindungen unterscheidet.

▸ **Tab. 3.2** Entsprechende Rubriken von Lithium muriaticum.

Rubrik	Arzneimittel
Gemüt – Furcht – Fremden; vor (53), **1-w.**	Ambr., Aur-m-n., Beryl-m., Carc., Caust., Ign., Lach., Lith-c., Mag-n., Oxyg., Puls. **1-w.**
Gemüt – Furcht – Lebensüberdruss, mit (27), **1-w.**	Beryl-m., Carc., Lith-c., Mag-n., Oxyg. **1-w.**, Nit-ac. **2-w.**
Gemüt – Furcht – Versagen, Misserfolg; vor dem (128), 1-w.	Carc., Kali-sil., Lac-h., Lith-c., Mag-n., Mur-ac., Naja, Nat-ar., Nat-m., Nat-sil., Oxyg., Ph-ac., Sacch. **1-w.**, Aur., Aur-m-n., Aur-s., Beryl-m., Lac-c., Tritic-vg. **2-w.**
Gemüt – Furcht – Wasser (65), **1-w.**	Acet-ac., Aur-m., Beryl-m., Carc., Mur-ac. **1-w.**, Lach. **2-w.**, Hyos. **3-w.**
Gemüt – Hitzig, feurig (36), **1-w.**	Aur-m., Aur-m-n., Caust., Cygn-be. **1-w.**, Carc., Lach. **2-w.**
Gemüt – Ironie (6), **1-w.**	Lach. **2-w.**
Gemüt – Klagen (123), 1-w.	Acet-ac., Ambr., Aur-m., Beryl-m., Borx., Caust., Hyos., Ign., Kali-c., Mur-ac., Nat-ar., Oxyg., Ph-ac., Puls., Sep., Staph. **1-w.**, Aur., Bry., Coloc., Kali-br., Lach. **2-w.**
Gemüt – Selbstvertrauen – Mangel an Selbstvertrauen – Unterstützung, Zuwendung; möchte (21), 1-w.	Lac-h., Mag-m., Oxyg., Sacch-a. **1-w.**

Wie Lithium carbonicum ist auch Lithium muriaticum im Repertorium unterrepräsentiert: Im Radar [28] ist es mit nur 90 Einträgen vertreten, die alle von Jan Scholten stammen, 34 davon sind Gemütsrubriken. Viele beziehen sich auf sämtliche Lithium-Verbindungen. Geprüft wurde das Mittel 1879 von Timothy Field Allen.

3.3.1 Körperliche Symptome

Auf körperlicher Ebene hat Lithium muriaticum Bezug zu Schwindel: In der Rubrik „*Schwindel – im Allgemeinen*" ist das Mittel zweiwertig vertreten. Typisch ist auch ein Völlegefühl im Kopf mit verschwommener Sicht sowie Tinnitus und Rückenschmerzen nach zu langem Sitzen. Zudem klagen die Patienten über Muskelschwäche und Kräfteverfall. Die Zunge fühlt sich mitunter taub an, und es besteht eine Neigung zu Blasensteinen.

Typisch Lithium muriaticum

Lebensuntüchtige, vollkommen abhängige Menschen mit großer Angst davor, verlassen zu werden. Trennung ist gleichbedeutend mit Tod. Die Ursache ist oft eine zu frühe oder abrupte Trennung von den Eltern.

Thema: Kummer durch Trennung und Enttäuschung sowie durch die schmerzlich empfundene Abhängigkeit

4 Beryllium-Verbindungen

4.1 Allgemeines

Der Name Beryllium leitet sich ab vom Beryll, einem berylliumhaltigen Edelstein. Als Element gehört Beryllium zur Gruppe der Erdalkalimetalle. Das stahlgraue Leichtmetall ist sehr hart und spröde, es wird in der Industrie vor allem als Legierungszusatz verwendet. Berryllium befindet sich in der zweiten Spalte (Stadium 2) der Kohlenstoff-Serie, neben Lithium (s. Ammonium-Verbindungen, Kap. 2). Dazu Rajan Sankaran: Der Geburtsprozess hat gerade begonnen, aber die Betroffenen sind *„zu drei Vierteln noch mit ihrer Unterstützungsquelle (Mutterfigur etc.) verbunden. Sie besitzen noch keine getrennte Existenz und haben große Angst getrennt zu werden. Das Gefühl ist: Es ist der Beginn des Trennungsprozesses, aber noch ein sehr starkes Verbundensein."* ([40], Bd. 1, S. 220) Wie bei Lithium sind auch Beryllium-Menschen noch nicht auf der Welt angekommen, daher haben sie größte Schwierigkeiten, sich der Realität und ihren jeweiligen Anforderungen zu stellen. Ihre Ängste und Befürchtungen drehen sich um das zentrale Thema der Loslösung und Trennung von einer Bezugsperson. Sie äußern die Befürchtung, ihre schützende Hülle zu verlieren, da sie noch nicht so weit entwickelt sind, ohne dieses Sicherheitspolster leben zu können.

4.2 Beryllium muriaticum (Berylliumchlorid) – Beryl-m.

Bei diesem Salz haben wir es, wie bei Lithium muriaticum, mit der Kombination aus zweiter und dritter Reihe sowie von linker und rechter Seite des Periodensystems zu tun (s. Lithium muriaticum, Kap. 3.3). Auch ist die Empfindung der Beryllium-muriaticum-Patienten nicht weit von der der Lithium-muriaticum-Patienten entfernt. Sie sind lediglich einen kleinen Schritt weiter in ihrer Persönlichkeitsentwicklung, vergleichbar dem Unterschied zwischen Natrium und Magnesium, wenn man von den Verschiedenheiten auf körperlicher Ebene einmal absieht.

Rajan Sankaran stellt einen Fall von Beryllium metallicum vor, in dem die Patientin die Empfindung von Beryllium schildert: *„Sie will nicht ungeschützt sein, sie will lieber an einem geschlossenen, geschützten und sicheren Ort sein, als ob sie im Mutterleib wäre, wo die einzige Angst ist, ungeschützt zu sein. Es gibt keine Themen von Geld oder Sicherheit. Ihre einzige Angst ist, diese äußere Hülle um sich herum zu verlieren. Ihr schlimmster Albtraum wäre, ihre Eltern oder ihren Mann zu verlieren. Im Prinzip ist sie noch nicht weit genug entwickelt, um ohne diese Hülle leben zu können."* ([40], Bd. 1, S. 229) Der Grund, weshalb in diesem Fall Beryllium und nicht Lithium verordnet wurde, ist – neben der körperlichen Symptomatik – der kleine, aber wesentliche Unterschied in der Empfindung beider Mittel. Lithium ist noch naiver und deutlich unterentwickelter. Beryllium dagegen reagiert etwas überlegter, nicht so spontan und kindlich impulsiv. Zudem existiert in der zweiten Spalte bereits ein Bewusstsein für die eigene Existenz: Die Patientin im obigen Fall ist sich ihrer Existenz sicher, aber sie traut sich noch nicht allein ins Außen – kann den Schutz und die Sicherheit des häuslichen Umfelds nicht ohne fremde Hilfe verlassen. Das ist typisch für die Arzneimittel von Stadium zwei: In Bezug auf das jeweilige Thema der Reihe brauchen die Betreffenden noch Hilfe und Unterstützung, allein schaffen sie es nicht.

Sankaran fasst den Unterschied zwischen Lithium und Beryllium mit folgenden Worten zusammen: *„Es [Beryllium, Anm. d. Verf.] ist der Beginn des Trennungsprozesses, aber man ist im Großen und Ganzen noch sehr verbunden (d. h. zu 75 % verbunden). Wohingegen bei Lithium der Fötus noch Teil der Mutter ist."* ([40], Bd. 1, S. 237)

Nun kommen zur Problematik von Beryllium noch die spezifischen Themen von Chlor (Muriaticum) hinzu, bei denen es um den Vertrauensverrat und den Abbruch von Beziehungen geht (s. Lithium muriaticum, Kap. 3.3). In der Verbindung von Beryllium und Chlor lautet die zentrale Empfindung: Ich fühle mich von der Person, von der ich abhängig bin und ohne die ich mich der Welt nicht stellen kann, im Stich gelassen und verraten. Die Enttäuschung über diesen Verrat fühlt sich an, als hätte mir jemand unerwartet ein Messer in den Rücken gerammt. Zum Verständnis von Beryllium muriaticum zitiert Sankaran den Fall seines indischen Kollegen Sujit Chatterjee. Er handelt von einem jungen Mann, dessen Freundin mit einem anderen Mann verheiratet werden soll. Die erzwungene Trennung von der Freundin stürzt ihn in eine akute Depression. Es ist nicht nur der Verlust an Liebe und Nähe, der ihn komplett aus der Bahn wirft, sondern vor allem das Gefühl der Unvollständigkeit, das er ohne die junge Frau an seiner Seite erfährt: Ohne sie ist er nicht handlungsfähig. Seine Worte sprechen für sich: *„Ich bin nichts. Ich kann ohne sie nichts machen. Ich kann mich um kein soziales, familiäres oder geschäftliches Problem kümmern. (…) Ich kann ohne sie mit nichts umgehen. (…) Ich werde mit meiner Arbeit nicht fertig, habe das Vertrauen verloren.“* ([40], Bd. 1, S. 235f.) Er ist grundsätzlich noch dazu in der Lage, etwas zu tun, einer Beschäftigung nachzugehen, wobei es mit ihrer Hilfe und Unterstützung deutlich besser ginge. Ein Lithium-Patient dagegen wäre zu gar nichts mehr fähig, er würde jegliche Aktivität einstellen, in totale Apathie verfallen.

Da Beryllium-muriaticum-Menschen so unsicher sind, haben sie auch viele Ängste, z. B. alleingelassen zu werden, vor Fremden und größeren Menschenansammlungen, vor drohender Gefahr oder lebensgefährlichen Krankheiten, vor dem Überqueren einer belebten Straße, vor Gewitter und Wasser. Insofern verwundert es auch nicht, dass sie vom Ertrinken träumen.

Über das Repertorium lässt sich das Mittel kaum finden, da es lediglich mit 70 Einträgen im Radar [28] vertreten ist, davon entfallen nur 25 auf das Gemüt. Sie stammen von Jan Scholten. Wie die meisten Chlor-Verbindungen gehört auch Beryllium muriaticum zum Malaria-Miasma.

▸ **Tab. 4.1** Entsprechende Rubriken von Beryllium muriaticum.

Rubrik	Arzneimittel
Gemüt – Furcht – allein zu sein (138), 1-w.	Aster., Aur-m., Aur-m-n., Bry., Carc., Kali-br., Kali-sil., Mur-ac., Naja, Nat-c., Nat-p., Nat-s., Nat-sil., Nit-ac., Vanil. **1-w.**, Caust., Elaps, Lac-c., Nat-ar., Puls., Sep., Tritic-vg. **2-w.**, Crot-c., Hyos., Kali-c. **3-w.**
Gemüt – Furcht – Fremden; vor (34), **1-w.**	Ambr., Aur-m-n., Carc., Caust., Ign., Lach., Lith-c., Lith-m., Mag-n., Oxyg., Puls. **1-w.**
Gemüt – Furcht – Gefahr, vor drohender (46), 1-w.	Ambr., Aur-m., Carc., Caust., Choc., Crot-c., Kali-br., Mur-ac., Nat-m., Vanil. **1-w.**, Tritic-vg. **2-w.**
Gemüt – Furcht – Gehen – vor dem Gehen – Straße; über eine belebte (19), **1-w.**	Carc., Lith-c., Lith-m., Oxyg. **1-w.**
Gemüt – Furcht – Gewitter; vor dem (54), **1-w.**	Carc., Caust., Hyos., Lac-c., Lach., Nat-p., Tritic-vg. **1-w.**, Borx., Bry., Coloc., Nat-c., Nat-m., Nit-ac., Sep., Staph. **2-w.**
Gemüt – Furcht – Lebensüberdruss, mit (27), **1-w.**	Carc., Lith-c., Lith-m., Mag-n., Oxyg. **1-w.**, Nit-ac. **2-w.**
Gemüt – Furcht – Menschenmenge; in einer (130), **1-w.**	Am-m., Ambr., Aur-m., Aur-s., Carc., Caust., Elaps, Kali-bi., Kali-c., Lac-d., Lac-h., Lith-c., Lith-m., Mag-c., Nat-ar., Nat-c., Nat-s., Nat-sil., Oxyg., Sep., Staph. **1-w.**, Aur., Aur-m-n., Nat-m., Puls. **2-w.**
Gemüt – Furcht – Wasser (65), **1-w.**	Acet-ac., Aur-m., Carc., Lith-m., Mur-ac. **1-w.**, Lach. **2-w.**, Hyos. **3-w.**
Gemüt – Klagen (123), 1-w.	Acet-ac., Ambr., Aur-m., Aur-s., Borx., Caust., Hyos., Ign., Kali-c., Lith-m., Mur-ac., Nat-ar., Nit-ac., Oxyg., Ph-ac., Puls., Sep., Staph. **1-w.**, Aur., Bry., Coloc., Kali-br., Lach. **2-w.**
Träume – Ertrinken (47), 1-w.	Aur-m., Ign., Kali-c., Lith-m., Mur-ac., Musca-d., Nat-s. **1-w.**

4.2.1 Körperliche Symptome

Beryllium muriaticum ist ein linksseitiges Mittel. Menschen, denen das Mittel gut tut, sind eher mager und neigen trotz warmer Hände und Füße nicht zum Schwitzen. Es geht ihnen im Freien besser und durch körperliche Anstrengung schlechter. Bei Frauen kommen die Menses unregelmäßig und sie ziehen sich lange hin. Beschwerden treten infolge einer Schwangerschaft auf oder vor den Menses, wie Brustschmerzen oder eine Schwellung der Mammae. Beryllium-Menschen haben eine Abneigung gegen Eier, Fett und Fleisch, sie lieben Gemüse, Obst, Kaffee, Mehlspeisen, Milch, saure Speisen, Süßigkeiten und v. a. Schokolade, welche ihnen allerdings nicht gut tut.

Typisch Beryllium muriaticum

Unsichere, nachgiebige Menschen mit Angst vor Trennung und Beziehungsverlust. Nicht handlungsfähig ohne Unterstützung einer Bezugsperson. Sie trauen sich nicht, eigene Wünsche anzumelden, aus Angst, deshalb im Stich gelassen zu werden.

Thema: Kummer durch den Verlust einer wichtigen Person sowie durch Vertrauensverrat und Enttäuschung

5 Natrium-Verbindungen

5.1 Allgemeines

Natrium befindet sich in der dritten Reihe (Silicium-Serie) des Periodensystems. In dieser Reihe geht es um die Themen Identität, Ego, Beziehung, Kommunikation, Freundschaft, Familie, Liebe und Hass. Menschen, die ein Heilmittel aus der dritten Reihe brauchen, beschäftigt in erster Linie die Frage, wer sie sind, was andere über sie denken und wie sie in ihrem Umfeld ankommen. Wichtig sind auch Fürsorge, Versorgung und die Befriedigung elementarster Bedürfnisse. Natrium steht ganz links, in der ersten Spalte (Stadium 1), das heißt, Natrium-Menschen befinden sich in der Entwicklung ihrer Identität und ihres Egos noch ganz am Anfang, sie fühlen sich in dieser Hinsicht vollkommen abhängig von einer Bezugsperson, glauben ohne diese nicht existieren zu können. Um ein Ich-Gefühl entwickeln zu können, verlangen sie permanent nach Liebe und Zuwendung. Sämtliche Natrium-Verbindungen haben einen Bezug zu seelischem Leid und Kummer, alle sind mehr oder weniger empfindlich und verschlossen.

Massimo Mangialavori schreibt dazu: *„Die Natriums sind wahrscheinlich die sensibelsten Mineralien und immer darauf aus, zu erkunden, wie sie sich verhalten müssen, um andere für sich zu interessieren. (...) Sie möchten wahrgenommen, verstanden, erkannt werden, ohne groß über ihr Innenleben reden zu müssen. Auf diese besondere Weise suchen sie eigentlich ständig Kontakt zu anderen.“* ([17], S. 215)

5.2 Natrium arsenicosum (Natriumarsenit) – Nat-ar.

Natrium arsenicosum vereint die Themen der dritten Reihe (Silicium-Serie) mit denen der vierten (Eisen-Serie). Darüber hinaus enthält das Mittel zwei Sauerstoffatome, hat also auch einen Bezug zur Thematik von Oxygenium (s. Oxygenium, Kap. 1.2.1). Während es, wie bereits dargelegt, in der dritten Reihe um den Austausch, die Kommunikation mit anderen geht, sind die zentralen Themen der vierten Reihe die tägliche Arbeit, die Pflichten und Aufgaben, die ein Mensch im Alltag zu bewältigen hat. Wichtige Schlagworte sind Routine, Regeln und Gesetze. Bei diesem Salz geht Natrium eine Verbindung mit Sauerstoff und mit Arsen ein, welches im 15. Stadium angesiedelt ist, d. h., der Mensch, der einen Arsen-Anteil benötigt, ist bezüglich des Themas der vierten Reihe weit entwickelt. Die Mitte, und damit der Höhepunkt, sind bereits überschritten. Der Betreffende empfindet demzufolge einen Verlust, er fürchtet, dass er das, was er sich im Laufe seines Lebens mühsam erarbeitet hat, wieder verlieren könnte, dass es ihm streitig gemacht wird. Wie könnte nun ein Mensch empfinden, dessen Heilmittel eine Verbindung aus Natrium, Sauerstoff und Arsen ist? Er ist völlig abhängig von einer Bezugsperson. Ohne diese kann er im Alltag nicht bestehen: Sie gibt ihm Halt und das Gefühl, wertvoll und liebenswert zu sein. Neben der Angst, die Liebe dieser Person zu verlieren, hat er noch viele andere Ängste. So fürchtet er um seine Gesundheit, seinen materiellen Wohlstand und um seinen Arbeitsplatz. Er ist der festen Überzeugung, man würde ihm schaden, ihn um seinen Besitz bringen. Sein Leben ist voller Ängste und Befürchtungen. *„Er hat extreme Angst davor, das zu verlieren, was er noch hat, wenn er nicht äußerst vorsichtig ist. Das macht ihn sowohl ruhelos als auch gewissenhaft (...), er kann nicht ruhen, bis die Dinge nicht an ihrem Platz sind; alles, was nicht an seinem Platz ist, beunruhigt ihn.“* ([40], Bd. 2, S. 765) Soweit Rajan Sankaran zur Empfindung von Arsenicum album, welches wiederum drei Sauerstoffatome enthält. In der Kombination mit Natrium werden die typischen Arsen-Ängste und -Zwänge noch um die Ängste und Sorgen von Natrium erweitert. Natrium arsenicosum muss demnach eines der ängstlichsten Mittel der Materia medica sein. Leider gibt es dazu noch wenig Erfahrungen. Mittelweisend ist jedoch die große Nervosität der Natrium-arsenicosum-Menschen, gepaart mit besagten Ängsten. *„Die Nervosität zeigt sich in ihrer allgemeinen körperlichen Ruhelosigkeit. Ihre*

Hände sind unruhig, ihre Finger sind unruhig, und oft haben sie leichte Zuckungen in Schulter, Arm oder Gesichtsmuskeln während der Unterhaltung", schreibt Douglas M. Borland über Natrium-arsenicosum-Patienten. ([53], S. 1090) Sie sind so unruhig, dass es ihnen äußerst schwerfällt, über längere Zeit stillzusitzen. Zudem sind sie lärmempfindlich: Wie die meisten Natrium-Verbindungen ist auch Natrium arsenicosum schreckhaft, vor allem nachts und beim Einschlafen.

Vom Arsen-Anteil kommen die Gewissenhaftigkeit und der Perfektionismus, die den Natrium-arsenicosum-Persönlichkeiten eigen sind. Sie haben ständig das Gefühl, sie hätten ihre Pflicht vernachlässigt, ihre Aufgaben nicht gut genug erledigt – irgendetwas falsch gemacht.

Der Kummer von Natrium arsenicosum rührt daher, dass diese Menschen in ständiger Angst leben, sie könnten entweder die Liebe und Zuneigung des Menschen verlieren, von dem sie emotional abhängig sind, oder den Arbeitsplatz, der ihnen materielle Sicherheit und Anerkennung garantiert, oder aber ihre Gesundheit. Sie haben große Angst vor schweren Krankheiten wie Krebs oder Herz-Kreislauf-Erkrankungen, die sich ihrer Kontrolle entziehen, und sie versuchen alles Menschenmögliche zu tun, um gesund und fit zu bleiben, leben aber in dem latenten Gefühl, es reiche nicht aus. All das erzeugt eine nervöse Ruhe- und Rastlosigkeit, die im Gegenzug zu geistiger Trägheit und Stumpfheit führen kann. Wie die meisten Natrium-Menschen hält auch Natrium arsenicosum seinen Kummer eher unter Verschluss.

Laut Sankaran gehört das Mittel zum Krebs-Miasma wie Arsenicum album auch. Der Grund ist der Grad der Verzweiflung, welcher bei Natrium arsenicosum sehr schwerwiegend ist, sowie die Anstrengungen, die der Betreffende unternehmen muss, um seiner ausweglos scheinenden Situation, dem Chaos seines inneren Erlebens, zu entkommen: Sie bringen ihn an die Grenzen seiner Belastbarkeit.

▸ **Tab. 5.1** Entsprechende Rubriken von Natrium arsenicosum.

Rubrik	Arzneimittel
Gemüt – Abscheu – Leben; gegen das (93), **1-w.**	Carc., Caust., Hyos., Kali-br., Lac-d., Mag-m., Nat-c., Nat-sil. **1-w.**, Ambr., Aur-m., Aur-m-n., Aur-s., Lach., Nat-s., Nit-ac., Ph-ac., Puls., Sep. **2-w.**, Aur., Lac-c., Nat-m., Staph. **3-w.**
Gemüt – Angst – Gesundheit; um die – eigene Gesundheit; um die (85), 1-w.	Acet-ac., Borx., Bry., Carc., Choc., Hyos., Ign., Lac-c., Lac-h., Lach., Mag-m., Nat-c., Nat-m., Nat-p., Staph. **1-w.**, Aur-m., Aur-s., Kali-br., Kali-c., Ph-ac., Puls., Sep., Syph. **2-w.**
Gemüt – Argwöhnisch, misstrauisch (146), **2-w.**	Ambr., Aur-s., Carc., Crot-c., Cygn-be., Elaps, Ign., Kali-br., Mur-ac., Nat-p., Nat-s., Nat-sil., Ph-ac., Sacch-a., Syph., Tritic-vg., Vanil. **1-w.**, Aur., Aur-m-n., Borx., Hyos., Nat-c., Sep., Staph. **2-w.**, Bry., Caust., Lach., Puls. **3-w.**
Gemüt – Auffahren, Zusammenfahren – Geräusche; durch (77), **2-w.**	Aur., Carc., Crot-c., Hura, Mag-c., Nit-ac., Sacch-a. **1-w.**, Caust., Lach., Nat-sil. **2-w.**, Borx., Nat-c., Nat-m., Nat-p., Nat-s. **3-w.**, Kali-c. **4-w.**
Gemüt – Ehrgeiz – erhöht, vermehrt, sehr ehrgeizig (70), 1-w.	Aur., Aur-s. Carc., Coloc., Crot-c., Kali-c., Lac-h., Nat-m., Puls., Staph. **1-w.**, Aur-m-n., Caust., Lach. **2-w.**
Gemüt – Erschrickt leicht – geweckt wird, wenn er (2), **1-w.**	–
Gemüt – Furcht – allein zu sein (138), 2-w.	Aster., Aur-m., Aur-m-n., Beryl-m., Bry., Carc., Kali-br., Kali-sil., Lith-m., Mur-ac., Naja, Nat-c., Nat-p., Nat-s., Nat-sil., Nit-ac., Vanil. **1-w.**, Caust., Elaps, Lac-c., Puls., Sep., Tritic-vg. **2-w.**, Crot-c., Hyos., Kali-c. **3-w.**
Gemüt – Furcht – ermordet zu werden (37), **1-w.**	Aur., Aur-m., Aur-s., Lac-h., Staph. **1-w.**
Gemüt – Furcht – Gesundheit (19), **1-w.**	Carc., Staph. **1-w.**

▸ **Tab. 5.1** Fortsetzung.

Rubrik	Arzneimittel
Gemüt – Furcht – Krebs (64), 1-w.	Aur-m-n., Aster., Beryl-m., Carc., Ign., Lac-c., Lac-h., Lith-c., Mag-m., Mag-n., Nat-m., Oxyg., Sep. **1-w.**, Nit-ac. **2-w.**
Gemüt – Furcht – Menschen; vor (132), **2-w.**	Acet-ac., Am-m., Ambr., Aur-s., Carc., Ign., Kali-br., Lach., Musca-d., Nat-s., Nat-sil., Sep., Staph. **1-w.**, Aur., Aur-m-n., Caust., Kali-c., Nat-m., Puls. **2-w.**, Hyos., Nat-c. **3-w.**
Gemüt – Furcht – vergiftet – werden; Furcht; vergiftet zu (38), **1-w.**	Aur., Ign., Nat-m., Ph-ac. **1-w.**, Kali-br., Lach. **2-w.**, Hyos. **3-w.**
Gemüt – Heikel, pingelig (73), 1-w.	Aur., Choc., Cygn-be., Lac-f., Lac-h., Musca-d., Nat-s., Puls., Sep., Vanil. **1-w.**, Aur-m-n., Aur-s., Carc., Caust., Kali-c. **2-w.**, Nat-sil. **3-w.**
Gemüt – Kummer, Trauer (149), **1-w.**	Acet-ac., Am-m., Aq-mar., Aur-m., Carc., Choc., Colum-p., Hyos., Kali-br., Kali-c., Mag-m., Mur-ac., Naja, Nat-c., Nat-p., Nat-s., Nat-sil., Nit-ac., Vanil. **1-w.**, Ambr., Aur-m-n., Bry., Coloc., Lac-c., Lach., Ph-ac., Sep. **2-w.**, Anthraci., Aur., Caust., Nat-m., Puls., Staph. **3-w.**, Ign. **4-w.**
Gemüt – Ruhelosigkeit – ängstlich (146), 3-w.	Ambr., Aq-mar., Aur-m-n., Ign., Lach., Mag-m., Mur-ac., Nat-p., Nat-sil., Ph-ac., Staph. **1-w.**, Aur., Bry., Carc., Caust., Nat-m., Puls. **2-w.**, Kali-br., Kali-c., Nat-c. **3-w.**
Gemüt – Ruhelosigkeit – nachts – Mitternacht – nach (42), **1-w.**	Bry., Mag-m., Nat-m. **1-w.**, Nit-ac. **2-w.**
Gemüt – Verantwortung – ernst; nimmt seine Verantwortung zu (26), 1-w.	Aster., Aur., Carc., Ign. Kali-c., Mag-m., Nat-m., Puls. **1-w.**, Nat-s. **2-w.**
Gemüt – Wahnideen – Wertlos; er sei (91), **1-w.**	Aur., Lac-c., Lac-h. **1-w.**
Träume – Dinge – schwarze (1), **1-w.**	–
Träume – Mord (96), **2-w.**	Am-m., Aq-mar., Aur-m-n., Aur-s., Carc., Choc., Hura, Ign., Lac-h., Lach., Musca-d., Nat-sil., Puls., Sep., Vanil., Ven-m. **1-w.**, Mag-m., Naja, Nat-c., Nat-m., Staph. **2-w.**

5.2.1 Körperliche Symptome

Natrium-arsenicosum-Menschen sind sehr verfroren und erkälten sich leicht. Vor allem feuchte Kälte macht ihnen zu schaffen. Der Winter ist nicht ihre Jahreszeit. Und sie haben empfindliche Augen, die im Freien tränen. Sonnenlicht wird ebenfalls schlecht vertragen. „*Die Augen fühlen sich ständig schwach an, als müssten die Lider geschlossen bleiben, um die Augäpfel zu schützen. Die Konjunktiven scheinen trocken und schmerzhaft. Beim Lesen oder Schreiben werden die Augen bald müde und schmerzhaft. Geringe Einwirkung von Kälte oder Wind erzeugt Stauung der Konjunktiven. Nach Ansehen eines Gegenstandes für kurze Zeit wird dieser verschwommen und undeutlich; die Augen sind sehr lichtempfindlich. Alle Augensymptome sind am Morgen schlimmer, werden allmählich weniger und verschwinden gegen Abend. Die Augen leiden nicht besonders durch künstliches Licht.*“ ([53], S. 1092) Soweit der englische Homöopath Richard Hughes.

Mittelweisend ist auch die stark ausgeprägte Empfindlichkeit gegen Rauch, wie z. B. Kopfschmerzen durch Tabakrauch oder „Augenbeißen wie durch Rauch am Holzfeuer“. Milch wird in der Regel schlecht vertragen und erzeugt Diarrhö.

Typisch Natrium arsenicosum
Sehr ängstliche, ruhelose, nervöse Menschen mit enormen Verlustängsten (bzgl. Beziehung, Gesundheit, Arbeitsplatz, materiellen Gütern). Kontrolle, Gewissenhaftigkeit, übertriebenes Pflichtbewusstsein und Perfektionismus sind die zentralen Schlagworte.
Thema: Kummer aus Angst vor drohendem Verlust

5.3
Natrium biboracicum (Natrium-borat, Borax venata) – Borx.

In der homöopathischen Literatur wird Borax mitunter fälschlicherweise mit Boron oder Borium gleichgesetzt, was nicht stimmt. Streng genommen ist Borax eine Natrium-Verbindung, bestehend aus den Elementen Natrium, Boron, Sauerstoff (Oxygenium) und Wasserstoff (Hydrogenium). In der Natur kommt Borax in kristalliner oder massiver Form vor, es entsteht bei der Austrocknung von Salzseen (▸ **Abb. 5.1**). Der Name leitet sich vom arabischen Wort „bauraq“ für „weiß“ ab. Inhaltlich haben wir es mit den Themen der ersten, zweiten und dritten Reihe des Periodensystems zu tun. Besonders deutlich treten jedoch die thematischen Schwerpunkte von Natrium und Boron zutage. Beide Mittel befinden sich relativ weit links: Boron in Spalte drei und Natrium in der ersten Spalte. Das Stadium drei ist gekennzeichnet durch Zweifel und Verwirrung: Soll ich oder soll ich nicht? In Bezug auf die Thematik der zweiten Reihe (Kohlenstoff-Serie) bedeutet das (s. Oxygenium, Kap. 1.2.1): Das Erleben des Patienten mit einem Bor-Anteil entspricht der Situation eines Fötus, der sich zwar noch im Schutze des Uterus befindet, aber bereits unter dem Einfluss der anstehenden Geburt steht. Er spürt, dass er den Mutterleib in absehbarer Zeit verlassen und auf eigenen Füßen stehen muss. Es ist die Phase, in der sich die Gebärmutter im letzten Drittel der Schwangerschaft langsam senkt und das Ungeborene die Geburtslage mit dem Kopf nach unten einnimmt. Die zentrale Frage lautet daher: Kann ich mich wirklich fallenlassen? Was wird mich in der neuen Umgebung erwarten? Im Zentrum der Empfindung von Boron steht die Angst vor Abwärtsbewegungen, verbunden mit dem Impuls und dem Verlangen, sich irgendwo festhalten zu müssen. Die Furcht und Unsicherheit bezüglich der Trennung von der Mutter, verbunden mit der Frage, ob man es schaffen wird, allein zu existieren, verstärkt sich noch durch den Natrium-Anteil. Natrium-Menschen fühlen sich bezüglich ihrer Identität und ihres Egos vollkommen abhängig

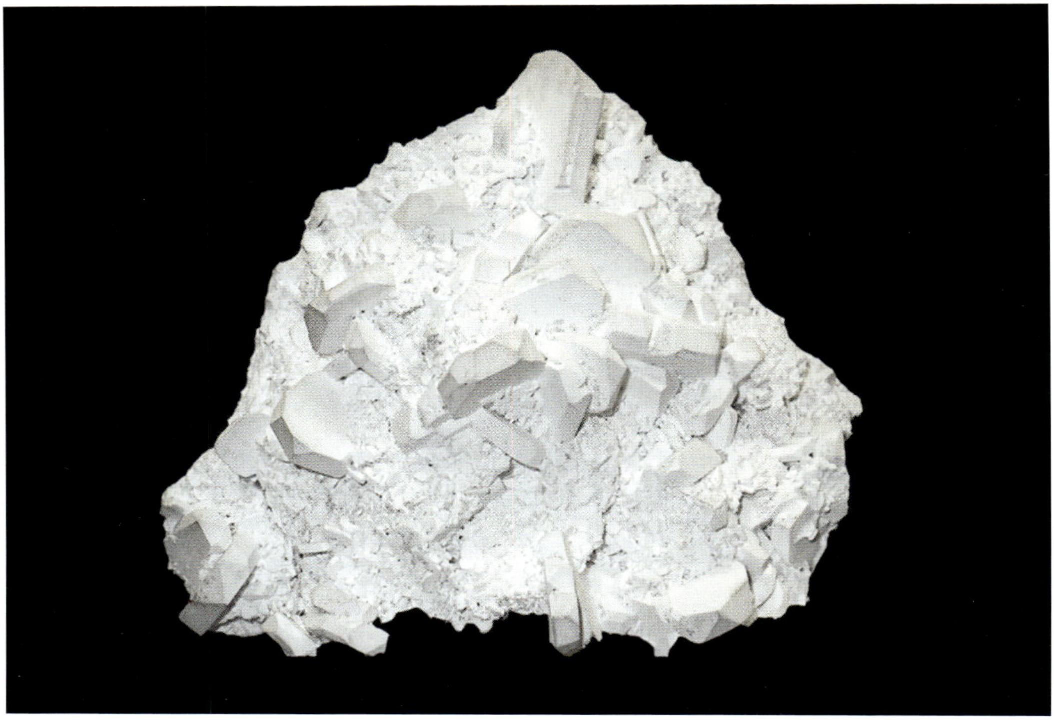

▸ **Abb. 5.1** Natrium biboracicum. (aus: Lang M, Rauh W. Homöopathische Behandlung von Kindern. Stuttgart: Haug; 2013. Fotograf: Dr. Zell, Karlsruhe)

von ihrer Bezugsperson, können sich nicht vorstellen, im Alltag allein zurechtzukommen, brauchen Unterstützung und Versorgung.

Typisch für Borax-Patienten sind Zweifel und Verwirrung in Bezug auf die Frage, ob es ihnen gelingt, selbstständig zu agieren, auf eigenen Füßen zu stehen. Dabei geht es nicht wie bei Alumina, das direkt unter Bor in der dritten Reihe steht, um die Verwirrung bezüglich des eigenen Standpunkts, sondern um das „nackte Überleben": Kann ich es alleine tun? Soll ich es so oder lieber anders tun? Dabei spüren sie durchaus, dass sie früher oder später auf sich gestellt sein werden, was sie sich auch wünschen, sie wissen lediglich noch nicht, wann und wie sie das bewerkstelligen sollen. Der Grundkonflikt von Borax ist demnach die Unfähigkeit, Entscheidungen bezüglich des eigenen Vorgehens zu treffen, verbunden mit dem Verlangen, selbstständig und unabhängig zu werden. Noch fühlen sie sich total abhängig, wollen sich aber nichts sagen lassen. In diesem Dilemma haben sie die Empfindung, in ein tiefes Loch zu fallen, der Schwerkraft ausgeliefert zu sein. Sie wollen sich festhalten, was ihnen aber nicht immer gelingt. Und so stürzen sie ins Ungewisse. Charakteristisch sind in diesem Zusammenhang auch die Träume vom Fallen. Borax-Patienten haben ein grundsätzliches Problem mit Abwärtsbewegungen, egal ob es sich um das Ablegen des Säuglings, die Fahrt im Aufzug oder den Landeanflug mit dem Flieger handelt, es entzieht ihnen den Boden unter den Füßen, nimmt ihnen die Sicherheit. Als Reaktion versuchen sie instinktiv, sich irgendwo festzuklammern: an der Mutter, an einem Haltegriff oder am Sitz.

Rajan Sankaran beschreibt den Fall eines Mannes, der wegen einer sehr schmerzhaften Gesichtsneuralgie zu ihm in Behandlung kam. Der Schmerz war so heftig, dass er ihn nur ertragen konnte, wenn er sich an etwas festhielt oder wenn ihm seine Frau die Hand hielt. Hier sehen wir die beiden Aspekte von Boron und Natrium: Einerseits das Gefühl, nicht zu wissen, was man tun soll, verbunden mit dem starken Verlangen, sich an etwas festzuhalten, um nicht die Kontrolle zu verlieren, und andererseits die völlige Unfähigkeit, ohne die Nähe und Zuwendung der Bezugsperson in dieser schwierigen Lebenssituation zurechtzukommen. Dazu Sankaran: *„Das Interessante an ihm war, dass er sowohl etwas brauchte, woran er sich festhalten konnte, als auch einen Menschen, an den er sich halten konnte. Die Hauptperson war seine Frau; er ließ sie nicht für eine Minute aus den Augen. Wenn sie irgendwo hinging, rief er jede Minute an und fragte, wo sie sei. (…) Dieses Verhalten ist sehr, sehr kindlich, fast frühkindlich."* ([40], Bd. 1, S. 243) Der Patient benötigt Halt in zweierlei Hinsicht: rein physisch und psychisch. Andernfalls könnte er den Schmerz nicht ertragen. Sein Problem ist, dass er nicht weiß, ob und wie er mit diesem Schmerz überleben soll. Hier haben wir einen deutlichen Hinweis auf die zweite Reihe: Kann ich überleben oder werde ich sterben? Seine Furcht zu fallen findet Ausdruck in der Vorstellung, mit dem Flugzeug abzustürzen. Gleichzeitig ist er fasziniert von Kriegsfilmen, in denen es um Flugzeugabstürze geht.

Ein weiteres Charakteristikum von Borax ist die stark ausgeprägte Empfindlichkeit gegenüber unerwarteten Geräuschen wie Niesen, Handytöne, ein plötzlicher Knall etc., die den Betreffenden zusammenzucken oder auffahren lassen – ein Phänomen, das typisch für viele Natrium-Verbindungen, aber auch für die Kohlenstoffe ist.

Borax-Persönlichkeiten haben ein launisches Wesen: Reizbarkeit und Frohsinn wechseln sich ab. Insgesamt werden sie von zahlreichen Ängsten vor unerwarteten Begebenheiten geplagt wie drohende Gefahren, laute Geräusche, Stürze und (ansteckende) Krankheiten. Im Schlaf schreien sie mitunter auf, z. B. durch beunruhigende Träume ihre realen Ängste betreffend, fahren erschreckt hoch und sind total verwirrt. Kinder klammern sich an der Mutter fest.

5.3.1 Körperliche Symptome

Borax ist eines der Hauptmittel bei rezidivierenden Aphthen, vor allem dann, wenn sie leicht bluten und sich im Bereich der Zunge befinden. Es ist aber auch hilfreich bei migräneartigen Kopfschmerzen, z. B. vor den Menses, mit Blutandrang und Hitze im Kopf, wobei warmes Einhüllen des Kopfes die Schmerzen verschlimmert. Jede Form der Abwärtsbewegung sowie das Schauen nach unten, beispielsweise im Gebirge oder von einem hohen Gebäude, erzeugt Schwindel. Die Augen neigen zu Entzündungen, vorrangig im Bereich

► **Tab. 5.2** Entsprechende Rubriken von Borax.

Rubrik	Arzneimittel
Gemüt – Abwärtsbewegung agg. (2), 3-w.	–
Gemüt – Angst – Bewegung – agg. – Abwärtsbewegung; nach unten (5), **3-w.**	–
Gemüt – Auffahren, Zusammenfahren – ängstlich – Abwärtsbewegung; durch (2), **2-w.**	–
Gemüt – Auffahren, Zusammenfahren – Geräusche, durch (77), 3-w.	Aur., Carc., Crot-c., Hura, Kali-sil., Mag-c., Nit-ac., Sacch-a. **1-w.**, Caust., Lach., Nat-ar., Nat-sil. **2-w.**, Nat-c., Nat-m., Nat-p., Nat-s., **3-w.**, Kali-c. **4-w.**
Gemüt – Empfindlich – Geräusche, gegen – geringste Geräusch; gegen das (47), 2-w.	Ign., Lach., Mur-ac., Nat-c., Nat-s. **1-w.**, Sep. **2-w.**
Gemüt – Erschrecken leicht – Niesen, beim (2), **2-w.**	–
Gemüt – Klammert sich an – Personen oder Möbel (11), 1-w.	Puls. **1-w.**
Gemüt – Schreien – Schlaf, im (97), **3-w.**	Carc., Caust., Kali-c., Lac-mat., Nat-m., Nit-ac., Sep. **1-w.**, Aur., Bry., Hyos., Ign., Kali-br., Lac-c., Mag-c., Mag-m., Nat-c. **2-w.**, Puls. **3-w.**
Schwindel – Abwärtsbewegung; bei (15), 4-w.	Mag-m., Tritic-vg. **1-w.**
Schwindel – Abwärtsbewegung; bei – Treppen; beim Heruntergehen von (19), 4-w.	–
Schwindel – Blicken; beim – unten; nach (48), 2-w.	Mag-m., Nat-c., Nit-ac., Puls., Sep., Staph., Tritic-vg., Vanil. **1-w.**
Mund – Aphthen – blutend – leicht (3), 3-w.	Lac-c. **2-w.**
Allgemeines – Aphthen (25), 2-w.	Bry. **1-w.**, Mur-ac., Nat-m. **2-w.**
Allgemeines – Plötzlich auftretende Symptome (68), 3-w.	Choc., Ign., Mag-c., Mag-n., Nat-s., Tritic-vg. **1-w.**, Coloc. **2-w.**

der Lidränder. Morgens können sie kaum geöffnet werden. Typischerweise sind die Haare von Borax-Patienten spröde und brüchig. Sie verfilzen leicht – lassen sich kaum frisieren. Borax ist ein eher rechtsseitiges Mittel. Die Symptome erscheinen plötzlich und unerwartet. In der Regel sind Borax-Menschen sehr durstig. Sie haben eine Abneigung gegen Milch (Säuglinge gegen die Muttermilch) und Verlangen nach sauren Speisen. Obst wird oft nicht gut vertragen und erzeugt Magenschmerzen.

Typisch Natrium biboracicum (Borax)
Empfindlich gegen jede Form von Abwärtsbewegung sowie auf plötzliche, unerwartete Geräusche. Verlangen, auf eigenen Füßen zu stehen, aber große Verwirrung und Unsicherheit. Das Überleben hängt von der Hilfe anderer ab.
Thema: Kummer durch gefühlte Unsicherheit und Verwirrung, sich selbst und das eigene Handeln betreffend. Dringender Wunsch nach Selbstständigkeit, aber es fehlen die Fähigkeiten dazu.

5.4
Natrium carbonicum (Soda) – Nat-c.

Bei dieser Natrium-Verbindung kommen die Themen der zweiten und dritten Reihe des Periodensystems zum Tragen: Es geht um die Trennung von einer zentralen Bezugsperson und um die Frage der eigenständigen Existenz – einer Problematik, die durch den Natrium-Anteil mit der starken Abhängigkeit von eben dieser Person noch gesteigert wird.

Anders als Natrium muriaticum (Kap. 5.6) hat Natrium carbonicum keinen Bezug zu Beschwerden durch Enttäuschung, auch nicht zu enttäuschter Liebe oder stillem Kummer. Kränkungen oder Demütigungen spielen hier ebenfalls keine bedeutende Rolle. Natrium carbonicum verweilt nicht bei vergangenen unangenehmen Ereignissen und neigt weder zum Brüten noch zum Grübeln. Wo also liegen die Schwerpunkte dieser Natrium-Verbindung? In der „Seele der Heilmittel" schreibt Rajan Sankaran: *„Die Natrium-carbonicum-Frau wünscht sich eine einzige Beziehung und ist von dieser Beziehung abhängig; ohne diese ist sie voller Angst und traurig und fühlt sich isoliert."* ([36], S. 152) Neben den Gefühlen der Abhängigkeit und der Hilflosigkeit, die wir bei allen Natrium-Verbindungen vorfinden, kommt hier noch ein weiterer wesentlicher Aspekt zum Tragen, der sich aus dem Kohlenstoff (Carbon)-Anteil ergibt. Das Element Carbon befindet sich in Stadium 10 der zweiten Reihe des Periodensystems. Bezogen auf die menschliche Entwicklung entspricht die Kohlenstoff-Serie der Geburtssituation: Ganz links (Lithium) ist der Fötus noch eins mit dem mütterlichen Organismus, die Geburt hat noch nicht begonnen. In der letzten Spalte (Neon), hat das Neugeborene bereits das Licht der Welt erblickt, seinen ersten Atemzug getan und es ist gänzlich getrennt vom Mutterleib. Dazwischen liegt Carbon: Der Fötus spürt, dass er den schützenden Mutterschoß in absehbarer Zeit verlassen muss. Dabei ist er aber schon einen Schritt weiter als Boron in Stadium 3: Die Abwärtsbewegung hat bereits begonnen, die Entscheidung ist gefallen und der Fötus macht sich auf den Weg in die Welt. Die zentrale Frage lautet: Werde ich es allein schaffen? Die Schlüsselworte, die Sankaran für Natrium carbonicum gefunden hat, sind demnach: Einsamkeit; niemand sorgt für mich; ich kann mich nicht mit anderen Menschen verbinden; ich bin anders als die anderen; ich tue mir schwer, soziale Kontakte zu knüpfen; ich bin ein Außenseiter; sinkendes Gefühl. ([40], Bd. 1, S. 337) Menschen, deren Simillimum Natrium carbonicum ist, fühlen sich einsam – getrennt von der Welt, so als sei eine Kluft zwischen ihnen und dem Rest des Universums. Dieser wesentliche Aspekt der Natrium-carbonicum-Persönlichkeit wird zusätzlich verstärkt durch den Sauerstoff-Anteil. Oxygenium befindet sich wie Carbon in der zweiten Reihe, allerdings viel weiter rechts: in Stadium 16, direkt über Sulphur (s. Oxygenium, Kap. 1.2.1).

Philip M. Bailey weist darauf hin, dass Natrium carbonicum leicht mit Natrium muriaticum verwechselt werden könne, da es sowohl körperlich als auch seelisch viele Gemeinsamkeiten gebe. *„Natrium carbonicum hat dieselben Züge wie Natrium muriaticum, aber in leichterer Form. So ist sie [die Natrium-carbonicum-Persönlichkeit, Anm. d. Verf.] im Allgemeinen gewissenhaft, neigt aber nicht so stark zum Perfektionismus. Sie ist ziemlich verschlossen, kann aber gegenüber Menschen, die sie liebt, durchaus offen sein und ihnen ihre Zuneigung ausdrücken. Sie gibt gerne, aber sie hat keine Schwierigkeiten, etwas anzunehmen. Das würde bedeuten, dass Natrium carbonicum emotional gesünder ist als Natrium muriaticum …"* ([2], S. 241), weshalb Sankaran Natrium carbonicum als psorisches Mittel eingestuft hat. Meines Erachtens rühren die Ähnlichkeiten in erster Linie von dem Natrium-Anteil her, den beide Mittel gemeinsam haben. Durch den Zusatz von Carbon im einen und von Chlor im anderen Fall ergeben sich jedoch deutliche Unterschiede. Zudem besitzt Natrium carbonicum im Gegensatz zu Natrium muriaticum drei Sauerstoffatome.

Während Natrium-muriaticum-Menschen zu Depressionen neigen, sind Natrium-carbonicum-Persönlichkeiten eher ängstlich und reizbar. Besonders empfindlich reagieren sie auf Lärm: Selbst das geringste Geräusch lässt sie auffahren. Ein Blick ins Repertorium zeigt jedoch, dass auch andere Natrium-Patienten leicht erschrecken, allen voran Natrium muriaticum, Natrium phosphoricum und Natrium sulphuricum.

Wenn man die Rubriken betrachtet, in denen Natrium carbonicum hochwertig vertreten ist, fallen zwei Schwerpunkte auf: Menschenfeindlichkeit mit Abneigung gegen Gesellschaft, und zwar sowohl gegen Fremde als auch gegen enge Freunde, gepaart mit der Furcht vor dem Alleinsein. Auch in der Rubrik *„Furcht vor Menschen"* ist Natrium carbonicum vertreten. Natrium-carbonicum-Persönlichkeiten reagieren also empfindlich auf die Anwesenheit von Menschen. Die Betreffenden ziehen sich zurück und bleiben lieber im Hintergrund: Zu viel Aufmerksamkeit ist ihnen unangenehm. Dennoch sind sie hilfsbereit und liebenswürdig, allerdings ohne viel Aufhebens darum zu machen. Andererseits haben sie aber den Eindruck, sie seien von ihren Freunden getrennt, fühlen sich isoliert und unverstanden. Die Empfindlichkeit anderen Menschen gegenüber ist bei Natrium carbonicum deutlich stärker ausgeprägt als bei Natrium muriaticum.

Das zweite große Thema ist die Verschlechterung durch geistige Anstrengung, welche diverse Beschwerden hervorruft, wie Kopfschmerzen, Stumpfheit und Betäubung. Die Konzentration fällt schwer und das Gedächtnis für geistige Inhalte scheint eher mangelhaft zu sein.

▸ **Tab. 5.3** Entsprechende Rubriken von Natrium carbonicum.

Rubrik	Arzneimittel
Gemüt – Abneigung – Menschen; gegen – bestimmte; gegen (33), 3-w.	Aur-m-n., Carc., Caust., Nat-m., Nat-sil., Nit-ac. **1-w.**, Am-m., Aur. **2-w.**
Gemüt – Arwöhnisch, misstrauisch – Furcht vor Gesellschaft (4), 2-w.	Ambr. **1-w.**
Gemüt – Auffahren, Zusammenfahren – Geräusche; durch (77), **3-w.**	Aur., Carc., Crot-c., Hura, Kali-sil., Mag-c., Nit-ac., Sacch-a. **1-w.**, Caust., Lach., Nat-ar., Nat-sil. **2-w.**, Borx., Nat-m., Nat-p., Nat-s., **3-w.**, Kali-c. **4-w.**
Gemüt – Entfremdet – Familie, von seiner (31), **2-w.**	Choc., Nat-s., Nat-sil., Puls., Staph. **1-w.**, Nat-m., Nit-ac., Sep., Tritic-vg. **2-w.**
Gemüt – Furcht – Gewitter, vor (54), **2-w.**	Beryl-m., Carc., Caust., Hyos., Lac-c., Lach., Nat-p., Tritic-vg. **1-w.**, Borx., Bry., Coloc., Nat-m., Nit-ac., Sep., Staph. **2-w.**
Gemüt – Furcht – Menschen; vor (132), 3-w.	Acet-ac., Am-m., Ambr., Aur-s., Carc., Ign., Kali-br., Lach., Musca-d., Nat-s., Nat-sil., Sep., Staph. **1-w.**, Aur., Aur-m-n., Caust., Kali-c., Nat-ar., Nat-m., Puls. **2-w.**, Hyos. **3-w.**
Gemüt – Gedächtnis – Gedächtnisschwäche – geistige Anstrengung; für (33), **3-w.**	Naja, Sep., Staph. **1-w.**, Ph-ac. **2-w.**, Nat-m. **3-w.**
Gemüt – Geistige Anstrengung – agg. – ermüdet (26), 3-w.	Lach., Staph., Vanil. **1-w.**, Ign. **2-w.**, Aur. **3-w.**
Gemüt – Gesellschaft – Abneigung gegen – allein; amel. wenn (59), 2-w.	Ambr., Choc., Lac-h., Ph-ac., Plac., Staph. **1-w.**, Aur-m-n., Nat-m. **2-w.**, Nat-sil. **3-w.**, Sep. **4-w.**
Gemüt – Gesellschaft – Abneigung gegen – Anblick von Menschen; vermeidet den (24), **2-w.**	Elaps, Nat-m. **1-w.**, Lac-d., Sep. **2-w.**
Gemüt – Gesellschaft – Abneigung gegen – Fremden; Abneigung gegen die Anwesenheit von (32), **2-w.**	Caust., Mur-ac., Sacch-a., Staph. **1-w.**, Bry., Lach., Sep., Vanil. **2-w.**, Ambr. **3-w.**, Nat-m. **4-w.**
Gemüt – Gesellschaft – Abneigung gegen – Freunden, von engsten (16), **2-w.**	Coloc. **1-w.**
Gemüt – Gesellschaft – Abneigung gegen – Furcht vor dem Alleinsein; gegen (20), 3-w.	Elaps, Kali-c. **1-w.**, Sep. **2-w.**
Gemüt – Gewissenhaft, peinlich genau in Bezug auf Kleinigkeiten (115), **3-w.**	Ambr., Aur., Bry., Carc., Crot-c., Hura, Hyos., Kali-c., Lac-d., Lac-f., Lac-h., Lach., Musca-d., Nat-ar., Nat-m., Nat-sil., Ph-ac., Sacch-a., Vanil. **1-w.**, Mur-ac., Tritic-vg. **2-w.**, Ign., Puls., Sep., Staph. **3-w.**

▶ **Tab. 5.3** Fortsetzung.

Rubrik	Arzneimittel
Gemüt – Gleichgültigkeit, Apathie – Langeweile; mit (14), **2-w.**	Choc., Lach. **1-w.**
Gemüt – Heftig, vehement – Erschöpfung; bis zur (1), 3-w.	–
Gemüt – Hypochondrie (137), **3-w.**	Bry., Caust., Kali-c., Mag-n., Naja **1-w.**, Ambr., Aur-m., Hyos., Lach., Ph-ac., Sep., Staph. **2-w.**, Aur., Ign., Mag-m., Nat-m., Nit-ac., Puls., Syph. **3-w.**
Gemüt – Hysterie – Hypochondrie; mit (86), 3-w.	Ambr., Aur-s., Bry., Hyos., Kali-c., Nit-ac., Ph-ac. **1-w.**, Caust., Ign., Mag-m., Nat-m., Puls., Sep., Staph. **2-w.**, Aur. **3-w.**
Gemüt – Konzentration – schwierig – studieren (108), 2-w.	Ambr., Aur-m-n., Carc., Caust., Choc., Hyos., Kali-c., Lach., Mur-ac., Nat-ar., Nat-m., Puls., Sacch-a., Syph., Vanil. **1-w.**, Staph. **2-w.**
Gemüt – Menschenfeindlichkeit, Misanthropie (60), 3-w.	Ign., Kali-c., Lach., Mag-m., Nat-m, Nit-ac., Sep. **1-w.**, Ambr., Am-m., Aur., Hyos., Puls. **2-w.**
Gemüt – Leidenschaftlich (57), **3-w.**	Aur., Caust., Hura, Hyos., Ign., Nat-m., Nat-s., Ph-ac. **1-w.**, Aur-m., Bry., Kali-c., Sep. **2-w.**, Lach. **3-w.**
Gemüt – Selbstlosigkeit (9), **2-w.**	Aq-mar., Puls. **1-w.**, Carc. **2-w.**
Gemüt – Selbstvertrauen – Mangel an Selbstvertrauen – Selbstherabsetzung, Selbstherabwürdigung (36), **2-w.**	Lac-c., Lach., Mur-ac., Naja, Vanil. **1-w.**
Gemüt – Wahnideen –Trennung, Kluft zwischen sich und anderen (8), 1-w.	Nat-sil. **1-w.**
Träume – Mord (96), **3-w.**	Am-m., Aq-mar., Aur-m-n., Aur-s., Carc., Choc., Hura, Ign., Lac-h., Lach., Musca-d., Nat-sil., Puls., Sep., Ven-m., Vanil. **1-w.**, Mag-m., Nat-ar., Nat-m., Staph. **2-w.**
Träume – Reisen (86), **2-w.**	Am-m., Carc., Choc., Elaps, Hura, Lac-c., Lac-d., Mag-m., Vanil. **1-w.**, Lac-h., Lach. **2-w.**
Träume – Verworren, wüst (146), **2-w.**	Caust., Choc., Lac-h., Nat-ar., Nat-sil., Nit-ac., Tritic-vg., Vanil. **1-w.**, Bry., Ign., Nat-m., Sep. **2-w.**, Puls. **3-w.**
Träume – Wecken den Patienten (122), **2-w.**	Bry., Carc., Coloc., Hyos., Mur-ac., Nat-m., Nit-ac., Puls., Staph., Tritic-vg. **1-w.**, Am-m., Kali-c., Lach., Nat-s., Ph-ac., Sep. **2-w.**

5.4.1 Körperliche Symptome

Auffällig ist das Verhalten von Natrium carbonicum im Fieber: mürrisch und gereizt. Das Gesicht ist blass mit blauen Ringen unter den Augen. Natrium-carbonicum-Patienten sind in der Regel frostig, vertragen aber kein direktes Sonnenlicht. Sie sind überempfindlich gegen äußere Einflüsse wie Hitze, Lärm und Gewitter. Typisch ist auch ihre Unverträglichkeit und Aversion von bzw. gegen Milch. Natrium carbonicum neigt zu Blähungen und unspezifischen Bauchschmerzen sowie zu Gelenkbeschwerden. Ein charakteristisches Symptom, so Bailey, sei das Gefühl des Brennens, vor allem unter den Fußsohlen, aber auch in den Gelenken. ([2], S. 243)

Typisch Natrium carbonicum

Bei aller Verschlossenheit selbstlos und liebenswürdig. Abneigung gegen Gesellschaft mit Angst vor dem Alleinsein. Geistige Anstrengung ermüdet und löst diverse Beschwerden aus.

Thema: Kummer durch das Gefühl der Isolation

5.5 Natrium hypochlorosum (Bleichlauge) – Nat-hchls./Nat-h.

Natriumchlorat, auch Labarraque'sche Löschung oder Bleichlauge genannt, enthält neben Natrium auch Chlor und Sauerstoff (s. Oxygenium, Kap. 1.2.1). Es weist große Ähnlichkeiten mit Natrium muriaticum und Lacrimea, der Tränenflüssigkeit (s. Lacrimea, Kap. 30.2) auf: Der Kummer ist groß, doch im Gegensatz zu Natrium muriaticum ist Natrium hypochlorosum „nahe am Wasser gebaut", die Patienten könnten den ganzen Tag weinen. Ananda Zaren schreibt zu Natrium hypochlorosum: *„Natrium-hypochlorosum-Personen können eine Wand von stillem Kummer haben. Sie reden nur selten bereitwillig über ihre tief liegenden Probleme und bauen eine deutliche Barriere auf, mit der sie andere auf Distanz halten. Natrium-hypochlorosum-Frauen haben viele Beschwerden im Uterus und den Fortpflanzungsorganen, aber sie halten dies geheim und können ein Leben in schweigendem Leid zubringen und sich weigern, um ärztliche Hilfe zu ersuchen, weil dies bedeuten würde, dass sie etwas über sich selbst offenbaren müssten. Diese Menschen sind emotional verschlossen und verhüten die Möglichkeit der Verletzung, indem sie alles über sich selbst verborgen halten … In der Praxis habe ich beobachtet, dass bei diesen Frauen eine emotionale Auseinandersetzung zu Uteruskrämpfen führen kann."* ([55], S. 707) Clarke bemerkt, die Natrium-hypochlorosum-Frau *„leidet stark, lacht, schreit, redet im Schlaf; hält ihren Ehemann wach."* ([55], S. 707)

Das Repertorium (Radar [28]) enthält nur 141 Einträge zu Natrium hypochlorosum (bei Natrium muriaticum sind es 11.686) und leider sehr wenige Gemütssymptome, sodass eine Differenzierung zu den anderen Kummermitteln schwierig ist und die Beschreibung der Gemütsverfassung lückenhaft bleiben muss.

▶ **Tab. 5.4** Entsprechende Rubriken von Natrium hypochlorosum.

Rubrik	Arzneimittel
Gemüt – Wahnideen – Kopf – schweben (4), **1-w.**	–
Gemüt – Wahnideen – Kopf – schweben – davonschweben – Schädeldach werde davonschweben (1), 1-w.	–
Gemüt – Wahnideen – Sterben – gleich sterben; man würde gleich (66), **1-w.**	Caust., Kali-c., Lac-d., Mur-ac., Musca-d., Nit-ac., Puls. **1-w.**
Schwindel – Fallen, stürzen; Neigung zu (134), 1-w.	Caust., Coloc., Ign., Kali-c., Lac-h., Lach., Mag-c., Musca-d., Nat-c., Nat-m., Nat-p., Nit-ac., Ph-ac., Sep., Staph., Tritic-vg. **1-w.**, Ambr., Hyos., Kali-br., Mag-m., Puls. **2-w.**
Kopf – Schmerz – morgens – Aufstehen – vor – schießend (2), **2-w.**	–
Gesicht – Schmerz – Ärger, Verdruss; bei – agg. (4), 1-w.	Staph. **1-w.**, Coloc. **2-w.**
Männliche Geschlechtsorgane – Sexuelles Verlangen – heftig (75), **2-w.**	Kali-c., Mag-c., Nat-s., Sep., Staph. **1-w.**, Aur., Caust., Coloc., Hyos., Kali-br., Lach., Nat-c., Puls. **2-w.**, Nat-m. **3-w.**
Weibliche Geschlechtsorgane – Drückt nach oben, wenn sie sich setzt; der Uterus (3), 3-w.	–
Weibliche Geschlechtsorgane – Offen – Uterus – Gefühl, als würde er sich öffnen und schließen (2), **1-w.**	–
Weibliche Geschlechtsorgane – Prolaps – Uterus (134), 3-w.	Am-m., Aur-m., Aur-s., Ign., Lac-c., Nat-p., Ph-ac., Staph. **1-w.**, Aur-m-n., Bry., Coloc., Kali-bi., Kali-br., Kali-c., Lac-d., Lach., Nat-m., Nit-ac. **2-w.**, Aur., Puls., Sep. **3-w.**

5.5.1 Körperliche Symptome

Natrium hypochlorosum ist in erster Linie ein Frauenmittel mit Hauptwirkungsbereich im Uterus. Auf körperlicher Ebene besteht eine Neigung zu Senkungsbeschwerden mit der Empfindung, als würde sich der Uterus öffnen und schließen bzw. als würde er beim Hinsetzen nach oben geschoben. Das Mittel passt zu trägen, schlaffen Frauen und Kindern mit schwachen Fußgelenken und einer Neigung zur Wirbelsäulenverkrümmung. Sowohl das Blut aus der Nase als auch das Menstruationsblut sind geronnen und dunkel. Allgemein ist Schwäche und Müdigkeit ein Problem: Die Betroffenen sind tagsüber schläfrig und finden nachts keinen Schlaf. Auffallend ist die Wahnidee, der Kopf würde durch die Schädeldecke davonschweben und der stechende Gesichtsschmerz, schlimmer durch Ärger und Verdruss. Als zuverlässiges und charakteristisches Symptom führt Armin Seideneder [47] den Schwindel an, welcher zum Sturz führt, begleitet von einem Druck, quer über die Stirn. Männliche Natrium-hypochlorosum-Patienten haben ein stark ausgeprägtes sexuelles Verlangen mit anhaltenden Erektionen.

Typisch Natrium hypochlorosum
Voller Kummer und Trübsinn, die ebenso wie die körperlichen Beschwerden vor anderen geheim gehalten werden. Die meist weiblichen Patienten somatisieren mit dem Unterleib.
Thema: Stiller Kummer mit vielen Tränen

5.6 Natrium muriaticum (Kochsalz) – Nat-m.

Der emotionale Schmerz, der im Zentrum der Natrium-muriaticum-Pathologie steht, hat seine Wurzeln in der frühen Kindheit, als die bedingungslose Liebe, die ein Kind braucht, nicht ausreichend gewährt wurde. Gefühlskalte Eltern, so Philip M. Bailey, bringen extrem verschlossene, unglückliche Natrium-muriaticum-Kinder hervor. Insgesamt, so Bailey weiter, reagieren Natrium-muriaticum-Kinder sehr empfindlich auf nicht bedingungslos gewährte Liebe und verschließen sich, um sich zu schützen: *„Je mehr das Kind emotional verhungert, desto dichter wird der Schutzwall um das Herz, und desto weniger fühlt das heranwachsende Kind emotional.“* ([2], S. 245) Seine lebenslange Überzeugung lautet: Ich bin schuld, dass ich nicht geliebt werde, mit mir stimmt etwas nicht. Tief in ihrem Inneren fühlen sich diese Menschen wertlos und nicht liebenswert, weshalb sie sich immer wieder von anderen bestätigen lassen müssen, dass sie trotzdem geliebt werden. ([2], S. 145)

Für Rajan Sankaran steht die Enttäuschung über die mangelnde Liebe beim Arzneimittelbild von Natrium muriaticum im Vordergrund. Das Hauptgefühl von Natrium-muriaticum-Patienten lautet demnach: Ich werde von der Person, der ich vertraue, von der ich abhänge und die ich liebe, im Stich gelassen, verraten oder enttäuscht. ([40], Bd. 1, S. 340) Sie haben Angst, emotional erneut verletzt oder enttäuscht zu werden und sind daher reserviert oder sogar unnahbar (um sich gegen eine weitere Verletzung zu wappnen). Gleichzeitig besteht eine enorme Unsicherheit mit Furcht vor dem Alleinsein und vor Räubern. ([40], Bd. 1, S. 341)

Laut Jan Scholten fehlen diesen Menschen Mutter und Versorgung. Eine typische Natrium-muriaticum-Situation ist seiner Erfahrung nach die der Brutkastenkinder: *„Die Mutter ist nicht anwesend.“* ([45], S. 65) Zwar ist die physische Versorgung gewährleistet, doch es mangelt an Wärme und Fürsorge. Das Kind wird seinem emotionalen Schicksal überlassen. Der Betroffene befindet sich im Trauerzustand. Es ist das Thema vom Alleinsein auf der Welt: ungeschützt, nicht geborgen. Nach Auffassung von Philip M. Bailey rührt die Ernsthaftigkeit vieler Natrium-muriaticum-Menschen von der großen Traurigkeit her, die sie in ihrem Inneren verbergen. ([2], S. 141) In der Rubrik *„Gemüt – Ernst“* sind mehrere Natrium-Verbindungen enthalten: Natrium carbonicum, Natrium muriaticum und Natrium sulphuricum zweiwertig, Natrium phosphoricum einwertig.

Natrium muriaticum (► **Abb. 5.2**) gilt als eines der Hauptmittel bei stillem Kummer, was nicht heißt, dass die Betreffenden ihren Schmerz vor anderen verbergen möchten – ganz im Gegenteil: *„Tatsächlich wünscht sich Natrium muriaticum aber, dass andere seinen Kummer wahrnehmen, nur sollen sie von sich aus darauf kommen, ohne*

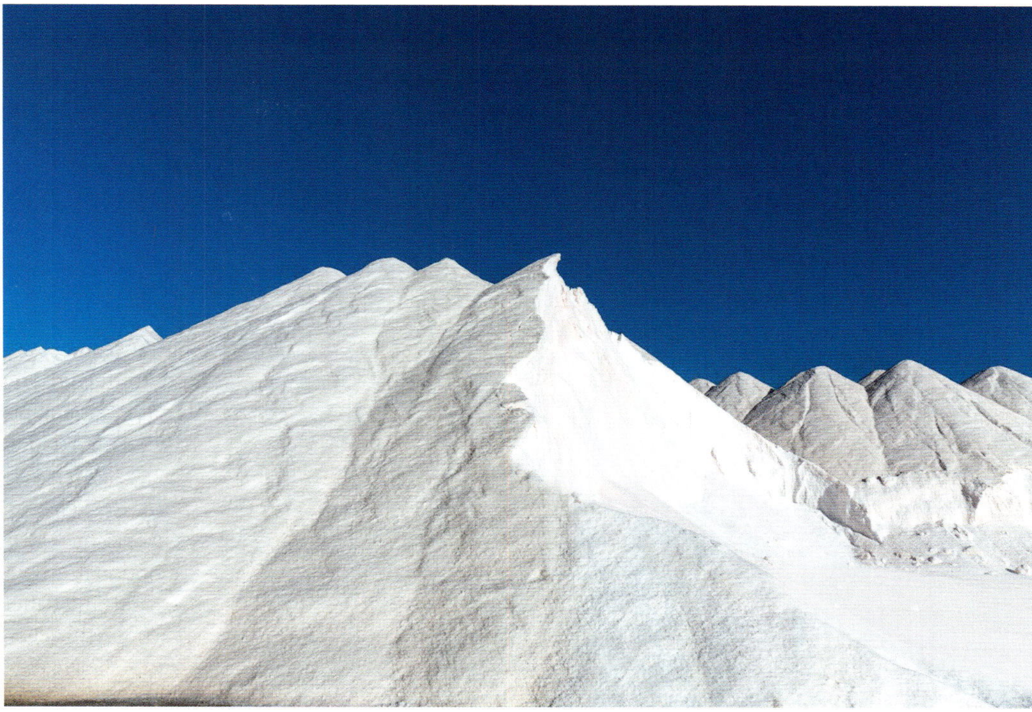

▶ **Abb. 5.2** Natrium muriaticum. (www.fotolia.com/@lunamarina)

dass er sich eigens dazu erklären muss." ([17], S. 213) Wie eine Mutter sollen sie ihm jeden Wunsch von den Augen ablesen und möglichst auch erfüllen.

James Tyler Kent beschreibt die Natrium-muriaticum-Persönlichkeit mit folgenden Worten: *„Der Natrium-muriaticum-Patient wird durch Aufregungen aller Art sehr in Mitleidenschaft gezogen. Er ist ein äußerst gefühlsbetonter Mensch, der sich schnell erregt und übermäßig emotional und hitzig reagiert. Überempfindlich auf alle möglichen äußeren Einflüsse. Das gesamte Nervensystem ist angegriffen und gereizt, was sich durch laute Geräusche wie das Zuschlagen einer Tür oder das Läuten einer Glocke und selbst durch Musik noch verstärkt.*" ([14], Bd. 3, S. 187)

Nach Sankaran gehört Natrium muriaticum zum Malaria-Miasma, das heißt, der Betreffende fühlt sich elend, unglücklich, traurig und deprimiert. Er jammert und lamentiert – fragt sich immer wieder: Warum ich? Er ist gefangen in einer Situation, aus der es scheinbar keinen Ausweg gibt.

Typisch für Natrium muriaticum ist die Bitterkeit im Schmerz. Die Betreffenden tragen Bitterkeit, Ärger, Reizbarkeit und Hass in sich: Sie hegen einen inneren Groll. Dabei sind sie sehr nachtragend, können nicht vergessen und neigen zum Pessimismus. Zudem haben sie masochistische Züge mit dem Hang, sich selbst zu quälen: sowohl körperlich als auch seelisch. Die stumme Wut, der unterdrückte Hass und die nagende Enttäuschung über den Vertrauensverrat, die einen Teil der Natrium-muriaticum-Pathologie ausmachen, sind auf den Muriaticum-Anteil zurückzuführen. Wir finden diese Kombination auch bei anderen Chlor-Verbindungen. *„Bei Muriaticums wird man eine ernste depressive Haltung finden, zusammen mit einem starken Wutgefühl, das nicht herauskommen kann. Es ist eine stille Wut oder ein unterdrückter Kummer, der nicht nur für Nat-m. sehr bekannt ist, sondern auch für alle Muriaticums. Diese Wut ist bei den Muriaticums sehr wichtig. Anhand dieser Wut kann man oft ein Muriaticum-Salz erkennen.*" ([18], S. 126)

Natrium muriaticum ist die Verbindung zweier Elemente aus der dritten Reihe des Periodensystems, wobei Natrium ganz links (im ersten Stadium) lokalisiert ist, das Halogen Chlorum (der Mu-

▶ **Tab. 5.5** Entsprechende Rubriken von Natrium muriaticum.

Rubrik	Arzneimittel
Gemüt – Angst – Erwartungsspannung, durch (79), **3-w.**	Aur-m-n., Carc., Choc., Nat-ar., Ph-ac., Vanil. **1-w.**
Gemüt – Auffahren, Zusammenfahren – Geräusche; durch (77), **3-w.**	Aur., Carc., Crot-c., Hura, Kali-sil., Mag-c., Nit-ac., Sacch-a. **1-w.**, Caust., Lach., Nat-ar., Nat-sil. **2-w.**, Borx., Nat-c., Nat-p., Nat-s., **3-w.**, Kali-c. **4-w.**
Gemüt – Beschwerden durch – Ablehnung, Zurückweisung (13), **2-w.**	Carc., Sep. **1-w.**, Aur., Aur-s., Caust. **2-w.**, Tritic-vg. **3-w.**
Gemüt – Beschwerden durch – Enttäuschung (53), 3-w.	Am-m., Aster., Carc., Hyos., Kali-c., Nat-s., Plac., Sep., Vanil. **1-w.**, Aur-m-n., Aur-s., Bry., Coloc., Lach., Tritic-vg. **2-w.**, Aur., Ph-ac., Puls. **3-w.**, Ign., Staph. **4-w.**
Gemüt – Beschwerden durch – Grobheit anderer (20), 3-w.	Carc., Hyos., Lac-c., Mag-m., Mur-ac., Ph-ac., Puls.**1-w.**, Staph. **3-w.**
Gemüt – Beschwerden durch – Kränkung, Demütigung (78), 3-w.	Am-m., Ambr., Aster., Caust., Lac-c., Nit-ac., Plac., Sacch-a., Sep., Vanil. **1-w.**, Aur., Aur-m., Aur-m-n.,Bry., Carc., Lach., Mur-ac., Puls., Tritic-vg. **2-w.**, Ign., Ph-ac. **3-w.**, Coloc., Staph. **4-w.**
Gemüt – Beschwerden durch – Kummer (94), 4-w.	Anthraci., Aur-s., Carc., Elaps, Kali-c., Kali-p., Mag-c., Naja, Nat-c., Nat-p., Nat-s., Nit-ac., Tritic-vg. **1-w.**, Acet-ac., Aur-m-n., Bry., Coloc., Hura, Hyos., Kali-br., Puls., Sep. **2-w.**, Ambr., Aur., Caust., Lach., Ph-ac., Staph., Vanil. **3-w.**, Ign. **4-w.**
Gemüt – Beschwerden durch – Liebe; enttäuschte (57), 4-w.	Carc., Kali-c., Nat-p., Sacch., Sep. **1-w.**, Aur-m-n., Aur-s., Caust., Lach., Nat-sil. **2-w.**, Aur., Hyos., Ph-ac., Staph. **3-w.**, Ign. **4-w.**
Gemüt – Beschwerden durch – Verachtung; verachtet zu werden (32), **3-w.**	Carc., Sep. **1-w.**, Aur., Aur-m-n., Coloc., Staph., Tritic-vg. **2-w.**, Bry. **3-w.**
Gemüt – Beschwerden durch – Vernachlässigung; durch – Mutter; durch die (14), 2-w.	Carc., Ign., Lac-h., Mag-m., Puls., Sacch-a., Sep. **1-w.**
Gemüt – Brütet, grübelt – Kummer; über (4), **1-w.**	Ign., Nat-sil. **1-w.**
Gemüt – Gesellschaft – Abneigung gegen – Fremden; Abneigung gegen die Anwesenheit von (32), 4-w.	Caust., Mur-ac., Sacch-a., Staph. **1-w.**, Bry., Lach., Nat-c., Sep., Vanil. **2-w.**, Ambr. **3-w.**
Gemüt – Gesellschaft – Abneigung gegen – Verlangen nach Einsamkeit (94), **3-w.**	Carc., Cygn-be., Lac-h., Kali-c., Nat-c., Nat-sil., Sep., Staph., Tritic-vg., Vanil. **1-w.**, Ambr., Aur., Lach., Puls. **2-w.**, Ign. **3-w.**
Gemüt – Hass (96), 4-w.	Am-m., Ambr., Caust., Colum-p., Crot-c., Cygn-be., Ign., Lac-h., Kali-c., Ph-ac., Sep., Staph. **1-w.**, Aur., Aur-m-n., Aur-s., Lac-c., Lach. **2-w.**, Nit-ac. **3-w.**
Gemüt – Hass – Rachsucht; Hass und (21), **3-w.**	Ambr., Aur-m-n., Crot-c., Lach., Tritic-vg. **1-w.**, Nit-ac., Ph-ac. **2-w.**
Gemüt – Kummer, Trauer – Betrug, Täuschung; durch (12), **3-w.**	Lach., Ph-ac., Puls., Sep. **1-w.**, Aur. **3-w.**, Ign. **4-w.**
Gemüt – Kummer, Trauer – lang anhaltend (9), 2-w.	Aq-mar., Carc., Caust., Ph-ac. **1-w.**, Staph. **2-w.**. Nat-sil. **3-w.**
Gemüt – Kummer, Trauer – still (38), 3-w.	Carc., Crot-c., Staph. **1-w.**, Am-m., Aq-mar., Aur., Aur-m., Aur-m-n., Coloc., Mur-ac., Ph-ac., Puls. **2-w.**, Anthraci., Ign. **3-w.**
Gemüt – Kummer, Trauer – still – Liebe; aus enttäuschter (6), 3-w.	Aur-m-n. **2-w.**, Ign., Ph-ac. **3-w.**

▶ **Tab. 5.5** Fortsetzung.

Rubrik	Arzneimittel
Gemüt – Masochismus (5), **1-w.**	Caust., Lach., Nat-c. **1-w.**
Gemüt – Pessimist (45), 2-w.	Aur., Aur-m-n., Aur-s., Caust., Hyos., Kali-p., Lach., Nat-sil., Puls., Sacch-a., Sep., Staph. **1-w.**, Nit-ac. **2-w.**
Gemüt – Trost – agg. (55), 4-w.	Aur., Borx., Kali-c., Staph. **1-w.**, Aur-m-n., Carc., Kali-p., Nit-ac. **2-w.**, Ign., Syph. **3-w.**, Sep. **4-w.**
Gemüt – Verlassen zu sein, Gefühl (190), **2-w.**	Aq-mar., Carc., Choc., Chord-umb., Cygn-be., Elaps, Hura, Kali-br., Kali-c., Lac-c., Lac-d., Lith-c., Mag-m., Musca-d., Naja, Plac., Sacch., Sep., Tritic-vg., Vanil. **1-w.**, Aur-m-n., Aur-s., Crot-c., Hyos., Ign., Lac-h., Lach., Mag-c., Nat-c. **2-w.**, Aur., Nat-sil., Puls. **3-w.**
Gemüt – Verweilt – Enttäuschungen, bei (2), **2-w.**	Ph-ac. **2-w.**
Gemüt – Verweilt – erinnert sich – unangenehme Ereignisse, an (17) 3-w.	Ambr., Aur-m-n., Carc., Hyos., Nit-ac. **1-w.**, Sep. **3-w.**
Gemüt – Verweilt – vergangenen unangenehmen Ereignissen; bei (81), 4-w.	Aur-s., Caust., Elaps, Hyos., Lac-h., Plac, Staph., Syph., Tritic-vg., Vanil. **1-w.**, Ambr., Aur-m-n., Kali-c., Kali-p., Nit-ac., Ph-ac., Sep. **2-w.**, Ign. **3-w.**
Gemüt – Wahnideen – Vernachlässigt – er würde vernachlässigt (32), **1-w.**	Aur-m-n., Carc., Crot-c., Lac-f., Naja, Nat-sil., Oxyg., Puls., Sacch., Sep., Staph., Tritic-vg. **1-w.**, Lac-h. **2-w.**
Gemüt – Weinen – allein, wenn (13), **2-w.**	Ign., Lith-c., Tritic-vg., Vanil. **1-w.**, Aur-m-n. **2-w.**
Gemüt – Weinen – bemitleidet; wenn er glaubt, er würde (2), 3-w.	–
Gemüt – Weinen – kann nicht weinen, obwohl er traurig ist (31), 4-w.	Am-m., Carc., Crot-c., Lac-h., Nat-sil., Puls., Sacch-a., Staph. **1-w.**, Aur-m-n., Sep., Vanil. **2-w.**, Ign. **3-w.**
Gemüt – Zorn – getröstet, wenn (9) **2-w.**	Vanil. **1-w.**
Blase – Harnverhaltung – Anwesenheit anderer nicht urinieren; kann in (6), 3-w.	Aq-mar., Tritic-vg. **1-w.**
Allgemeines – Speisen und Getränke – Salz – Verlangen (158), 4-w.	Acet-ac., Aur., Aur-m-n., Beryl-m., Chord-umb., Kali-p., Lac-h., Lith-m., Mag-n., Mur-ac., Nat-ar., Nat-c., Nat-p., Nat-s., Nat-sil., Ph-ac., Sacch., Sep., Staph., Tritic-vg., Vanil. **1-w.**, Ambr., Aq-mar., Carc., Caust., Nit-ac. **2-w.**, Lac-c. **3-w.**
Allgemeines – Speisen und Getränke – Schokolade – Verlangen – Bitterschokolade (3), **1-w.**	Sep. **1-w.**

riaticum-Anteil) dagegen fast ganz rechts (in Stadium 17). Damit weisen Natrium-muriaticum-Menschen bezüglich der Thematik der Silicium-Serie eine unreife und eine reife Seite auf. Sankaran hat diesen Spagat mit folgenden Worten beschrieben: *„Zuneigung und Enttäuschung, Fürsorge und Gleichgültigkeit, die Fähigkeit, für sich selbst zu entscheiden und der Mangel an Entscheidungsfähigkeit, emotionale Abhängigkeit und Unabhängigkeit."* ([33], S. 267)

5.6.1 Körperliche Symptome

Auf der körperlichen Ebene besteht eine Empfindlichkeit gegen Sonne (z. B. Kopfschmerzen durch zu viel Sonne) und warme Räume, Verbesserung oder Verschlechterung am Meer, Verlangen nach Salz, Salzigem oder Bitterem, Abneigung gegen Brot, Fettes und schwere Speisen, großer Durst sowie Beschwerden im Zusammenhang mit der Menstruation. Natrium-muriaticum-Menschen sind in der Regel warmblütig. *„Beim Einschlafen Zucken in den Gliedern und elektrische Schläge im ganzen Körper. Neigung zu Muskelzuckungen. Sti-*

che hie und da.“ ([14], Bd. 3, S. 187) Natrium muriaticum ist ein wichtiges Kopfschmerzmittel, wobei die Schmerzen als hämmernd, berstend oder rasend beschrieben werden. Die Betroffenen beklagen häufig Schmerzen über den Augen, z. B. beim Erwachen.

Typisch Natrium muriaticum
Innerer Groll und Verbitterung durch tiefen Kummer mit Enttäuschung in Bezug auf einen bestimmten Menschen (z. B. Mutter, Ex-Partner), gepaart mit Hass und Rachsucht. Insgesamt eine eher negative Grundeinstellung zum Leben. Verschlossene, zurückhaltende Menschen.
Thema: Kummer durch enttäuschte Liebe sowie durch Kränkung und Demütigung

5.7 Natrium phosphoricum (Natriumphosphat) – Nat-p.

Natrium phosphoricum ist weniger verschlossen, dafür aber ängstlicher als Natrium muriaticum. Roger Morrison bezeichnet es als das vornehmste aller Natrium-Mittel. Laut Sankaran ist die zentrale Empfindung von Natrium phosphoricum: *„Die Person, die ich liebe, verhält sich gleichgültig, zeigt mir keine Liebe, keine Fürsorge und keine Zuneigung.“* ([40], Bd. 1, S. 359) Wie bei Natrium muriaticum, Natrium sulphuricum und Natrium silicicum handelt es sich auch hier um eine Verbindung zweier Elemente aus der dritten Reihe (Silicium-Serie). Die beiden Letztgenannten enthalten wie Natrium phosphoricum zusätzlich noch ein Sauerstoffmolekül. Bei Natrium phosphoricum besteht es sogar aus vier O-Atomen. Die Themen der zweiten Reihe und speziell die von Oxygenium schwingen hier folglich noch mit (s. Oxygenium, Kap. 1.2.1).

Phosphorus befindet sich im 15. Stadium, zwischen Silicium und Sulphur. Das Bewusstsein für die eigene Identität ist bei Phosphor vorhanden. Phosphor-Menschen haben das Verlangen, ihr Ego zu leben und zu entfalten, sie spüren instinktiv, dass sie anders sind als alle anderen, und diese Andersartigkeit pflegen und kultivieren sie. Ihren eigenen Willen durchzusetzen ist ihnen äußerst wichtig. Dennoch sind sie in regem Austausch mit anderen Menschen. Laut Sankaran ist Phosphor *„eine der mitfühlendsten Arzneien“* ([40], Bd. 1, S. 517) der Materia medica. Phosphor-Persönlichkeiten sind emotional, liebevoll, herzlich und kommunikativ, aber auch ängstlich und furchtsam. In der Kombination mit Natrium wird die Offenheit von Phosphor durch die Verschlossenheit des Partners gedämpft. Wie Phosphor gehört auch Natrium phosphoricum dem tuberkulinischen Miasma an, d. h., Menschen, die dieses Mittel brauchen, sind ruhelos und stets in Eile: Alles muss schnell gehen. Sie lieben die Veränderung, sind gerne unterwegs. James Tyler Kent schreibt über Natrium phosphoricum: *„Der Natrium-phosphoricum-Patient ist leicht erregbar; er neigt zu Nervosität und Reizbarkeit, besonders morgens (Patientinnen auch während der Regel); er ereifert sich über Lappalien, und anschließend bekommt er Beschwerden davon. Freunde und Angehörige sagen, er sei ein sehr misstrauischer Mensch. Ausgesprochene Neigung zu Unzufriedenheit. Er ist ungeduldig und stets in Eile; niemand arbeitet schnell genug, um es ihm recht machen zu können.“* ([14], Bd. 3, S. 201)

Der Kummer des Natrium-phosphoricum-Menschen besteht darin, dass er die Liebe und Zuneigung, die er sich so dringend wünscht, nicht bekommt, vor allem nicht von dem Menschen, von dem er emotional abhängig ist. *„Mit der Zeit entwickelt der Patient eine ausgesprochene Abneigung gegen Gesellschaft, er wird scheu und schüchtern. Er ist schnell entmutigt und bricht leicht in Tränen aus. Traurig, melancholisch, besonders abends (…) Ernst und schweigsam; sitzt oft lange still auf seinem Platz.“* ([14], Bd. 3, S. 201) Auf der anderen Seite können Natrium-phosphoricum-Menschen fröhlich und ausgelassen sein oder auch völlig gleichgültig gegenüber Freunden oder Angehörigen – die Bandbreite ist enorm. Wright Hubbard ergänzt: *„Natrium phos. hat die Solidität von Natrium muriaticum mit etwas von dem Spektrum von Phosphor, Ideenfülle, aber leicht abgelenkt, eilig, zornig über Kleinigkeiten, entmutigt, schlecht gelaunt.“* ([53], S. 1112)

Natrium phosphoricum ist ein ängstliches Mittel – Furcht- und Angstzustände treten besonders abends und nachts auf. Die Ängste drehen sich um die eigene Gesundheit und um die Zukunft.

▸ **Tab. 5.6** Entsprechende Rubriken von Natrium phosphoricum.

Rubrik	Arzneimittel
Gemüt – Angst – Gesundheit; um die – eigene Gesundheit, um die (85), 1-w.	Acet-ac., Borx., Bry. Carc., Choc., Hyos., Ign.. Lac-c., Lac-h., Mag-m., Nat-ar., Nat-c., Nat-m., Staph. **1-w.**, Aur-m., Kali-c., Ph-ac., Puls., Sep., Syph. **2-w.**, Nit-ac. **4-w.**
Gemüt – Anorexia nervosa (69), **1-w.**	Aur., Aur-m-n., Carc., Ign., Kali-p., Lac-f., Lac-h., Lach. Ph-ac., Sacch., Sep., Staph. **1-w.**, Nat-m. **2-w.**
Gemüt – Argwöhnisch, misstrauisch (146), **1-w.**	Ambr., Aur-s., Carc., Crot-c., Cygn-be., Elaps, Ign., Kali-bi., Mur-ac., Nat-s., Nat-sil., Ph-ac., Sacch-a., Syph., Tritic-vg., Vanil. **1-w.**, Aur., Aur-m-n., Borx., Hyos., Nat-ar., Nat-c., Nit-ac., Sep., Staph., **2-w.**, Caust., Puls. **3-w.**
Gemüt – Auffahren, Zusammenfahren – Geräusche; durch (77), 3-w.	Aur., Carc., Crot-c., Hura, Kali-sil., Mag-c., Nit-ac., Sacch-a. **1-w.**, Caust., Lach., Nat-ar., Nat-sil. **2-w.**, Borx., Nat-c., Nat-m., Nat-s., **3-w.**, Kali-c. **4-w.**
Gemüt – Auffahren, Zusammenfahren – Schlaf – Einschlafen; beim (77), **1-w.**	Am-m., Ambr., Ign., Kali-bi., Mag-c., Mag-m., Sep. **1-w.**, Caust., Kali-c., Lach., Nat-ar., Nat-c., Nat-m, Nat-s., Nit-ac. **2-w.**
Gemüt – Beschwerden durch – Kummer (94), 1-w.	Anthraci., Aur-s., Carc., Elaps, Kali-c., Kali-p., Mag-c., Naja, Nat-c., Nat-s., Nit-ac., Tritic-vg. **1-w.**, Acet-ac., Aur-m-n., Bry., Coloc., Hura, Hyos., Kali-br., Puls., Sep. **2-w.**, Ambr., Aur., Caust., Lach., Ph-ac., Staph., Vanil. **3-w.**, Ign., Nat-m. **4-w.**
Gemüt – Beschwerden durch – Liebe; enttäuschte (57), 1-w.	Carc., Kali-c., Sacch., Sep. **1-w.**, Aur-m-n., Aur-s., Caust., Lach., Nat-sil. **2-w.**, Aur., Hyos., Ph-ac., Staph. **3-w.**, Ign., Nat-m. **4-w.**
Gemüt – Empfindlich – Musik, gegen (68), **1-w.**	Aur., Bry., Carc., Caust., Choc., Kali-c., Puls., Vanil. **1-w.**, Ambr., Aur-m-n., Ign., Nat-m., Nat-s., Ph-ac. **2-w.**, Nat-c., Sep. **3-w.**
Gemüt – Furcht – Gewitter; vor (54), 1-w.	Beryl-m., Carc., Caust., Hyos., Lac-c., Lach., Tritic-vg. **1-w.**, Borx., Bry., Coloc., Nat-c., Nat-m., Nit-ac., Sep., Staph. **2-w.**
Gemüt – Furcht – Hunden; vor (36), **1-w.**	Carc., Choc., Lac-c., Lac-f., Lac-h., Lach., Nat-m. **1-w.**, Caust., Hyos., Puls. **2-w.**
Gemüt – Furcht – Insekten; vor (20), **1-w.**	Carc., Mag-n., Puls. **1-w.**, Nat-m. **2-w.**
Gemüt – Furcht – Unheil; Furcht vor (143), **1-w.**	Ambr., Aster., Aur., Aur-s., Bry., Carc., Crot-c., Hyos., Ign., Kali-c., Kali-p., Lac-c., Mag-c., Mur-ac., Naja, Nat-ar., Nat-s., Nit-ac., Puls. **1-w.**, Aur-m., Caust., Lach., Nat-c., Nat-m., Sep., Staph., Tritic-vg. **2-w.**
Gemüt – Gleichgültigkeit, Apathie – Familie; gegen seine (26), **1-w.**	Nat-sil., Nit-ac., Sacch-a., Staph. **1-w.**, Sep. **3-w.**
Gemüt – Gleichgültigkeit, Apathie – geliebte Personen; gegen (38), 1-w.	Carc., Kali-p., Nat-sil. **1-w.**, Syph. **2-w.**, Sep. **3-w.**
Gemüt – Hast, Eile – alle – müssen, sollen sich beeilen (11), 1-w.	Lach. **1-w.**
Allgemeines – Blutwallungen – Gemütsbewegungen, nach (36), 2-w.	Aur-m-n., Bry., Kali-c., Mag-c., Nat-m. **1-w.**, Aur., Coloc., Lach., Nit-ac., Ph-ac., Sep., Staph. **2-w.**, Hyos., Ign., Puls. **3-w.**
Allgemeines – Speisen und Getränke – Eier – Verlangen – Spiegeleier (11), 1-w.	–
Allgemeines – Speisen und Getränke – Milch – agg. (155), **2-w.**	Aur-m-n., Carc., Ign., Lach., Mur-ac., Nat-sil., Ph-ac. **1-w.**, Ambr., Bry., Kali-c., Lac-c, Lac-h., Mag-c., Nat-ar., Nat-c., Nat-m.; Nat-s., Puls. **2-w.**, Lac-d., Mag-m., Nit-ac., Sep., Staph. **3-w.**
Allgemeines – Speisen und Getränke – Zucker – agg. (22), **1-w.**	Ign., Sacch. **1-w.**

5.7.1 Körperliche Symptome

Natrium-phosphoricum-Menschen sind auffallend schreckhaft – bei jedem Geräusch fahren sie zusammen, vor allem beim Einschlafen oder im Schlaf, und bekommen dann Herzklopfen. Sie erröten leicht, was für die anderen Natrium-Patienten nicht typisch ist. Vor, während und nach Gewittern fühlen sie sich schwach, bei Hitze schlapp.

Mittelweisend ist auch eine Verschlechterung durch geistige Anstrengung mit Kopf- und Stirnkopfschmerzen sowie trockene, schmerzhafte Augen durch Überanstrengung. Die Absonderungen sind dick, gelb und eitrig. Vom Phosphor-Anteil stammt die Neigung zu Nasenbluten, vom Natrium-Anteil die Trockenheit der Schleimhäute. Natrium phosphoricum hat viele Beschwerden im Magen-Darm-Trakt, wie Völlegefühl nach wenigen Bissen, Aufstoßen, Magenschmerzen, Meteorismus, eingeklemmte Blähungen sowie ungenügender Stuhlabgang. Der Schweiß riecht sauer. Zucker, Milch und saure Speisen werden nicht gut vertragen (Natrium muriaticum dagegen hat Verlangen nach sauren Speisen und Getränken). Üblicherweise besteht ein Heißhunger nach Gebratenem, z. B. nach Spiegeleiern.

Typisch Natrium phosphoricum
Schreckhafte, gehetzte und ungeduldige Menschen, die oft unzufrieden mit sich und der Welt sind. Viele Ängste, die eigene Person betreffend. Beschwerden durch Liebeskummer.
Thema: Kummer durch Ablehnung und Zurückweisung

5.8 Natrium silicicum (Natriumsilikat) – Nat-sil.

Natriumsilikat ist eine kristalline, glasartig erstarrte Zusammenschmelzung aus Soda und Quarzsand, früher auch als Wasserglas bezeichnet. Bei dieser Natrium-Verbindung dominieren die Themen der dritten Reihe des Periodensystems („Ich und die anderen"), wobei auch drei Sauerstoffatome mit im Boot sind (s. Oxygenium, Kap. 1.2.1). Ähnlich wie Natrium muriaticum fühlt sich auch Natrium silicicum allein und verlassen. Beide Mittel haben Beschwerden durch enttäuschte Liebe. Was aber unterscheidet die zwei? Natrium silicicum hat die Wahnidee, er sei getrennt von der Welt, was sich durch das Gefühl äußert, erstarrt und wie eingefroren zu sein. Die Patienten finden keinen Zugang zu anderen Menschen, es ist, als befänden sie sich unter einer Glasglocke, die jegliche Kommunikation mit der Außenwelt unmöglich macht. Demzufolge sind Natrium-silicicum-Patienten oft Einzelgänger oder Außenseiter. *„Die Nat-sil.-Pathologie entwickelt sich bei empfindlichen und beeindruckbaren Menschen, die seelisch tief verletzt wurden und viel Kummer und Enttäuschung erleben mussten. Manche von ihnen wurden zu wenig beachtet und mussten mit vielen Entbehrungen leben, während andere herumgestoßen und lieblos behandelt wurden. Bei Nat-sil. entsteht auf diese Weise das Gefühl, nichts wert zu sein."* ([9], S. 117) Damit andere nicht schlecht über sie denken können, ziehen sie sich vorsichtshalber zurück – igeln sich ein. Ihr Image muss um jeden Preis aufrechterhalten werden. Die Probleme von Natrium silicicum fangen erst an, wenn sie Kontakt mit anderen aufnehmen müssen. Je größer die Menschenmenge ist, desto mehr fühlen sie sich alleingelassen. Es ist die Empfindung, isoliert und abgeschnitten zu sein. Dabei sehnen sie sich nach einem geliebten Menschen, der sie versteht und dem sie vertrauen können. Natrium-silicicum-Menschen sind verschlossen und wortkarg, sie brüten und grübeln über ihren Kummer, statt ihn mit anderen zu teilen. Da es ihnen kaum gelingt, sich anderen zu öffnen und sich mitzuteilen, entsteht das Gefühl, nicht dazuzugehören – fortgehen zu müssen. Sie stehen sich dabei oft selbst im Wege. Ein Natrium-silicicum-Patient beschreibt sein inneres Erleben mit folgenden Worten: *„Es ist so, als ob es zwischen mir und den anderen eine unsichtbare Mauer gäbe. Wir können nicht zusammenkommen, weil zwischen uns eine Glaswand steht."* ([9], S. 119)

Nach Sankaran ist das Thema von Natrium silicicum: *„Ich muss ein bestimmtes Niveau aufrechterhalten, um die Beziehung, die ich brauche, zu bekommen und zu erhalten."* ([40], Bd. 1, S. 359) Das Verhältnis zu anderen Menschen ist jedoch ambivalent: Einerseits wünschen sich Natrium-silicicum-Persönlichkeiten Beziehungen, wollen mit anderen in Kontakt treten, andererseits geht es ihnen besser, wenn sie allein sind. Auch wird ihnen erst in der Auseinandersetzung mit anderen bewusst, dass sie keinen Zugang zu ihrer menschlichen Umwelt finden. Selbst der Lebenspartner wird als störend empfunden. Sie reagieren abweisend und gehen ihm aus dem Weg. Gelingt ihnen das nicht, können sie äußerst streitsüchtig und aggressiv werden. Die Tragik ist, dass ihnen dieses Dilemma durchaus bewusst ist – sie fühlen sich nicht wohl in ihrer inneren Emigration, es macht sie traurig und depressiv.

Wie die meisten Natrium-Persönlichkeiten leidet auch Natrium silicicum unter einem schlechten Selbstwertgefühl. Er ist der Meinung, dass er nichts Besseres verdient, als verstoßen und verachtet zu werden, fühlt sich wie ein Aussätziger, mit dem niemand etwas zu tun haben will. Das ist auch nicht weiter verwunderlich, denn Natrium-silicicum-Patienten sind mitunter schwierig im Umgang: Sie sind übertrieben perfektionistisch bis pedantisch. Alles muss an seinem angestammten Platz stehen: Ordnung ist das halbe Leben. Häufig besteht ein unüberwindlicher Reinigungs- und Waschzwang. Edeltraud und Peter Friedrich schreiben über das Verhalten von Natrium silicicum: *„Er äußert sich direkt, deutlich, klar, manchmal auch sarkastisch, heftig und aggressiv. Er denkt nicht daran, Kompromisse einzugehen und brüskiert oder schockiert andere leicht durch seine üble Kritik, seine aufbrausende Art oder barsche Vorgehensweise. Unbeugsam, rechthaberisch, unnachgiebig und dickköpfig versucht Nat-sil. seine Eigenbrötelei durchzusetzen.“* ([9], S. 119) Zudem sind Natrium-silicicum-Patienten argwöhnisch und misstrauisch, sie haben eine durch und durch negative Einstellung zum Leben und zu ihren Mitmenschen.

Verwirrung und Vergesslichkeit gehören ebenfalls zum Mittelbild dieser Natrium-Verbindung. Natrium silicicum hat kein rechtes Zeitgefühl: Stunden, Wochentage und Jahreszahlen werden ständig verwechselt. Auch haben die Betreffenden große Schwierigkeiten, sich zu konzentrieren: Im Gespräch oder in der Anamnese verlieren sie häufig den Faden, bringen Worte und Silben durcheinander. Auch können sie sich kaum etwas merken und müssen sich alle wesentlichen Dinge aufschreiben, um sie nicht zu vergessen. Darüber hinaus sind Natrium-silicicum-Menschen etwas unbeholfen und tollpatschig, stoßen sich regelmäßig an, werfen Gegenstände um oder machen Dinge, die darauf schließen lassen, dass sie nicht bei der Sache sind.

▸ **Tab. 5.7** Entsprechende Rubriken von Natrium silicicum.

Rubrik	Arzneimittel
Gemüt – Beschwerden durch – Liebe; enttäuschte (57), **2-w.**	Carc., Kali-c., Nat-p., Sacch., Sep. **1-w.**, Aur-m-n., Aur-s., Caust., Lach. **2-w.**, Aur., Hyos., Ph-ac., Staph. **3-w.**, Ign., Nat-m. **4-w.**
Gemüt – Brütet, grübelt – Kummer; über (4), **1-w.**	Ign., Nat-m. **1-w.**
Gemüt – Fehler; macht – Sprechen; beim (163), **2-w.**	Acet-ac., Am-m., Aur-m-n., Carc., Caust., Choc., Hyos., Ign., Kali-br., Kali-p., Kali-sil., Lac-h., Lac-mat., Lach., Musca-d., Nat-c., Ph-ac., Sacch-a., Sep., Staph., Tritic-vg. **1-w.**, Kali-c., Lac-c., Puls. **2-w.**, Nat-m. **3-w.**
Gemüt – Fehler; macht – Zeit; in Bezug auf die (79), 3-w.	Borx., Carc., Choc., Colum-p., Elaps, Hura, Kali-p., Lac-h., Sacch-a., Staph., Tritic-vg. **1-w.**, Lach. **2-w.**, Vanil. **3-w.**
Gemüt – Gefühle, Emotionen, Gemütsbewegungen – Verlust der Emotionen, Gefühle (4), 4-w.	–
Gemüt – Gesellschaft – Abneigung gegen – allein; amel. wenn (59), 3-w.	Ambr., Choc., Lac-h., Ph-ac., Plac., Staph. **1-w.**, Aur-m-n., Nat-c., Nat-m. **2-w.**, Sep. **4-w.**
Gemüt – Heikel, pingelig (73), **3-w.**	Aur., Choc., Cygn-be., Lac-f., Lac-h., Musca-d., Nat-ar., Nat-s., Puls., Sep., Vanil. **1-w.**, Aur-m-n., Aur-s., Carc., Caust., Kali-c. **2-w.**
Gemüt – Kleinigkeiten, Trivialitäten – wichtig; scheinen (33), **3-w.**	Caust., Ign., Nat-m., Nit-ac. **1-w.**

▶ **Tab. 5.7** Fortsetzung.

Rubrik	Arzneimittel
Gemüt – Kummer, Trauer – lang anhaltend (9), 3-w.	Aq-mar., Carc., Caust., Ph-ac. **1-w.**, Nat-m., Staph. **2-w.**
Gemüt – Pedantisch, schulmeisterlich (7), 3-w.	Kali-p., Puls. **1-w.**, Carc. **2-w.**
Gemüt – Resignation (35), 2-w.	Aq-mar., Bry., Carc., Colum-p., Nat-m., Nit-ac. **1-w.**, Kali-p., Ph-ac., Sacch-a. **2-w.**
Gemüt – Sentimental, schwärmerisch, rührselig (89), 2-w.	Ambr., Am-m., Carc., Caust., Kali-p., Lach., Mur-ac., Naja, Nat-c., Nat-s., Nit-ac., Ph-ac., Tritic-vg., Vanil. **1-w.**, Nat-m., Puls., Sep., Staph. **2-w.**, Ign. **3-w.**
Gemüt – Sprache – scharf, bissig, mit spitzer Zunge (6), **2-w.**	Carc. **1-w.**
Gemüt – Stimmung, Laune – abweisend, zurückweisend (55), **2-w.**	Ambr., Aur., Carc., Caust., Ign., Kali-c., Mag-c., Mag-m., Nit-ac., Sep., Tritic-vg., Vanil. **1-w.**, Puls. **3-w.**
Gemüt – Tadelsüchtig, krittelig (148), 3-w.	Aur., Aur-m., Aur-m-n., Aur-s., Borx., Carc., Crot-c., Cygn-be., Hyos., Ign., Kali-c., Kali-p., Lac-f., Lac-h., Mag-c., Naja, Nat-m., Puls., Staph. **1-w.**, Caust., Lach., Sep., Vanil. **2-w.**
Gemüt – Unglücklich, bedauernswert; fühlt sich (35), 3-w.	Bry., Carc., Caust., Hura, Kali-c., Nat-m., Sep. **1-w.**, Staph., Tritic-vg. **2-w.**, Vanil. **3-w.**
Gemüt – Unzufrieden – allem; mit (135), **2-w.**	Ambr., Am-m., Aur., Bry., Carc., Caust., Hura, Ign., Kali-br., Kali-c., Kali-p., Lach., Mag-c., Mag-m., Mur-ac., Naja, Nat-c., Nit-ac., Ph-ac., Sacch., Staph. **1-w.**, Aur-m-n., Coloc., Puls., Sep. **2-w.**, Nat-m. **3-w.**
Gemüt – Verlassen zu sein; Gefühl (190), 3-w.	Aq-mar., Carc., Choc., Chord-umb., Cygn-be., Elaps, Hura, Kali-br., Kali-c., Lac-c., Lac-d., Lith-c., Mag-m., Musca-d., Naja, Plac., Sacch., Sep., Tritic-vg., Vanil. **1-w.**, Aur-m-n., Aur-s., Crot-c., Hyos., Ign., Lac-h., Lach., Mag-c., Nat-c., Nat-m. **2-w.**, Aur., Puls. **3-w.**
Gemüt – Verlassen zu sein; Gefühl – Isolation; Gefühl von (75), 3-w.	Carc., Choc., Crot-c., Cygn-be., Hura, Lac-h., Musca-d., Plac., Puls. **1-w.**, Vanil. **2-w.**
Gemüt – Verwirrung; geistige – Gefühle; in Bezug auf die eigenen (1), 3-w.	–
Gemüt – Wahnideen – Allein zu sein (61), **2-w.**	Aur., Aur-m., Aur-s., Carc., Choc., Hura, Plac., Sep., Tritic-vg., Vanil. **1-w.**, Lac-h. **2-w.**, Puls. **3-w.**
Gemüt – Wahnideen – Allein zu sein – gehören; sie würde zu niemandem (5), 2-w.	Carc., Puls. **1-w.**
Gemüt – Wahnideen – Getrennt – Welt; von der – sei; er (47), **1-w.**	Carc., Choc., Lac-mat., Plac., Ven-m. **1-w.**
Gemüt – Wahnideen – Familie gehören; sie würde nicht zu ihrer (3), **1-w.**	–
Gemüt – Waschen – Verlangen zu waschen – Hände; wäscht sich ständig die (23), **2-w.**	Carc., Nat-m., Sep. **1-w.**, Lac-c., Syph. **2-w.**

5.8.1 Körperliche Symptome

Der Gesichtsausdruck des Natrium-silicicum-Menschen ist meist traurig und leidend. Wie Natrium muriaticum neigen diese Patienten zu rissigen Mundwinkeln. Sie sind sehr verfroren, haben stets kalte Füße, schwitzen aber bei der geringsten Anstrengung. Typisch ist auch eine geistige und körperliche Schwäche mit dem Verlangen, sich hinzulegen, was bessert.

Typisch Natrium silicicum
Fühlt sich isoliert vom Rest der Menschheit, glaubt, nicht dazuzugehören. Zieht sich zurück, was aber auch nicht gut tut. Ist heikel und pingelig in Kleinigkeiten. Fehlendes Zeitgefühl.
Thema: Kummer durch seelische Verletzung und Enttäuschung mit dem Gefühl, nichts wert zu sein

5.9 Natrium sulphuricum (Glaubersalz) – Nat-s.

Natrium-sulphuricum-Persönlichkeiten sind realistisch und bodenständig. Sie halten sich stets an „nackte" Tatsachen, lassen sich ungern von ihren Emotionen leiten. Beängstigende, unangenehme Gefühlsregungen werden sorgsam unterdrückt – „unter den Teppich gekehrt". Spontaneität und Impulsivität wird man bei einem Natrium-sulphuricum-Menschen selten erleben, stattdessen wirkt er meist sehr kontrolliert und beherrscht. Einzig Musik, vor allem Klaviermusik, kann ihn zu Tränen rühren.

Bei Natrium sulphuricum handelt es sich um ein Salz, das aus zwei Elementen der dritten Reihe des Periodensystems zusammengesetzt ist. Es geht also um die Themen Beziehung, Kommunikation, „Ich und die anderen". Das eine Element, Natrium, steht ganz links, das andere, Sulphur, relativ weit rechts (Stadium 16), d. h., der Betroffene hat in Bezug auf das übergeordnete Thema „Beziehung" eine unterentwickelte und eine gut entwickelte Seite. Einerseits empfindet er eine große Abhängigkeit zu einer bestimmten Person (Partner, Mutter, Vater), glaubt, ohne diese keine eigenen Schritte tun zu können, andererseits aber ist sein Ego stark ausgebildet. So lange sich der Natrium-sulphuricum-Mensch der Liebe seiner Bezugsperson sicher ist, lebt er sein Ego ungehindert aus. Dann kommt sein Sulphur-Anteil voll zum Tragen, und er hält das, was er tut und denkt, für das einzig Wahre. Seine Empfindlichkeit besteht vor allem darin, dass ihm andere womöglich zu wenig Respekt und Anerkennung entgegenbringen, was ihn beleidigt und empört. Sobald aber Liebe und Fürsorge der Bezugsperson wegzubrechen drohen, schlüpft der Natrium-sulphuricum-Mensch in die Rolle des Kleinkindes, das ohne seine vermeintliche „Mutter" nicht existieren kann, er fühlt sich allein und hilflos.

Natrium sulphuricum besitzt neben den Elementen Natrium und Sulphur auch noch ein Sauerstoffmolekül mit vier O-Atomen, d. h., das Stadium 16 ist bei diesem Mittel besonders stark vertreten. Laut Scholten sind die Schlüsselworte der 16. Spalte: Verfall, Ruin, verrottet, faul, verfault, Abscheu, Einbildung, Verstoßen, Betteln, Versöhnung und Vertiefung. Es besteht also die Empfindung, am Rand der Gesellschaft zu stehen, nicht dazuzugehören.

Nach Sankaran lautet die zentrale Empfindung von Natrium sulphuricum: *„Ich werde von dem Menschen, mit dem ich eine Beziehung habe (oder suche), verachtet, entehrt, verletzt oder nicht gewürdigt, und ich muss deshalb alles unternehmen, um seine Anerkennung und Wertschätzung zu erfahren."* ([36], S. 158) Wenn die Beziehung dennoch zerbricht, verfallen sie in tiefe Trauer und Melancholie. Im Gegensatz zu Natrium muriaticum ertragen sie ihr Leid und ihren Kummer ohne inneren Groll und auch weitestgehend ohne zu klagen. Sie ziehen sich zurück, sind wortkarg, wollen möglichst nicht angesprochen werden und denken schlimmstenfalls an Selbstmord.

Natrium sulphuricum ist ein wichtiges Mittel bei Lebensüberdruss mit Suizidneigung, laut Jan Scholten das depressivste Mittel aus der Natrium-Gruppe. ([45], S. 83) Die Betroffenen müssen sich sehr stark kontrollieren, all ihre Kraft aufwenden, um dem Impuls zu widerstehen, sich umzubringen – sie glauben, des Lebens unwürdig zu sein. Groß sind ihr Kummer und ihre Verzweiflung. Nur das Pflichtbewusstsein und das Verantwortungsgefühl der Familie oder dem Partner gegenüber halten sie davon ab, sich das Leben zu nehmen. In der Depression wechseln Manie und Niedergeschlagenheit einander ab, wobei Philip M. Bailey die manischen Phasen dem Sulphur-Part zuordnet und die depressiven dem Natrium-Anteil. ([53], S. 1117) Interessant ist auch, dass Natrium-sulphuricum-Menschen eine regelrechte Furcht davor entwickeln, sich selbst etwas anzutun, wenn sie sich alleingelassen fühlen – wenn der Partner sie verlässt. Die Vorstellung, sich eigenhändig zu verletzen oder sich gar zu töten macht ihnen große Angst.

James Tyler Kent über eine Patientin, deren Heilmittel Natrium sulphuricum war: *„Es entspinnt sich sogleich ein Kampf zwischen zwei konträren Gemütszuständen, zwischen dem Wunsch zu leben und dem Wunsch zu sterben. (…) Das ständige Unterdrücken des Impulses, ihrem Leben ein Ende zu setzen, erschöpft sie außerordentlich … Jedes noch so leise Geräusch regt die Patientin auf; das Rascheln von Papier und selbst die schönste Klaviermusik machen sie fast rasend. (…) Wir haben es bei Natrium sulfuricum mit einer Patientin im Grenzgebiet zur Psychose zu tun; sie ist ein seelisches Wrack."* ([14], Bd. 3, S. 214f.)

Wenn sie sich um ihre Angehörigen kümmern, tun Natrium-sulphuricum-Menschen dies eher aus Pflicht- und Verantwortungsgefühl, weniger aus tief empfundener Liebe. Es schränkt sie zu sehr ein und sie haben das Gefühl, nicht genügend Zeit für ihre eigenen Interessen zu haben. Auch fühlen sie sich mitunter entfremdet von ihrer Familie, sind im Gegensatz zu den Lac-Mitteln (s. Milchmittel, Kap. 24.1) keine Familienmenschen.

Rajan Sankaran hat Natrium sulphuricum dem sykotischen Miasma zugeordnet: Die Patienten haben große Schwierigkeiten, sich in der Anamnese zu öffnen, versuchen ihre Schwächen zu verbergen und fügen sich in das scheinbar Unvermeidbare – man könnte auch von Resignation sprechen. Vithoulkas berichtet von einem Natrium-sulphuricum-Patienten, der sich nur sehr ungern zu seiner psychischen Verfassung äußern wollte und schließlich gereizt antwortete: *„Doktor, Sie ziehen mich aus."* ([45], S. 84) Insofern machen es uns die Natrium-sulphuricum-Patienten nicht gerade leicht, hinter ihre Maske zu blicken und das wahre Ich dahinter zu entdecken.

Viele Beschwerden von Natrium sulphuricum verschlechtern sich morgens: Die Traurigkeit ist am Morgen besonders stark ausgeprägt, und die Betroffenen sind dann noch wortkarger als sonst. Auch körperliche Symptome wie das Asthma oder der Durchfall sind nach dem Erwachen schlimmer oder treten sogar nur dann auf. Typischerweise werden die Betroffenen morgens von unaufschiebbarem Stuhldrang aus dem Bett getrieben, und der Stuhl geht geräuschvoll und spritzend ab.

Natrium-sulphuricum-Menschen sind nicht immer niedergeschlagen, sie können durchaus fröhlich, lustig, herzlich und liebevoll sein, oder auch mürrisch, reizbar und zornig – letzteres vor allem in den Morgenstunden.

Feuchtes Wetter wirkt sich ebenfalls negativ auf ihre Gesundheit aus. Nicht nur körperlich, sondern auch seelisch leiden diese Menschen, wenn es über längere Zeit nass und kalt ist. Sie lieben dagegen trockene heiße Sommer. Der Herbst mit seinen düsteren, nebligen, feuchten Tagen schlägt ihnen aufs Gemüt. Natrium sulphuricum ist ein bewährtes Mittel für Patienten mit Asthma bei feuchter Witterung.

Eine weitere Besonderheit der Menschen, die Natrium sulphuricum als Heilmittel brauchen, ist ihre „innige" Beziehung zum eigenen Stuhlgang. Wenn ein Mensch freudestrahlend von der Toilette kommt und ihm seine Erleichterung über das erfolgreiche „Geschäft" ins Gesicht geschrieben steht, oder wenn er freudig erregt davon berichtet, so braucht er entweder Natrium carbonicum oder Natrium sulphuricum. Letzteres ist in etlichen Rubriken vertreten, die mit dem Stuhlgang zu tun haben – kein Wunder: Ist doch die Ausgangssubstanz des potenzierten Mittels Natriumsulfat, zu Deutsch: Glaubersalz, eine Substanz, die bekanntlich den Stuhlgang fördert und welche zur Darmentleerung vor Fastenkuren eingenommen wird. So gehört die Furcht vor unwillkürlichem Stuhlgang genauso zum Arzneimittelbild wie die Freude über sein morgendliches Erscheinen.

Wie fast alle Natrium-Menschen ist auch der Natrium-sulphuricum-Patient schreckhaft. Er fährt beim geringsten Geräusch hoch, z. B. beim Einschlafen.

5.9.1 Körperliche Symptome

Auf der körperlichen Ebene ist Natrium sulphuricum eines der bekanntesten Mittel bei den Folgen von Kopfverletzungen wie Bewusstlosigkeit und/ oder starke Kopfschmerzen sowie Gemütsveränderungen mit Traurigkeit, Reizbarkeit, Verwirrung und Gedächtnisschwäche. Äußerlich erscheinen Natrium-sulphuricum-Patienten oft ödematös. Betroffen sind Gesicht, Hände und Füße. Menschen, denen Natrium sulphuricum gut tut, sind warmblütig. Ihre empfindlichsten Organe sind die Leber und der Atemtrakt.

▶ **Tab. 5.8** Entsprechende Rubriken von Natrium sulphuricum.

Rubrik	Arzneimittel
Gemüt – Abscheu – Leben; gegen das – Leid anzutun; muss sich zurückhalten, um sich kein (1), 3-w.	–
Gemüt – Angesprochen zu werden – Abneigung (77), **2-w.**	Aur., Aur-s. Bry., Elaps, Ign., Mag-c., Mag-m., Nit-ac., Puls., Sep., Staph. Tritic-vg. **1-w.**, Hyos., Nat-m., Ph-ac. **2-w.**
Gemüt – Angst – Erwachen, beim (106), **2-w.**	Am-m., Aq-mar., Aster., Borx., Bry., Caust., Elaps, Ign., Mag-c., Nat-c., Nat-m., Nat-sil., Nit-ac., Ph-ac., Puls., Sep. **1-w.**, Lach. **3-w.**
Gemüt – Angst – Stuhlgang – nach (20), **3-w.**	Coloc., Lach., Nat-c. **1-w.**, Borx., Caust., Nit-ac. **2-w.**
Gemüt – Auffahren, Zusammenfahren – Geräusche; durch (77), **3-w.**	Aur., Carc., Crot-c., Hura, Nit-ac., Sacch-a. **1-w.**, Caust., Lach., Nat-ar., Nat-sil. **2-w.**, Borx., Nat-c., Nat-m., Nat-p. **3-w.**, Kali-c. **4-w.**
Gemüt – Beschwerden durch – Enttäuschung (53), **1-w.**	Am-m., Aster., Hyos., Kali-c., Plac., Sep. **1-w.**, Aur-m-n., Aur-s., Bry., Carc., Coloc., Lach., Tritic-vg. **2-w.**, Aur., Nat-m., Ph-ac., Puls. **3-w.**, Ign., Staph. **4-w.**
Gemüt – Beschwerden durch – Kummer (94), **1-w.**	Anthraci., Aur-s., Carc., Elaps, Kali-c., Kali-p., Mag-c., Naja, Nat-c., Nat-p., Nit-ac., Tritic-vg. **1-w.**, Acet-ac., Aur-m-n., Bry., Coloc., Hura, Hyos., Kali-br., Puls., Sep. **2-w.**, Ambr., Aur., Caust., Lach., Ph-ac., Staph., Vanil. **3-w.**, Ign., Nat-m. **4-w.**
Gemüt – Beschwerden durch – Tod von geliebten Personen (36), **1-w.**	Anthraci., Aster., Carc., Caust., Mur-ac., Nat-c., Nat-m., Nit.-ac., Tritic-vg. **1-w.**, Ambr., Aur-m-n. **2-w.**, Ign., Lach., Ph-ac., Staph., Vanil. **3-w.**
Gemüt – Beschwerden durch – Verletzungen, Unfälle; Gemütssymptome durch (14), **3-w.**	Carc., Mag-c. **1-w.**
Gemüt – Drogen – Verlangen nach – psychotropen Drogen; nach (12), **1-w.**	Lach., Nat-m. **1-w.**
Gemüt – Froh – Stuhlgang – nach (5), 3-w.	Nat-c. **1-w.**, Borx. **2-w.**
Gemüt – Furcht – Geräusche, durch (58), **2-w.**	Carc., Hura, Hyos., Ign., Kali-c., Lac-h., Mag-m., Nat-c., Nit-ac. **1-w.**, Aur., Borx., Caust. **2-w.**
Gemüt – Furcht – Selbstmord, vor (38), 2-w.	Aur., Aur-m., Aur-s., Lach, Sep. **1-w.**
Gemüt – Hängen; an jemandem – sehr an anderen Menschen (2) **1-w.**	Carc. **1-w.**
Gemüt – Lebensüberdruss (100), 2-w.	Ambr., Carc., Caust., Lac-f., Lac-h., Mur-ac., Naja, Nat-c., Sep., Staph., Tritic-vg. **1-w.**, Aur-m., Aur-m-n., Lac-d., Nat-m., Nit-ac., Ph-ac., Puls., Vanil. **2-w.**, Aur. **3-w.**
Gemüt – Lebensüberdruss – unwürdig; er sei des Geschenks des Lebens (4), **2-w.**	Carc. **1-w.**
Gemüt – Manie – abwechselnd mit Niedergeschlagenheit (31), **2-w.**	Aur., Hyos., Ign., Lith-c., Sep. **1-w.**, Carc., Staph. **2-w.**, Lach. **3-w.**
Gemüt – Suizidneigung; Neigung zum Selbstmord (196), 3-w.	Ambr., Aq-mar., Aur-m-n., Aur-s., Carc., Crot-c., Lith-c., Lith-m., Musca-d., Naja, Nit-ac., Oxyg., Syph. **1-w.**, Hyos., Ign., Lach., Sep. **2-w.**, Aur-m. **3-w.**, Aur. **4-w.**
Gemüt – Suizidneigung; Neigung zum Selbstmord – Gedanken an Selbstmord – hält sich wegen seiner Pflichten gegenüber der Familie zurück (1), 3-w.	–
Gemüt – Suizidneigung; Neigung zum Selbstmord – Kummer; vor (1), **2-w.**	–

▸ **Tab. 5.8** Fortsetzung.

Rubrik	Arzneimittel
Gemüt – Töten; Verlangen zu – sich selbst zu töten; plötzlicher Impuls (11), **2-w.**	–
Gemüt – Verletzen; sich zu (7), **2-w.**	Lac-h, Lac-mat. **1-w.**
Gemüt – Verletzen; sich zu – fürchtet sich davor, alleingelassen zu werden, aus Furcht, sich zu verletzen (8), 2-w.	Sep. **1-w.**
Gemüt – Weinen – Musik; durch – Klaviermusik (4), **2-w.**	Nat-c.

Typisch Natrium sulphuricum

Im kompensierten Zustand wirken Natrium-sulphuricum-Menschen selbstbewusst und unabhängig. Doch sobald die Person, von der sie emotional abhängig sind, sich von ihnen abwendet, verfallen sie in Schwermut mit Suizidgedanken. Sie unterdrücken ihre Emotionen und Impulse, sind äußerst pflicht- und verantwortungsbewusst, weshalb der Freitod für sie auch nicht infrage kommt.

Thema: Kummer durch fehlende Anerkennung und Wertschätzung

6 Magnesium-Verbindungen

6.1 Allgemeines

Wie Natrium befindet sich auch Magnesium in der dritten Reihe des Periodensystems (Silicium-Serie), allerdings eine Spalte weiter rechts: im zweiten Stadium. Magnesium-Menschen haben bereits eine Vorstellung von ihrer eigenen Identität, sie ahnen bereits, was sie wollen, aber sie trauen sich nicht, ihre Wünsche zu artikulieren, aus Angst, deshalb verlassen zu werden. Sie unterdrücken ihre eigenen Bedürfnisse und tun, was andere sagen oder erwarten. Um Liebe und Zuneigung zu bekommen, passen sie sich an. Während die Natrium-Patienten sich völlig hilflos fühlen, kommen die Magnesium-Menschen bereits ganz gut zurecht, sofern sie sich der Unterstützung ihrer Bezugsperson sicher sein können. Eine zentrale Fragestellung aller Magnesium-Persönlichkeiten ist die nach ihrem Platz in der Familie oder in der Gruppe. Jan Scholten schreibt dazu: *„Sie haben Angst, abgewiesen zu werden, Angst, kritisiert zu werden. Vor allem haben sie Angst vor dem Zorn des anderen, denn sie verbinden das mit dem Bruch der Beziehung. Sie denken, dass sogar leichte Aggressionen die Ursache für den Bruch der Beziehung sein könnten, und dass nur die Vermeidung jeder Aggression die Beziehung instand halten kann. (….) Auf der anderen Seite haben sie das Gefühl, dass sie um ihren Platz noch kämpfen müssen, dass die Grenze zwischen ihrem Platz und dem des anderen noch festgelegt werden muss. Sie wollen ihren Platz bestätigt sehen, und können sich enorm dafür einsetzen.“* ([44], S. 246)

6.2 Magnesium carbonicum (Magnesiumkarbonat) – Mag-c.

Edward C. Whitmont bezeichnet Magnesium als *„das Mittel unserer Materia Medica (…), das die heftigsten Gewaltausbrüche, schlechteste Laune, größte Unberechenbarkeit, aber auch am meisten Furcht und Depressionen zeigt.“* ([53], S. 989) Magnesium-carbonicum-Menschen sind übellaunig, sauer und überempfindlich. Aus Angst, nicht geliebt zu werden, verbergen sie ihre Launen hinter einer Maske aus Pazifismus und Selbstbeherrschung. Kompensatorisch sind sie äußert empfindlich gegen jede Form von (tätlichen) Auseinandersetzungen. Plötzlich, wie aus heiterem Himmel, kann sich die angestaute Spannung entladen, z. B. in Form eines Nervenzusammenbruchs oder einer heftigen Neuralgie. Magnesium-Menschen zeichnen sich nicht nur durch ihre unausgewogene Gemütslage aus. Magnesium-Mittel zählen laut Whitmont zu den heftigsten spastischen und neuralgischen Mitteln unserer Materia medica. ([53], S. 989) Was macht Magnesium carbonicum zu einem Kummermittel? Der Auslöser einer Magnesium-carbonicum-Pathologie ist das Gefühl der Vernachlässigung. Die Betroffenen fühlen sich von ihren Bezugspersonen allein gelassen und nicht ausreichend geliebt. Wenn wir uns die Rubriken ansehen, in denen Magnesium carbonicum vertreten ist, dann fallen zwei große Themen auf: Beschwerden durch das Gefühl, vernachlässigt und zurückgewiesen zu werden sowie verlassen zu sein, und die Empfindlichkeit gegen Streit und Disharmonie. Laut Sankaran ist die Empfindung eines Magnesium-Menschen die eines Waisenkindes: Es traut sich nicht, seine Bedürfnisse zu artikulieren, um nicht wieder verlassen zu werden. Bei Magnesium carbonicum besteht eine enorme Angst, nicht überleben zu können, wenn sie die Fürsorge, den Schutz und die Versorgung nicht bekommen, die sie so dringend brauchen. Diese Angst drückt sich auch in den Träumen aus: Sie handeln davon, allein zu sein, sämtlichen Problemen allein gegenüberzustehen und allein zurückgelassen zu werden. ([40], Bd. 1, S. 396ff.) Wie Natrium muriaticum und Magnesium muriaticum träumt der Magnesium-carbonicum-Mensch von Räubern und Einbrechern.

Nach der Empfindungsmethode gehört Magnesium carbonicum zum sykotischen Miasma, damit dominieren Unterdrückung und Verleugnung. Sämtliche Emotionen werden tunlichst unterdrückt, was zu körperlichen Symptomen führen

► **Tab. 6.1** Entsprechende Rubriken von Magnesium carbonicum

Rubrik	Arzneimittel
Gemüt – Beschwerden durch – Bevormundung (39), **2-w.**	Carc., Hyos., Naja, Nit-ac., Sep., Tritic-vg. **1-w.**, Aur-m-n., Foll., Ign., Mag-m., Staph. **2-w.**
Gemüt – Beschwerden durch – Kummer (94), **1-w.**	Anthraci., Aur-s., Carc., Elaps, Kali-c., Kali-p., Naja, Nat-c., Nat-p., Nat-s., Nit-ac., Tritic-vg. **1-w.**, Acet-ac., Aur-m-n., Bry., Coloc., Hura, Hyos., Kali-br., Puls., Sep. **2-w.**, Ambr., Aur., Caust., Lach., Ph-ac., Staph., Vanil. **3-w.**, Ign., Nat-m. **4-w.**
Gemüt – Beschwerden durch – Uneinigkeit, Zwietracht – Eltern; zwischen den eigenen (16), 2-w.	Aur-m-n., Ign., Lach., Nat-m., Nit-ac. **1-w.**, Mag-m. **2-w.**
Gemüt – Beschwerden durch – Vernachlässigung; durch (25), **1-w.**	Aur., Carc., Ign., Lac-h., Lach., Mag-m., Oxyg., Puls., Sacch., Sacch-a., Sep., Staph. **1-w.**, Nat-m. **2-w.**
Gemüt – Furcht – Ablehnung, Zurückweisung; vor (12), 2-w.	Aur-m-n., Carc., Kali-c., Lac-c., Mag-m. **1-w.**, Aur., Ign., Nat-m., Staph. **2-w.**
Gemüt – Gewalttätigkeit – Abneigung gegen (14), **2-w.**	Carc., Mag-m., Staph. **1-w.**
Gemüt – Harmonie – Verlangen nach (14), **1-w.**	Carc., Kali-p., Lac-f., Mag-m., Nat-c., Nat-m., Vanil. **1-w.**
Gemüt – Verlassen zu sein; Gefühl (190) **2-w.**	Aq-mar., Carc., Choc., Chord-umb., Cygn-be., Elaps, Hura, Kali-br., Kali-c., Lac-c., Lac-d., Lith-c., Mag-m., Musca-d., Naja, Plac., Sacch., Sep., Tritic-vg., Vanil. **1-w.**, Aur-m-n., Aur-s., Crot-c., Hyos., Ign., Lac-h., Lach., Nat-c., Nat-m. **2-w.**, Aur., Nat-sil., Puls. **3-w.**
Gemüt – Verlassen zu sein; Gefühl – geliebt zu werden; Gefühl von den Eltern, der Ehefrau; den Freunden nicht (17), 2-w.	Lac-h., Nat-m., Sep., Vanil. **1-w.**, Tritic-vg. **2-w.** Puls. **3-w.**
Gemüt – Wahnideen – Verlassen, aufgegeben worden; er sei (49), 3-w.	Aur., Aur-m-n., Carc., Crot-c., Cygn-be., Hyos., Lach., Nat-c., Nat-sil., Tritic-vg. **1-w.**, Kali-br. **2-w.**, Puls. **3-w.**
Träume – Räuber, Diebe, Einbrecher (63), 3-w.	Aur-s., Lac-d., Lac-h., Mag-m., Nat-ar., Nat-c., Oxyg. **1-w.**, Aur., Kali-c. **2-w.**, Nat-m. **3-w.**

kann, wie z. B. zu Krämpfen oder Neuralgien mit scharfen, schießenden Schmerzen. Der Kohlenstoff-Anteil dieser Verbindung führt zu Empfindungen wie: „Ich bin auf mich selbst gestellt“, „Ich muss es allein schaffen, aber ich weiß nicht wie“. Auch der Energiemangel, die Unentschlossenheit und das Schreckhafte rühren vom Carbon her. (► Tab. 6.1) Als zweites Element aus der Kohlenstoff-Serie enthält Magnesium carbonicum ein Sauerstoffmolekül mit drei O-Atomen (s. Oxygenium, Kap. 1.2.1).

6.2.1 Körperliche Symptome

Magnesium carbonicum ist ein durstiges und frostiges Mittel. Es besteht Verlangen nach Wasser und frischer Luft. Milch wird im Allgemeinen schlecht vertragen. Sauer sind die Laune, der Geschmack im Mund, der Schweiß und sämtliche Ausscheidungen. Typisch sind auch Koliken in Abdomen, Darm und Uterus (v. a. vor der Menstruation) mit Besserung durch Zusammenkrümmen.

Typisch Magnesium carbonicum

Obwohl sie selbst angespannt und voller Aggressionen sein können, reagieren Magnesium-carbonicum-Menschen extrem empfindlich auf Streitigkeiten und Disharmonie. Aus Angst vor Liebesentzug unterdrücken sie ihre eigenen Bedürfnisse und richten sich nach den Wünschen anderer. Verlassen zu werden, ist das Schlimmste, was sie sich vorstellen können.

Thema: Kummer aus Angst, nicht geliebt und/oder verlassen zu werden

6.3 Magnesium muriaticum (Magnesiumchlorid) – Mag-m.

Wie bei allen Magnesium-Persönlichkeiten ist der Kern des Mittels die Empfindlichkeit gegen Streit und Disharmonie. Aggressionen und negative Gefühle sind zwar vorhanden, werden aber unterdrückt – aus Angst, die Liebe der Eltern oder des Partners zu verlieren. Magnesium muriaticum fürchtet um seine Geborgenheit. Laut Scholten ist Magnesium muriaticum das wichtigste Mittel für Scheidungskinder: „*Der Streit der Eltern hat verursacht, dass das Kind seine Geborgenheit verloren hat.*" ([45], S. 57) Oft ist das Verhältnis zur eigenen Mutter gestört, diese wird als wenig fürsorglich und zugewandt erlebt. Magnesium-muriaticum-Menschen haben ein großes Bedürfnis nach Zuwendung und Geborgenheit, trauen sich aber nicht, darum zu bitten – aus Angst vor Zurückweisung. Sie haben das Gefühl, im Stich gelassen zu werden, keine Eltern oder Freunde zu haben. Meist ziehen sie sich in sich zurück, verschließen sich gegenüber der Außenwelt und werden schweigsam. Magnesium steht für die kindliche Abhängigkeit, das Ausgeliefertsein, Muriaticum, der Chlor-Anteil, für den Verrat an Vertrauen und Glauben. Im Vergleich zu Magnesium carbonicum ist Magnesium muriaticum schwerer und depressiver in seinem Kummer. Edward C. Whitmont schreibt, das Mittel „*scheint durch eine besonders ausgeprägte depressive Tendenz gekennzeichnet zu sein. Eine finstere Dunkelheit hat sich herabgesenkt, die zeitweilig durch gewalttätige Explosionen unterbrochen werden kann. Zumal einen das Bild an Natrium muriaticum erinnert (aber es ist viel stärker als die Nat-m.-Depression), fragt man sich, ob dem Chlorid-Ion nicht vielleicht eine bestimmte Akzentuierung des depressiven Charakters innewohnt.*" ([53], S. 989)

Aufgrund ihres stark ausgeprägten Verantwortungsgefühls wählen Magnesium-muriaticum-Menschen oft Berufe, in denen sie für andere sorgen, anderen helfen können, beispielsweise im sozialen oder medizinischen Bereich. Häufig müssen sie jedoch feststellen, dass ihnen die Verantwortung über den Kopf wächst und sie sich zu viel aufgeladen haben (s. Muriaticum acidum, Kap. 11.3).

▶ **Tab. 6.2** Entsprechende Rubriken von Magnesium muriaticum.

Rubrik	Arzneimittel
Gemüt – Beschwerden durch – Grobheit anderer (20), **1-w.**	Carc., Hyos., Lac-c., Mur-ac., Ph-ac., Puls. **1-w.**, Nat-m., Staph. **3-w.**
Gemüt – Beschwerden durch – Freundschaft, betrogene (10), **1-w.**	Aur., Aur-m-n., Ign., Mag-c., Ph-ac.**1-w.**
Gemüt – Beschwerden durch – Uneinigkeit, Zwietracht – Eltern; zwischen den eigenen (16), 2-w.	Aur-m-n., Ign., Lach., Nat-m., Nit-ac. **1-w.**, Mag-c. **2-w.**
Gemüt – Beschwerden durch – Uneinigkeit, Zwietracht – Freunden; zwischen seinen (14), **1-w.**	Aur-m-n., Ign., Lach., Nat-m., Nit-ac. **1-w.**
Gemüt – Beschwerden durch – Verantwortung (4), 1-w.	Aur., Aur-m-n., Carc. **1-w.**
Gemüt – Beschwerden durch – Vernachlässigung; durch – Mutter; durch die (14), 1-w.	Carc., Ign., Lac-h., Puls., Sacch-a., Sep. **1-w.**, Nat-m. **2-w.**
Gemüt – Erfüllen zu müssen; glaubt die Wünsche anderer (2), 1-w.	Tritic-vg. **3-w.**
Gemüt – Furcht – Ablehnung, Zurückweisung; vor (12), **1-w.**	Aur-m-n., Carc., Kali-c., Lac-c. **1-w.**, Aur., Ign., Mag-c., Nat-m., Staph. **2-w.**
Gemüt – Gefühle, Emotionen, Gemütsbewegungen – unterdrückte (26), 2-w.	Aster., Carc., Caust., Mag-c., Naja, Nat-ar., Nat-m. **1-w.**, Ign., Tritic-vg. **2-w.**, Staph. **3-w.**
Gemüt – Harmonie – Verlangen nach (14), 1-w.	Carc., Kali-p., Lac-f., Mag-c., Nat-c., Nat-m., Vanil. **1-w.**
Gemüt – Selbstvertrauen – Mangel an Selbstvertrauen – Unterstützung; möchte (21), **1-w.**	Lac-h., Lith-c., Lith-m., Oxyg., Sacch-a. **1-w.**

▶ **Tab. 6.2** Fortsetzung.

Rubrik	Arzneimittel
Gemüt – Streiten – Abneigung gegen (20), **1-w.**	Aur-m-n., Mag-c., Nat-m., Nit-ac., Staph., Tritic-vg., Vanil. **1-w.**
Gemüt – Verantwortung – ernst; nimmt seine Verantwortung zu (26), 1-w.	Aster., Aur., Carc., Ign., Kali-c., Nat-ar., Nat-m., Puls. **1-w.**, Nat-s. **2-w.**
Gemüt – Wahnideen – Freunde, er habe keine (19), **1-w.**	Carc., Lac-h. **1-w.**
Gemüt – Wahnidee – Vernachlässigt – er würde vernachlässigt (32), **1-w.**	Aur-m-n., Carc., Nat-m., Nat-sil., Puls., Staph., Tritic-vg. **1-w.**, Lac-h. **2-w.**
Gemüt – Zurückhaltend, reserviert (135), **1-w.**	Aq-mar., Aur., Aur-s., Carc., Caust., Lac-h., Nat-p., Nat-s., Ph-ac., Tritic-vg., Vanil. **1-w.**, Aur-m-n., Hyos., Ign., Mur-ac., Puls., Staph. **2-w.**, Nat-m. **3-w.**
Allgemeines –Speisen und Getränke – Schokolade – Verlangen (124), **2-w.**	Caust., Kali-br., Kali-c., Lac-h., Nat-m., Nat-p., Nat-sil., Tritic-vg., Vanil. **1-w.**, Aur-m-n., Aur-s., Carc., Staph. **2-w.**

6.3.1 Körperliche Symptome

Körperlich wirkt Magnesium muriaticum auf Leber, Verdauungsapparat, Beckenorgane und Nerven. Typisch ist eine stark ausgeprägte Obstipation mit knotigen, krümeligen Stühlen (wie Schafskot). Die Patienten müssen heftig pressen, was zu schmerzhaften Hämorrhoiden führt. Die Leber kann vergrößert sein, das Abdomen aufgebläht, die Zunge gelb. Mittelweisend ist ein durchzuckendes Stechen, den gesamten Körper betreffend, das der Patient als stromstoßartig beschreibt (DD: Magnesium phosphoricum). Magnesium-muriaticum-Menschen vertragen in der Regel keine Milch, diese kann nicht verdaut werden, verursacht Magenschmerzen und Diarrhö. Das gilt bereits für Kinder, vor allem während der Zahnung. Vermeulen bezeichnet Magnesium muriaticum als eines der führenden Mittel bei Fußschweiß. ([54], S. 1090)

Typisch Magnesium muriaticum

Große Empfindlichkeit gegen Streit und Disharmonie. Traut sich nicht, seine Meinung zu sagen, aus Angst, (von der Mutter) zurückgewiesen zu werden.

Thema: Kummer aus Angst vor Verlust der Geborgenheit

6.4 Magnesium nitricum (Magnesiumnitrat) – Mag-n.

Magnesiumnitrat ist das Magnesiumsalz der Salpetersäure: ein farb- und geruchloser Feststoff, der in der Landwirtschaft als Dünger verwendet wird. Es handelt sich um die Verbindung aus Magnesium-, Stickstoff- und Sauerstoffatomen. Wir haben es folglich mit den Themen der zweiten (s. Kohlenstoff-Serie, Kap. 2.1) und dritten Reihe (s. Silicium-Serie, Kap. 5.1) des Periodensystems zu tun.

Als homöopathisches Mittel ist Magnesium nitricum noch relativ unbekannt, es ist auch nur mit 90 Rubriken im Radar [28] vertreten, 28 davon sind Gemütsrubriken. Sämtliche Einträge stammen von Jan Scholten. Mit Hilfe der Empfindungsmethode und des Verständnisses des Periodensystems nach Scholten und Sankaran können wir uns jedoch erschließen, wie die Empfindung von Magnesium nitricum sein muss.

Menschen, deren Heilmittel Magnesium nitricum ist, befinden sich bezüglich der Entwicklung ihrer Identität und ihres Egos noch im Anfangsstadium. Zwar haben sie bereits eine Ahnung davon, wer sie sind, was sie wollen und was nicht, aber sie trauen sich nicht, ihre Wünsche und Bedürfnisse zu äußern. Der Grund dafür ist die Angst, abgelehnt oder verlassen zu werden. Also fügen sie sich dem Willen der anderen – ordnen sich unter. Im Gegensatz zu Sulphur-Menschen müssen sie nicht immer ihre Meinung sagen, sie sind eher ruhig und zurückhaltend. Dennoch kommt es vor, dass sie sich über andere Menschen ärgern und Aggressionen entwickeln, welche allerdings kaum artikuliert oder ausgelebt werden. Auch wenn Magnesium-nitricum-Menschen sehr aufbrausend und impulsiv sein können, sind sie stets bemüht, ihre negativen Gefühle vor ihrer Umwelt zu verbergen. Nur die Menschen, deren Liebe und Zuneigung sie sich absolut sicher sind, bekommen etwas davon mit. Anderen gegenüber treten sie friedlich und duldsam auf. Ihr zentrales Anliegen ist es, geliebt und umsorgt zu werden. Daher fällt es ihnen auch so schwer, für sich und ihre eigenen Interessen einzutreten. Um der Liebe willen machen sie viele Kompromisse, was mitunter zu inneren Spannungen führt. In der Kombination mit Stickstoff (s. Nitrogenium, Kap. 2.1) führt die Unterdrückung der eigenen Bedürfnisse zur Empfindung von Enge und Unfreiheit. Wie der Fötus im Geburtskanal, so leiden auch Magnesium-nitricum-Persönlichkeiten unter der Enge und dem Druck ihrer Lebenssituation. Sie haben das Gefühl, keine Luft zu bekommen, sich nicht bewegen zu können. Es ist ein akutes Empfinden, verbunden mit dem unbedingten Verlangen, dieser drangvollen Lage möglichst schnell zu entkommen.

Rajan Sankaran schreibt über eine Magnesium-nitricum-Patientin: *„Sie bekam Magnesium nitricum, weil sie sich in einer Abhängigkeitssituation eingeengt und gebunden fühlt, in der sie ihre Identität unterdrücken muss. Wo sie nicht sie selbst sein kann.“* Damit lautet die Essenz von Magnesium nitricum: *„Eingeengt, gebunden, erstickt und gewürgt in einer Situation, in der sie abhängig ist wegen Fürsorge und Versorgung, und ein solcher Mensch darf nicht er selbst sein.“* ([40], Bd. 1, S. 423)

Der Kummer von Magnesium nitricum besteht darin, dass die Betroffenen zwar spüren, was ihr Wille wäre, jedoch abhängig von der Liebe und Fürsorge anderer Menschen sind, ohne deren Unterstützung sie sich das alltägliche Leben nicht zutrauen. Folglich fühlen sie sich dazu gezwungen, ihre eigenen Wünsche, Bedürfnisse und Aggressionen zu unterdrücken, um die für sie so essenzielle Unterstützung nicht zu gefährden. Sie leiden darunter, dass sie nicht zu sich stehen, nicht für ihre eigenen Interessen eintreten können. So wie Natrium-muriaticum-Menschen sich wie Kleinkinder fühlen, so sehen sich Magnesium-nitricum-Persönlichkeiten wie Teenager, die sich von anderen sagen lassen müssen, was sie zu tun oder zu lassen haben, innerlich aber dagegen aufbegehren. Als mögliche Ursache für den Kummer von Magnesium nitricum bezeichnet Jan Scholten die Trennung von den Eltern oder von nahestehenden Personen, die als Unterstützer empfunden werden bzw. wurden.

Auch in einem anderen Fall von Magnesium nitricum, den Rajan Sankaran schildert ([40], Bd. 1, S. 422), sind die beiden zentralen Themen:

▸ **Tab. 6.3** Entsprechende Rubriken von Magnesium nitricum.

Rubrik	Arzneimittel
Gemüt – Furcht – Aufzügen, vor (10), 1-w.	Borx., Staph. **1-w.**
Gemüt – Furcht – engen Räumen; in (110), 2-w.	Ambr., Bry., Carc., Caust., Kali-c., Kali-sil., Lach., Nat-m., Nat-s., Nat-sil., Sep., Staph., Vanil. **1-w.**, Aur-m-n., Ign., Lac-d., Puls., Tritic-vg. **2-w.**
Gemüt – Furcht – Fliegen; vor (34), 1-w.	Beryl-m., Lith-c., Lith-m., Nat-m., Oxyg., Tritic-vg. **1-w.**
Gemüt – Furcht – Tunnels; vor (13), 1-w.	Nat-m. **1-w.**
Gemüt – Furcht – Versagen, Misserfolg; vor dem (128), **1-w.**	Beryl-m., Carc., Kali-sil., Lac-h., Lith-c., Lith-m., Mur-ac., Naja, Nat-ar., Nat-m., Nat-sil., Oxyg., Ph-ac., Sacch. **1-w.**, Aur., Aur-m-n., Aur-s., Lac-c., Tritic-vg. **2-w.**
Schweiß – Färbt die Wäsche (32), **1-w.**	Mag-c., Vanil. **1-w.**, Lac-c. **2-w.**, Lach. **3-w.**
Träume – Fallen, zu stürzen; zu (147), **1-w.**	Aur., Aur-m., Aur-s., Choc., Elaps, Ign., Kali-c., Lac-h., Mag-m., Musca-d., Nat-s., Ph-ac., Sep. **1-w.**, Am-m., Crot-c., Puls. **2-w.**
Träume – Hochzeit (34), **1-w.**	Aq-mar., Lac-d., Mag-c., Mag-m., Musca-d., Nat-c., Nat-s. **1-w.**

- *„Abhängigkeit von anderen wegen Fürsorge und um Entscheidungen zu treffen sowie das Gefühl, im Stich gelassen worden und verlassen zu sein."*
- *„Unterdrückung der eigenen Individualität und Wahl, sodass man nicht im Stich gelassen und verlassen wird."*

Aufgrund des Nitrogenium-Anteils äußern Magnesium-nitricum-Menschen Furcht in engen Räumen, z. B. in Tunnels, Aufzügen und Flugzeugen. Diese Enge macht ihnen sowohl psychisch als auch physisch zu schaffen. Sie sind reizbar, ruhelos und ungeduldig. Ihre Träume handeln vom Fallen, aber auch von Hochzeiten und Feierlichkeiten.

6.4.1 Körperliche Symptome

Auf körperlicher Ebene hat Magnesium nitricum Bezug zu Leber- und Gallenleiden. Es ist ein eher linksseitiges Mittel. Die Beschwerden treten periodisch und plötzlich auf. Zusammenkrümmen und Druck tun gut. Schweiß und Menses verfärben die Wäsche. Kaffee und Süßigkeiten werden in der Regel schlecht vertragen.

Typisch Magnesium nitricum
Harmoniebedürftige Menschen, die ihre eigenen Interessen hintanstellen, um sich die Liebe und Fürsorge anderer zu sichern. Sie begeben sich dabei in eine Abhängigkeit, die sie als schmerzhafte Enge empfinden und der sie unbedingt entkommen möchten.
Thema: Kummer aufgrund des Konflikts zwischen dem Bedürfnis nach Unterstützung und der Abneigung gegen Abhängigkeit und Unfreiheit

7 Kalium-Verbindungen

7.1 Allgemeines

Kalium kommt zu 98 Prozent im Inneren der Zelle und zu nur zwei Prozent im extrazellulären Raum vor, bei Natrium ist es genau umgekehrt – beide befinden sich in der ersten Spalte des Periodensystems: Natrium in der dritten Reihe, Kalium in der vierten. Während Natrium mit der stetigen Empfindung lebt, nicht dazuzugehören, ausgeschlossen und nicht geliebt zu werden, ist Kalium fester Bestandteil des Familiensystems mit der Angst, diese lebensnotwendige Sicherheit zu verlieren. Der innerfamiliäre Raum ist ihm heilig. Die zentralen Themen der vierten Reihe sind Gewissen, Schuld, Pflicht, Regeln, Routine und Arbeit. Sankaran hat das Gefühl eines Kalium-Menschen mit folgenden Worten beschrieben: *„Ich existiere und habe eine getrennte Identität, Fürsorge und Versorgung [die zentralen Themen der dritten Reihe, Anm. d. Verf.], aber ich habe nicht die Fähigkeit, mich selbst zu schützen und in Sicherheit zu sein. Daher bin ich völlig von jemand anderem abhängig, wie z. B. von meinem Ehepartner, der Familie, dem Arzt etc., damit ich, meine Finanzen, meine Gesundheit etc. geschützt werden.“* ([40], Bd. 2, S. 557) Das Element Kalium kommt nur in gebundener Form vor, entsprechend wichtig ist das Beziehungsthema bei den einzelnen Kalium-Verbindungen, allen voran bei Kalium phosphoricum. Im positiven Sinne sind die Kalium-Personen zuverlässig, ordentlich, pünktlich, moralisch integer, pflichtbewusst und treu, im negativen Sinne sind sie jedoch engstirnig, überangepasst, unflexibel, äußerst korrekt bis rigide, zwanghaft perfektionistisch und steif – sowohl geistig und seelisch als auch körperlich. Auf jeden Fall legen Kalium-Menschen großen Wert auf korrekte Umgangsformen sowie auf das Einhalten von Prinzipien, gesellschaftlichen Regeln und Normen. Sie sind loyale Mitarbeiter und treusorgende Familienmenschen. In emotionaler, künstlerischer und musischer Hinsicht sind sie dagegen eher unterentwickelt – alles, was nicht rational erklärbar und verstehbar ist, lehnen sie tendenziell ab, auch fällt es ihnen schwer, offen über ihre Gefühle zu sprechen. Sie brauchen ein verlässliches Gerüst, das ihnen Schutz und Sicherheit gewährt.

7.2 Kalium bromatum (Kaliumbromid) – Kali-br.

Kalium bromatum ist ein Salz, das sich aus zwei Elementen der vierten Reihe zusammensetzt: aus Kalium und Bromium. Kalium steht ganz links (erste Spalte), Bromium, ein Halogen, weit rechts: in Stadium 17. Damit haben wir die gleiche Konstellation wie bei Natrium muriaticum. Es besteht also eine stark ambivalente Haltung bezüglich der Themen einer Reihe, in diesem Fall der Eisen- oder auch Arbeiter-Serie. Während es bei Natrium muriaticum um das Verhältnis zu einer bestimmten (Bezugs-)Person geht, liegt der Fokus bei Kalium bromatum auf der Familie, der (Bezugs-)Gruppe. *„Kalium fühlt sich zu schwach (…) und sucht nach Unterstützung von außen, um sich sicher zu fühlen; Bromium ist sich in dieser Hinsicht selbst genug und empfindet das Bedürfnis aus der Gruppe zu gehen, weil die Sicherheit wie eine Bindung empfunden wird, anstatt als Schutz.“* ([40], Bd. 2, S. 597) Wie bei Natrium besteht auch bei Kalium die totale Unfähigkeit, etwas alleine zu tun, allein zu sein. Vom Brom-Anteil rührt die Wahnidee, seine Pflicht vernachlässigt zu haben und dafür bestraft zu werden. *„Auf der einen Seite habe ich keine Fähigkeit und auf der anderen Seite habe ich meine Funktion völlig vernachlässigt. Auf der einen Seite brauche ich meine Familie und auf der anderen Seite ist meine Familie gegen mich; sie enttäuscht mich.“* ([40], Bd. 2, S. 597) Laut Sankaran herrscht bei Kalium bromatum das Gefühl vor, *„dass die Menschen oder die Familie, von der man abhängig ist, einen angreifen oder verletzen werden.“* ([40], Bd. 2, S. 584) Kalium bromatum vereint die beiden gegensätzlichen Pole, es repräsentiert sowohl das Gefühl der Schwäche und Unzulänglichkeit als auch das Verlangen nach Unabhängigkeit und Selbstständigkeit – beides in Bezug auf die Gruppe.

Die Betreffenden tun alles, um die Familie zu stärken und zu unterstützen, gleichzeitig aber leben sie in der Angst, ein Familienmitglied könnte ihnen Schaden zufügen, sie betrügen. Diese Angst verstärkt sich, wenn sie glauben, einen Fehler begangen zu haben. Aus diesem Grund fühlen sich

Kalium-bromatum-Menschen permanent schuldig – das schlechte Gewissen ist ihr ständiger Begleiter. Auch befinden sie sich in einem gefühlten Konflikt zwischen Moralität und Immoralität. Diese innere Zerrissenheit macht sich auch äußerlich bemerkbar: durch eine latente Ruhelosigkeit, vor allem der Hände: Kalium-bromatum-Patienten zupfen an Fingern, Kleidung oder Bettwäsche, spielen mit ihren Fingern und ringen die Hände. Sie sind voller Kummer und Sorgen, die sie am Einschlafen hindern, fühlen sich hilflos und allein gelassen. Mitunter werden Kalium-bromatum-Menschen geplagt von paranoiden Wahnideen: Sie bilden sich ein, sie würden verdammt, wären das Opfer göttlicher Rache, hätten große Schuld auf sich geladen und müssten dafür büßen. Religion spielt eine wesentliche Rolle in ihrem Leben. Viele Kalium-bromatum-Patienten kommen aus einem streng religiösen Elternhaus mit klar definierten Moralvorstellungen. Typisch sind sexuelle Obsessionen, die sich nicht mit den tradierten Werten und Normen in Einklang bringen lassen, und daher zwangsläufig zu Schuldgefühlen führen. Aus diesem Grund ist Kalium bromatum ein Mittel für „verklemmte" Jugendliche, denen die eigene Sexualität zu schaffen macht: sexuelle Handlungen und Fantasien führen zu Unsicherheit und schlechtem Gewissen. Rajan Sankaran ([33], S. 133ff.) beschreibt die Geschichte einer jungen Frau aus Indien, die infolge einer Abtreibung derart von Schuldgefühlen geplagt wird, dass sie sich sicher ist, Gott werde sie eines Tages für dieses Vergehen bestrafen. Als sie viele Jahre später an unstillbarem Schwangerschaftserbrechen leidet, geht sie davon aus, das sei die göttliche Rache für die einstige Tötung ihres Kindes. So empfindet ein Mensch, dessen Heilmittel Kalium bromatum ist.

Kalium-bromatum-Menschen sind zudem misstrauisch und argwöhnisch, fühlen sich verfolgt und getrieben. Sie neigen zu Obsessionen und zwanghaften Handlungen. Mittelweisend sind häufige Déjà-vu-Erlebnisse: Obwohl sie einen bestimmten Ort noch nie zuvor gesehen haben, sind sie sich sicher, dort bereits gewesen zu sein. Sie können Geschehnisse vorhersagen oder haben das Gefühl, diese schon einmal erlebt zu haben.

Beim Sprechen oder Schreiben machen sie häufig Fehler: Sie lassen Buchstaben oder Silben aus, benutzen falsche Worte, wiederholen einzelne Wörter und neigen zum Stottern.

Kinder wachen nachts panisch schreiend auf, erkennen ihre Eltern nicht und glauben, von einem grauenhaften Wesen gejagt zu werden. Man kann sie kaum beruhigen.

▸ **Tab. 7.1** Entsprechende Rubriken von Kalium bromatum.

Rubrik	Arzneimittel
Gemüt – Beschwerden durch Kummer (94), **2-w.**	Anthraci., Aur-s., Carc., Elaps, Kali-c., Kali-p., Naja, Mag-c., Nat-c., Nat-p., Nat-s., Nit-ac., Tritic-vg. **1-w.**, Acet-ac., Aur-m-n., Bry., Coloc., Hura, Hyos., Puls., Sep. **2-w.**, Ambr., Aur., Caust., Lach., Ph-ac., Staph., Vanil. **3-w.**, Ign., Nat-m. **4-w.**
Gemüt – Fehler; macht – Orte; in Bezug auf (65), **2-w.**	Bry., Coloc., Hura, Lach., Musca-d., Nat-m., Puls., Sep. **1-w.**, Hyos., Kali-p. **2-w.**
Gemüt – Fehler; macht – Schreiben, beim (147), **2-w.**	Caust., Choc., Ign., Kali-c., Kali-sil., Mag-c., Nat-ar., Nat-c., Nat-sil., Puls., Sacch., Sacch-a., Sep., Staph., Syph., Tritic-vg., Vanil. **1-w.**, Kali-p., Lac-c., Nat-m. **2-w.**, Lach. **3-w.**
Gemüt – Gesten, Gebärden; macht (187), 2-w.	Aur., Bry., Carc., Caust., Choc., Crot-c., Kali-c., Lac-h., Lach., Mag-c., Naja, Nat-c., Nat-s., Puls., Sep., Staph., Tritic-vg., Vanil. **1-w.**, Coloc., Hyos., Ign., Kali-p., Nat-m., Sacch. **2-w.**, Borx., Mur-ac., Ph-ac. **3-w.**
Gemüt – Gesten, Gebärden; macht – Finger – zupft an den Fingern (19), 2-w.	Hyos., Mur-ac. **1-w.**, Lach. **2-w.**
Gemüt – Wahnideen – erlebt – schon einmal erlebt zu haben; glaubt alles (5), **1-w.**	–

▶ **Tab. 7.1** Fortsetzung.

Rubrik	Arzneimittel
Gemüt – Wahnideen – Gefahr, Empfindung von – Familie ausgehender, von seiner (1), **1-w.**	–
Gemüt – Wahnideen – Verbrechen – begangen; er habe ein Verbrechen (42), 1-w.	Caust., Lac-h., Lach., Nat-ar., Puls., Staph. **1-w.**, Ign. **2-w.**
Gemüt – Wahnideen – Verbrechen – werde ein Verbrechen begehen (4), **1-w.**	Lach. **2-w.**
Gemüt – Wahnideen – Verdammt; er sei (25), 2-w.	Aur., Hyos., Lach., Nat-m., Puls. **1-w.**, Ign., Kali-p. **2-w.**
Gesicht – Hautausschläge – Akne (152), 3-w.	Ambr., Anthraci., Aur-m., Aur-s., Carc., Foll., Ign., Kali-c., Mag-c., Mag-m., Mur-ac., Nat-c., Nat-p., Staph., Tritic-vg. **1-w.**, Aster., Lach., Nit-ac., Ph-ac. **2-w.**, Aur., Caust., Kali-bi., Nat-m., Puls., Syph. **3-w.**
Mund – Sprache – stotternd (97), **2-w.**	Aur-m-n., Carc., Hyos., Ign., Lac-c., Lac-h., Nat-ar., Nat-m., Puls., Staph. **1-w.**, Mag-c., Nat-c. **2-w.**, Caust. **3-w.**
Extremitäten – Ruhelosigkeit – Hände (43), **3-w.**	Acet-ac., Aur-m-n., Kali-c., Kali-p., Lac-c., Nat-m., Nit-ac., Sacch., Sep., Vanil. **1-w.**, Hyos., Lach. **2-w.**
Hautausschläge – Akne (15), 3-w.	Aster., Sep. **1-w.**
Haut – Hautausschläge – Akne – pustulös – Menses; während (1), **1-w.**	–
Haut – Narben – Hautausschlägen; nach (1), **1-w.**	–
Allgemeines – Gefühllosigkeit, Taubheit (72), **1-w.**	Caust., Hyos., Ign., Mag-c., Nat-m. **1-w.**, Ambr., Kali-c., Ph-ac. **2-w.**, Puls. **3-w.**

7.2.1 Körperliche Symptome

Kalium-bromatum-Menschen sind warmblütig und haben großen Durst auf kalte Getränke. Das Mittel wirkt in erster Linie auf das Gemüt, die Nerven, den Kehlkopf und die Haut. Kalium bromatum ist ein wichtiges Aknemittel, vor allem in der Pubertät und bei Frauen während der Menstruation. Typisch sind schwere Verläufe mit Neigung zur Narbenbildung. Epilepsie, auch nachts, gehört ebenfalls zum Arzneimittelbild – bei Frauen mit Bezug zur Periode. Das Gefühl von Taubheit kann am ganzen Körper auftreten, vor allem jedoch im Bereich der Extremitäten.

Typisch Kalium bromatum

Schuldgefühle und Gewissensbisse führen zu innerer und äußerer Ruhelosigkeit sowie zu Getriebenheit.

Thema: Kummer aufgrund des Gefühls, von der eigenen Familie betrogen oder verletzt zu werden sowie durch Schuldgefühle

7.3 Kalium carbonicum (Pottasche) – Kali-c.

Sorgen und Kummer von Kalium carbonicum kreisen um die Familie. Sankaran nennt als Hauptsymptom die Angst vor dem Alleinsein, verbunden mit einem starken Verlangen nach Gesellschaft: *„Die Kalium-carbonicum-Frau verfällt in schrecklichste Angst, wenn sie allein sein muss."* ([36], S. 110) Diese Menschen sind komplett abhängig von der Familie oder der Bezugsgruppe, ihr ganzes Leben und Trachten richtet sich danach – eine eigenständige Existenz ist nicht denkbar. Auffallend ist aber, dass Kalium-carbonicum-Menschen die Personen, von denen sie abhängig sind, schlecht behandeln. *„Dieses Symptom verbindet die drei Hauptkomponenten der Kalium-carbonicum-Person. Die erste ist ihr Verlangen nach Gesellschaft und ihre Abhängigkeit davon; alles wird schlimmer, wenn sie alleine ist, sie braucht Unterstützung und möchte eigentlich immer mit den Leuten, die ihr Halt gewähren, zusammensein. Die zweite Kom-*

ponente besteht darin, dass Kalium carbonicum diese Menschen unverschämt behandelt, das heißt, dass sie gegenüber Leuten, auf die sie angewiesen ist, immer nur Unzufriedenheit zeigen kann. Die dritte Komponente ist die Bereitschaft zum Streiten: Wenn sie unzufrieden ist, kann sie nicht still sein, sondern muss zanken." ([36], S. 111) Diese Streitsucht besteht typischerweise nur mit Familienmitgliedern oder Angehörigen der Bezugsgruppe, kaum jedoch mit Außenstehenden. Wenn die Bemühungen um Halt und Unterstützung fehlschlagen, reagiert Kalium carbonicum mit Abneigung und Gleichgültigkeit, mitunter sogar mit Hass gegenüber der betreffenden Person. Er ist unfähig zu antworten, wenn er sich beleidigt oder verletzt fühlt. Insgesamt sind Kalium-carbonicum-Menschen eher mürrisch, launisch und reizbar, aber auch eigensinnig und starrköpfig. Sie können beim geringsten Anlass anfangen zu schreien und zu schimpfen. Alltägliche Dinge verrichten sie in Hast und Eile, sind innerlich und äußerlich ruhelos, was man am Zittern ihrer Hände und an ihren hastigen, fahrigen Bewegungen erkennt.

Wie alle Kalium-Menschen sind auch Kalium-carbonicum-Personen Regeln, Gesetzen und Normen treu ergeben. Laut Frans Vermeulen ist Kalium carbonicum der *„Prototyp, bei dem der Intellekt die Gefühle beherrscht.*" ([53], S. 856) Diese Menschen sind besonders dogmatisch, überkorrekt, rigide und pflichtbewusst. Auf der anderen Seite sind sie zuverlässig, treu und loyal, sowohl der Familie oder der Gruppe als auch dem Arbeitgeber und den Kollegen gegenüber. Diese immense Kontrolle sämtlicher emotionaler Regungen lässt Kalium carbonicum steif und unflexibel erscheinen. Diese Menschen tun das, was getan werden muss und was der Anstand gebietet. Nicht gelebte, dauerhaft unterdrückte Gefühle oder Ängste werden im Magen empfunden, v. a. im Bereich des Solar plexus, dem Zentrum ungelebter Emotionen.

Kalium carbonicum (▶ **Abb. 7.1**) ist eine Verbindung zweier Elemente aus der zweiten (Carbon) und vierten (Eisen-)Reihe. Zusätzlich enthält das Mittel drei Sauerstoffatome. (s. Oxygenium, Kap. 1.2.1). Vom Carbon-Anteil kommt die Angst vor der Trennung, dem Alleinsein (s. Natrium carbonicum, Kap. 5.4) und die Abneigung dagegen, ange-

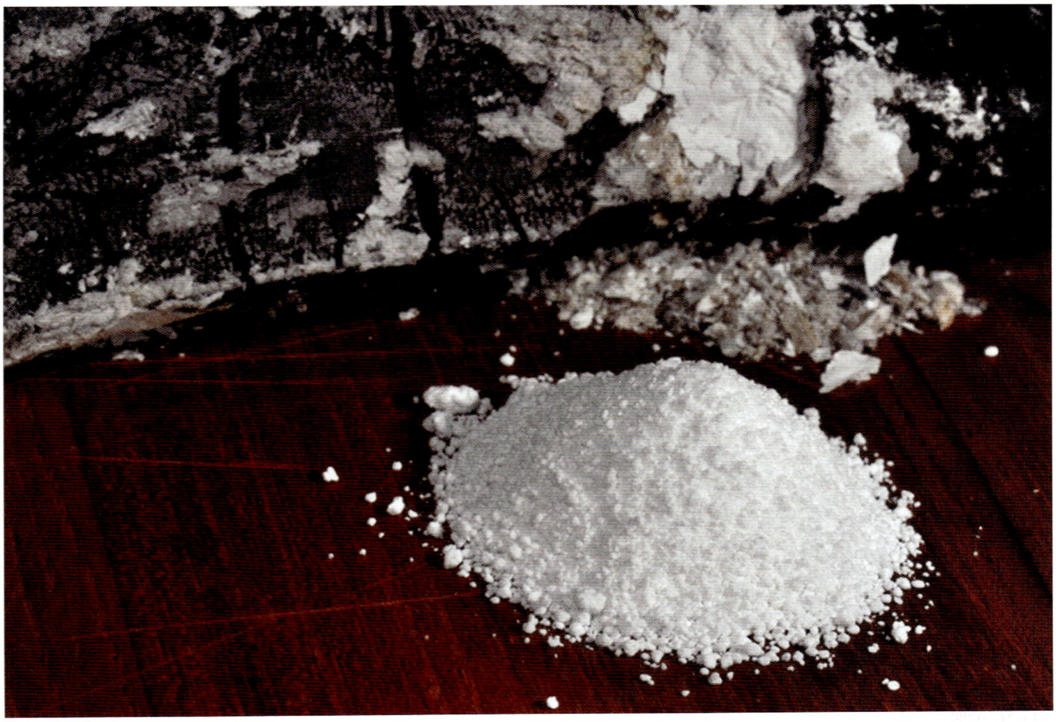

▶ **Abb. 7.1** Kalium carbonicum. (Dr. Roland Spohn, Engen)

blickt zu werden. Die entsprechende Rubrik enthält 47 Mittel, darunter vier mit Carbon-Anteil. Auch der Tod erscheint Kalium carbonicum besonders bedrohlich, v. a. bei der Vorstellung, im Sterben allein zu sein.

Aus der Kombination dieser Komponenten ergibt sich das Gefühl, zu schwach zu sein, um sich selbst zu schützen und zu erhalten, verbunden mit dem Bedürfnis nach Unterstützung vonseiten der Familie, für die sich Kalium carbonicum unermüdlich einsetzt. Die einzige Bedingung ist, dass die Familie ihn nicht allein lässt, für ihn da ist, ihm Schutz und Halt gewährt.

Kalium-carbonicum-Menschen sind voller Sorgen, nicht nur um das Wohl und Ansehen der Familie, sondern auch um die eigene Gesundheit. Sie weinen mitunter beim Erzählen ihrer Symptome, was so gar nicht zu ihrer ansonsten zurückhaltenden und verschlossenen Art zu passen scheint. Wie Natrium muriaticum neigen sie dazu, bei zurückliegenden unangenehmen Ereignissen zu verweilen und diese immer wieder im Kopf hin und her zu bewegen. Mit Calcium carbonicum teilt Ka-

▸ **Tab. 7.2** Entsprechende Rubriken von Kalium carbonicum.

Rubrik	Arzneimittel
Gemüt – Antworten – unfähig zu antworten – verletzt wurde; wenn er emotional (33), **2-w.**	Aur-m-n., Crot-c., Nat-c., Nat-p., Ph-ac., Sep. **1-w.**, Ign., Mag-c., Mag-m., Naja, Nat-m., Puls., **2-w.**, Staph. **3-w.**
Gemüt – Abneigung – Familienangehörige; gegen (33), **1-w.**	Am-m., Aur., Borx., Lac-h., Nat-m. **1-w.**, Nat-c. **2-w.**, Sep. **3-w.**
Gemüt – Angesehen, angeblickt zu werden – erträgt es nicht, angesehen zu werden (47), **1-w.**	Ambr., Aur-s., Kali-br., Mag-c., Puls. **1-w.**, Aur-m-n., Nat-m. **2-w.**
Gemüt – Auffahren, Zusammenfahren – leicht, bei geringem Anlass (106), **4-w.**	Am-m., Hura, Hyos., Kali-sil., Lac-c., Lach., Mag-c., Mur-ac., Nat-ar., Ph-ac., Sacch-a. **1-w.**, Aur., Bry., Caust., Ign., Nit-ac., Puls., Sep. **2-w.**, Borx., Nat-c., Nat-m., Nat-p. **3-w.**
Gemüt – Auffahren, Zusammenfahren – Berührung; bei (14), **3-w.**	Kali-sil., Lac-h., Mag-c. **1-w.**
Gemüt – Auffahren, Zusammenfahren – Geräusche; durch (77), 4-w.	Aur., Carc., Crot-c., Hura, Kali-sil., Mag-c., Nit-ac., Sacch-a. **1-w.**, Caust., Lach., Nat-ar., Nat-sil. **2-w.**, Borx., Nat-c., Nat-m., Nat-p., Nat-s. **3-w.**
Gemüt – Berührt werden – Abneigung berührt zu werden (84), 3-w.	Carc., Caust., Ign., Lac-f., Mag-c., Nit-ac., Sep. **1-w.**, Bry., Foll., Lach., Nat-m. **2-w.**
Gemüt – Berührt werden – Abneigung berührt zu werden – Kitzeligkeit (14), 3-w.	Caust., Lach., Nat-m., Nit-ac., Sep. **1-w.**
Gemüt – Beschwerden durch – Enttäuschung (53), **1-w.**	Am-m., Aster., Carc., Hyos., Nat-s., Plac., Sep., Vanil. **1-w.**, Aur-m-n., Aur-s., Bry., Coloc., Lach., Tritic-vg. **2-w.**, Aur., Nat-m., Ph-ac., Puls. **3-w.**, Ign., Staph. **4-w.**
Gemüt – Beschwerden durch – Kummer (94), **1-w.**	Anthraci., Aur-s., Carc., Elaps, Kali-p., Mag-c., Naja, Nat-c., Nat-p., Nat-s., Nit-ac., Tritic-vg. **1-w.**, Acet-ac., Aur-m-n., Bry., Coloc., Hura, Hyos., Kali-br., Puls., Sep. **2-w.**, Ambr., Aur., Caust., Lach., Ph-ac., Staph., Vanil. **3-w.**, Ign., Nat-m. **4-w.**
Gemüt – Dogmatisch (18), 3-w.	Bry., Caust., Lach. Puls. **1-w.**
Gemüt – Eigensinnig, starrköpfig, dickköpfig (155), **2-w.**	Am-m., Ambr., Aur., Aur-m-n., Aur-s., Carc., Choc., Cygn-be., Hura, Kali-sil., Lac-f., Lach., Mur-ac., Nat-c., Nat-m., Nat-sil., Oxyg., Puls., Sep., Syph. **1-w.**, Bry., Caust., Hyos., Ign., Mag-m., Nit-ac., Ph-ac., Staph. **2-w.**
Gemüt – Erschreckt leicht – Kleinigkeiten, über (29), 3-w.	Am-m., Borx., Caust., Sacch-a., Sep. **1-w.**, Lach., Nit-ac. **2-w.**

Mineralreich und Säuren

▶ **Tab. 7.2** Fortsetzung.

Rubrik	Arzneimittel
Gemüt – Furcht – allein zu sein (138), **3-w.**	Aster., Aur-m., Aur-m-n., Beryl-m., Bry., Carc., Kali-br., Kali-sil., Lith-m., Mur-ac., Naja, Nat-c., Nat-s., Nat-sil., Nit-ac., Vanil. **1-w.**, Caust., Elaps, Lac-c., Nat-ar., Puls., Sep., Tritic-vg. **2-w.**, Crot-c., Hyos. **3-w.**
Gemüt – Furcht – Magen – aufsteigend vom (18), 2-w.	Bry., Carc. **1-w.**, Aur. **2-w.**
Gemüt – Furcht – Tod; vor dem – allein, wenn (15), 2-w.	Lac-h. **1-w.**, Caust. **2-w.**
Gemüt – Gesellschaft – Verlangen nach – allein; agg. wenn (87), **2-w.**	Ambr., Aq-mar., Aur., Caust., Crot-c., Elaps, Lac-c., Lach., Mag-m., Nat-c., Nat-m., Nit-ac., Ph-ac., Sep., Tritic-vg., Vanil. **1-w.**, Hyos., Kali-br. **2-w.**
Gemüt – Gesellschaft – Verlangen nach – behandelt die, die sich ihm nähern schrecklich (1), 2-w.	–
Gemüt – Gleichgültigkeit, Apathie – Gesellschaft – in Gesellschaft (13), **2-w.**	–
Gemüt – Hass – Menschen, auf – beleidigt haben; die ihn (29) **1-w.**	–
Gemüt – Hast, Eile – tut, womit er gerade beschäftigt ist; bei dem, was er (36), **2-w.**	Aur., Aur-m-n., Caust., Puls., Sep. **1-w.**
Gemüt – Heikel, pingelig (73), **2-w.**	Aur., Choc., Cygn-be., Lac-f., Lac-h., Musca-d., Nat-ar., Nat-s., Puls., Sep., Vanil. **1-w.**, Aur-m-n., Aur-s., Carc., Caust., Nat-m. **2-w.**, Nat-sil. **3-w.**
Gemüt – Konformismus (3), 3-w.	–
Gemüt – Korrekt, anständig, wohlerzogen – zu (32), 3-w.	Aur., Aur-m., Aur-s., Staph. **1-w.**, Nat-m. **2-w.**
Gemüt – Reizbarkeit, Gereiztheit – Traurigkeit, mit (27), **2-w.**	Aur., Kali-br., Nit-ac., Sep. **1-w.**, Nat-m., Vanil. **2-w.**
Gemüt – Schreien – Kleinigkeiten, über (2), **3-w.**	–
Gemüt – Stöhnen – nachts (15), **3-w.**	–
Gemüt – Streitsüchtig – Familie, mit ihrer (12), 1-w.	Lac-h. **1-w.**, Ign. **2-w.**
Gemüt – Veränderungen – Abneigung gegen (28), 2-w.	Puls., Sep. **1-w.**, Bry. **2-w.**
Gemüt – Verweilt – vergangenen unangenehmen Ereignissen; bei (81), **2-w.**	Aur-s., Caust., Elaps, Lac-h., Musca-d., Plac., Staph., Syph., Tritic-vg., Vanil. **1-w.**, Ambr., Aur-m-n., Nit-ac., Ph-ac., Sep. **2-w.**, Ign. **3-w.**, Nat-m. **4-w.**
Gemüt – Weinen – Erzählen; beim – Krankheit; von der eigenen (19), **2-w.**	Aster., Bry., Carc., Ign., Nat-m., Nit-ac., Staph. **1-w.**, Puls., Sep. **3-w.**
Augen – Schwellung – Lider ödematös (36), **3-w.**	Puls. **1-w.**, Nat-ar. **2-w.**
Augen – Schwellung – Lider – Oberlider (52), 3-w.	Bry., Caust., Nat-ar., Nat-sil., Nit-ac., Sep. **1-w.**, Ign., Nat-c., Syph. **2-w.**, Puls. **3-w.**
Augen – Schwellung – Lider – unter den Lidern (12), **3-w.**	Ph-ac., Puls., Tritic-vg. **1-w.**
Extremitäten – Zittern – Hände – Schreiben – agg. (45), 2-w.	Hyos., Kali-br. **1-w.**, Ign., Nat-m., Nat-p., Nat-s., Ph-ac., Puls. **2-w.**, Caust. **3-w.**
Allgemeines – Koitus – nach – agg. (75), **3-w.**	Ambr., Borx., Lac-c., Kali-sil., Mag-m., Nat-m., Nat-sil. **1-w.**, Nat-c., Nat-p., Nit-ac., Ph-ac., Staph. **2-w.**, Kali-p., Sep. **3-w.**
Allgemeines – Nachts – Mitternacht – nach 3 h (76), 3-w.	Aur., Aur-m., Borx., Kali-sil., Mag-c., Mag-m., Nat-m., Sep., Staph. **1-w.**, Am-m., Bry. **2-w.**

lium carbonicum die Abneigung gegen Veränderungen. Ihr Lebensmotto lautet: nur nichts Neues. Eines der wenigen Ventile, die Kalium carbonicum zur Verfügung stehen, ist ihr häufiges Stöhnen, vor allem nachts.

7.3.1 Körperliche Symptome

Kalium-carbonicum-Menschen sind äußerst schreckhaft: Beim geringsten Geräusch fahren sie zusammen. Auch sind sie sehr empfindlich gegen Berührung: Sie sind auffallend kitzlig und zucken zusammen, sobald man sie unerwartet anfasst. Vor allem Kinder können es nicht ertragen, wenn jemand ungefragt in ihre Nähe kommt.

Die Schmerzen von Kalium carbonicum sind in erster Linie stechend, können aber auch reißend sein. Kopfschmerzen werden besser durch heiße Anwendungen, schlimmer durch kalte Luft oder Zugluft. Der Koitus löst allgemein eine Verschlechterung des Wohlbefindens aus, so gibt es Kopfschmerzen oder Sehstörungen nach Koitus bzw. nach sexuellen Exzessen. Beim Husten klagen Kalium-carbonicum-Patienten über stechende Kopfschmerzen. Mittelweisend ist die Verschlechterung sämtlicher Beschwerden gegen drei Uhr nachts sowie die Tendenz zu ödematösen Schwellungen der Oberlider, gelegentlich auch unter den Lidern. Zudem leiden Kalium-carbonicum-Menschen häufig unter Ohrgeräuschen unterschiedlichster Ausprägungen. Das Zittern der Hände ist besonders auffallend beim Schreiben. Kalium carbonicum ist ein frostiges Mittel mit ausgeprägter Erkältungsneigung durch Zugluft bei Überhitzung. Die Betreffenden schwitzen bereits bei der geringsten Anstrengung.

Typisch Kalium carbonicum

Äußerst pflichtbewusste, überkorrekte und kontrollierte Menschen, die nicht allein sein können und sich rund um die Uhr um ihre Familie sorgen. Deren Ansehen und Wohlergehen liegt ihnen sehr am Herzen.

Thema: Kummer aus Angst, von der Familie im Stich gelassen zu werden, Schutz und Halt zu verlieren

7.4 Kalium silicatum (Kaliumsilikat/ Kieselsaures Kalium) – Kali-sil.

Kalium silicatum ist ein relativ unbekanntes, aber interessantes Kummermittel. Durch den Zusatz von Silicium werden die charakteristischen Qualitäten von Kalium noch verstärkt. *„Kalium-silicatum-Menschen unterdrücken sich selbst. Wie andere Arzneimittel in der Kalium-Familie neigen sie dazu, sich an Grundsätze anzupassen, aber Kalium silicatum hält sich an mehr Regeln und ist rigider als viele der anderen Arzneimittel in dieser Gruppe.“* (Ananda Zaren in [55], S. 543) Damit stehen sich diese Menschen selbst im Wege. Sie halten sich gefangen in ihrem enggeschnürten Korsett aus Regeln und Normen, gestehen sich nicht zu, ihre eigene Individualität zu leben. *„Das Arzneimittel besteht aus einer eigenartigen Mischung von Rigidität, Korrektheit, Schuldgefühlen, Furchtsamkeit, Fügsamkeit und Rückzug.“* (Ananda Zahren in [55], S. 543) Kalium-silicatum-Menschen haben wenig Vertrauen in sich selbst, ähnlich wie Alumina sind sie kaum in der Lage, eigenständige Entscheidungen zu treffen – zu artikulieren, was sie wollen. In der Regel orientieren sie sich an den Wünschen anderer sowie an gesellschaftlichen Vorgaben: Sie tun, was man eben tut. Sie sind zwar nachgiebig, aber pflichtbewusst, allerdings ohne die Weichheit und Modellierbarkeit der potenzierten Tonerde. Ananda Zaren schreibt: *„Diese Personen wurden als Kinder nicht genährt und neigen dazu, sich als Erwachsene zu vernachlässigen.“* ([55], S. 543) Sowohl Kalium als auch Silicea steht für Unflexibilität, Starrheit, Rigidität und eine unüberwindliche Sturheit. In der Kombination haben wir ein Arzneimittelbild, in dem sich diese Qualitäten sowohl bezüglich der Themen der dritten als auch der vierten Reihe widerspiegeln. Hinzu kommt noch der Sauerstoffanteil aus der zweiten Reihe: Kalium silicatum. besitzt fünf O-Atome (s. Oxygenium, Kap. 1.2.1). Die Tragik dieser Menschen besteht darin, dass sie ihre Emotionen nur sehr selten zum Ausdruck bringen, in der Regel halten sie ihre Gefühle, Ängste und Wünsche sorgsam unter Verschluss, damit niemand hinter ihre „schöne“ Fassade blicken kann. Ananda Zaren: *„Kalium-silicatum-Personen können die schmalen zusammen-*

gepressten Lippen haben, die man häufig bei Silicea-Patienten sieht. Wenn sie von ihren Symptomen sprechen, berichten Kalium-silicatum-Personen ‚die Daten' mit ernstem, sorgsamem Tonfall, dem es an jeder Gefühlsregung mangelt. Sie erstatten Bericht und haken dabei die Hauptpunkte ab, aber stellen eigentlich keinen Kontakt zu dem Homöopathen her." ([55], S. 544) Auch sonst lassen sie nur wenige Menschen an sich heran: Ihre Gefühlswelt ist ein verschlossener Tresor, zu dem nur sie die Zahlenkombination kennen. Und weiter Ananda Zaren: „*Die stark ausgeprägte Kieferpartie, die sich oft bei Kalium-silicatum-Patienten beobachten lässt, ist ein Hinweis auf ihre Entschlossenheit und Aggressivität und dient dazu, ihre Furcht und Traurigkeit im Inneren zu halten.*" ([55], S. 544) Wie bei allen Kalium-Menschen steht auch bei Kalium silicatum die Familie im Fokus der Aufmerksamkeit, wobei es nicht nur um deren Wohl geht, sondern auch um die Außenwirkung, das Image. Kalium-silicatum-Menschen achten peinlichst genau darauf, dass der Ruf der Familie, des Clans, nicht beschädigt wird – niemand soll schlecht über sie denken oder gar sprechen. Hier überschneiden und potenzieren sich die Empfindlichkeiten beider Elemente: von Kalium und Silicium. Aber auch Oxygenium mit seiner sturen Aggressivität und seinen Verlassenheitsängsten schwingt hier mit.

▸ **Tab. 7.3** Entsprechende Rubriken von Kalium silicatum.

Rubrik	Arzneimittel
Gemüt – Angst – Gesundheit; um die – eigene Gesundheit; um die (85), **2-w.**	Acet-ac., Borx., Bry., Carc., Choc., Hyos., Ign., Lac-c., Lac-h., Lach., Mag-m., Nat-ar., Nat-c., Nat-m., Nat-p., Staph. **1-w.**, Aur-m., Kali-br., Ph-ac., Puls., Sep., **2-w.**, Phos. **3-w.**, Nit-ac. **4-w.**
Gemüt – Empfindlich – Meinung anderer; in Bezug auf die (31), 2-w.	Aur., Nat-m., Nat-sil., Vanil. **1-w.**, Staph. **2-w.**
Gemüt – Furcht – bemerken; man könnte seinen Zustand (62), **1-w.**	Ambr., Aq-mar., Choc., Nat-ar. **1-w.**
Gemüt – Pflicht – zu viel Pflichtgefühl (38), **1-w.**	Aur., Carc., Caust., Choc.,Ign., Lac-c., Mag-m., Naja, Nat-m., Sacch-a., Vanil. **1-w.**, Nat-s., Sep. **2-w.**, Kali-c., Nit-ac., Tritic-vg. **3-w.**
Gemüt – Trost – agg. (55), **1-w.**	Aur., Borx., Kali-c., Staph. **1-w.**, Aur-m-n., Carc., Nit-ac., Phos. **2-w.**, Ign., Syph. **3-w.**, Nat-m., Sep. **4-w.**
Gemüt – Unentschlossen, Schwierigkeiten, Entscheidungen zu treffen (232), 2-w.	Aster., Aur., Aur-m-n., Aur-s., Beryl-m., Bry., Caust., Chord-umb., Coloc., Crot-c., Hyos., Kali-br., Kali-c., Lac-c., Lac-d., Lac-h., Lith-c., Lith-m., Mag-m., Mur-ac., Musca-d., Nat-c., Nat-sil., Nit-ac., Oxyg., Sacch., Sacch-a., Staph., Syph. **1-w.**, Carc., Naja, Nat-m., Puls., Sep. **2-w.**, Ign., Lach. **3-w.**
Gemüt – Wille – Willensschwäche (67), 1-w.	Am-m., Ambr., Aster., Aur-m-n., Bry., Carc., Caust., Coloc., Ign., Kali-c., Nat-c., Nat-m., Nat-sil., Puls., Staph. **1-w.**, Lach. **2-w.**
Extremitäten – Zittern – Hände (184), 1-w.	Aur-m., Borx., Elaps, Kali-br., Lac-d., Lac-f., Mag-c., Mag-m., Nat-ar., Nat-c., Nat-s., Nat-sil., Ph-ac., Sacch-a., Sep., Tritic-vg., Vanil. **1-w.**, Crot-c., Hyos., Ign., Kali-c., Lac-c., Lach., Puls. **2-w.**, Caust., Nat-m., Nit-ac. **3-w.**
Allgemeines – Koitus – nach – agg. (75), **2-w.**	Ambr., Borx., Lac-c., Kali-sil., Mag-m., Nat-m., Nat-sil. **1-w.**, Nat-c., Nat-p., Nit-ac., Ph-ac., Staph. **2-w.**, Kali-c., Sep. **3-w.**

7.4.1 Körperliche Symptome

Auf körperlicher Ebene besteht eine ausgeprägte Schlappheit und Schwäche: Kalium-silicatum-Menschen haben ständig das Verlangen sich hinzulegen, auszuruhen, da sie sich häufig zu viel Arbeit aufladen und sich überanstrengen. Wenn man sie lässt, sitzen sie oft still da und tun nichts. Und wenn sie etwas tun, dann beschäftigen sie sich mit ernsthaften, vernünftigen und rational erklärbaren Dingen.

Es geht ihnen schlechter durch Bewegung. Auch sind sie sehr verfroren: kaltes Wetter und Zugluft bekommen ihnen gar nicht. Im Sommer geht es ihnen deutlich besser. Auch vertragen sie weder kalte Getränke noch kalte Speisen. Milch und fette Nahrungsmittel verursachen ebenfalls Beschwerden. Ihre Schmerzen sind stechend, brennend oder drückend. Die körperlichen Schwachstellen des Kalium-silicatum-Patienten sind Drüsen, Schleimhäute, Kreislaufsystem und Haut. Sie neigen zu vermehrten Schleimabsonderungen mit dickem, gelbem, übel riechendem Sekret, das sich schwer ablösen lässt, und haben viel Durst. Wie bei allen Kalium- und Silicea-Menschen besteht eine Veranlagung zu einem Tremor der Hände. Auffallend ist der Koitus als Auslöser, z. B. von Schwäche, Kopfschmerzen oder Reizbarkeit. Entsprechend ihrer Veranlagung haben Kalium-silicatum-Menschen oft realistische Träume, beispielsweise von kurz zurückliegenden Ereignissen, von der Familie oder Freunden, von Verstorbenen oder auch von erfolglosen Anstrengungen. Häufig kommt es bei Kalium-silicatum-Menschen zu Wortfindungsstörungen oder sie verwenden die falschen Worte.

Typisch Kalium silicatum

Rigide regelkonforme Familienmenschen, die sich schwer entscheiden können und großen Wert auf die Meinung anderer legen. Sie laden sich zu viel auf und leiden an den Folgen permanenter Überforderung.

Thema: Kummer durch die Folgen von Vernachlässigung

7.5 Causticum (Ätzkalk) – Caust.

Der Ätzkalk (▶ **Abb. 7.2**) ist eine Substanz, die der Chemiker Samuel Hahnemann selbst hergestellt hat. Sie enthält u. a. Kaliumhydroxid (Kalilauge) und wird daher zu den „Kalis“ gezählt. Dem schließt sich auch Sankaran an, wenn er schreibt, Causticum gehöre zur Kalium-Gruppe. ([36], S. 63) Das zentrale Anliegen des Causticum-Menschen ist es, die Verantwortung für die Familie oder die (Bezugs-)Gruppe zu übernehmen und gegen potenzielle Angreifer oder Feinde zu verteidigen. Wird ein Mitglied der Gruppe bedroht, so fühlt sich Causticum selbst angegriffen und holt zum Gegenangriff aus. Das Motto des Causticum-Menschen lautet: Einer für alle, alle für einen. Eine ähnliche Haltung kennen wir von den Säugetieren, mit dem Unterschied, dass es sich dabei um tierische Arzneimittel mit den entsprechenden Themen handelt (s. Arzneimittel aus dem Tierreich, Kap. 22).

Die beiden wichtigsten Empfindungen von Causticum sind: *„ängstlich um andere besorgt“* und *„Angst, dass etwas Schlimmes passieren könnte.“* ([36], S. 63) Diese antizipatorische Angst und Erwartungsspannung ist typisch für Causticum, dessen Kummer untrennbar mit der Sorge um andere verbunden ist. Eine denkbare Indikation für Causticum wäre eine alleinerziehende Mutter, die in ständiger Sorge um ihre Kinder ist, sobald diese das Haus verlassen haben. Sie läuft unruhig im Zimmer auf und ab, malt sich aus, was alles Schreckliches passieren könnte, und kommt erst zur Ruhe, wenn alle wieder gesund und unbeschadet an den heimischen Herd zurückgekehrt sind.

Ein weiteres großes Thema von Causticum ist die Gerechtigkeit. Der große Unterschied zu den Kalium-Verbindungen ist, dass es Causticum um die Gerechtigkeit per se geht, ohne den dogmatischen Unterbau aus Gesetzen, Regeln und Normen. Causticum ist der Anarchist, der im rechtsfreien Raum um die gerechte Sache kämpft – aus purem Idealismus. Ohne zu zögern ergreift er die Partei des Schwächeren und setzt sich für ihn ein. Er kann dabei eigensinnig und starrköpfig, fast schon fanatisch sein, selten handelt er unbesonnen, überstürzt oder unüberlegt.

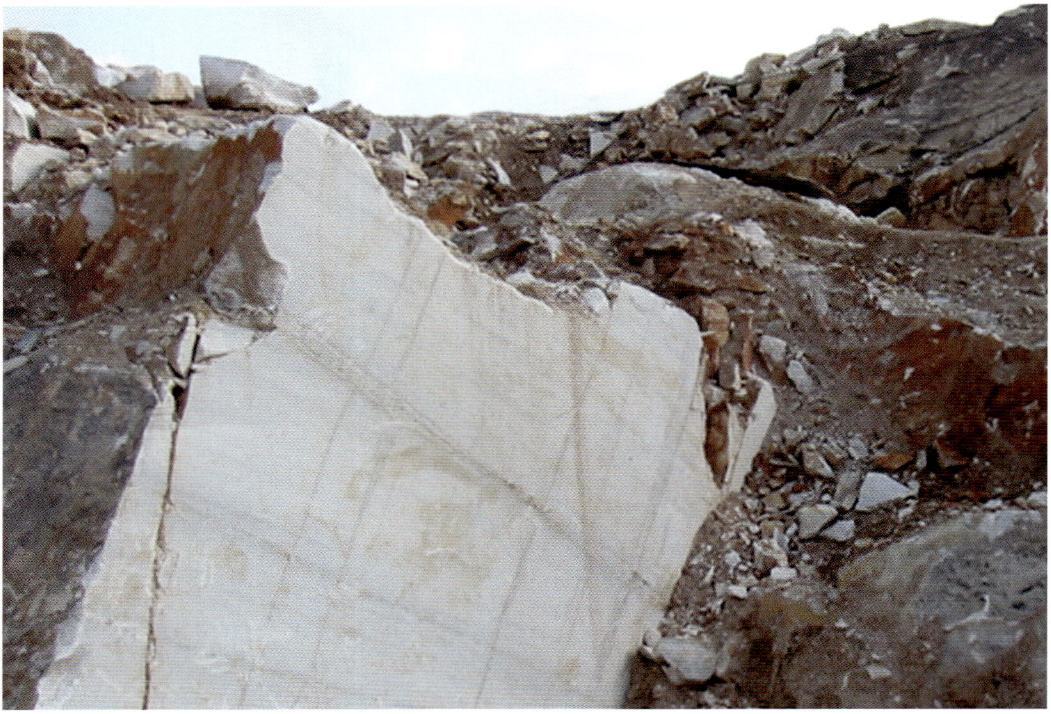

▶ **Abb. 7.2** Causticum. (Steinzeit-Berlin, Berlin)

Causticum-Menschen reagieren empfindlich auf Autoritäten. Sie lassen sich nicht gerne die Fäden aus der Hand nehmen. Man findet sie daher selten in subordinierten Positionen. Causticum ist der Anführer, der andere inspiriert und leitet. Auch in Beziehungen nehmen diese Menschen den dominanten Part ein und neigen dazu, anderen ihren Willen aufzuzwingen. Die holländische Ärztin und Homöopathin Annette Sneevliet schreibt dazu: *„Causticum hat sehr klare Ideen in Bezug auf das, was gut ist und was nicht, und wird diese mit lauter Stimme kundtun. Für sie sind Dinge entweder schwarz oder weiß. Es ist für Causticum sehr schwierig, Kompromisse zu schließen. Man trifft sie selten in einer politischen Partei mit gemäßigter Einstellung. (…) Die Ideale von Causticum sind immer mit großer Macht und Durchhaltevermögen verbunden. Sie strahlen Selbstbewusstsein aus und bewundern Menschen, die stark erscheinen. Sie sind ehrgeizig und wollen sich eine erfolgreiche Karriere aufbauen. Causticum hat die Tendenz, alles zu übertreiben, wird schnell emotional und dramatisiert Kleinigkeiten."* ([53], S. 464) Darunter liegt die tief empfundene Angst und Verletzlichkeit der Causticum-Menschen: *„Viele ihrer Überlebensstrategien, wie etwa Herrschsucht, sind Methoden, um ihre irrationalen Angstgefühle zu beherrschen."* ([53], S. 464)

► **Tab. 7.4** Entsprechende Rubriken von Causticum.

Rubrik	Arzneimittel
Gemüt – Anarchist (8), 2-w.	Kali-c., Sep., Staph. **1-w.**
Gemüt – Angst – Zukunft; in Bezug auf die (200), **2-w.**	Aster., Aur., Beryl-m., Carc., Choc., Hura, Kali-br., Lith-c., Lith-m., Mag-c., Nat-ar., Nat-p., Nat-s., Nat-sil., Oxyg., Vanil. **1-w.**, Aur-m-n., Aur-s., Lach., Mur-ac., Nat-c., Nat-m., Nit-ac., Ph-ac., Puls., Sep., Staph., Tritic-vg. **2-w.**, Bry. **4-w.**
Gemüt – Beachtung; schenkt allgemeinen Regeln keine (14), 2-w.	Kali-c., Nat-c., Ph-ac. **1-w.**, Sep. **2-w.**
Gemüt – Beschwerden durch – Erwartungsspannung (94), **2-w.**	Ambr., Aur-s., Bry., Kali-br., Lach., Mur-ac., Naja, Nat-m., Sep., Staph., Tritic-vg. **1-w.**, Aur-m-n., Elaps, Lac-c., Nat-c., Ph-ac. **2-w.**, Carc., Ign., Puls. **3-w.**
Gemüt – Beschwerden durch Kummer (94), **3-w.**	Anthraci., Aur-s., Carc., Elaps, Kali-c., Kali-p., Mag-c., Naja, Nat-c., Nat-p., Nat-s., Nit-ac., Tritic-vg. **1-w.**, Acet-ac., Aur-m-n., Bry., Coloc., Hura, Hyos., Kali-br., Puls., Sep. **2-w.**, Ambr., Aur., Lach., Ph-ac., Staph., Vanil. **3-w.**, Ign., Nat-m. **4-w.**
Gemüt – Beschwerden durch – Liebe; enttäuschte (57), **2-w.**	Carc., Kali-c., Nat-p., Sacch., Sep. **1-w.**, Aur-m-n., Aur-s., Lach., Nat-sil. **2-w.**, Aur., Hyos., Ph-ac., Staph. **3-w.**, Ign., Nat-m. **4-w.**
Gemüt – Entschlossenheit (25), **2-w.**	Aur., Nat-c., Lach., Nit-ac., Vanil. **1-w.**
Gemüt – Furcht – geschehen; etwas werde (136), 3-w.	Acet-ac., Ambr., Aur-m-n., Carc., Choc., Crot-c., Ign., Lac-h., Mag-c., Nat-ar., Nit-ac., Sacch-a., Vanil. **1-w.**, Coloc., Elaps, Kali-br., Lac-c., Nat-m., Nat-p., Ph-ac., Sep., Tritic-vg. **2-w.**
Gemüt – Idealist (8), 3-w.	Ign. **2-w.**
Gemüt – Rebellisch (4), 3-w.	Carc. **2-w.**
Gemüt – Sorgen; voller Sorgen – andere, um (22), **2-w.**	Carc., Crot-c., Lac-mat., Mag-c., Mag-m., Puls., Staph. **1-w.**
Gemüt – Ungerechtigkeit; erträgt keine (63), 3-w.	Am-m., Ambr., Aur., Aur-m-n., Bry., Coloc., Crot-c., Elaps, Mag-c., Mag-m., Naja, Nat-c., Nit-ac., Ph-ac., Sep. **1-w.**, Aur-s., Foll., Ign., Nat-m., Puls. **2-w.**, Carc., Staph. **3-w.**
Gemüt – Weinen – Mitleid mit anderen, Mitgefühl für andere; durch (18), **1-w.**	Carc., Nat-sil., Nit-ac., Puls., Sacch-a., Sep., Tritic-vg. **1-w.**, Vanil. **2-w.**
Blase – Urinieren – unwillkürlich (246), 3-w.	Acet-ac., Am-m., Aur-m., Aur-s., Borx., Carc., Coloc., Kali-br., Lac-d., Mag-c., Mag-m., Nat-p., Nat-s., Nat-sil., Syph., Tritic-vg. **1-w.**, Bry., Hyos., Ign., Lac-c., Lach., Mur-ac., Nat-ar., Nat-c., Nit-ac., Ph-ac. **2-w.**, Nat-m., Puls., Sep., Staph. **3-w.**
Blase – Urinieren – unbewusst, Harnröhre ist gefühllos (22), **3-w.**	Kali-br., Mur-ac., Tritic-vg. **1-w.**
Allgemeines – Speisen und Getränke – Süßigkeiten – Abneigung (84), **2-w.**	Carc., Choc., Crot-c., Hyos., Ign., Lac-c., Lac-h., Mag-m., Nat-m., Nat-sil., Nit-ac., Ph-ac., Puls., Sacch., Sacch-a., Tritic-vg. **1-w.**

7.5.1 Körperliche Symptome

Causticum ist ein tief wirkendes Mittel für chronische Zustände, die sich langsam, aber stetig entwickeln und die unbehandelt mit körperlich-seelischem Verfall enden. Paralyse mit Lähmungserscheinungen unterschiedlichster Organsysteme stehen im Zentrum des Arzneimittelbildes, beispielsweise mit unfreiwilliger Harnentleerung, ohne dass der Betreffende etwas davon merkt. Causticum ist ein wichtiges Mittel bei Blaseninkontinenz durch Husten, Niesen, Lachen sowie bei Kindern im ersten Schlaf. Häufig kommt es zur Muskelerschlaffung sowie zu Kontraktionen von Muskeln und Sehnen. Das Nervensystem von Causticum ist so empfindlich, dass die Betroffenen bereits beim geringsten Geräusch erschrecken und zusammenfahren, z. B. beim Einschlafen. Erregung oder Zorn machen sich mitunter durch Stottern bemerkbar. Der Aufenthalt in trockenem kaltem Wind kann zur Gesichtslähmung führen. Auch die Erschöpfung und Mattigkeit des Causticum-Menschen ist lähmungsartig. Lang anhaltender Kummer, so James Tyler Kent, mündet in psychische oder andere Störungen wie z. B. rheumatische Beschwerden. Unterdrückte Hautausschläge können eine tiefe Hoffnungslosigkeit und Verzweiflung zur Folge haben. ([14], Bd. 2, S. 98) Mittelweisend sind auch hornige Warzen, vornehmlich um die Fingernägel, aber auch im Gesicht, auf den Lidern und auf der Nasenspitze. Causticum ist ein frostiges Mittel mit Unverträglichkeit von kalter, trockener Witterung, feuchtes Klima dagegen bessert. Die Schmerzen von Causticum sind meist brennend, mit dem Gefühl von rohem Fleisch. Sie werden als roh und wundmachend beschrieben. Der Causticum-Husten ist trocken und geht oft mit morgendlicher Heiserkeit einher. Typisch ist das Gefühl, nicht tief genug husten zu können, um den zähen Schleim hervorzubringen. Ein Schluck kaltes Wasser durchbricht auch heftige Hustenanfälle. Meist haben Causticum-Menschen eine Abneigung gegen Süßigkeiten und ein Verlangen nach deftigen Speisen, z. B. nach Geräuchertem.

Typisch Causticum

Idealistische, rebellische Menschen, die sich nicht unterordnen wollen und ihr ganzes Leben für die gerechte Sache eintreten. Die Vorahnung schlimmer Ereignisse ist ihr ständiger Begleiter.

Thema: Kummer aus Angst und Sorge, dass Familienangehörigen oder Freunden etwas Schlimmes zustoßen könnte

8 Lanthanide

8.1 Allgemeines

Die Lanthanide oder Lanthanoide, wie sie jetzt heißen – irrtümlich „Seltene Erden" (die korrekte deutsche Bezeichnung lautet: Seltenerdmetalle oder Seltene Erdelemente) genannt –, sind ganz und gar nicht selten, man findet sie in zahlreichen Ländern und Kontinenten, v.a. aber in China und Australien. Und sie sind verbreiteter als Gold und Platin. Viel treffender ist die Bezeichnung, die Jan Scholten für diese optisch eher unscheinbaren Elemente gefunden hat: Geheime Lanthanide. Der Begriff kommt aus dem Griechischen und bedeutet „verborgen sein". Der Grund für diese Bezeichnung liegt darin begründet, dass die weichen, silbrigweißen Erdmetalle nie in Reinform vorkommen, sondern stets versteckt in der Erde oder im Gestein. Zudem findet man immer nur kleine Mengen eines bestimmten Elements, häufig in Kombination mit anderen Seltenerdmetallen. Auch im Periodensystem waren die Lanthanide bis vor einiger Zeit noch nicht präsent. Entdeckt wurden sie zwischen Ende des 18. und Mitte des 20. Jahrhunderts. In der modernen Technik dienen die „Seltenen Erden" u.a. zur Herstellung von Solarzellen, Dauermagneten für Windkraftanlagen, LEDs und Lasern. Jan Scholten hat sie zu Beginn des dritten Jahrtausends in die Homöopathie eingeführt. Seither spielen sie eine zunehmend wichtige Rolle in den Praxen klassischer Homöopathen, beispielsweise zur Behandlung von Autoimmunerkrankungen. Leider fanden sie bislang keinen Einzug im Radar [28] oder Synthesis, weshalb Lanthanide nicht mittels Repertorisation gefunden werden können. Auch hier führen sie ein verborgenes, geheimes Dasein. Nur Eingeweihte kennen und schätzen ihre Einsatzmöglichkeiten in der Homöopathie.

Wissenswertes über den Abbau „Seltener Erden"

Der Abbau „Seltener Erden" erfolgt über Säuren, mit denen sie aus den Bohrlöchern gewaschen werden. Der dabei vergiftete Schlamm bleibt zurück. Überdies fallen große Mengen an Rückständen an, die giftige Abfälle enthalten (Thorium, Uran, Schwermetalle, Säuren, Fluoride). Der Schlamm wird anschließend in künstlichen Teichen gelagert, die insbesondere in China aufgrund fehlender Umweltauflagen keinesfalls sicher sind. Neben der Gefahr für das Grundwasser besteht ein permanentes Risiko bezüglich des potenziellen Austretens von Radioaktivität, da viele „Seltene Erden" radioaktive Substanzen enthalten [16].

Thematisch gehören die Lanthanide zur Gold-Serie, sprich zur sechsten Reihe des Periodensystems. Hier geht es um gesellschaftliche Verantwortung und Macht. Das Besondere an den „Seltenen Erden" ist, dass alle 15 Elemente aufgrund ihres chemischen Verhaltens dem dritten Stadium der Gold-Serie zuzuordnen sind, wobei Lanthanum, das erste Element, in der Entwicklung noch ganz am Anfang steht und Lutetium, das letzte, schon recht weit fortgeschritten ist. Zwar besitzen alle Lanthanide drei Elektronen auf der Außenschale (wie alle Elemente in Stadium 3), jedoch unterscheiden sie sich bezüglich ihres Gewichts, was damit zu tun hat, dass sie von links nach rechts vermehrt die Innenschalen mit Elektronen auffüllen, woraus sich dann eine wachsende Anzahl an Protonen und Neutronen ergibt. Dabei ist Lanthanum das leichteste Element, steht also ganz links. Samarium ist bereits um einiges schwerer und befindet sich in der Mitte. Lutetium als das schwerste Seltenerdmetall steht ganz rechts. Dennoch haben alle Lanthanide mit den spezifischen Themen und Fragestellungen der dritten Spalte (Stadium 3) zu tun, als da sind: Zweifel an den eigenen Fähigkeiten, Entscheidungsschwäche, Suchen, Zögern, Verwirrung und Unklarheit. Konkret geht es bei „Lanthanum & Co." um Freiheit und Unabhängigkeit, Verantwortung, die Suche nach sich selbst und dem eigenen Weg. Macht über andere und Führungsansprüche sind kein Lanthaniden-Thema, dazu kommt es erst jenseits der dritten Spalte. Auch scheuen Lanthaniden-Persönlichkeiten das Rampenlicht, sie agieren eher im Verborgenen. Dabei verfügen sie über ausgeprägte intellektuelle Fähigkeiten, besitzen ein hohes Konzentrationsvermögen, sind neugierig und aufmerksam. Banalitäten, oberflächliches Verhalten oder seichte Unterhaltungen sind ihnen verhasst. Insgesamt streben Lanthaniden-Menschen nach Wissen und Erkenntnis, auch weisen sie ein hohes Maß an Selbstkontrolle auf und sind bestrebt, der Gesellschaft sinnvoll zu dienen. Ähnlichkeiten bestehen u. a. zu den Vogelmitteln: Auch die Vögel streben nach Freiheit und Autonomie, haben aber im Unterschied zu den „Seltenen Erden" einen mehr oder weniger stark ausgeprägten „Familiensinn" und weisen die spezifischen Themen des Tierreichs auf (s. Arzneimittel aus dem Tierreich, Kap. 22 und Vögel, Kap. 27).

Lanthanide in aufsteigender Reihenfolge:

- Lanthanum
- Cerium
- Praseodymium
- Neodymium
- Promethium
- Samarium
- Europium
- Gadolinum
- Terbium
- Dysprosium
- Holmium
- Erbium
- Thulium
- Ytterbium
- Lutetium

8.2 Erbium metallicum – Erb.

Erbium wurde 1843 entdeckt, allerdings handelte es sich damals um eine Mischung mit Scandium, Holmium, Thulium und Ytterbium. Reines Erbiumoxid ist erst seit 1905 verfügbar.

Nach Entfernung der Begleitstoffe wird das Oxid unter Einwirkung von Fluorwasserstoff zu Erbiumfluorid umgesetzt. Anschließend wird es mit Kalzium unter Bildung von Kalziumfluorid zu Erbium metallicum reduziert, wobei verbleibende Kalziumreste und sonstige Verunreinigungen abgetrennt werden.

In der Reihe der Lanthanide steht Erbium an zwölfter Stelle, damit ist es in der Entwicklung bezüglich der Themen der dritten Spalte schon recht weit fortgeschritten, hat aber den Entwicklungsstand von Stadium 4 noch nicht erreicht. Es herrschen immer noch Zweifel und Unentschlossenheit vor.

Wenn ein Erbium-Patient in die homöopathische Praxis kommt, fällt zunächst sein distanziertes, zurückhaltendes Verhalten auf. Er wirkt gleichgültig, so als hätte er sich *„aus dem Leben zurückgezogen"* und würde *„abseits stehen"* ([43], S. 357), wäre nicht von dieser Welt. Tatsächlich handelt es sich um einen sehr empfindsamen, empathischen Menschen, der von Angst, großer Traurigkeit und Verzweiflung geplagt ist. Das, was auf den ersten Blick wie Desinteresse und Teilnahmslosigkeit aussieht, ist in Wirklichkeit Resignation. Erbium-Persönlichkeiten neigen dazu, ihre Emotionen auszublenden und komplett wegzusperren. Sie tun so, als hätten sie keine Gefühle. Und es fällt ihnen schwer, eine Verbindung zu ihrem Inneren herzustellen. In Bezug auf sich selbst sind sie verschlossen – machen „die Schotten dicht" und nehmen eine stoische Haltung ein. Dabei denken sie viel über sich nach, haben einen Hang zu tiefgründigen Überlegungen und philosophieren gern über sich und die Welt.

Bei den Erbium-Persönlichkeiten dreht sich alles um das eigene Ich, allerdings in einem höheren, spirituellen Sinne, und nicht wie bei den Mitteln der dritten Reihe um basale Fragen des Überlebens und des gegenseitigen Austauschs. Ihre persönliche Entwicklung befindet sich auf einem höheren Niveau. Sie wissen, wer sie sind, haben in der Regel Vertrauen in die eigenen Fähigkeiten. Was diese Menschen zutiefst beschäftigt und umtreibt, ist die Frage nach dem Sinn des Lebens sowie nach ihrer eigentlichen Bestimmung und den Aufgaben, die sie in der Gesellschaft zu erfüllen haben. Ihr Ziel ist es, den Dingen auf die Spur zu kommen, innere Zusammenhänge zu verstehen und aufzudecken. Dabei haben sie oft das Gefühl, nicht in die Welt zu kommen, anders zu sein als ihre Mitmenschen. Eine Patientin, deren Heilmittel eine Erbium-Verbindung ist, beschreibt ihr Erleben folgendermaßen: *„Zwischen mir und den anderen ist eine Barriere, ein Ozean. Ich bin nicht da, wo sie sind. Es ist eine Mauer – ich kann hinausblicken, aber sie können nicht hineinblicken."* ([4], S. 59)

Aufgrund dieser erlebten Andersartigkeit gehen Erbium-metallicum-Menschen in die „innere Immigration“ und werden mitunter zu introvertierten Außenseitern. Trotzdem sind sie äußerst feinfühlig und setzen sich für andere ein. Das kann so weit gehen, dass sie sich und ihr eigenes Wohl vernachlässigen und sich nur noch um ihre Mitmenschen kümmern, z. B. als Therapeut oder Mutter.

In der Regel sind Erbium-Persönlichkeiten wie alle Lanthanide wissbegierig, sehr intelligent und eher intellektuell veranlagt. Die Causa für ihren Kummer und ihre Verzweiflung sind der mangelnde Einfluss und die fehlende Kontrolle über sich selbst. Sie können keinen Kontakt zu ihrer Innenwelt herstellen, fühlen sich als bloße Hülle ihrer selbst. Daraus resultierend ziehen sie sich aus der realen Welt zurück und empfinden eine unglaubliche Leere. Sie fühlen sich verlassen, komplett auf sich gestellt und haben den Eindruck, sie hätten keine Zukunft. Das Schlimme ist die Machtlosigkeit, die sie dabei empfinden. Andere Menschen können sie weder erreichen noch trösten oder gar ermutigen. *„Sie haben ein Gefühl düsterer Schwermut, als ob etwas Furchtbares droht, wissen aber nicht, was es ist. Es ist schwer zu ertragen, doch sie können nichts dagegen tun, weil sie nicht wissen, was es ist. Es kann sich anfühlen, als trügen sie – so wie Atlas – die Last der ganzen Welt auf ihren Schultern, ohne jede Fluchtmöglichkeit. Sie müssen diese enorme innere Spannung aushalten, ohne etwas daran ändern zu können.“* ([43], S. 357f.)

Jan Scholten schildert den Fall eines 45-jährigen Mannes, der wegen extremer Müdigkeit und Schwermut in die Praxis kommt. Er ist unsicher im Kontakt mit anderen Menschen, fühlt sich weder wahrgenommen noch anerkannt und hat den Eindruck, nicht dazuzugehören. Seine Eltern, so der Mann, hätten ihm nie genug Zeit und Aufmerksamkeit gewidmet, einmal wären sie sogar ohne ihn losgefahren und hätten erst nach einer Weile gemerkt, dass er nicht im Auto saß. Er hat Probleme mit den eigenen Gefühlen – kann nicht recht damit umgehen: *„Wenn ihn etwas emotional berührt, so legt er diese Gefühle in einem Gefühlsschrank ab, wo sie dann für immer liegen bleiben.“* ([43], S. 362) Insgesamt ist er lieber allein. Auch kann er es nicht leiden, wenn ihm jemand sagt, was er tun oder lassen soll und er hat eine Abneigung gegen Autoritäten. Sein Verhalten ist distanziert und zurückhaltend. Wie alle Lanthanide hat er einen Hang zum Philosophieren.

In einem weiteren Fall von Erbium metallicum geht es um einen schwermütigen elfjährigen Jungen, der all seine Lebensfreude verloren hat. Er ist ruhig, verschlossen und kann sich gut alleine beschäftigen. Der Junge lebt in seiner eigenen Welt, bleibt gerne für sich. Er ist aufgeweckt, neugierig und wissbegierig, will wissen, wie die Dinge zusammenhängen und hat ein Problem mit Autoritäten und festen Regeln. Allerdings entwickelt er wenig Eigeninitiative, muss ermuntert und angespornt werden. Er braucht viel Schlaf. ([43], S. 360f.)

Wie bei allen Lanthaniden, so beziehen sich auch bei Erbium die typischen Themen der Gold-Serie wie Macht und Verantwortung auf die eigene Person. Es geht den Betreffenden darum, Macht und Kontrolle über sich selbst zu haben. Sie lehnen es ab, von anderen dominiert zu werden, wollen frei und unabhängig sein. Interessanterweise kann sich diese Haltung von der Mutter auf das Kind übertragen, so in dem Fall eines 25-jährigen heroinsüchtigen Mannes, der ebenfalls ruhig und introvertiert ist. Auch er fühlt sich als Außenseiter und hat großes Mitgefühl für andere Kreaturen. Er ist intelligent und tiefgründig. Seine Geburt bezeichnet er als schwierig. Das Klinikpersonal verabreichte seiner Mutter Medikamente, die sie ruhigstellten. *„Sie verlor ihre Kraft und fühlte sich außer Kontrolle, weil man ihr diese genommen hatte.“* ([43], S. 363) Das ist die typische Empfindung eines Menschen, dessen Heilmittel aus den Reihen der Lanthanide stammt.

8.2.1 Körperliche Symptome

Erbium-Menschen brauchen viel Schlaf. Sie neigen zu migräneartigen Kopfschmerzen und zu Autoimmunerkrankungen wie Morbus Basedow, Hashimoto, Colitis ulcerosa, Morbus Crohn sowie zu Allergien aller Art. Auch Lebererkrankungen und Gerinnungsstörungen gehören zum Arzneimittelbild.

Typisch Erbium metallicum
Wirken gleichgültig und distanziert, als seien sie nicht von dieser Welt. Intellektuelle, empathische Menschen, denen es um Freiheit und Autonomie geht. Kontrolle und Macht über sich selbst sind ihnen äußerst wichtig. Abneigung gegen Autoritäten, Regeln und Gesetze.
Thema: Kummer und Verzweiflung, weil sie die Kontrolle über sich selbst verloren haben und nichts dagegen tun können

8.3
Thulium metallicum – Thul.

Thulium ist neben Promethium das seltenste Lanthanoid und dennoch kommt es häufiger vor als Jod oder Silber. Nach aufwendiger Abtrennung der Begleitstoffe wird das Oxid mit Lanthan zu Thulium metallicum reduziert. Industriell spielt Thulium außer zur Herstellung von Fernsehgeräten keine wichtige Rolle. In die Klassische Homöopathie wurde auch diese „Seltene Erde" durch Jan Scholten eingeführt.

Thulium folgt Erbium direkt auf dem Fuß und steht an Platz 13, ist also das drittletzte Lanthanoid. Es ist um einiges schwerer und hoffnungsloser als Erbium. *„Thulium ist düster und finster wie die Nacht des Nordens. Sie [die Betroffenen, Anm. d. Verf.] haben das Licht … verloren … Sie haben einen Ernst und eine Schwere um sich, die tiefer geht als bei den anderen Lanthaniden. Alles hat seine Leichtigkeit verloren. Sie halten sich persönlich für schlecht und böse, ein Gemütszustand, der bei keinem anderen Mittel so ausgeprägt ist."* ([43], S. 379)

Wie bei den anderen Lanthaniden stehen auch hier der Verlust von Selbstkontrolle und Autonomie im Vordergrund. Einerseits fürchten die Betroffenen, ihre Unabhängigkeit zu verlieren, was eine Katastrophe für sie wäre, andererseits wissen sie genau, dass ihnen nichts anderes übrig bleibt, als ihre Autonomie aufzugeben. Dieser Bereich entzieht sich komplett ihrer Kontrolle, er ist gewissermaßen ihre „Achillesferse". Damit verbunden ist das Empfinden, keinen freien Willen mehr zu haben, welches einhergeht *„mit dem Gefühl des Selbst, also eine unabhängige, frei handelnde Persönlichkeit zu sein. Sie fühlen, dass sie sich selbst, ihr Selbst, verloren haben."* ([43], S. 379) Daraus resultiert besagtes Erleben von Thulium, böse und schlecht zu sein. Die Betroffenen bilden sich ein, sie seien verkehrt, etwas stimme nicht mit ihnen. Dabei lassen sie sich gerne zum Sündenbock abstempeln und laden die Last vergangener Generationen auf ihre Schultern. Sie haben Angst vor der Dunkelheit, stellvertretend für alles Schlechte, Böse und Finstere, entwickeln düstere Visionen von der Hölle, von Teufeln, Hexen und Geistern, die sich auch in ihren Träumen niederschlagen. Mitunter haben sie das Gefühl, durch die Hölle zu gehen, fürchten sich vor der kompletten Auflösung, dem „schwarzen Loch", davor, ins Nichts zu fallen – in das Loch hineingezogen zu werden. *„Ein charakteristisches Thema im Traum ist das endlose Fallen in eine Finsternis, ohne dass sie etwas dagegen tun können und ohne zu sehen, wo sie sind."* ([43], S. 381)

Da sie sich für verdammt halten, sind sie davon überzeugt, alle Anstrengungen, ihr Seelenheil doch noch zu retten, seien vergebens. Damit ist Thulium ein durch und durch syphilitisches Mittel. Es besteht keine Hoffnung auf Erlösung. Dazu passt auch die selbstzerstörerische, fatalistische Komponente dieses Mittels: *„Wenn sie sowieso verloren sind, wen kümmert es dann? Sie können mit Alkohol, Drogen und Sex bis ins Extrem gehen und sehr gewalttätig werden, vor allem wenn sie kritisiert oder in ihre Grenzen gewiesen werden. Es ist ihnen egal. Sie haben sich selbst und ihr Seelenheil verloren und es gibt nichts mehr, was sie aufhalten könnte. Sie wissen nicht mehr, wer sie sind."* ([43], S. 380) Dabei tragen Thulium-metallicum-Menschen viel Hass in sich: Hass und Verachtung gegen sich selbst, weil sie es nicht verhindern konnten, ihre Autonomie zu verlieren und Hass gegen diejenigen, die ihnen das angetan haben, ihre persönliche Freiheit mit Füßen getreten haben. Das alles quält sie so sehr, dass sie gewalttätig und sehr verletzend gegen andere werden können – streng nach dem Motto: *„Warum sollten sie ihren inneren Aufruhr verbergen, wenn sie sowieso schlechte Menschen sind?"* ([43], S. 380) Thulium-metallicum-Menschen sind Fatalisten und Nihilisten, sie glauben nicht an die Möglichkeit einer Erlösung, leben in der Vorstellung, allein gegen den Rest der Welt agieren zu müssen. Ihre zentrale Wahnidee lautet: *„Ich darf nicht sein, wer ich bin, ich bin schmutzig und schlecht."* ([43], S. 383) Jan Scholten gibt den Fall eines zwölfjährigen Jungen wieder, dessen Vorstellungen geprägt sind von düsteren Gestalten. Er fürchtet sich vor Geistern, dem Sensenmann, der Dunkelheit, vor Spinnen und Friedhöfen. Unwillkürlich fühlt man sich an Stramonium erinnert oder an Crotalus cascavella. Mittelweisend ist allerdings die intellektuelle Herangehensweise dieses empfindsamen Jungen: Er beschäftigt sich intensiv mit dem Thema Tod und stellt viele Fragen dazu. Er möchte alles ganz genau wissen. Dabei hat er Angst vor dem Sterben und befürchtet, dass danach nichts mehr kommt. Der Junge ist sehr intelligent, aber dennoch sind seine Noten mittelmäßig. Er hasst die Institution Schule und verabscheut Hausaufgaben: *„Schule ist für ihn wie ein Gefängnis."* ([43], S. 383)

In einem anderen Fall, in dem Thulium oxidatum verordnet wurde, geht es um eine Frau, die sich mit unhaltbaren Vorwürfen vonseiten ihrer Schwester auseinandersetzen muss. Sie spricht von einem *„schwarzen Loch"* ([11], S. 69), davon, dass ihr bisheriges Leben vollkommen ausgelöscht ist und sie sagt wörtlich: *„Meine Welt ist zusammengebrochen, nichts stimmt mehr, mir wurde alles genommen"* ([11], S. 69). Als besonders schlimm erlebt sie das Gefühl, nichts gegen die Anschuldigungen der Schwester unternehmen zu können, machtlos zu sein.

8.3.1 Körperliche Symptome

Laut Scholten ist Thulium angezeigt bei Immunschwäche und Zerstörung des Immunsystems (Aids) sowie bei Autoimmunerkrankungen. Migräneartige Kopfschmerzen, Gerinnungsstörungen, Augenerkrankungen, schwerwiegende Lungen- und Leberleiden sowie Nierenerkrankungen gehören ebenfalls zum Wirkungsspektrum dieser „Seltenen Erde".

Typisch Thulium metallicum
Schweres, düsteres Mittel mit der Wahnidee, hoffnungslos böse und schlecht zu sein. Hass auf sich und andere wegen des Verlusts der eigenen Autonomie. Gefühl, die ganze Welt gegen sich zu haben.
Thema: Kummer aufgrund von Selbstaufgabe mit autoaggressiven Tendenzen

9 Aurum-Verbindungen

9.1 Allgemeines

Aurum befindet sich an der Schnittstelle zwischen der sechsten Reihe des Periodensystems (Gold-Serie) und dem 11. Stadium. Während es bei den Natrium- und Magnesium-Salzen vorrangig um die Beziehung zu anderen Menschen geht – um Versorgung und Fürsorge –, haben die Gold-Verbindungen eine andere Wirkrichtung: Hier dreht sich alles um Verantwortung und Macht bzw. um deren Verlust. Aurum-Patienten haben den Zenit bereits überschritten: Sie haben alles erreicht, was möglich ist, „von nun an geht's bergab", und das spüren sie. Um jeden Preis versuchen sie ihre Position zu erhalten, ihren Machtanspruch gegen potenzielle Konkurrenten zu verteidigen. Aurum ist der König, an dessen Thron gesägt wird.

9.2 Aurum metallicum (Gold) – Aur.

Aurum-metallicum-Menschen sind traurig, depressiv und schwermütig. Sie haben eine negative Einstellung zum Leben, spielen ernsthaft mit dem Gedanken, sich umzubringen, halten sich und ihr Leben für wertlos. *„Wenn Aurum auf suizidale Gedanken kommt, dann hat er damit nicht mehr zu ringen, so wie es bei Natrium sulphuricum der Fall ist. Aurum fällt eine Entscheidung und handelt."* ([36], S. 24) Zugleich bangen Aurum-metallicum-Menschen um ihr Seelenheil. Es handelt sich um ernste, verantwortungsbewusste Personen mit unumstößlichen Prinzipien, denen ihr übertriebenes Pflichtgefühl die Lebensfreude nimmt. Sie machen sich selbst Vorwürfe, sind geplagt von Schuldgefühlen und Gewissensbissen. Dabei leben sie in der Überzeugung, ihnen würde nichts gelingen, alles schlage fehl. Kent schreibt über Aurum, *„dass alle positiven Gefühlsregungen, die für einen gesunden Menschen natürlich sind, bei dieser Arznei abgestorben sind."* ([14], Bd. 1, S. 318)

Wie reines Gold, so möchte auch Aurum immer glänzen. Macht, Geld und geschäftlicher Erfolg sind zentrale Anliegen, allein deren drohender Verlust führt zu Seelenqualen, die der Aurum-Mensch in der Regel mit sich selbst ausmacht. Wie bei Natrium muriaticum sind die Emotionen tief im Inneren vergraben, allerdings fehlt ihnen jeglicher Hoffnungsschimmer: Aurum-metallicum-Persönlichkeiten sind nur negativ und destruktiv, voller Hass auf die Welt und selbstvernichtender Tendenzen.

Aurum ist der Führer, der sich zu viel Verantwortung auflädt. Laut Sankaran spüren Aurum-metallicum-Menschen, *„dass sie Aufgaben vollbringen müssen, die unmöglich sind oder jenseits ihrer Kapazität liegen. Aurum verlangt von sich selbst Fleiß und Verantwortung, Gewissenhaftigkeit und Pflichterfüllung höchsten Grades, hat kompromisslose Prinzipien oder Ziele, die jenseits des Möglichen liegen."* ([40], Bd. 2, S. 963)

Seine inneren Seelenqualen machen den Aurum-metallicum-Menschen zu einem schwierigen, destruktiven Charakter, der zu heftigen Zornausbrüchen neigt, vor allem dann, wenn man ihm widerspricht. Sein Wertekorsett ist eng geschnürt, und er duldet keine Ausnahme – weder bei sich noch bei anderen.

Auch in Beziehungen sind Aurum-metallicum-Menschen sehr verantwortungs- und pflichtbewusst. Sie erwarten die gleiche Loyalität von ihrem Partner. Wird sie ihnen verweigert, dann empfinden sie dies als Demütigung. Sie reagieren zornig und entrüstet, sind voller Trauer und neigen dazu, in eine tiefe Depression mit Suizidgedanken zu verfallen. *„Das Mittel passt bei depressiven Zuständen, wo der Patient still und verschlossen für sich in einer Ecke sitzt, dann aber bei der leisesten Störung in Zorn gerät und sich vollkommen vergisst."* ([14], Bd. 1, S. 319)

Obwohl Aurum-Personen misanthropisch und unleidlich sind, haben sie starke Verlassenheitsängste, fühlen sich abgelehnt und zurückgewiesen, leiden unter den Folgen einer enttäuschten Liebe. Während sie ihren Kummer tagsüber unter Verschluss halten, fließen nachts die Tränen: Aurum ist zweiwertig in der Rubrik *„Gemüt – Weinen – Schlaf; im"* vertreten.

Wenn man sich die Rubriken anschaut, in denen Aurum hochwertig erscheint, so fällt die syphilitische Dimension dieses „schweren" Mittels auf. Das gilt sowohl für den seelischen als auch für den körperlichen Bereich.

▶ **Tab. 9.1** Entsprechende Rubriken von Aurum metallicum.

Rubrik	Arzneimittel
Gemüt – Abscheu – Leben; gegen das (93), 3-w.	Am-m., Carc., Caust., Hyos., Kali-br., Lac-d., Mag-m., Nat-ar., Nat-c., Nat-s., Nat-sil. **1-w.**, Ambr., Aur-m., Aur-m-n., Aur-s., Lach., Nit-ac., Ph-ac., Puls., Sep. **2-w.**, Lac-c., Nat-m., Staph. **3-w.**
Gemüt – Angst – Gewissensangst (124), 4-w.	Am-m., Aster., Aur-s., Bry., Crot-c., Kali-br., Lac-h., Mag-c., Nit-ac., Staph. **1-w.**, Ambr., Aur-m-n., Carc., Caust., Hyos., Ign., Lach., Nat-m., Ph-ac., Puls., Tritic-vg. **2-w.**
Gemüt – Angst – Seelenheil, um das (39) **3-w.**	Aq-mar., Aur-s., Coloc., Hura, Ign., Nat-m., Ph-ac. **1-w.**, Puls., Staph. **2-w.**, Lach. **3-w.**
Gemüt – Beschwerden durch – Ablehnung, Zurückweisung (13), **2-w.**	Carc., Sep. **1-w.**, Aur-s., Caust., Nat-m. **2-w.**, Tritic-vg. **3-w.**
Gemüt – Beschwerden durch – Betrogen werden (13), 3-w.	Lach., Ph-ac., Puls., Sep., Staph. **1-w.**, Nat-m. **3-w.**, Ign. **4-w.**
Gemüt – Beschwerden durch – Enttäuschung (53), **3-w.**	Am-m., Aster., Carc., Caust., Hyos., Plac., Sep. **1-w.**, Aur-m-n., Aur-s., Bry., Coloc., Lach., Tritic-vg. **2-w.**, Ph-ac., Puls., Nat-m. **3-w.**, Ign., Staph. **4-w.**
Gemüt – Beschwerden durch – Geldverlust; durch (14), **2-w.**	Nat-m., Puls. **1-w.**, Ign. **2-w.**
Gemüt – Beschwerden durch – Geschäftlichen Misserfolg; durch (17), 2-w.	Coloc., Ign., Kali-br., Nat-m., Ph-ac., Puls., Sep. **1-w.**, Ambr., Hyos. **2-w.**
Gemüt – Beschwerden durch – Kummer (94), **3-w.**	Anthraci., Aur-s., Carc., Elaps, Kali-c., Kali-p., Mag-c., Naja, Nat-c., Nat-p., Nat-s., Nit-ac., Tritic-vg. **1-w.**, Acet-ac., Aur-m-n., Bry., Coloc., Hura, Hyos., Kali-br., Puls., Sep. **2-w.**, Ambr., Caust., Lach., Ph-ac., Staph., Vanil. **3-w.**, Ign., Nat-m. **4-w.**
Gemüt – Beschwerden durch – Liebe; enttäuschte (57), 3-w.	Carc., Kali-c., Nat-p., Sacch., Sep. **1-w.**, Aur-m-n., Aur-s., Caust., Lach., Nat-sil. **2-w.**, Hyos., Ph-ac., Staph. **3-w.**, Ign., Nat-m. **4-w.**
Gemüt – Brutalität (10), **2-w.**	Nit-ac., Staph. **1-w.**
Gemüt – Diktatorisch (62), 1-w.	Aur-m-n., Carc., Caust., Kali-c., Lac-h., Lach., Puls., Sep., Vanil. **1-w.**, Aur-s. **2-w.**
Gemüt – Furcht – Ablehnung, Zurückweisung; vor (12), **2-w.**	Aur-m-n., Carc., Kali-c., Lac-c., Mag-m. **1-w.**, Ign., Mag-c., Nat-m., Staph. **2-w.**
Gemüt – Furcht – Geschäftlichem Misserfolg, Bankrott; vor (21), 2-w.	Bry., Lac-c., Nat-m. **1-w.**, Kali-c. **2-w.**
Gemüt – Furcht – Herz – Erkrankungen des Herzens; vor (83), 2-w.	Aur-m., Aur-s., Caust., Lac-c., Lach., Nat-ar., Nat-m., Plac., Tritic-vg. **1-w.**
Gemüt – Hass (96), **2-w.**	Ambr., Caust., Colum-p., Crot-c., Cygn-be., Ign., Kali-c., Lac-h., Nat-c., Ph-ac., Puls., Sep., Staph., Tritic-vg. **1-w.**, Aur-m-n., Aur-s., Lac-c., Lach. **2-w.**, Nit-ac. **3-w.**, Nat-m. **4-w.**
Gemüt – Heftig, vehement – Gewalttaten führt; Raserei, die zu (38), **2-w.**	Bry., Crot-c., Hyos., Lach., Nat-c., Nit-ac. **1-w.**, Ign. **2-w.**
Gemüt – Kummer, Trauer – Betrug, Täuschung; durch (12), 3-w.	Lach., Ph-ac., Puls., Sep. **1-w.**, Nat-m. **3-w.**, Ign. **4-w.**
Gemüt – Kummer, Trauer – still (38), **2-w.**	Carc., Crot-c., Nat-sil., Staph. **1-w.**, Am-m., Aq-mar., Aur-m., Aur-m-n., Coloc., Mur-ac., Ph-ac., Puls. **2-w.**, Anthraci., Ign., Nat-m. **3-w.**
Gemüt – Lächeln – niemals (8), 3-w.	Ambr. **1-w.**

► **Tab. 9.1** Fortsetzung.

Rubrik	Arzneimittel
Gemüt – Lebensüberdruss (100), 3-w.	Ambr., Carc., Caust., Lac-f., Lac-h., Mur-ac., Naja, Nat-c., Sep., Staph., Tritic-vg. **1-w.**, Aur-m., Aur-m-n., Lac-d., Nat-m., Nat-s., Nit-ac., Ph-ac., Puls., Vanil. **2-w.**
Gemüt – Menschenfeindlichkeit, Misanthropie (60), **2-w.**	Ign., Kali-c., Lach., Mag-m., Nat-m., Nit-ac., Sep. **1-w.**, Am-m., Ambr., Hyos., Puls. **2-w.**, Nat-c. **3-w.**
Gemüt – Streitsüchtig (222), 3-w.	Ambr., Aster., Aur-s., Borx., Carc., Choc., Chord-umb., Elaps, Lac-h., Mag-c., Mur-ac., Nat-ar., Nat-s., Puls., Sacch., Tritic-vg. **1-w.**, Bry., Caust., Kali-c., Lach., Nat-c., Nat-m., Nat-sil., Nit-ac., Ph-ac., Sep., Staph. **2-w.**, Ign. **3-w.**, Hyos. **4-w.**
Gemüt – Suizidneigung; Neigung zum Selbstmord (196), 4-w.	Ambr., Aq-mar., Aur-m-n., Aur-s., Carc., Crot-c., Lith-c., Lith-m., Musca-d., Naja, Nit-ac., Oxyg., Syph. **1-w.**, Hyos., Ign., Lach., Sep. **2-w.**, Aur-m., Nat-s. **3-w.**
Gemüt – Suizidneigung; Neigung zum Selbstmord – Liebe; aus enttäuschter (6), **2-w.**	Caust., Staph. **1-w.**, Hyos. **2-w.**
Gemüt – Suizidneigung; Neigung zum Selbstmord – stürzt sich – Fenster, aus dem (23), 3-w.	Crot-c., Lach. **1-w.**
Gemüt – Tod – wünscht sich den Tod, möchte sterben (100), **3-w.**	Ambr., Aur-s., Carc., Hura, Lac-d., Lac-h., Nat-c., Nat-s., Puls., Vanil. **1-w.**, Aur-m-n., Caust., Nat-m., Nit-ac., Sep., Staph. **2-w.**, Aur-m., Lac-c. **3-w.**
Gemüt – Traurigkeit – Geschäft; beim Denken an das (6), 2-w.	Syph. **1-w.**, Puls. **2-w.**
Gemüt – Traurigkeit – Liebe; durch enttäuschte (13), **2-w.**	Nat-sil. **1-w.**, Aur-m-n., Aur-s., Hyos., Ph-ac. **2-w.**, Carc., Aur-m., Ign., Nat-m. **3-w.**
Gemüt – Verantwortung – ernst; nimmt seine Verantwortung zu (26), **1-w.**	Aster., Carc., Ign., Kali-c., Mag-m., Nat-ar., Nat-m, Puls. **1-w.**, Nat-s. **2-w.**
Gemüt – Verlassen zu sein – Gefühl (190), **3-w.**	Aq-mar., Carc., Choc., Chord-umb., Cygn-be., Elaps, Hura, Kali-br., Kali-c., Lac-c., Lac-d., Lith-c., Mag-m., Musca-d., Naja, Plac., Sacch., Sep., Tritic-vg., Vanil. **1-w.**, Aur-m-n., Aur-s., Crot-c., Hyos., Ign., Lac-h., Lach., Mag-c., Nat-c., Nat-m. **2-w.**, Nat-sil., Puls. **3-w.**
Gemüt – Wahnideen – fehlschlagen; versagen; alles werde (21), **2-w.**	Aq-mar., Carc., Cygn-be., Lac-c. **1-w.**
Gemüt – Wahnideen – gelingt ihm nichts, er macht alles falsch, es (24), **2-w.**	Naja, Nat-c., Nat-m., Tritic-vg. **1-w.**, Aur-m-n. **2-w.**
Gemüt – Wahnideen – vernachlässigt – Pflichten vernachlässigt; er habe seine (32), 3-w.	Aur-m., Aur-m-n., Aur-s., Crot-c., Hyos., Ign., Kali-br., Naja, Nat-ar., Puls., Staph., Vanil. **1-w.**
Gemüt – Wahnideen – verlassen, aufgegeben worden; er sei (49), **2-w.**	Carc., Crot-c., Cygn-be., Hura, Hyos., Lach., Nat-c., Nat-sil., Tritic-vg. **1-w.**, Aur-m-n., Kali-br. **2-w.**, Mag-c., Puls. **3-w.**
Gemüt – Wahnideen – wertlos; er sei (10) **1-w.**	Nat-ar., Lac-c., Lac-h. **1-w.**
Gemüt – Widerspruch – verträgt keinen Widerspruch (127), 3-w.	Aster., Aur-m., Aur-m-n., Aur-s., Carc., Coloc., Crot-c., Hura, Hyos., Lach., Mur-ac., Nit-ac., Puls., Syph. **1-w.**, Bry., Caust., Nat-c., Nat-m., Staph. **2-w.**, Ign., Lac-h. **3-w.**
Gemüt – Zorn – heftig (110), 4-w.	Ambr., Anthraci., Aur-m-n., Aur-s., Borx., Cygn-be., Elaps, Ign., Lach., Mag-c., Nat-s., Ph-ac., Tritic-vg. **1-w.**, Bry., Caust., Crot-c., Hyos., Kali-c., Nat-m., Sep. **2-w.**, Nit-ac., Staph. **3-w.**

9.2.1 Körperliche Symptome

Die körperliche Schwachstelle der Aurum-metallicum-Patienten ist das Herz-Kreislauf-System. Sie neigen zu arterieller Hypertonie, die man ihnen deutlich ansieht: Ihr Gesicht ist blaurot, Karotiden und Schläfenarterien pulsieren sichtbar. Das Herz klopft heftig. Und so verwundert es nicht, dass diese Menschen Angst vor Herzerkrankungen haben. Angina pectoris, Ischämie, Herzinfarkt und Apoplex gehören zum Mittelbild. Das Herz ist in zweifacher Hinsicht die Schwachstelle dieser düsteren Charaktere: körperlich und seelisch. Aber auch destruktive Erkrankungen wie Krebs oder Knochennekrosen gehören zum Wirkungsbereich von Aurum. Typisch ist die nächtliche Verschlimmerung der Schmerzen: Die Knochen fühlen sich an, als seien sie gebrochen. Musik, frische Luft und Bewegung tun Aurum-metallicum-Menschen gut. Allerdings reagieren sie empfindlich auf Zugluft und müssen ihren Kopf warm einhüllen. Sie haben ein Verlangen nach Alkohol, welcher ihnen aber schadet.

Typisch Aurum metallicum
Lebensverneinende, schwermütige Menschen, deren vorrangiges Interesse dem Erhalt von Macht, Erfolg und Verantwortung gilt. Allein deren drohender Verlust macht sie krank. Verlassenheitsängste mit stillem Kummer und heftigem Zorn durch Widerspruch.
Thema: Kummer aus Furcht vor dem Verlust an Verantwortung und Macht sowie aus Enttäuschung

9.3 Aurum muriaticum (Goldchlorid) – Aur-m.

Aurum muriaticum verbindet die Themen der sechsten Reihe mit denen der dritten (s. Natrium muriaticum, Kap. 5.6). Zusätzlich zu der spezifischen Aurum-Thematik kommt die von Chlor dazu. Letzteres befindet sich im 17. Stadium, d. h., bei beiden Elementen ist der Höhepunkt bereits überschritten, der Verlust steht an (Aurum) oder ist schon recht weit gediehen (Chlor). Während Aurum metallicum eher ein „Männermittel" zu sein scheint, kommt bei Aurum muriaticum die weibliche Komponente hinzu. Scholten spricht vom Konflikt zwischen beruflicher Verantwortung und Muttersein. Seiner Meinung nach ist die Essenz des Mittels: *„Eine Führungsposition haben und eine gute Mutter sein zu müssen."* ([44], S. 749)

Zu den Themen der sechsten Reihe mit Verantwortung, Pflicht, Führung, Macht und Einfluss kommt das Thema der dritten Reihe hinzu: ich und die anderen. Nach Sankaran ist das Hauptgefühl von Muriaticum der Vertrauensverrat, auf den der Betreffende mit Ablehnung, Zurückweisung und Abbruch der Beziehung reagiert. Zu der Furcht, die gesicherte Position oder gesellschaftliche Stellung zu verlieren, und damit die Verantwortung aus der Hand geben zu müssen, kommt die Enttäuschung, dass andere einem den Rang streitig machen.

Der Aurum-muriaticum-Mensch ist enttäuscht, dass andere Personen sich gegen ihn wenden, ihn hintergehen, ihm hinterrücks den „Dolch in den Rücken stoßen" und ihn so zu Fall bringen. Der Kummer von Aurum muriaticum besteht vor allem darin, dass Menschen, denen man einst vertraut hat, mit denen man viele Jahre kollegial zusammengearbeitet hat, einen nun verraten – eiskalt fallen lassen. Aurum muriaticum fühlt sich dadurch so gekränkt, dass er jeglichen Kontakt zu besagten Personen abbricht.

Im Gegensatz zu Aurum metallicum macht sich Aurum muriaticum viele Gedanken um die eigene Gesundheit. Diese Menschen bilden sich ein, jede erdenkliche Krankheit zu haben. Sie grübeln ständig über ihre Beschwerden und werden dadurch zunehmend übellaunig. Pflichtbewusstsein und Perfektionismus sind bei Aurum muriaticum deutlich weniger ausgeprägt als bei Aurum metallicum.

Lebensüberdruss und Suizidneigung sind bei dieser Gold-Verbindung ebenfalls vorhanden, desgleichen die destruktiven, syphilitischen Erkrankungen wie Krebs, Nekrosen, Geschwüre, Fisteln und Fissuren. Sowohl Aurum metallicum als auch Aurum muriaticum zählt Sankaran zum syphilitischen Miasma.

► **Tab. 9.2** Entsprechende Rubriken von Aurum muriaticum.

Rubrik	Arzneimittel
Gemüt – Abscheu – Leben; gegen das (93), **2-w.**	Am-m., Carc., Caust., Hyos., Kali-br., Lac-d., Mag-m., Nat-ar., Nat-c., Nat-s., Nat-sil. **1-w.**, Ambr., Aur-m-n., Aur-s., Lach., Nit-ac., Ph-ac., Puls., Sep. **2-w.**, Aur., Lac-c., Nat-m., Staph. **3-w.**
Gemüt – Angst – Gesundheit; um die – eigene Gesundheit; um die (85), **2-w.**	Acet-ac., Borx., Bry., Carc., Choc., Hyos., Ign., Lac-c., Lac-h., Lach., Mag-m., Nat-ar., Nat-c., Nat-m., Staph. **1-w.**, Kali-br., Kali-c., Kali-sil., Ph-ac., Puls., Sep., Syph. **2-w.**
Gemüt – Beschwerden durch – Kränkung, Demütigung (78), 2-w.	Am-m., Ambr., Aster., Caust., Lac-c., Nit-ac., Plac., Sacch-a., Sep., Vanil. **1-w.**, Aur., Aur-m-n., Bry., Carc., Lach., Mur-ac., Puls., Tritic-vg. **2-w.**, Ign., Nat-m., Ph-ac. **3-w.**, Coloc., Staph. **4-w.**
Gemüt – Beschwerden durch – Missbrauch, Misshandlung; nach (57), **1-w.**	Am-m., Ambr., Aster., Aur., Carc., Caust., Foll., Hura, Lac-f., Lac-mat., Nat-c., Oxyg., Puls. **1-w.**, Hyos., Lac-c., Lach., Naja, Staph. **2-w.**, Ign., Nat-m., Sep. **3-w.**
Gemüt – Bittet nichts; um (21), **2-w.**	Hyos., Puls., Sep. **1-w.**, Bry., Tritic-vg. **2-w.**
Gemüt – Furcht – ermordet zu werden (37), **1-w.**	Aur., Aur-s., Lac-h., Nat-ar., Staph. **1-w.**
Gemüt – Furcht – Unheil; Furcht vor (143), **2-w.**	Ambr., Aster., Aur., Aur-s., Carc., Crot-c., Hyos., Ign., Kali-c., Lac-c., Mag-c., Mur-ac., Naja, Nat-ar., Nat-p., Nat-s., Nit-ac., Puls. **1-w.**, Caust., Lach., Nat-c., Nat-m., Sep., Staph., Tritic-vg. **2-w.**
Gemüt – Musik amel. (42), **2-w.**	Am-m., Ambr., Carc., Lach., Nat-m., Tritic-vg. **1-w.**, Aur-m-n., Aur-s., Nat-sil. **2-w.**, Aur. **3-w.**
Gemüt – Mutterkomplex (4), **1-w.**	Lac-h. **1-w.**
Gemüt – Suizidneigung; Neigung zum Selbstmord – Traurigkeit durch (31), 3-w.	Caust., Ign., Naja, Nat-sil., Sep. **1-w.**, Aur-m-n., Aur-s., Nat-m., Nat-s. **2-w.**, Aur., Staph. **3-w.**
Gemüt – Tod – wünscht sich den Tod, möchte sterben (100), 3-w.	Ambr., Aur-s., Carc., Hura, Lac-d., Lac-h., Nat-c., Nat-s., Puls., Vanil. **1-w.**, Aur-m-n., Caust., Nat-m., Nit-ac., Sep., Staph. **2-w.**, Aur., Lac-c. **3-w.**
Gemüt – Traurigkeit – Liebe; durch enttäuschte (13), 3-w.	Aur-s., Carc., Nat-sil. **1-w.**, Aur., Aur-m-n., Hyos., Lach., Ph-ac. **2-w.**, Ign., Nat-m., Sep. **3-w.**
Gemüt – Traurigkeit – Menopause; während der (34), **2-w.**	Aq-mar., Ign., Nat-m., Puls. **1-w.**, Aur., Kali-br., Nat-c. **2-w.**
Gemüt – Traurigkeit – Suizidneigung; mit (35), **3-w.**	Caust., Carc., Ign., Naja, Sep. **1-w.**, Aur-m-n., Nat-m., Nat-s. **2-w.**, Aur., Staph. **3-w.**
Gemüt – Traurigkeit – Wochenbett; im (25), **2-w.**	Aur., Foll., Ign., Nat-m. **1-w.**, Kali-br., Lach., Puls. **2-w.**, Sep. **3-w.**
Gemüt – Vernachlässigt – Kinder, ihre (5), 2-w.	Aster., Mur-ac. **1-w.**

9.3.1 Körperliche Symptome

Aurum muriaticum hat einen starken Bezug zu Herz und Uterus, weshalb es auch rein körperlich gesehen ein „Frauenmittel" ist. Typisch sind Myome und daraus resultierende Blutungen (DD: Aurum muriaticum kalinatum), aber auch Metrorrhagien, Uteruskarzinome und Uterusverhärtungen. Wie alle Mittel der Aurum-Gruppe ist Aurum muriaticum ein bewährtes Herzmedikament, v.a. bei Rechtsherzhypertrophie. Es ist besonders wertvoll bei Angina pectoris mit Herzklopfen, v.a. beim Denken an die Beschwerden, sowie bei rheumatischer Endokarditis. Der Herzschlag ist unregelmäßig, begleitet von einem starken Einschnürungsgefühl und Beklemmungen in der Brust. Selbst bei gemäßigter Bewegung hat Aurum muriaticum das Gefühl, die Brust könne jeden Moment bersten. Nachts finden Aurum-muriaticum-Patienten vor lauter Herzklopfen keinen Schlaf, tagsüber sind sie schläfrig. Der Blutdruck ist ebenfalls erhöht. Starker, kalter, übel riechender Schweiß. Viele Beschwerden werden gelindert durch Kälte, kaltes Wetter und Waschen mit kaltem Wasser, verschlimmert durch Wärme und Treppensteigen. Nachts geht es Aurum muriaticum häufig schlechter. Mittelweisend ist die starke Ausprägung der einzelnen Symptome.

Typisch Aurum muriaticum

Das Herz leidet bei Aurum muriaticum in zweifacher Hinsicht: körperlich und seelisch. Es besteht viel Trauer und Enttäuschung über das Verhalten einzelner Menschen ihm/ihr gegenüber, in der Regel jedoch ohne Verbitterung. Aurum muriaticum ist gesellig, kann aber auch gut alleine sein.

Thema: Kummer durch Enttäuschung und Vertrauensverrat sowie durch Kränkung und Demütigung

9.4 Aurum muriaticum natronatum (Natriumchloraurat/Natriumgoldchlorid) – Aur-m-n.

Das Doppelsalz aus Goldchlorid und Natriumchlorid verbindet die zentralen Themen der dritten Reihe mit denen der sechsten (s. Aurum muriaticum, Kap. 9.3). Vom Gemüt her sind Aurum-muriaticum-natronatum-Menschen sehr verschlossen und zurückhaltend. Nach außen wirken sie allerdings oft unbekümmert: Sie lächeln oder lachen sogar, wenn sie von ernsten oder traurigen Dingen sprechen und erwecken den Anschein, als ginge es ihnen gut, obwohl sie in Wirklichkeit verzweifelt und hoffnungslos sind. In der Regel sind sie eher vorsichtig und meiden jedes Risiko: Neue Unternehmungen sind ihnen suspekt. Der Grund: Sie haben Angst zu versagen und dadurch abgelehnt zu werden. Andererseits können sie aber auch waghalsig erscheinen – nicht weil sie so neugierig oder unternehmungslustig sind, sondern weil sie ihrer inneren Disharmonie entkommen wollen. Zudem müssen sie um jeden Preis vermeiden, dass jemand ihre Tarnung durchschaut, die dem Schutz vor Verletzung dient. Und sie sind stets auf Anerkennung und Bewunderung aus. Um diese zu bekommen, passen sie ihr Verhalten den potenziellen Erwartungen der Umgebung an: Sie wollen glänzen. Doch wenn sie Komplimente oder Lob erhalten, können sie schlecht damit umgehen. Grundsätzlich haben sie einen Hang zum Selbstmitleid.

So wie alle Mittel der Aurum-Gruppe empfindet auch der Aurum-muriaticum-natronatum-Patient ein starkes Verantwortungs- und Pflichtgefühl, vor allem im Beruf. Wird ihm diese Verantwortung genommen, führt dies nicht selten zu schweren Depressionen bis hin zu Suizidgedanken. Da der Betroffene hohe Ansprüche an sich selbst stellt, ist es ihm unerträglich, wenn er diesen nicht gerecht wird – er reagiert zornig, wobei der Zorn selten ausgelebt wird. In der Regel wird er unterdrückt – unter Verschluss gehalten. Um der angestauten Wut Luft zu machen, sind diese Menschen oft sarkastisch und ungerecht, vor allem Familienangehörigen gegenüber. Im Vergleich zu Aurum muriaticum ist Aurum muriaticum natronatum härter, verschlossener und verbitterter, so Wolfgang Springer, der es als das *„syphilitische Natrium muriaticum"* bezeichnet. ([50], S. 56) Die Betreffenden reagieren mit Bitterkeit auf empfundene Kränkungen und Demütigungen, was dem starken Chloranteil zuzurechnen ist.

Eine weitere Empfindlichkeit besteht gegenüber Bevormundung. So können Kinder, die von ihren Eltern über längere Zeit bevormundet und an ihrer Entwicklung gehindert werden, in einen Aurum-muriaticum-natronatum-Zustand geraten. Bei Carcinosinum dagegen, einem weiteren Kummermittel, werden die Kinder zu früh in die Pflicht genommen, sie werden um eine unbeschwerte Kindheit gebracht (s. Carcinosinum, Kap. 29.3).

Der Kummer von Aurum muriaticum natronatum kann verschiedene Ursachen haben, wie der Tod geliebter Personen, vor allen der eigenen Mutter, eine enttäuschte Liebe, Kränkung und Demütigung, z. B. weil man sich von einem Freund / einer Freundin betrogen, hintergangen oder verachtet fühlt, worauf Aurum-muriaticum-natronatum-Menschen mit Hass reagieren, der zu boshaftem, destruktivem, diktatorischem Verhalten führt. Wenn sie gekränkt sind, können diese Patienten hinterlistig, falsch und verschlagen handeln, ähnlich wie die Schlangen-Arzneien. Auch sind sie sehr eifersüchtig.

Aurum muriaticum natronatum hat Furcht vor Ablehnung, Misserfolg und Versagen (besonders in Zusammenhang mit neuen Herausforderungen) sowie vor Menschenmengen, engen Räumen, hochgelegenen Orten und vor drohenden schweren Krankheiten wie Krebs.

Wie Natrium muriaticum und Ambra wird auch Aurum muriaticum natronatum von hartnäckigen unangenehmen Gedanken verfolgt, die zum Brüten und Grübeln zwingen.

In der Kombination von Aurum und Natrium muriaticum entsteht mit Aurum muriaticum natronatum eine Arznei für besonders tiefen, destruktiven Kummer, angezeigt bei Menschen, die wenig Lebensfreude empfinden und die sowohl in menschlicher als auch in beruflicher Hinsicht viel Leid und Enttäuschung verkraften müssen oder mussten. Aurum muriaticum natronatum gehört ebenfalls zum syphilitischen Miasma.

▶ **Tab. 9.3** Entsprechende Rubriken von Aurum muriaticum natronatum.

Rubrik	Arzneimittel
Gemüt – Abscheu – Leben; gegen das (93), **2-w.**	Am-m., Carc., Caust., Hyos., Kali-br., Lac-d., Mag-m., Nat-ar., Nat-c., Nat-s., Nat-sil. **1-w.**, Ambr., Aur-m., Aur-s., Lach., Nit-ac., Ph-ac., Puls., Sep. **2-w.**, Aur., Lac-c., Nat-m., Staph. **3-w.**
Gemüt – Angesehen, angeblickt zu werden – erträgt es nicht, angesehen zu werden (47), 2-w.	Ambr., Aur-s., Kali-br., Kali-c., Mag-c., Puls. **1-w.**, Nat-m. **2-w.**
Gemüt – Angst – andere, um (46), **2-w.**	Ambr., Carc., Caust., Naja, Nat-c., Ph-ac., Sacch., Sep., Tritic-vg., Vanil. **1-w.**, Staph. **2-w.**
Gemüt – Angst – Gewissensangst (124), **2-w.**	Am-m., Aster., Aur-s., Bry., Crot-c., Kali-br., Lac-h., Mag-c., Nit-ac., Staph., Vanil. **1-w.**, Ambr., Carc., Caust., Hyos., Ign., Lach., Nat-m., Ph-ac., Puls., Tritic-vg. **2-w.**, Aur. **4-w.**
Gemüt – Argwöhnisch, misstrauisch (146), 2-w.	Ambr., Aur-s., Carc., Crot-c., Cygn-be., Elaps, Ign., Kali-br., Mur-ac., Nat-p., Nat-s., Nat-sil., Ph-ac., Sacch-a., Syph., Tritic-vg., Vanil. **1-w.**, Aur., Borx., Hyos., Nat-ar., Nat-c., Nit-ac., Sep., Staph. **2-w.**, Bry., Caust., Lach., Puls. **3-w.**
Gemüt – Argwöhnisch, misstrauisch – reden; Menschen würden über sie (10), **1-w.**	Hyos., Ign., Staph. **1-w.**, Tritic-vg. **2-w.**
Gemüt – Bedauert sich (42), 2-w.	Aur-s., Carc., Ign., Lach., Musca-d., Nat-sil., Nit-ac., Puls., Vanil. **1-w.**, Staph. **2-w.**
Gemüt – Beschwerden durch – Bevormundung (39), **2-w.**	Carc., Hyos., Naja, Nat-m., Nit-ac., Sep., Tritic-vg. **1-w.**, Foll., Ign., Mag-c., Mag-m., Staph. **2-w.**
Gemüt – Beschwerden durch – Bevormundung – Kindern, bei – elterliche Bevormundung; bei langer Geschichte übermäßiger (11), 2-w.	Carc., Hyos., Naja, Nit-ac. **1-w.**
Gemüt – Beschwerden durch – Eifersucht (12), 2-w.	Ph-ac., Staph., Tritic-vg. **1-w.**, Ign., Lach. **2-w.**, Hyos., Puls. **3-w.**
Gemüt – Beschwerden durch – Enttäuschung (53), **2-w.**	Am-m., Aster., Carc., Caust., Hyos., Plac., Sep. **1-w.**, Aur-s., Bry., Coloc., Lach., Tritic-vg. **2-w.**, Aur., Nat-m., Ph-ac., Puls. **3-w.**, Ign., Staph. **4-w.**
Gemüt – Beschwerden durch – Erwartungsspannung (94), **2-w.**	Ambr., Aur-s., Bry., Kali-br., Lach., Mur-ac., Naja, Nat-m., Sep., Staph., Tritic-vg. **1-w.**, Caust., Elaps, Lac-c., Nat-c., Ph-ac. **2-w.**, Carc., Ign., Puls. **3-w.**

▶ **Tab. 9.3** Fortsetzung.

Rubrik	Arzneimittel
Gemüt – Beschwerden durch – Freundschaft, betrogene (10), **1-w.**	Aur., Ign., Mag-c., Mag-m., Ph-ac. **1-w.**
Gemüt – Beschwerden durch – Kränkung, Demütigung (78), 2-w.	Am-m., Ambr., Aster., Caust., Lac-c., Nit-ac., Plac., Sacch-a., Sep., Vanil. **1-w.**, Aur-m., Bry., Carc., Lach., Mur-ac., Puls., Tritic-vg. **2-w.**, Ign., Nat-m., Ph-ac. **3-w.**, Coloc., Staph. **4-w.**
Gemüt – Beschwerden durch – Kummer (94), **2-w.**	Anthraci., Aur-s., Carc., Elaps, Kali-c., Kali-p., Mag-c., Naja, Nat-c., Nat-p., Nat-s., Nit-ac., Tritic-vg. **1-w.**, Acet-ac., Bry., Coloc., Hura, Hyos., Kali-br., Puls., Sep. **2-w.**, Ambr., Aur., Caust., Lach., Ph-ac., Staph., Vanil. **3-w.**, Ign., Nat-m. **4-w.**
Gemüt – Beschwerden durch – Liebe; enttäuschte (57), 2-w.	Carc., Kali-c., Nat-p., Sacch., Sep. **1-w.**, Aur-s., Caust., Lach., Nat-sil. **2-w.**, Aur., Hyos., Ph-ac., Staph. **3-w.**, Ign., Nat-m. **4-w.**
Gemüt – Beschwerden durch – Tod von geliebten Personen (36), **2-w.**	Anthraci., Aster., Carc., Caust., Lac-c., Mur-ac., Nat-m., Nat-s., Nit-ac., Tritic-vg. **1-w.**, Ambr., Kali-br. **2-w.**, Ign., Lach., Ph-ac., Staph., Vanil. **3-w.**
Gemüt – Beschwerden durch – Tod von geliebten Personen – Mutter; der (1), **2-w.**	–
Gemüt – Beschwerden durch – verachtet; verachtet zu werden (32), 2-w.	Carc., Hyos., Sep. **1-w.**, Aur., Coloc., Staph., Triric-vg. **2-w.**, Bry., Nat-m. **3-w.**
Gemüt – Beschwerden durch – Verantwortung (4), **1-w.**	Aur., Carc., Mag-m. **1-w.**
Gemüt – Beschwerden durch – Zorn – stillem Kummer; mit (28), **2-w.**	Aur., Carc., Hyos., Nat-c., Puls. **1-w.**, Bry., Coloc., Ph-ac. **2-w.**, Ign., Nat-m., Staph. **3-w.**
Gemüt – Brütet, grübelt (80), 2-w.	Aur., Aur-s., Carc., Caust., Cygn-be., Hyos., Lach., Mur-ac., Nat-m., Nat-sil., Nit-ac., Sacch-a., Sep., Tritic-vg. **1-w.**, Naja, Ph-ac., Vanil. **2-w.**, Ign. **3-w.**
Gemüt – Ehrgeiz – erhöht, vermehrt, sehr ehrgeizig (70), 2-w.	Aur., Aur-s., Carc., Coloc., Crot-c., Kali-c., Lac-h., Nat-ar., Nat-m., Puls., Staph. **1-w.**, Caust., Lach. **2-w.**
Gemüt – Eifersucht (87), **2-w.**	Caust., Crot-c., Cygn-be., Ign., Kali-c., Lac-c., Mag-c., Nat-m., Nat-s., Nat-sil., Ph-ac., Sacch., Sep., Tritic-vg. **1-w.**, Carc., Puls., Staph. **2-w.**, Hyos., Lach. **4-w.**
Gemüt – Furcht – neuen Projekten, Unternehmungen; vor (13), 2-w.	Aster., Aur-s. **1-w.**
Gemüt – Hass – Menschen, auf – beleidigt haben; die ihn (29), 2-w.	Ambr., Kali-c., Lach., Nit-ac., Ph-ac., Sep., Staph. **1-w.**, Aur., Aur-s., Nat-m. **2-w.**
Gemüt – Hinterhältig, hinterlistig, falsch, verschlagen – Kummer und Kränkung; führt zu (1), **2-w.**	–
Gemüt – Kummer, Trauer – still (38), **2-w.**	Carc., Crot-c., Staph. **1-w.**, Am-m., Aq-mar., Aur., Aur-m., Coloc., Mur-ac., Ph-ac., Puls. **2-w.**, Anthraci., Ign., Nat-m. **3-w.**
Gemüt – Kummer, Trauer – still – Liebe; aus enttäuschter (6), 2-w.	Aur-m-n. **2-w.**, Ign., Nat-m., Ph-ac. **3-w.**
Gemüt – Lachen – Ernstes, über (27), **2-w.**	Aur-s., Ign., Lac-h., Tritic-vg. **1-w.**, Nat-m. **2-w.**
Gemüt – Verbittert, verärgert (20), **1-w.**	Am-m., Ambr., Coloc., Ign., Nit-ac., Puls. **1-w.**
Gemüt – Zorn – Fehler, über seine (14), **1-w.**	Aur-s., Carc. **1-w.**, Nit-ac., Staph. **2-w.**
Allgemeines – Speisen und Getränke – Schokolade – Verlangen (124), **2-w.**	Caust., Kali-br., Kali-c., Lac-h., Nat-m., Nat-p., Nat-sil., Tritic-vg., Vanil. **1-w.**, Aur-s., Carc., Mag-m., Staph. **2-w.**

9.4.1 Körperliche Symptome

Auf körperlicher Ebene wirkt Aurum muriaticum natronatum vor allem auf die weiblichen Geschlechtsorgane, die Drüsen, die Knochen, die Blutgefäße und auf den Verdauungsapparat. Im Gegensatz zu Aurum und Aurum muriaticum ist es kein typisches Herzmedikament. Trotzdem besteht eine Neigung zu Bluthochdruck mit Pulsieren der Karotiden und der Schläfenarterien. Dazu passend leiden Aurum-muriaticum-natronatum-Menschen unter Hitzewallungen durch Emotionen. Ihre Augen sind häufig entzündet und müde. Kopfschmerzen können ebenfalls mit Augenbeschwerden einhergehen. Als syphilitisches Mittel hat Aurum muriaticum natronatum einen starken Bezug zu destruktiven Erkrankungen wie Krebs und Leberzirrhose. Bei den weiblichen Aurum-muriaticum-natronatum-Patienten besteht eine Disposition zu Uterusmyomen und Mammakarzinom.

Menschen, die Aurum muriaticum natronatum brauchen, sind frostig und haben ein starkes Verlangen nach Wärme – sowohl körperlich als auch seelisch. Nasskaltes Wetter verschlechtert ihre Symptome, Bewegung dagegen bessert. Sämtliche Beschwerden sind schlimmer in Ruhe. Typisch für dieses Goldsalz sind bohrende Schmerzen, sie können aber auch ziehend, drückend oder stechend sein. Im Bereich des Uterus oder der Vagina sind die Beschwerden krampfartig. Sie beginnen üblicherweise mit einem Kältegefühl im Abdomen. Aurum muriaticum natronatum ist ein durstloses Mittel mit Verlangen nach Schokolade.

Wie bei allen Gold-Verbindungen finden wir auch bei Aurum muriaticum natronatum eine Tendenz zu Zwangs- und Suchtverhalten. Auffallend sind Nahrungsmittelabhängigkeiten mit Abusus von Kaffee, Alkohol, Tabak, Süßigkeiten oder anderen Stimulanzien. Aurum muriaticum natronatum ist ein eher linksseitiges Mittel.

Typisch Aurum muriaticum natronatum
Stiller Kummer, unterdrückter Zorn und Verbitterung durch Enttäuschung, Kränkung und Demütigung bei verantwortungsbewussten Menschen mit Suizidgedanken.
Thema: Kummer aus Angst zu versagen und deshalb abgelehnt zu werden

9.5 Aurum sulphuratum (Goldsulfid) – Aur-s.

Aurum sulphuratum ist ein Mittel für tadelsüchtige, introvertierte Menschen, die sehr kritisch mit sich und anderen umgehen. Sie lassen kaum ein gutes Haar an ihren Mitmenschen, sind mit sich und anderen nie zufrieden und daher stets übellaunig, rüde und grob im Umgang. Sogar ihren engsten Freunden gegenüber sparen sie nicht mit kritischen Bemerkungen. Der Aurum-sulphuratum-Patient ist *„wie gespickt mit psychischen Dornen, die jeden stechen, der ihm zu nahe kommt."* ([47], Bd. 1, S. 819) Auf der anderen Seite reagieren diese Menschen selbst äußerst empfindlich auf Kritik und Vorwürfe – können schlecht mit Tadel umgehen. Wenn sie sich von anderen beleidigt fühlen, entwickeln sie mitunter starke Hassgefühle. Aurum-sulphuratum-Menschen sind trübsinnige, kummervolle, verhärmte Gestalten, die den lieben langen Tag vor sich hin grübeln und brüten, Fehler bei sich und anderen suchen, mit sich und der Welt hadern. Auch fühlen sie sich permanent ungerecht behandelt. Sie sind traurig und depressiv – verbringen viele Stunden damit, über ihr Unglück und ihren Kummer nachzudenken und fragen sich, warum ausgerechnet sie so unglücklich und bedauernswert sind. Dabei bilden sie sich vieles nur ein: Sie haben eine gesteigerte Einbildungskraft und sind dabei ausgesprochen pessimistisch. Im Großen und Ganzen ist ihnen die Gesellschaft anderer Menschen eher unangenehm. Sie ertragen es nicht, angesehen oder angesprochen zu werden und sind im Zweifelsfall lieber allein, was sich auf körperlicher Ebene durch ihre Berührungsempfindlichkeit ausdrückt.

Aurum sulphuratum ist ein Salz mit einem Gold- und einem Sulphur-Anteil. Gold befindet sich in der sechsten Reihe des Periodensystems, Sulphur in der dritten. Beide Elemente sind rechts der Mitte angesiedelt, sprich auf der „Verlustseite". Sowohl bezüglich der Themen der dritten als auch der sechsten Reihe ist die Entwicklung bereits weit fortgeschritten: Aurum befindet sich in Stadium 11, Sulphur im 16. Stadium. Bei dem Aurum-sulphuratum-Menschen handelt es sich folglich um eine ausgereifte Persönlichkeit mit großem

Ego. Da sich beide Elemente jenseits der Mitte befinden, geht es bei dem Mittel nicht darum, Fähigkeiten hinzuzugewinnen, sondern es dreht sich um den mehr oder weniger schleichenden Verlust bereits erlangter Kapazitäten, der um jeden Preis verhindert, verlangsamt oder zumindest verborgen werden muss.

Vom Sulphur-Anteil rührt die starke Ichbezogenheit und Selbstüberhebung mit der Erwartung und dem Verlangen, von anderen respektiert und entsprechend gewürdigt zu werden. In der Kombination mit Aurum (s. Aurum-Verbindungen, Kap. 9.1), bei dem es um Macht, Verantwortung und Führung geht, entsteht eine Persönlichkeit, die ehrgeizig danach strebt, Ruhm und Berühmtheit zu erlangen. Faulheit und Arbeitseifer wechseln sich dabei ab. Bescheidenheit ist eine Tugend, die diesen Menschen eher fremd ist: Sie sind große Angeber – stellen ihr Licht nicht unter den Scheffel. Dabei haben sie Angst vor dem Verlust, fürchten, dass ihnen Respekt, Einfluss, Macht, Erfolg, Ehre, Freundschaft und Liebe abhanden kommen könnte, was sie sehr traurig und depressiv macht. Sie bilden sich ein, vernachlässigt und zurückgewiesen zu werden, was zum Teil auch stimmt, da sie es ihren Mitmenschen nicht gerade einfach machen mit ihrem kritteligen, unduldsamen und diktatorischen Wesen. Im Gegensatz zu Phosphor-Menschen gehören sie nicht gerade zu jenen Persönlichkeiten, denen die Herzen ihrer Mitmenschen zufliegen. Sie müssen schon etwas dafür tun, z. B. indem sie sich in der Arbeit für Kollegen einsetzen, sich im Betriebsrat engagieren, Verantwortung für andere übernehmen oder sich um jüngere Geschwister kümmern. Sie sind zwar rau im Umgang, dabei aber offen und ehrlich. Ohne Umschweife sagen sie ihre Meinung. Diplomatie ist nicht ihre Stärke, dafür kann man sich aber auf sie verlassen. Trotz ihrer harten Schale besitzen sie einen weichen Kern. Bei all dem sitzt ihnen die Furcht zu versagen, abgelehnt zu werden, im Genick. Sie stellen hohe Ansprüche an sich, werden zornig, wenn sie selbst Fehler machen. Um dies zu verhindern, schmieden sie bereits im Vorfeld Pläne, denn Misserfolg kommt für sie nicht infrage.

Der Kummer und die Sorgen von Aurum sulphuratum sind tief und lang anhaltend. Das Mittel hat wie die übrigen Aurum-Verbindungen oder wie Natrium sulphuricum einen deutlichen Bezug zu Depressionen mit Suizidneigung. Dafür gibt es unterschiedliche Gründe, die entsprechend den Themen der Reihen drei und sechs in zwischenmenschlichen Beziehungen und in der beruflichen Karriere, dem Status oder der gesellschaftlichen Stellung zu suchen sind. So weist Aurum sulphuratum Beschwerden durch Ablehnung und Zurückweisung sowie aufgrund enttäuschter Liebe oder durch Enttäuschung ganz allgemein auf, aber auch infolge verletzter Ehre. Besonders stark ausgeprägt ist die Traurigkeit am Abend.

Ein typisches Ventil von Aurum sulphuratum ist der erhöhte Alkoholkonsum, der oft bereits Fami-

▶ **Tab. 9.4** Entsprechende Rubriken von Aurum sulphuratum.

Rubrik	Arzneimittel
Gemüt – Abscheu – Leben; gegen das (93), **2-w.**	Am-m., Carc., Caust., Hyos., Kali-br., Lac-d., Mag-m., Nat-ar., Nat-c., Nat-s., Nat-sil. **1-w.**, Ambr., Aur-m., Aur-m-n., Lach., Nit-ac., Ph-ac., Puls., Sep. **2-w.**, Aur., Lac-c., Nat-m., Staph. **3-w.**
Gemüt – Angeber (21), **1-w.**	Aur-m-n., Lach., Nat-m., Puls. **1-w.**
Gemüt – Angesehen, angeblickt zu werden – erträgt es nicht, angesehen zu werden (47), 1-w.	Ambr., Kali-br., Kali-c., Mag-c., Puls. **1-w.**, Aur-m-n., Nat-m. **2-w.**
Gemüt – Angesprochen zu werden – Abneigung (77), 1-w.	Aur., Bry., Elaps, Ign., Mag-c., Mag-m., Nit-ac., Puls., Sep., Staph., Tritic-vg., Vanil. **1-w.**, Hyos., Nat-m., Nat-s., Ph-ac. **2-w.**
Gemüt – Beschwerden durch – Ablehnung, Zurückweisung (13), 2-w.	Carc., Sep. **1-w.**, Aur., Caust., Nat-m. **2-w.**, Tritic-vg. **3-w.**
Gemüt – Beschwerden durch – Ehre, verletzte (21), 2-w.	Aur., Aur-m-n., Carc., Ign., Nat-s. **1-w.**, Nat-m., Staph. **2-w.**
Gemüt – Beschwerden durch – Enttäuschung (53), **2-w.**	Am-m., Aster., Carc., Caust., Hyos., Kali-c., Nat-s., Plac., Sep., Vanil. **1-w.**, Aur-m-n., Bry., Coloc., Lach., Tritic-vg. **2-w.**, Aur., Nat-m., Ph-ac., Puls., **3-w.**, Ign., Staph. **4-w.**

▶ **Tab. 9.4** Fortsetzung.

Rubrik	Arzneimittel
Gemüt – Beschwerden durch – Kummer – lange anhaltenden; durch (6), 1-w.	Carc., Caust., Ph-ac. **1-w.**
Gemüt – Beschwerden durch – Liebe; enttäuschte (57), **2-w.**	Carc., Kali-c., Nat-p., Sacch., Sep., Vanil. **1-w.**, Aur-m-n., Caust., Lach., Nat-sil. **2-w.**, Aur., Hyos., Ph-ac., Staph. **3-w.**, Ign., Nat-m. **4-w.**
Gemüt – Brütet, grübelt (80), 1-w.	Carc., Caust., Cygn-be., Hyos., Lach., Mur-ac., Nat-m., Nat-sil., Nit-ac., Sacch-a., Sep., Tritic-vg. **1-w.**, Aur-m-n., Naja, Ph-ac., Vanil. **2-w.**, Ign. **3-w.**
Gemüt – Diktatorisch (62), 2-w.	Aur., Aur-m-n., Carc., Caust., Kali-c., Lac-h., Lach., Puls., Sep., Vanil. **1-w.**
Gemüt – Ehrgeiz – erhöht, vermehrt, sehr ehrgeizig – Ruhm, möchte berühmt werden, nach (7), **1-w.**	Lach., Staph. **1-w.**
Gemüt – Empfindlich – Kritik; gegen (45), **1-w.**	Aur., Aur-m., Nat-m., Sacch., Sep., Staph. **1-w.**, Carc. **3-w.**
Gemüt – Empfindlich – Vorwürfe; gegen (38), **1-w.**	Aur-m-n., Foll., Nat-m., Nat-s., Puls., Sacch., Staph. **1-w.**, Carc., Ign. **2-w.**
Gemüt – Faulheit – gefolgt von – Arbeitswut (2), 1-w.	–
Gemüt – Furcht – vernachlässigt zu werden (6), **1-w.**	Crot-c., Musca-d. **1-w.**, Puls. **3-w.**
Gemüt – Furcht – Versagen, Misserfolg; vor dem (128), 2-w.	Beryl-m., Carc., Kali-sil., Lac-h., Lith-c., Lith-m., Mag-n., Mur-ac., Naja, Nat-ar., Nat-m., Nat-sil., Oxyg., Ph-ac., Sacch. **1-w.**, Aur., Aur-m-n., Lac-c., Tritic-vg. **2-w.**
Gemüt – Hass – Menschen, auf – beleidigt haben; die ihn (29), 2-w.	Ambr., Kali-c., Lach., Nit-ac., Ph-ac., Sep., Staph. **1-w.**, Aur., Aur-m-n., Nat-m. **2-w.**
Gemüt – Ichbezogenheit, Selbstüberhebung (55), 2-w.	Aq-mar., Aster., Aur., Aur-m-n., Staph. **1-w.**, Lach. **2-w.**
Gemüt – Sorgen; voller (105), **2-w.**	Acet-ac., Ambr., Aur., Carc., Crot-c., Kali-c., Lac-mat., Lach., Mag-c., Mag-m., Mur-ac., Sep., Tritic-vg. **1-w.**, Aur-m-n., Caust., Kali-br., Nat-c., Nat-m., Ph-ac., Vanil. **2-w.**
Gemüt – Suizidneigung; Neigung zum Selbstmord – Gedanken an Selbstmord (62), 3-w.	Carc., Kali-br., Lac-d., Lac-h., Lach., Musca-d., Naja, Nat-m., Nat-sil., Nit-ac., Tritic-vg. **1-w.**, Aur-m-n., Ign., Puls. **2-w.**, Aur., Nat-s. **3-w.**
Gemüt – Tadelsüchtig, krittelig – Freunden; gegenüber engsten (8), 1-w.	Sep. **1-w.**
Gemüt – Traurigkeit – abends (100), 3-w.	Am-m., Caust., Ign., Kali-c., Mag-c., Naja, Nat-ar., Nat-c., Nat-m., Nat-p., Sacch. **1-w.**, Sep. **2-w.**, Aur., Nit-ac., Puls. **3-w.**
Gemüt – Traurigkeit – Kummer, nach (15), **1-w.**	Am-m., Aur-m., Carc., Caust., Nat-s., Staph. **1-w.**, Aur., Aur-m-n., Ign., Nat-m., Ph-ac., **2-w.**
Gemüt – Traurigkeit – Liebe; durch enttäuschte (13), **1-w.**	Carc., Nat-sil. **1-w.**, Aur., Aur-m-n., Hyos., Ph-ac. **2-w.**, Aur-m., Ign., Nat-m. **3-w.**
Gemüt – Ungerechtigkeit; erträgt keine (63), 2-w.	Am-m., Ambr., Aur., Aur-m-n., Bry., Coloc., Crot-c., Elaps, Mag-c., Mag-m., Naja, Nat-c., Nit-ac., Ph-ac., Sep. **1-w.**, Foll., Ign., Nat-m., Puls. **2-w.**, Carc., Caust., Staph. **3-w.**
Gemüt – Verlassen zu sein; Gefühl (190), 2-w.	Aq-mar., Carc., Chord-umb., Cygn-be., Hura, Kali-br., Kali-c., Lac-c., Lac-d., Lith-c., Sacch., Vanil. **1-w.**, Aur-m-n., Crot-c., Hyos., Ign., Lac-h., Lach., Nat-m. **2-w.**, Aur., Nat-sil., Puls. **3-w.**

▶ **Tab. 9.4** Fortsetzung.

Rubrik	Arzneimittel
Gemüt – Zorn – Fehler, über seine (14), 1-w.	Aur-m-n., Carc. **1-w.**, Nit-ac., Staph. **2-w.**
Abdomen – Kugel; Gefühl einer – rollt; die im Abdomen (7), **1-w.**	Lach., Sep. **1-w.**
Brust – Geschwüre – Mammae – Brustwarzen (32), **2-w.**	Caust., Nit-ac., Sep. **1-w.**
Haut – Geschwüre – krebsartig (76), 3-w.	Aur., Caust., Kali-c., Mur-ac. **1-w.**, Ambr., Anthraci., Crot-c., Lach., Nit-ac., Ph-ac., Sep., Staph. **2-w.**
Schlaf – Erwachen – Geräusche – geringes Geräusch, durch (44), **2-w.**	Lach., Nat-p., Nat-sil., Sep., Vanil. **1-w.**, Aur-m-n., Caust., Ign. **2-w.**
Träume – Held zu sein; ein (1), **1-w.**	–
Allgemeines – Bettdecken – agg., werden nicht vertragen (35), **2-w.**	Ign., Mur-ac., Puls., Tritic-vg. **1-w.**, Lach. **2-w.**
Allgemeines – Freien; im – Verlangen nach Aufenthalt im Freien (170), 3-w.	Am-m., Ambr., Aster., Carc., Caust., Choc., Hyos., Kali-c., Mur-ac., Nat-c., Nat-sil., Ph-ac., Sacch-a., Sep., Staph., Tritic-vg., Vanil. **1-w.**, Borx., Bry., Elaps, Lach., Mag-c., Mag-m., Nat-m., Nat-s. **2-w.**, Aur., Aur-m., Puls. **3-w.**
Allgemeines – Parkinson-Syndrom (84), **2-w.**	Aur., Ign., Staph. **1-w.**, Hyos., Kali-br., Lach., Puls. **2-w.**, Caust. **3-w.**
Allgemeines – Speisen und Getränke – Fisch – Abneigung (61), **2-w.**	Aq-mar., Aur., Aur-m., Caust., Nat-ar., Nat-m., Nat-p., Ph-ac., Vanil. **1-w.**, Aur-m-n., **2-w.**
Allgemeines – Gebratenes – Verlangen (24), **1-w.**	Mag-n. **1-w.**

lientradition haben kann. Wie die anderen Aurum-Verbindungen auch, erfährt Aurum sulphuratum eine Verbesserung durch Musik.

Aufgrund seiner Destruktivität und Hoffnungslosigkeit wird Aurum sulphuratum zum syphilitischen Miasma gezählt, was man allein schon am Bezug zu syphilitischen und kanzerogenen Erkrankungen sehen kann.

9.5.1 Körperliche Symptome

Ein Schwerpunkt von Aurum sulphuratum sind geschwürige Erkrankungen und Krebs, z. B. im Bereich der Haut, der Lippen oder der inneren und äußeren Geschlechtsorgane: *„Hauptangriffspunkt von Aurum sulphuratum sind die Mammae. Die meisten Patientinnen, die diese Arznei brauchen, haben irgendeine deutliche Beschwerde in diesem Bereich: Risse, Schwellungen, Knoten, bis hin zum Mammakarzinom.“* ([50], S. 63) Viele Beschwerden von Aurum sulphuratum sind bösartig und aggressiv. Selbst Tonsillitiden verlaufen heftig mit stark geschwollenen, eitrigen Mandeln, die sich wie Klumpen anfühlen, und einer verlängerten Uvula. Aurum-sulphuratum-Patienten neigen zur Flatulenz mit eingeklemmten übel riechenden Winden, so als würde eine Kugel im Abdomen herumrollen. Aufstoßen und Windabgang bessern. Aurum sulphuratum neigt zu übel riechendem Schweiß und hat starkes Verlangen nach frischer Luft. Der Schlaf wird durch das geringste Geräusch gestört und Bettdecken werden schlecht toleriert. Bei männlichen Patienten besteht ein deutlicher Bezug zur Impotenz bzw. zu fehlenden Erektionen trotz sexuellen Verlangens.

Typischerweise haben Aurum-sulphuratum-Patienten viel Durst, was aber nicht sein muss. Es besteht ein Verlangen nach Alkohol, Kaffee und Milch.

Typisch Aurum sulphuratum

Unzufriedene, tadelsüchtige Menschen mit viel Verantwortungsgefühl und hohen Ansprüchen an sich selbst. Sie sind am liebsten allein.

Thema: Kummer durch das Gefühl, zurückgewiesen oder vernachlässigt zu werden sowie durch Furcht vor Misserfolg und Versagen

10 Sonstige Arzneimittel mineralischen Ursprungs

10.1 Aqua marina (Meerwasser) – Aq-mar.

Eine weitere Arznei, die allein von ihrer Ausgangssubstanz eine enge Verwandtschaft mit Natrium muriaticum vermuten lässt, ist das Meerwasser: Aqua marina (▶ **Abb. 10.1**). Wegen seiner stark mineralischen Anteile soll es an dieser Stelle aufgeführt werden und nicht bei den (tierischen) Meeresmitteln. Die Hauptelemente des Meerwassers sind Natrium, Chlor, Magnesium, Schwefel, Kalzium, Kalium, Brom und Kohlenstoff. Daneben enthält es noch weitere Elemente wie Strontium, Bor, Sauerstoff, Silizium, Fluor, Argon und Gold, um nur die wichtigsten zu nennen.

Ein Leitsymptom dieses Mittels ist, neben dem Meeresbezug, die starke Abneigung dagegen, beobachtet zu werden. Das führt dazu, dass diese Menschen, ähnlich wie bei Natrium muriaticum, große Schwierigkeiten haben zu urinieren, wenn andere Personen in der Nähe sind. Sie bilden sich ein, man würde über sie lachen, sie verspotten. Auch leben sie in dem Gefühl, sie seien hässlich, eine optische Zumutung für ihre Mitmenschen. Wenn sie angeblickt werden, reagieren sie häufig argwöhnisch und misstrauisch – gehen unwillkürlich davon aus, der Blick sei kritisch, und es sei etwas nicht in Ordnung mit ihnen. Nur wenn sie mit sich im Reinen sind, sich gut fühlen, können sie sogar Gefallen daran finden, angesehen zu werden.

Aqua-marina-Menschen fühlen sich anderen stets unterlegen, neigen dazu, den Mund zu halten, sich nicht an Diskussionen zu beteiligen, aus Furcht, die anderen könnten schlecht über sie den-

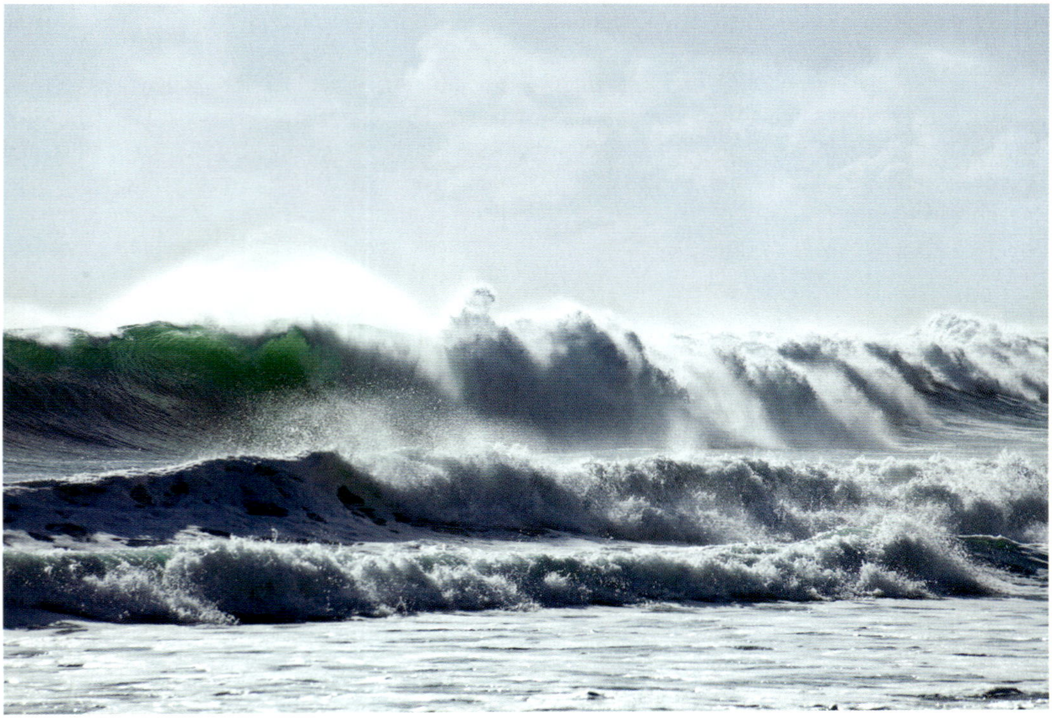

▶ **Abb. 10.1** Aqua marina. (ccvision)

ken, sie verurteilen. Dabei sind sie ängstlich darum bemüht, ihren Mitmenschen nicht auf die Nerven zu fallen, sie nicht zu belästigen. Sie haben kein gutes Selbstvertrauen, halten sich für Versager und sind oft traurig und depressiv, mitunter auch suizidal. Wie bei Natrium muriaticum fließen die Tränen nur im stillen Kämmerlein, wenn niemand zusieht.

In der Regel sind Aqua-marina-Menschen verschlossen und reserviert. Doch im Gegensatz zu Natrium-muriaticum-Patienten verharren sie nicht grollend in ihrem Kummer, sondern schaffen sich ihr inneres Paradies: ihre eigene heile Welt, in die sie sich bei Bedarf zurückziehen.

Während der Anamnese vermeiden Aqua-marina-Patienten den Augenkontakt und senken bei Fragen, die sie verunsichern oder beschämen, verlegen den Blick, beispielsweise, wenn es um ihr Sexualleben oder ihr Essverhalten geht. Auch erröten sie leicht. Insgesamt haben sie Schwierigkeiten im Umgang mit anderen Menschen, fühlen sich schnell gehemmt in ihrer Gegenwart und vermeiden tunlichst alle Situationen, in denen sie gezwungen sein könnten, mit anderen zu sprechen, sich deren musternden Blicken auszusetzen. Sie neigen dazu, sich zu verkriechen. Am besten geht es ihnen, wenn sie allein oder mit ihrem Partner zusammen sind. Im Gegensatz zu Natrium muriaticum hält Aqua marina lang an einer Beziehung fest, ist froh, jemanden gefunden zu haben, der ihn/sie versteht. Das Gefühl, hässlich und unzulänglich zu sein, wird nach dem Bruch einer Beziehung noch unerträglicher.

Massimo Mangialavori schreibt über den Unterschied zwischen Natrium muriaticum und Aqua marina: „*Natrium muriaticum fühlt sich zutiefst missverstanden. Aqua marina fühlt sich anders als alle anderen, daher das Gefühl, angesehen zu werden. Natrium muriaticum wünscht sich in gewisser Weise die Aufmerksamkeit vieler anderer. Aqua ma-*

▸ **Tab. 10.1** Entsprechende Rubriken von Aqua marina.

Rubrik	Arzneimittel
Gemüt – Angst – Gesellschaft, wenn in (13), 1-w.	Lac-h. **1-w.**, Ambr. **2-w.**
Gemüt – Kummer, Trauer – lang anhaltend (9), **1-w.**	Carc., Caust., Ph-ac. **1-w.**, Nat-m., Staph. **2-w.**, Nat-sil. **3-w.**
Gemüt – Kummer, Trauer – still (38), **2-w.**	Carc., Crot-c., Nat-sil., Staph. **1-w.**, Am-m., Aur., Aur-m., Aur-m-n., Coloc., Mur-ac., Ph-ac., Puls. **2-w.**, Anthraci., Ign., Nat-m. **3-w.**
Gemüt – Schüchternheit, Zaghaftigkeit – schamhaft (74), 2-w.	Aur., Carc., Caust., Elaps, Hyos., Kali-br., Nat-m., Nat-p., Nit-ac., Ph-ac., Sep. **1-w.**, Ambr., Ign., Kali-p., Nat-c., Staph. **2-w.**, Puls. **3-w.**
Gemüt – Wahnideen – beobachtet; sie würde (23), 1-w.	Choc., Musca-d. **1-w.**, Hyos., Kali-br. **2-w.**
Gemüt – Wahnideen – verstoßen; er sei – Verwandten; von den (5), **1-w.**	Hura **1-w.**
Gemüt – Weinen – allein, wenn – amel. (4), 2-w.	–
Blase – Harnverhaltung – Anwesenheit anderer nicht urinieren; kann in (6), 1-w.	Aq-mar., Tritic-vg. **1-w.**, Nat-m. **3-w.**
Allgemeines – Meer; am – agg. (67), **1-w.**	Ambr., Aur-m., Aur-m-n., Bry., Kali-br., Kali-p., Mur-ac., Nat-ar., Nat-s. **1-w.**, Carc., Mag-m., Staph. **2-w.**, Nat-m. **3-w.**
Allgemeines – Meer; am – amel. (53), **1-w.**	Ambr., Aur-m., Aur-m-n., Bry., Nat-ar., Puls., Sep. **1-w.**, Beryl-m., Borx., Carc., Kali-br., Nat-m. **2-w.**
Allgemeines – Speisen und Getränke – Salz – Verlangen (158), 2-w.	Acet-ac., Aur-m., Aur-m-n., Beryl-m., Chord-umb., Kali-p., Kali-sil., Lac-h., Mur-ac., Nat-ar., Nat-c., Nat-p., Nat-s., Nat-sil., Ph-ac., Sacch., Sep., Staph., Tritic-vg., Vanil. **1-w.**, Ambr., Carc., Caust., Nit-ac. **2-w.**, Lac-c. **3-w.**, Nat-m. **4-w.**

rina empfindet Aufmerksamkeit als unangenehm. Bei Aqua marina fehlt der für Natrium muriaticum typische Bezug zur Musik und das Festhalten an unangenehmen Erinnerungen. Aqua marina hat nicht das Gefühl einer ‚ursprünglichen' Verletzung. (...) Was Aqua marina vor allem von Natrium muriaticum unterscheidet, ist der starke Mangel an Selbstvertrauen. (...) Häufig kommen sie aus Familien, in denen sie nicht als das erkannt und anerkannt werden, was sie sind; sie entwickeln dann den starken Drang, immer zu zeigen ‚das bin ich, so bin ich'. (...) Das Gefühl der Unzulänglichkeit finden wir bei den Natriums nicht." ([17], S. 261f.)

Typisch für Aqua marina ist auch ein starker Widerspruchsgeist, eine gewisse Eigenwilligkeit und Dickköpfigkeit, die an Sepia (Kap. 25.5) denken lassen. Und immer besteht der Eindruck, nicht das tun zu können, was sie am liebsten tun würden.

10.1.1 Körperliche Symptome

Auf körperlicher Ebene gibt es viele Kopfschmerz-Modalitäten sowie eine Verschlechterung zu Beginn der Menses (beispielsweise Kopfschmerzen vor Eintreten der Periode). Die Haut ist trocken und rissig (z. B. Risse in der Unterlippe). Auch leiden Aqua-marina-Patienten häufig unter Asthma. Es besteht eine Empfindlichkeit sowohl gegen Kälte als auch gegen Hitze. Reiseübelkeit ist ebenfalls ein Thema.

Wie alle anderen Meeresmittel hat auch Aqua marina ein starkes Verlangen nach Salz und/oder salzigen Speisen sowie den Meeresbezug (besser oder schlechter am Meer). Mangialavori zitiert Clarke, der über die körperliche Seite von Aqua marina schreibt, es sei v. a. bei Beschwerden durch Aufenthalt an der See angewendet worden. Weitere Symptome seien: „*neuralgische Schmerzen von der rechten Schläfe und Stirn herunterziehend. Linksseitiger Gesichtsschmerz; kaltes Wasser ist unerträglich. Gefühl eines Haares oder einer Fischgräte im Hals, kitzelt und zwingt zum Schlucken, verursacht Husten, der aber nicht erleichtert. Schluckschmerz, zum Ohr und zu den Schläfen ausstrahlend. Übelkeit; Übelkeitsgefühl in Magen und Bauch.*" ([17], S. 262f.) Mangialavori stieß immer wieder auf eine negative Beziehung zu Mäusen oder Ratten, die als hässliche Tiere empfunden werden, z. B. in Träumen, Ängsten oder Wahnvorstellungen.

Typisch Aqua marina
Furcht und Abneigung dagegen, beobachtet zu werden. Fühlt sich hässlich und unterlegen. Schafft sich sein eigenes inneres Paradies. Bezug zum Meer.
Thema: Kummer aufgrund von Unterlegenheitsgefühlen mit Furcht vor Kritik und Tadel

11 Säuren

11.1 Allgemeines

Wie Rajan Sankaran formuliert, ist das Hauptthema der Säuren *„Anstrengung, gefolgt von Zusammenbruch: Anstrengung und Erschöpfung. Es ist ein ständiges Bemühen; der betroffene Patient hat das Gefühl, sich ständig in einer bestimmten Richtung anstrengen zu müssen. An einem bestimmten Punkt dieser Bemühungen ist er so erschöpft, dass ein ganz kleiner Rückschlag (…) ihn zusammenbrechen lässt. Dieser Mensch erlebt einen völligen Zusammenbruch – Geist und Körper haben keinerlei Energien mehr zur Verfügung.“* ([37], S. 265)

Ein weiteres untrügliches Kennzeichen der Säuren ist ihre Destruktivität: Zerstörung und Selbstzerstörung, verbunden mit einem Gefühl schleichenden Verlustes. *„Im Laufe der Zeit summieren sich bei den Säuren die einzelnen Verlusterfahrungen, und für sie bleibt jeder einzelne Verlust sehr schmerzhaft. Nach einer Reihe solcher Verluste wird das Leben zu einer bloßen Ansammlung dieser schmerzhaften Erfahrungen.“* ([18], S. 179) Was einmal verloren ist, das bleibt auf ewig verloren – unwiederbringlich. Seelische Verletzungen heilen bei Säure-Patienten nie ganz aus. Es bleibt immer eine „Narbe“ zurück. *„Das Gefühl des Verlustes ist wichtig, aber die Unfähigkeit, den früheren Zustand wiederherzustellen, ist viel entscheidender“* ([18], S. 185), schreibt Massimo Mangialavori in seinem Buch über die Säuren in der Homöopathie. Im Laufe ihres Lebens verlieren diese Menschen ein Stück Lebendigkeit nach dem anderen und können nichts dagegen tun. Sie führen ein Leben voller Elend und Freudlosigkeit, sind fest davon überzeugt, dass es keine Rettung für sie gibt. Auch sind sie nicht in der Lage, um Unterstützung zu bitten – glauben, alles selbst machen zu müssen. Dabei haben sie das Gefühl, übergangen und geflissentlich übersehen zu werden. Aggressionen sind zwar unterschwellig vorhanden, werden aber häufig unterdrückt. Säure-Menschen haben den Anspruch zu dienen, sich für andere aufzuopfern, was sie auch tun, allerdings ohne Freude oder Befriedigung dabei zu empfinden. Ihr Leben ist daher meist öde und farblos.

Allen Säuren gemeinsam ist ihr Wasserstoff-Anteil, d. h., die Themen von Hydrogenium (s. Ammonium-Verbindungen, Kap. 2) sind im Arzneimittelbild aller Säuren enthalten. Daraus ergibt sich der basale Wunsch nach Einheit und Einssein, den wir bei allen Säure-Patienten finden. Der Grund ist die Hydrogenium-Empfindung, isoliert und getrennt von der Welt zu sein. Die Betroffenen fühlen sich als Außenseiter, wollen aber dazugehören. Patricia Le Roux schreibt dazu: *„Kurz gesagt gibt es zwei widerstreitende Gefühle – einerseits sind sie voller Freude, Liebe, ganz Eins mit der Welt – andererseits leiden sie darunter, dass sie nicht mehr dazugehören, dass sie das Paradies verloren haben.“* ([15], S. 26) Sie sind ein Teil des Universums – es besteht zu 75 Prozent aus Wasserstoff –, aber sie sind nicht von diesem Planeten.

Auf körperlicher Ebene dominieren Beschwerden infolge von Mangelernährung. Sowohl seelisch als auch körperlich wirken diese Menschen ausgehungert, ja ausgezehrt. Sie bekommen nicht das, was sie brauchen. Die autoaggressive Seite der Säuren macht sich auch körperlich bemerkbar durch destruktive Erkrankungen wie Krebs, Autoimmunerkrankungen und Essstörungen – Anorexia nervosa ist ein wichtiges Säure-Thema. In der Regel sterben Säure-Patienten nicht an einer plötzlichen akuten Krankheit, typisch sind vielmehr schwere langwierige Verläufe: *„Sie entwickeln häufig chronische, schmerzhafte, verzehrende Erkrankungen, bei welchen sie mit diesem schrecklichen Schmerz lange in Kontakt bleiben.“* ([18], S. 174) Und weiter schreibt Mangialavori, es sei interessant zu beobachten, dass die Schmerzen ihre Sicherheit darstellten. Für sie sei es schwieriger, ohne Schmerzen zu leben, weil sie sich dann ihren „eigentlichen“ Problemen stellen müssten.

11.2
Aceticum acidum (Essigsäure) – Acet-ac.

Bei diesem Mittel tritt der selbstzerstörerische Aspekt der Säuren besonders augenfällig zutage. Kummer und Sorgen, z. B. infolge eines seelischen Schocks, sieht man diesen Menschen deutlich an, wenn sie die Praxis betreten: Sie sind mager, ihr Gesicht ist eingefallen, erdfahl und wächsern mit dunklen Ringen unter den Augen. Auffällig sind auch die blauen Lippen. Es ist schwer, Kontakt zu diesen Patienten herzustellen, sie sind meist verschlossen und sitzen verkrampft da: die Kiefer fest aufeinandergepresst. Es macht ihnen Angst, wenn ihnen jemand zu nahe kommt. Sie wirken sehr schwach und erschöpft, so als hätte das Leben es nie gut mit ihnen gemeint. Die Folge kann eine tiefe Depression sein sowie diverse erschöpfende körperliche Symptome. Aceticum-acidum-Patienten neigen dazu, in ihrem Kummer wiederholt zu seufzen bzw. zu jammern oder zu klagen, wenn sie bereit sind, sich dem Therapeuten anzuvertrauen. Sie haben zahlreiche Ängste, fürchten sich vor allem, besonders aber vor anderen Menschen und vor Wasser. Schlimmstenfalls raubt ihnen die Angst den Atem.

Aceticum acidum ist ein Mittel für kachektische Menschen, die gezeichnet sind von einem langen körperlichen oder seelischen Leiden. Auch völlig abgemagerte Säuglinge, die schlecht gedeihen und die Muttermilch ablehnen, können ein Fall für die potenzierte Essigsäure sein.

▶ **Tab. 11.1** Entsprechende Rubriken von Aceticum acidum.

Rubrik	Arzneimittel
Gemüt – Beschwerden durch – Kummer (94), **2-w.**	Anthraci., Aur-s., Carc., Elaps, Kali-c., Kali-p., Mag-c., Naja, Nat-c., Nat-p., Nat-s., Nit-ac., Tritic-vg. **1-w.**, Acet-ac., Aur-m-n., Bry., Coloc., Hura, Hyos., Kali-br., Puls., Sep. **2-w.**, Ambr., Aur., Caust., Lach., Ph-ac., Staph., Vanil. **3-w.**, Ign., Nat-m. **4-w.**
Gemüt – Beschwerden durch – Schock; seelischen (45), 1-w.	Ambr., Carc., Mag-c., Nat-m., Nit-ac., Ph-ac., Puls. **1-w.**, Ign. **2-w.**, Vanil. **3-w.**
Gemüt – Erschöpfung; geistige – Verletzung; durch (5), 2-w.	–
Gemüt – Furcht – allem; ständige Furcht vor (18), **1-w.**	Kali-br., Lac-c., Nat-c. **1-w.**, Carc., Hyos., Puls. **2-w.**
Gemüt – Furcht – Näherkommen, Annäherung von; vor (57), 1-w.	Caust., Kali-c., Lach., Sep. **1-w.**, Ambr., Ign. **2-w.**
Gemüt – Jammern (109), **2-w.**	Ambr., Aur-m-n., Aur-s., Caust., Hyos., Ign., Kali-br., Nat-ar., Nat-c., Nat-m., Nit-ac., Ph-ac., Sep., Staph. **1-w.**, Bry., Coloc., Lach. **2-w.**, Aur., Puls. **3-w.**
Gemüt – Kummer, Trauer – Seufzen; mit (9), **1-w.**	Ign., Nat-m., Puls. **1-w.**
Gemüt – Qualvolle Angst – Atmen verhindernd, das (3), **2-w.**	–
Gemüt – Reizbarkeit, Gereizheit – Kopfschmerzen, bei (74), **2-w.**	Aur-m-n., Bry., Ign., Kali-c., Lac-h., Lach., Mag-m., Nat-m., Vanil. **1-w.**, Lac-c. **2-w.**, Syph. **3-w.**
Gesicht – Abmagerung (46), 1-w.	Hura, Kali-br., Naja, Nat-c., Nat-m., Ph-ac., Staph. **1-w.**, Lac-d., Sep. **2-w.**
Gesicht – Farbe – bläulich – Lippen (97), 3-w.	Carc., Caust., Hyos. **1-w.**, Aur., Bry., Nat-m. **2-w.**, Lach. **3-w.**
Gesicht – Farbe – erdfahl (104), **2-w.**	Anthraci., Aster., Aur., Borx., Hyos., Nat-ar., Nat-c., Nit-ac. **1-w.**, Bry., Caust., Ign., Lach., Mag-c., Mag-m., Nat-m., Ph-ac., Puls., Staph. **2-w.**, Carc., Sep. **3-w.**
Zähne – Zusammenbeißen der Zähne – Verlangen; die Zähne zusammenzubeißen; ständiges (30), **1-w.**	Ambr., Caust., Lach. **1-w.**, Hyos. **2-w.**

▸ **Tab. 11.1** Fortsetzung.

Rubrik	Arzneimittel
Magen – Durst – brennend, heftig (88), **3-w.**	Aur-s., Caust., Elaps, Hyos., Mag-m., Mur-ac., Nat-ar., Nat-c., Nit-ac., Ph-ac., Puls., Tritic-vg., Vanil. **1-w.**, Aur., Coloc., Crot-c. **2-w.**, Bry. **3-w.**
Magen – Essig getrunken; Gefühl, als habe sie viel (1), 1-w.	–
Magen – Schmerz – Liegen; beim – Abdomen, auf dem – amel. (7), **1-w.**	Ambr., Mag-m. **1-w.**, Elaps **2-w.**
Brust – Milch – sauer (2), **1-w.**	–
Schweiß – Reichlich – schwächend (26), **2-w.**	Bry., Nit-ac. **1-w.**, Ph-ac. **2-w.**
Allgemeines – Autoimmunkrankheiten (15), **1-w.**	Carc., Mur-ac. **1-w.**
Allgemeines – Kachexie (46), **1-w.**	Mur-ac., Nat-m., Sacch. **1-w.**, Nit-ac. **3-w.**
Allgemeines – Müdigkeitssyndrom; chronisches (53), **1-w.**	Aur., Carc., Ign., Mur-ac., Mag-m., Nat-m., Ph-ac., Sep. **1-w.**, Mur-ac. **2-w.**
Allgemeines – Speisen und Getränke – Milch – Abneigung – Muttermilch – Kind verweigert die; das (25), **2-w.**	Bry., Kali-c., Lach. Nat-c., Nat-m. **1-w.**, Borx., Mur-ac., Ph-ac. **2-w.**

11.2.1 Körperliche Symptome

Aceticum-acidum-Patienten leiden häufig unter Kopfschmerzen, die sie extrem reizbar machen. Sie haben dann das Gefühl, es zöge ihnen jemand an den Haaren. Die Kopfschmerzen werden schlimmer durch Alkohol, Narkotika, Kaffee und Nikotin. Mitunter werden die Schmerzen von Schwindel begleitet, mit dem Gefühl, berauscht zu sein. Der Magen-Darm-Trakt ist eine weitere Schwachstelle bei diesem Mittel. Es gibt Aufstoßen unterschiedlichster Art, z. B. brennend, faulig und verdorben, heiß, sauer, stechend und scharf, sowie brennende oder krampfartige Magenschmerzen, z. B. infolge eines Geschwüres und Sodbrennen (u. a. während der Schwangerschaft). Das Liegen auf dem Abdomen tut gut. Zum Mittelbild gehören auch akute und chronische Durchfälle. Die Schmerzen von Aceticum acidum sind tendenziell brennend und scharf. Auch der Durst wird als brennend empfunden, er ist schier unstillbar, v. a. auf Wasser. Säuglinge lehnen die Muttermilch ab, weil sie sauer schmeckt.

Aceticum acidum ist angezeigt bei Anämie, z. B. nach erschöpfenden Krankheiten oder bei stillenden Müttern, allgemein bei hochgradiger Schwäche und CFS (Chronic-Fatigue-Syndrom). Hände und Füße sind in der Regel kalt, der Kopfschweiß klamm und feucht.

Typisch Aceticum acidum
Geschwächt und erschöpft durch Kummer und Leid mit Abmagerung, Blässe und blauen Lippen. Keine Energie, um zu leben.
Thema: Kummer infolge eines seelischen Schocks oder durch langes, schweres Leiden

11.3 Muriaticum acidum (Salzsäure) – Mur-ac.

Salzsäure kommt in der Magenschleimhaut vor und ist Bestandteil der Magensäfte. Sie unterstützt die körpereigenen Enzyme vor allem beim Aufspalten der Nahrungsproteine. Ein Zuviel an Salzsäure führt zu Sodbrennen und begünstigt Magen- oder Zwölffingerdarmgeschwüre. Homöopathisch ist sie das Heilmittel für Menschen, die sich bis zur totalen Erschöpfung um andere kümmern. *„Dadurch, dass sie in der Sorge vollständig aufgehen, zehren sie sich aus. Sie müssen immer weiter machen mit der Pflege anderer. Sie wollen alles zugleich tun, werden chaotisch und eilen sich, bis sie entkräftet sind. Dann ist alles zu viel, sie werden durch Kleinigkeiten gereizt. Sie haben dann das Gefühl, dass jede Bemerkung oder Frage das Fass der Erschöpfung überlaufen lässt. Sie können nur noch* *in einem Stuhl oder im Bett hängen und fallen überall in Schlaf.*" ([44], S. 90) Dabei stellen sie hohe Ansprüche an sich, sind nie zufrieden mit der eigenen Leistung und leben in dem Wahn, es gelinge ihnen nichts. Sie wollen die perfekte Tochter, Mutter und/oder Ehefrau sein oder umgekehrt: der perfekte Sohn, Vater und/oder Ehemann; sie sind der festen inneren Überzeugung, sich um alle und alles kümmern zu müssen. Das Leben kommt ihnen vor wie ein mühsamer, freudloser Kampf, der nie zu Ende geht. Sie arbeiten „für zwei" und verausgaben sich dabei permanent. Abends können sie nicht abschalten, was sie am Einschlafen hindert.

Im zwischenmenschlichen Kontakt sind Muriaticum-acidum-Menschen reserviert und schweigsam: nicht gewillt, über ihren Kummer zu sprechen. Sie neigen zu Depressionen mit unterdrücktem Zorn. Mangialavori schreibt über die Wut der Muriaticum-acidum-Persönlichkeiten, sie sei stumm, anhaltend und grabe sich in ihre Seele, wo sie nicht gelöst werden könne ([18], S. 126). Mehr als andere Säure-Patienten fühlen sich diese Menschen gekränkt und gedemütigt, was sie empört und entrüstet (s. Staphisagria, Kap. 18.4).

▸ **Tab. 11.2** Entsprechende Rubriken von Muriaticum acidum.

Rubrik	Arzneimittel
Gemüt – Antworten – einsilbig (29), **1-w.**	Carc., Crot-c., Hyos., Kali-br., Lac-h., Sep., Tritic-vg. **1-w.**, Puls. **2-w.**, Ph-ac. **3-w.**
Gemüt – Beschwerden durch – Grobheit anderer (20), **1-w.**	Carc., Hyos., Lac-c., Mag-m., Ph-ac., Puls. **1-w.**, Nat-m., Staph. **3-w.**
Gemüt – Beschwerden durch – Kränkung, Demütigung (78), 2-w.	Am-m., Ambr., Aster., Caust., Lac-c., Nit-ac., Plac., Sacch-a., Sep., Vanil. **1-w.**, Aur-m., Aur-m-n., Bry., Carc., Lach., Puls., Tritic-vg. **2-w.**, Ign., Nat-m., Ph-ac. **3-w.**, Coloc., Staph. **4-w.**
Gemüt – Beschwerden durch – Tod von geliebten Personen (36), **1-w.**	Anthraci., Aster., Carc., Caust., Lac-c., Nat-m., Nat-s., Nit-ac., Tritic-vg. **1-w.**, Ambr., Aur-m-n., Kali-br. **2-w.**, Ign., Lach., Ph-ac., Staph., Vanil. **3-w.**
Gemüt – Beschwerden durch – Zorn – Entrüstung, Empörung, mit (19), 1-w.	Ambr., Bry., Carc. **1-w.**, Aur., Nat-m. **2-w.**, Staph. **4-w.**
Gemüt – Empfindlich – Geräusch, gegen – geringste Geräusch; gegen das (47), **1-w.**	Ign., Lach., Nat-c., Nat-s. **1-w.**, Borx., Sep. **2-w.**
Gemüt – Furcht – Selbstkontrolle zu verlieren; die (22), **1-w.**	Crot-c. **1-w.**, Staph. **2-w.**
Gemüt – Gesten, Gebärden; macht Finger – zupft an den Fingern (19), **1-w.**	Hyos. **1-w.**, Kali-br., Lach. **2-w.**
Gemüt – Gewissenhaft, peinlich genau in Bezug auf Kleinigkeiten (115), **2-w.**	Ambr., Aur., Bry., Carc., Crot-c., Hura, Hyos., Kali-c., Kali-sil., Lac-d., Lac-f., Lac-h., Lach., Musca-d., Nat-ar., Nat-m., Nat-sil., Ph-ac., Sacch-a., Vanil. **1-w.**, Tritic-vg. **2-w.**, Ign., Nat-c., Puls., Sep., Staph. **3-w.**
Gemüt – Kummer, Trauer – still (38), 2-w.	Carc., Crot-c., Nat-sil., Staph. **1-w.**, Am-m., Aq-mar., Aur., Aur-m., Aur-m-n., Coloc., Ph-ac., Puls. **2-w.**, Anthraci., Ign., Nat-m. **3-w.**
Gemüt – Qualvolle Angst – abends (15), **2-w.**	Ambr., Foll. **1-w.**
Gemüt – Selbstvertrauen – Mangel an Selbstvertrauen – Selbstherabsetzung; Selbstherabwürdigung (36), 1-w.	Lac-c., Lach., Naja, Vanil. **1-w.**, Nat-c. **2-w.**
Gemüt – Traurigkeit – grundlos (35), **2-w.**	Carc., Caust., Nat-m., Sep., Staph., Vanil. **1-w.**, Bry. **2-w.**
Gemüt – Traurigkeit – schweigsam (16), **1-w.**	Ign., Mag-c., Nit-ac., Ph-ac. **1-w.**, Puls. **2-w.**

▸ **Tab. 11.2** Fortsetzung.

Rubrik	Arzneimittel
Gemüt – Unzufrieden – sich selbst; mit (66), **1-w.**	Ambr., Aur., Aur-m-n., Bry., Caust., Kali-c., Lac-h., Ph-ac., Sacch., Sep., Staph., Vanil. **1-w.**, Carc., Nit-ac., Puls. **2-w.**
Rektum –Hämorrhoiden – schmerzhaft (67), **1-w.**	Coloc., Ign., Mag-c., Mag-m., Nit-ac., Puls., Sep., Staph., Tritic-vg. **1-w.**, Caust., Kali-c., Lach., Nat-m., Ph-ac. **2-w.**
Allgemeines – Müdigkeitssyndrom; chronisches (53), 2-w.	Acet-ac., Aur., Carc., Ign., Mag-c., Mag-m., Nat-m., Ph-ac., Sep. **1-w.**
Allgemeines – Schwäche – lähmungsartig – rutscht aus halb sitzender Haltung im Bett nach unten (27), 3-w.	Hyos., Nat-m. **1-w.**, Lach., Nit-ac. **2-w.**, Ph-ac. **3-w.**
Allgemeines – Speisen und Getränke – Fleisch – Abneigung (227), 3-w.	Am-m., Anthraci., Aster., Aur-m., Aur-s., Beryl-m., Borx., Carc., Caust., Crot-c., Kali-sil., Lith-m., Mag-c., Mag-m., Mag-n., Nat-ar., Nat-c., Nat-s., Nat-sil., Tritic-vg., Vanil. **1-w.**, Aur., Bry., Elaps, Ign., Kali-c., Nat-m., Nit-ac., Syph. **2-w.**, Puls. **3-w.**

11.3.1 Körperliche Symptome

Laut Kent steht bei Muriaticum acidum die Muskelschwäche im Vordergrund, gepaart mit innerlicher Unruhe. Die Patienten werden von einer lähmungsartigen Schwäche ergriffen, sodass sie sich kaum auf dem Stuhl halten können. Im Gegensatz zu anderen Säuren (z. B. Phosphoricum acidum) ist die geistige Aktivität dagegen kaum eingeschränkt. Der Tod oder eine schwere Krankheit naher Angehöriger, beispielsweise der Mutter, können zu schmerzhaften Hämorrhoiden führen. Zudem neigt Muriaticum acidum zu heftigen und lang anhaltenden Durchfällen. Weizenintoleranz, so Mangialavori, findet man bei allen Muriaticum-acidum-Menschen. Auffällig ist die starke Abneigung gegen Fleisch. Bereits der bloße Gedanke daran ist unerträglich.

Typisch Muriaticum acidum

Arbeiten und für andere sorgen bis zum Umfallen. Totale Überforderung und Unzufriedenheit mit sich selbst.

Thema: Kummer aufgrund erschöpfender Fürsorge und Pflege mit dem Gefühl, nicht gut genug zu sein

11.4 Phosphoricum acidum (Phosphorsäure) – Ph-ac.

Phosphor- oder Orthophosphorsäure enthält neben Phosphor auch Wasser- und Sauerstoff. Sie zählt zu den wichtigsten anorganischen Säuren und dient u. a. als Ausgangsstoff für phosphathaltige Dünger, Waschmittel, Rostentferner und Rostumwandler. In hohen Konzentrationen ist Phosphorsäure ätzend. Verdünnt wird sie in der Lebensmittelindustrie als Konservierungs- und Säuerungsmittel z. B. in Cola-Getränken eingesetzt.

Das zentrale Gefühl von Phosphoricum acidum lautet: *„Ich muss mich ständig um andere kümmern, um geliebt und anerkannt zu werden.“* ([37], S. 265) Die Causa für einen solchen Zustand sind Kummer und Enttäuschung, ausgelöst durch jene Menschen, denen der Phosphoricum-acidum-Patient über längere Zeit Liebe und Fürsorge entgegengebracht hat, ohne Entsprechendes zurückzubekommen. Möglich ist auch eine dauerhafte Überforderung durch die Sorge um einen geliebten Menschen, z. B. die Pflege eines kranken Elternteils.

Es handelt sich in der Regel um schüchterne, zurückhaltende, stille Menschen, die aufgrund emotionaler Ereignisse wie Liebeskummer, Tod eines geliebten Menschen, tiefgreifende Veränderungen oder Heimweh aus der Bahn geworfen werfen. Sie reagieren darauf zunächst mit stillem Zorn und unterschwelliger Reizbarkeit, gefolgt von Apathie und Gleichgültigkeit, begleitet von geistiger sowie körperlicher Schwäche und Erschöpfung, haben an nichts mehr Interesse, wirken teilnahmslos, ausgelaugt und träge. Dabei sind sie lustlos: Das Leben erscheint ihnen düster und ohne Sinn. Sie ziehen sich zurück, verweigern jegliche Kommunikation oder antworten einsilbig, langsam und undeutlich. Wenn sie sich emotional verletzt fühlen, sind sie überhaupt nicht in der Lage, etwas zu entgegnen (s. Staphisagria, Kap. 18.4). Der Kummer raubt ihnen die Sprache und den Appetit. Sie reagieren gereizt und zornig, wenn man sie etwas fragt, wollen partout nicht antworten, grübeln und brüten vor sich hin. Wie Natrium muriaticum verweilt auch Phosphoricum acidum bei zurückliegenden unangenehmen Ereignissen und Enttäuschungen (s. Natrium muriaticum, Kap. 5.6). Auffällig sind die große Schläfrigkeit im Kummer und die nervöse Erschöpfung.

Phosphoricum acidum ist ein wichtiges Mittel bei Liebeskummer in der Pubertät, wobei es dabei in erster Linie um den Verlust der Kommunikation und des gegenseitigen Austausches geht. Das ist es, was ein Phosphoricum-acidum-Mensch unter Liebe versteht: miteinander in Kontakt treten, eine Beziehung mit wechselseitigem Geben und Nehmen, sich als Einheit mit dem anderen fühlen. Jan Scholten weist darauf hin, Phosphoricum acidum sei ein hilfreiches Mittel für Zwillinge, die bislang ein sehr enges Verhältnis miteinander pflegten und plötzlich getrennt werden, z. B. durch Umzug, Heirat oder Tod. Das zentrale Kummerthema ist auch hier das Wegbrechen der Kommunikation. *„Der Phosphoricum-acidum-Patient wird krank, weil er sich nicht mehr mitteilen kann. Deshalb reagiert er so empfindlich auf einen Umzug mit Ortswechsel, auf lange Reisen und auf den Tod: Sie stören seine Kommunikation.“* ([15], S. 159) Auf der anderen Seite reagieren die Betroffenen auf Enttäuschung und Kummer ihrerseits mit Kommunikationsverweigerung: Das, was ihnen am wichtigsten ist, wird eingestellt. Patricia Le Roux fasst zusammen: *„Phosphoricum acidum ist ein Mittel für Kontaktabbrüche und Trennungen. Es ist indiziert, sobald man spürt, dass der Patient einen Beziehungsabbruch erlitten hat und sich ganz geknickt fühlt, weil er sich nicht mehr mitteilen kann.“* ([15], S. 160)

▸ **Tab. 11.3** Entsprechende Rubriken von Phosphoricum acidum.

Rubrik	Arzneimittel
Gemüt – Angesprochen zu werden – Abneigung (77), **2-w.**	Aur., Aur-s., Bry., Elaps, Ign., Mag-c., Mag-m., Nit-ac., Puls., Sep., Staph., Tritic-vg., Vanil. **1-w.**, Hyos., Nat-m., Nat-s., Ph-ac. **2-w.**
Gemüt – Angst – Gewissensangst – Masturbation, nach (2), **2-w.**	Ambr. **2-w.**
Gemüt – Antworten – Abneigung zu antworten (90), 3-w.	Am-m., Ambr., Aur-m-n., Bry., Carc., Caust., Ign., Mag-m., Mur-ac., Naja, Nat-s., Vanil. **1-w.**, Aur., Coloc., Nat-m., Puls. **2-w.**, Hyos. **3-w.**
Gemüt – Antworten – denkt lange nach (15), **3-w.**	–
Gemüt – Antworten – einsilbig (29), 3-w.	Carc., Crot-c., Hyos., Kali-br., Lac-h., Mur-ac., Sep., Tritic-vg. **1-w.**, Puls. **2-w.**
Gemüt – Antworten – undeutlich (6), 3-w.	Hyos. **2-w.**
Gemüt – Beschwerden durch – Enttäuschung (53), **3-w.**	Am-m., Aster., Carc., Caust., Hyos., Kali-c., Nat-s., Plac., Sep., Vanil. **1-w.**, Aur-m-n., Bry., Coloc., Lach., Tritic-vg. **2-w.**, Aur., Aur-s., Nat-m., Puls., **3-w.**, Ign., Staph. **4-w.**
Gemüt – Beschwerden durch – Erregung – Gemütes; des (102), **3-w.**	Acet-ac., Aster., Bry., Coloc., Hyos., Ign., Kali-c., Lach., Mag-c., Nat-c., Nit-ac.,Sacch., Tritic-vg., Vanil. **1-w.**, Aur., Aur-m-n., Carc., Caust., Kali-br., Nat-m., Sep. **2-w.**, Puls., Staph. **3-w.**
Gemüt – Beschwerden durch – Heimweh (11), 3-w.	Carc., Mag-m. **1-w.**, Aur., Ign. **2-w.**

► **Tab. 11.3** Fortsetzung.

Rubrik	Arzneimittel
Gemüt – Beschwerden durch – Kränkung, Demütigung (78), **3-w.**	Am-m., Ambr., Aster., Caust., Lac-c., Nit-ac., Plac., Sacch-a., Sep., Vanil. **1-w.**, Aur-m., Aur-m-n., Bry., Carc., Lach., Mur-ac., Puls., Tritic-vg. **2-w.**, Ign., Nat-m. **3-w.**, Coloc., Staph. **4-w.**
Gemüt – Beschwerden durch – Kummer (94), **3-w.**	Anthraci., Aur-s., Carc., Elaps, Kali-c., Kali-p., Mag-c., Naja, Nat-c., Nat-p., Nat-s., Nit-ac., Tritic-vg. **1-w.**, Acet-ac., Aur-m-n., Bry., Coloc., Hura, Hyos., Kali-br., Puls., Sep. **2-w.**, Ambr., Aur., Caust., Lach., Staph., Vanil. **3-w.**, Ign., Nat-m. **4-w.**
Gemüt – Beschwerden durch – Liebe; enttäuschte (57), 3-w.	Carc., Kali-c., Nat-p., Sacch., Sep., Vanil. **1-w.**, Aur-m-n., Aur-s., Caust., Lach., Nat-sil. **2-w.**, Aur., Hyos., Staph. **3-w.**, Ign., Nat-m. **4-w.**
Gemüt – Bewusstlosigkeit – Gemütsbewegung, nach (13), **2-w.**	Caust. **2-w.**, Ign., Lach. **3-w.**
Gemüt – Brütet, grübelt – Enttäuschung; über seine (3), 2-w.	–
Gemüt – Essen – weigert sich zu (42), **3-w.**	Carc., Caust., Kali-br., Lach., Puls., Sep. **1-w.**, Borx., Ign. **2-w.**, Hyos. **3-w.**
Gemüt – Erschöpfung; geistige – Kummer; durch (8), **2-w.**	Kali-br. **1-w.**, Ign. **3-w.**
Gemüt – Gleichgültigkeit, Apathie – Abmagerung und Schwäche; mit (1), 3-w.	–
Gemüt – Gleichgültigkeit, Apathie – alles; gegen (114), 3-w.	Acet-ac., Ambr., Aur-m-n., Bry., Choc., Hyos., Ign., Lach., Mag-c., Nat-c., Nit-ac., Syph. **1-w.**, Aur., Aur-m., Lac-h., Nat-m., Nat-sil., Puls., Sep. **2-w.**, Staph. **3-w.**
Gemüt – Kummer, Trauer – still – Liebe; aus enttäuschter (6), 3-w.	Nat-sil. **1-w.**, Aur-m-n. **2-w.**, Ign., Nat-m. **3-w.**
Gemüt – Reizbarkeit, Gereiztheit – gefragt wird; wenn er (28), **2-w.**	Bry., Coloc., Nat-m., Puls. **1-w.**, Vanil. **2-w.**
Gemüt – Traurigkeit – Masturbation, durch (18), **3-w.**	Aur., Nat-m., Staph. **2-w.**
Schlaf – Schläfrigkeit – Kummer; durch (3), 3-w.	Ign. **1-w.**
Kopf – Schmerz – Schulkindern; bei (20), 4-w.	Lac-d. **1-w.**, Lac-c., Puls. **2-w.**, Nat-m. **3-w.**
Kopf – Schweregefühl – geistige Anstrengung agg. (10), **3-w.**	Nat-m. **1-w.**, Nat-c. **3-w.**
Rektum – Diarrhö – Kummer, Trauer; durch (9), **2-w.**	Coloc., Ign., Kali-br. **2-w.**
Rektum – Diarrhö – Schwäche, ohne (9), 3-w.	Puls. **1-w.**

Wie bei Ambra (s. Ambra grisea, Kap. 25.2) haben Jugendliche ein schlechtes Gewissen nach dem Masturbieren. Auch fühlen sie sich anschließend traurig und innerlich leer. Möglicherweise geht es auch hier um den fehlenden Kontakt und Austausch mit einem (Liebes-)Partner.

Ein weiterer Aspekt des Mittels ist die Erschöpfung und Apathie durch geistige Anstrengung wie Lernen und Studieren.

11.4.1 Körperliche Symptome

Phosphoricum-acidum-Menschen sind sehr verfroren mit kalten Händen und Füßen. Kälte bekommt ihnen daher gar nicht. Dennoch schwitzen sie stark, v. a. nachts und morgens. Das Mittel ist häufig indiziert bei Kindern und Jugendlichen, die zu schnell wachsen sowie infolge geistiger Überbeanspruchung durch Schule oder Studium. Phosphoricum-acidum-Menschen können sich nicht lange auf einen Sachverhalt konzentrieren, das Denken fällt ihnen schwer – es verursacht einen schweren Kopf oder sogar (meist einseitige) Kopfschmerzen. Phosphoricum acidum ist ein Hauptmittel bei Schulkopfschmerzen.

Wie bei allen Säuren fällt eine Tendenz zu destruktiven Erkrankungen auf, wie Colitis ulcerosa oder Morbus Crohn mit blutigen Durchfällen infolge langjährigen Kummers. Erstaunlicherweise schwächen die Durchfälle nicht. Zwar treten sie bei geschwächten Menschen auf, werden aber nicht als zusätzlich schwächend empfunden.

Typisch ist das Verlangen nach erfrischenden Nahrungsmitteln wie z. B. saftiges Obst oder kohlensäurehaltige Getränke. Speisen, die viel Stärke enthalten, mögen Phosphoricum-acidum-Menschen dagegen weniger gern. Säuren verursachen oft Durchfall. Phosphoricum-acidum-Patienten sind meist blass mit dunklen Ringen um die Augen. Sie sind durstlos mit trockenen Schleimhäuten. In der Regel geht es ihnen nach dem Schlafen besser, bereits ein kurzer Schlaf wird als erholsam empfunden. Sie träumen Erotisches oder von geistiger Anstrengung.

Typisch Phosphoricum acidum
Gleichgültigkeit und Teilnahmslosigkeit durch (Liebes-)Kummer mit geistiger und körperlicher Schwäche und Erschöpfung.
Thema: Kummer durch enttäuschte Liebe oder durch die Sorge um einen geliebten Menschen sowie durch Kontaktverlust

11.5 Nitricum acidum (Salpetersäure) – Nit-ac.

Früher wurde Nitricum acidum unter Zugabe von Schwefelsäure aus einem Felsensalz gewonnen, dem sogenannten Salpeter, daher der deutsche Name Salpetersäure. Nitricum acidum zählt zu den anorganischen Säuren, ist extrem ätzend und hochgiftig. Bis auf Platin, Gold und Iridium löst sie alle Metalle auf. Ihre Bestandteile sind Stickstoff, Wasserstoff und Sauerstoff. Thematisch haben wir es hier mit einer Kombination aus der ersten (s. Ammonium-Verbindungen, Kap. 2.1) und zweiten Reihe (s. Oxygenium, Kap. 1.2.1) des Periodensystems zu tun sowie mit den zentralen Aspekten der Säuren (s. Säuren, Kap. 11.1). Bei der Empfindung der Nitricum-acidum-Patienten kommen aber in erster Linie der Nitrogenium-Anteil und die Säure-Themen zum Tragen.

Nitrogenium befindet sich in Stadium 15 der Kohlenstoff-Serie, also relativ weit rechts. Der Geburtsprozess und damit die Trennung von der Mutter sind schon weit fortgeschritten: Der Fötus steckt mit dem Kopf voraus im Geburtskanal fest und steht unter dem Einfluss von Druck und Enge, die er körperlich wie seelisch als lebensbedrohlich empfindet. In dieser hoch akuten Situation hat er nur ein Ziel: die Enge und Bewegungslosigkeit des Mutterleibs so schnell wie möglich hinter sich zu lassen, um Bewegungsspielraum und Luft zum Atmen zu „genießen“. Er ist bereits so weit entwickelt, dass er die schützende Hülle des Uterus verlassen und sich der Welt stellen kann. Sein großer Wunsch ist es, unabhängig und frei zu sein (s. Ammonium-Verbindungen, Kap. 2.1). Der Nitrogenium-Patient hat sich auf den Weg gemacht, fühlt sich jedoch stark eingeengt und behindert, wird dadurch klaustrophobisch und will raus in die Freiheit und Ungebundenheit – seine eigene Identität finden und leben. Die zentrale Empfindung lautet daher: *„Ich will nicht gebunden sein, ich will losgelassen und frei sein, nichts sollte mich binden.“* ([40], Bd. 1, S. 290) Das Gefühl der drangvollen Enge und des immensen Drucks von außen, wie es ein Fötus während der Geburt empfinden mag, spiegelt sich auch in einzelnen Symptomen von Nitricum acidum wider. So gibt es eine Rubrik mit Kopfschmerzen, die wie ein Band um den Kopf erlebt werden, oder wehenartige Schmerzen, als würde der gesamte Beckeninhalt durch die Vulva ausgestoßen werden.

Analog dazu äußern Nitricum-acidum-Patienten Furcht in engen Räumen: Der Aufenthalt in Aufzügen, Flugzeugen, Kellergewölben oder Tunnels stellt für sie eine große Herausforderung dar und führt mitunter zu Panikattacken. Im Kino oder Theater sitzen sie am liebsten ganz außen, damit sie den Raum schnell verlassen können. Wenn sie sich in einer Menschenmenge befinden, kann das zu Beklemmungsgefühlen führen. Alles, was eng ist und Druck erzeugt, verursacht ernsthafte Probleme.

Nitricum-acidum-Patienten fühlen sich permanent von ihrer Umwelt bedroht. Sie reagieren allgemein überempfindlich auf sämtliche Eindrücke, die auf sie einwirken. Sobald sie in Stress geraten, spüren sie die Enge und den Druck sowie das Gefühl, keine Luft zu bekommen – zu ersticken, begleitet von dem dringenden Wunsch, aus dieser Zwangslage zu entfliehen. Wie bei den anderen Säuren finden wir auch bei Nitricum acidum das Thema der großen Anstrengung und Überforderung, gefolgt von totaler Erschöpfung. *„Im Nitricum-acidum-Patienten konzentriert sich diese Anstrengung darauf, die wahrgenommene dauernde Bedrohung und Gefahr abzuwehren. Aus der Anstrengung wird ein hartes und hartnäckiges Ringen in einer unnachgiebigen, heftigen und böswilligen Haltung und mit einem unausgesprochenen kalten Zorn.“* ([36], S. 162) Aufgrund dieses erbitterten Kampfes gegen einen potenziellen Widersacher, der mit aller Härte und Unnachgiebigkeit geführt wird, kann man Nitricum acidum leicht mit einem Tiermittel verwechseln. Doch auch mineralische Arzneien können aggressiv und kämpferisch reagieren, wenn sie sich in die Enge getrieben fühlen. Dazu weiter Sankaran: *„Die Situation des Nitricum-acidum-Menschen ist die eines langen, harten Gefechts, die Situation eines Menschen, der mit jemanden, der ihn verletzt hat, in eine langanhaltende Fehde verstrickt ist. Er überlebt, indem er hasst, böswillig ist und seinem Feind gegenüber hart und unverzeihlich wird. Es ist ein verzweifelter Kampf. Er kann sich keinen Fehler erlauben und ringt um des Überlebens willen um Perfektion.“* ([36], S. 162) So hasserfüllt und verstockt Nitricum-acidum-Menschen ihren „Feinden“ gegenüber auftreten, so mitfühlend und hilfsbereit können sie sein, wenn ein Freund ihre Unterstützung braucht. Die Amplitude ist hier extrem. Sankaran spricht von einer Mischung aus Mitgefühl und Grausamkeit. Wer sich ernsthaft mit Nitricum acidum anlegt, bekommt die ganze toxische, ätzende Wirkung der Salpetersäure zu spüren. Ähnlich wie die Muriaticum-Menschen (s. Ammonium muriaticum, Kap. 2.2) kultiviert auch Nitricum acidum seine negativen Gefühle, verweilt bei unangenehmen Ereignissen aus der Vergangenheit und hegt einen inneren Groll gegen alle, die ihn einmal beleidigt oder verletzt haben. Selbst ernst gemeinte Entschuldigungen rühren ihn dann nicht. Überhaupt sind Nitricum-acidum-Persönlichkeiten keine einfachen Menschen: Sie stehen morgens schon mit dem falschen Fuß auf, sind verdrießlich und übellaunig. Nichts kann man ihnen recht machen. Und auch sonst gelingt es ihnen kaum, ihre Unzufriedenheit abzulegen. Sie sind niemals wirklich fröhlich und ausgelassen, können sich kaum über etwas freuen. Im Umgang mit anderen sind sie streitsüchtig und misstrauisch. Was sicher auch dazu beiträgt, dass es ihnen schwerfällt, einen offenen, freundschaftlichen Kontakt zu anderen herzustellen. Sie sind in der Regel verschlossen und zurückhaltend. Selbst in der Anamnese hat man Mühe, etwas aus ihnen herauszubekommen. Im Grunde handelt es sich um bedauernswerte Menschen, die sich selbst im Wege stehen, weil sie nicht über ihren Schatten springen können. Ihr größter Widersacher sind sie selbst – darin besteht ihr eigentlicher Kummer. Obwohl sie es so gerne möchten, können sie das Leben nicht genießen.

Darüber hinaus haben Nitricum-acidum-Menschen große Angst um ihre Gesundheit, sie fürchten sich vor dem Tod, glauben steif und fest, dass ihre eigenen Beschwerden schlimmer seien als die anderer. Auch das passt zu ihrer egozentristischen Weltsicht. Die wirkliche Auseinandersetzung mit anderen Menschen setzt erst bei den Mitteln der dritten Reihe ein, wenn es um die Themen „Ich und die anderen“, Kommunikation, Freundschaft, Liebe und Beziehung geht. In der zweiten Reihe ist der Mensch noch nicht in der Lage, diese kognitive Leistung zu vollbringen. In seinem tiefsten Inneren geht er davon aus, er sei die Welt und die Welt sei er.

Aufgrund des Perfektionismus und der übermenschlichen Anstrengungen, die diese Menschen vollbringen, um eine potenzielle Bedrohung aus dem Weg zu schaffen, sowie wegen der Destruktivität des Wesens und der Symptomatik zählt Sankaran Nitricum acidum zum Krebs-Miasma.

▸ **Tab. 11.4** Entsprechende Rubriken von Nitricum acidum.

Rubrik	Arzneimittel
Gemüt – Abneigung – Menschen; gegen – bestimmte; gegen (33), **1-w.**	Aur-m-n., Carc., Caust., Nat-m., Nat-sil., Sep. **1-w.**, Am-m., Aur. **2-w.**, Nat-c. **3-w.**
Gemüt – Abscheu – Leben gegen das (93), **2-w.**	Am-m., Carc., Caust., Hyos., Kali-br., Lac-d., Mag-m., Nat-ar., Nat-c., Nat-s., Nat-sil. **1-w.**, Ambr., Aur-m., Aur-m-n., Aur-s., Lach., Ph-ac., Puls., Sep. **2-w.**, Aur., Lac-c., Nat-m., Staph. **3-w.**
Gemüt – Angst – Gesundheit; um die – eigene Gesundheit; um die (85), 4-w.	Acet-ac., Borx., Bry., Carc., Choc., Hyos., Ign., Lac-c., Lac-h., Lach., Mag-m., Nat-ar., Nat-c., Nat-m., Staph. **1-w.**, Aur-m., Kali-br., Kali-c., Kali-sil., Ph-ac., Puls., Sep., Syph. **2-w.**
Gemüt – Argwöhnisch, misstrauisch (146), 3-w.	Ambr., Aur-s., Carc., Crot-c., Cygn-be., Elaps, Ign., Kali-br., Mur-ac., Nat-p., Nat-s., Nat-sil., Ph-ac., Sacch-a., Syph., Tritic-vg., Vanil. **1-w.**, Aur., Aur-m-n., Borx., Hyos., Nat-ar., Nat-c., Sep., Staph. **2-w.**, Bry., Caust., Lach., Puls. **3-w.**
Gemüt **–** Atmung – Beschwerden in Bezug auf die Atmung agg. (18), **1-w.**	Ambr. **1-w.**
Gemüt **–** Beschwerden durch – Kummer (94), **1-w.**	Anthraci., Aur-s., Carc., Elaps, Kali-c., Kali-p., Mag-c., Naja, Nat-c., Nat-p., Nat-s., Tritic-vg. **1-w.**, Acet-ac., Aur-m-n., Bry., Coloc., Hura, Hyos., Kali-br., Puls., Sep. **2-w.**, Ambr., Aur., Caust., Lach., Ph-ac., Staph., Vanil. **3-w.**, Ign., Nat-m. **4-w.**
Gemüt **–** Boshaft (144), **2-w.**	Am-m., Ambr., Aur-m-n., Aur-s., Bry., Carc., Caust., Choc., Coloc., Crot-c., Cygn-be., Ign., Kali-c., Lac-h., Nat-m., Sacch., Sacch-a., Sep., Syph., Tritic-vg. **1-w.**, Aur., Borx., Hyos., Lac-c., Lach., Nat-c., Ph-ac., Staph. **2-w.**
Gemüt – Empfindlich – äußerliche Eindrücke; gegen alle (53), 2-w.	Aur., Carc., Choc., Cygn-be., Lac-c., Lach., Mag-m., Nat-m., Ph-ac. **1-w.**, Staph., Tritic-vg. **2-w.**
Gemüt **–** Empfindlich – Geräusche; gegen – Wasser; gegen das Geräusch von plätscherndem (4), **3-w.**	–
Gemüt – Fluchen (92), 3-w.	Aur-m-n., Borx., Caust., Cygn-be., Ign., Lac-h., Musca-d., Nat-c., Puls., Staph. **1-w.**, Hyos., Lac-c., Nat-m. **2-w.**
Gemüt – Froh – niemals (2), 1-w.	–
Gemüt – Gleichgültigkeit, Apathie – Vergnügen; gegen (55), 2-w.	Hura, Kali-c., Kali-sil., Mag-c., Mag-m., Mur-ac., Nat-ar., Nat-c., Staph. **1-w.**, Aur-m-n., Puls., Sep., Syph. **2-w.**, Nat-m. **3-w.**
Gemüt **–** Grausamkeit (56), **2-w.**	Bry., Carc., Choc., Crot-c., Ph-ac., Staph. **1-w.**, Aur., Hyos., Lach. **2-w.**
Gemüt – Hartherzig, unerbittlich (39), 2-w.	Hyos., Nat-m. **1-w.**, Sep. **2-w.**
Gemüt – Hass (96), 3-w.	Am-m., Ambr., Caust., Colum-p., Crot-c., Cygn-be., Ign., Kali-c., Lac-h., Nat-c., Ph-ac., Puls., Sep., Staph., Tritic-vg. **1-w.**, Aur., Aur-m-n., Aur-s., Lac-c., Lach. **2-w.** Nat-m. **4-w.**
Gemüt – Hass – Rachsucht; Hass und (21), 2-w.	Ambr., Aur-m-n., Crot-c., Lach.,Tritic-vg. **1-w.**, Ph-ac. **2-w.**, Nat-m. **3-w.**
Gemüt **–** Kurz angebunden – schroff (23), **1-w.**	Lach., Nat-m., Sep., Staph. **2-w.**, Caust. **3-w.**
Gemüt – Launenhaftigkeit, launisch – morgens (3), 2-w.	Staph. **1-w.**

► **Tab. 11.4** Fortsetzung.

Rubrik	Arzneimittel
Gemüt – Lebensüberdruss – Furcht vor dem Tode; aber (5), 2-w.	–
Gemüt – Liebkost werden; Liebkosungen – Abneigung liebkost, gestreichelt zu werden (10), **1-w.**	–
Gemüt – Menschenfeindlichkeit, Misanthropie (60), **1-w.**	Ign., Kali-c., Lach., Mag-m., Nat-m., Sep., Staph. **1-w.**, Am-m., Ambr., Aur., Hyos., Puls. **2-w.**
Gemüt – Mitgefühl, Mitleid (96), **2-w.**	Ambr., Aur., Aur-s., Crot-c., Lach., Nat-p., Puls., Sacch-a., Sep., Tritic-vg., Vanil. **1-w.**, Aur-m-n., Caust., Foll., Ign., Nat-c., Nat-m., Nat-sil. **2-w.**, Carc. **3-w.**
Gemüt – Pessimist (45), 2-w.	Aur., Aur-m-n., Aur-s., Caust., Hyos., Lach., Nat-sil., Puls., Sacch-a., Sep., Staph. **1-w.**, Nat-m. **2-w.**
Gemüt – Pflicht – zu viel Pflichtgefühl (38), 3-w.	Aur., Carc., Caust., Choc., Ign., Kali-sil., Lac-c., Mag-m., Naja, Nat-m., Sacch-a., Vanil. **1-w.**, Nat-s., Sep. **2-w.**, Kali-c., Tritic-vg. **3-w.**
Gemüt – Raserei, Tobsucht, Wut – anfallsweise (19), **2-w.**	Hyos., Lac-c. **1-w.**, Puls. **2-w.**
Gemüt – Suizidneigung; Neigung zum Selbstmord – Furcht – Todesfurcht, mit (8), 3-w.	Staph. **2-w.**
Unzufrieden – immer (5), **1-w.**	Lach. **1-w.**
Unzufrieden – sich selbst, mit (66), **2-w.**	Ambr., Aur., Aur-m-n., Bry., Caust., Kali-c., Lac-h., Mur-ac., Ph-ac., Sacch., Sep., Staph., Vanil. **1-w.**, Carc., Puls. **2-w.**
Gemüt – Verweilt – vergangenen unangenehmen Ereignissen; bei (81), 2-w.	Aur-s., Caust., Elaps, Hyos., Lac-h., Musca-d., Plac., Staph., Syph., Tritic-vg., Vanil. **1-w.**, Ambr., Aur-m-n., Kali-c., Ph-ac., Sep. **2-w.**, Ign. **3-w.**, Nat-m. **4-w.**
Gemüt – Verzweiflung – Raserei; grenzt an – Fluchen und Verwünschungen, mit (1), 3-w.	–
Gemüt – Zynisch (12), **1-w.**	Am-m., Sacch-a. **1-w.**
Kopf – Schmerz – drückend – Band; wie von einem (33), **2-w.**	Vanil. **1-w.**
Kopf – Zusammenschnürung – Band oder Reifen; wie ein (116), 3-w.	Aur., Caust., Choc., Hyos., Kali-c., Lac-h., Nat-m., Tritic-vg. **1-w.**
Rektum – Fissur (87), 3-w.	Bry., Carc., Kali-br., Kali-c., Syph., Tritic-vg. **1-w.**, Caust., Ign., Lach., Nat-m. **2-w.**, Mur-ac., Sep. **3-w.**
Urin – Geruch – Pferdeharn; wie (8), 3-w.	Nat-c. **2-w.**
Haut – Warzen – gestielt (14), **3-w.**	Nat-s., Ph-ac., Tritic-vg. **1-w.**, Staph. **2-w.**, Caust. **3-w.**
Haut – Warzen – gezackt (13), **3-w.**	Ph-ac., Staph. **1-w.**, Sep. **2-w.**, Caust. **3-w.**
Haut – Warzen – Stechen in Warzen (13), 3-w.	Caust., Sep., Staph. **1-w.**
Haut – Warzen – stechend, fein (18), **3-w.**	Caust., Kali-sil., Sep., Staph. **1-w.**
Haut – Wucherungen (42), **3-w.**	Aur., Aur-s., Carc., Lach., Nat-m., Ph-ac., Puls. **1-w.**, Caust., Staph. **3-w.**
Haut – Wucherungen – Kondylome (64), **3-w.**	Acet-ac., Aur-m-n., Bry., Caust., Lac-c., Nat-c. **1-w.**, Aur., Aur-m., Sep., Staph. **2-w.**, Lach., Nat-s., Ph-ac. **3-w.**
Haut – Wucherungen – Kondylome – stechender Schmerz (1), 3-w.	–
Allgemeines – Schmerzen – Splitter; wie durch (28), 3-w.	Carc., Kali-c. **1-w.**

11.5.1 Körperliche Symptome

Nitricum-acidum-Patienten sind häufig mager und ausgezehrt. Ihre Schmerzen sind typischerweise stechend wie durch Splitter. Sie kommen und gehen plötzlich. Es gibt zahlreiche charakteristische Symptome im Bereich der Haut, wie Analfissuren oder auch Warzen und Kondylome, welche bei Berührung oder Druck (fein) stechend schmerzen. Zudem besteht eine Neigung zu Mitessern, Furunkeln und Fisteln. Wie andere Säuren auch, hat Nitricum acidum einen Bezug zu entzündlichen Erkrankungen des Magen-Darm-Trakts wie Gastritis oder Kolitis. Der Urin verströmt einen stechenden Geruch, der an den von Pferdeharn erinnert. Nitricum-acidum-Patienten sind verfroren: Kälte und frische Luft tun ihnen in der Regel nicht gut.

Typisch Nitricum acidum
Stark auf sich bezogen, unzufrieden mit sich und der Welt, unversöhnlich, hartherzig und feindselig, aber auch hilfsbereit und mitleidig. Pflichtbewusste Perfektionisten mit destruktiver Veranlagung. Empfindlich gegen Druck und Enge.
Thema: Kummer durch das Gefühl ständiger Bedrohung von außen

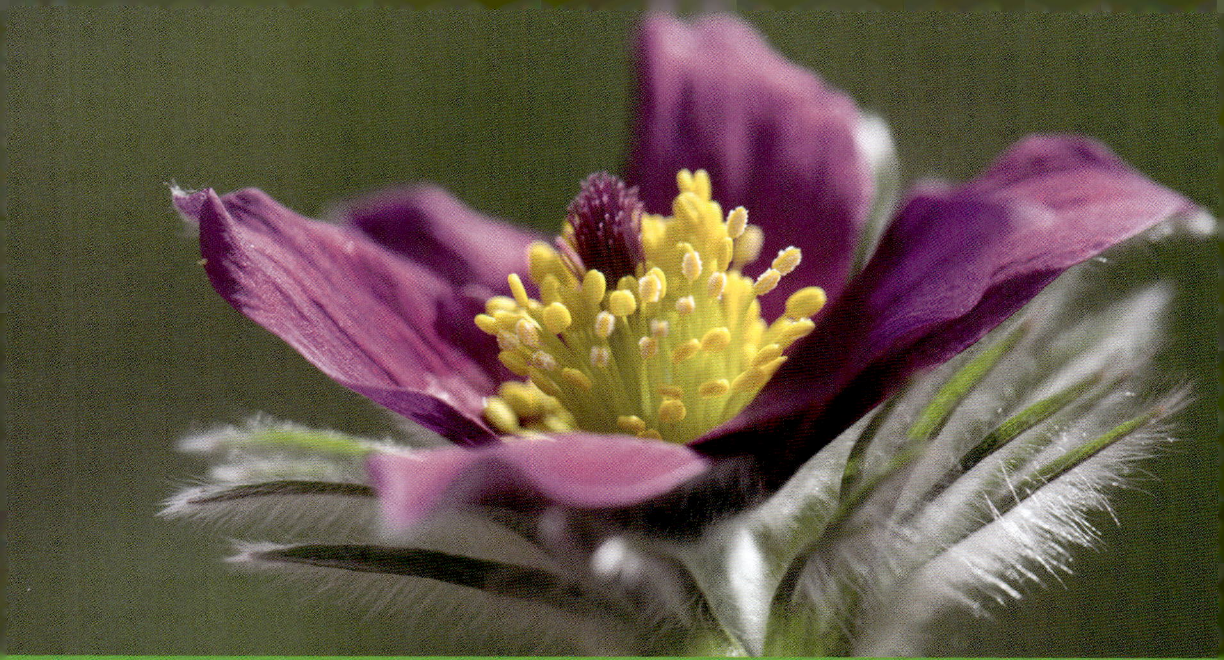

Teil 2
Arzneimittel aus dem Pflanzenreich

12 Einleitung

Menschen, deren Simillimum aus dem Pflanzenreich stammt, wirken in der Anamnese lebendiger und unstrukturierter als mineralische Patienten. Sie schildern ihre Beschwerden emotional, facettenreich, begleitet von vielen Gesten. Der „Anker“ in ihrem Fall ist eine zentrale Empfindung und deren Gegenteil. Dieses Gegensatzpaar durchzieht die gesamte Anamnese wie ein roter Faden, unterlegt von einer bestimmten Handgeste oder einer Handgesten-Kombination. Handgesten, im Sinne der Empfindungsmethode, unterscheiden sich von normalen Gesten dadurch, dass Letztere das Gesagte kongruent begleiten, sie laufen quasi Hand in Hand mit den Aussagen des Betreffenden. Handgesten dagegen scheinen irgendwie nicht zu passen, sind disgruent, machen stutzig. Häufig erfolgen sie noch, bevor der Patient etwas sagt, während er um Worte ringt. Sie sind Boten des Unterbewusstseins – der Schlüssel zur Empfindung. Während wir bei den Salz-Patienten zwei oder mehr unterschiedliche Empfindungen geschildert bekommen (je nachdem, aus wie vielen Reihen die einzelnen Elemente stammen), handelt es sich bei der „Pflanzen-Empfindung“ um zwei Dimensionen eines Themas, um zwei Seiten einer Medaille.

Typischerweise reagieren Pflanzen-Patienten empfindlich auf das, was von außen auf sie einwirkt. Das Problem sind nicht sie selber wie bei den „mineralischen“ Menschen, es liegt im Außen. Bei diesen Patienten geht es um fehlende Reaktionsmöglichkeiten auf bestimmte Außenreize. Ihre Ängste kreisen um die Themen Schmerz, Verletzung und Beeinträchtigung. Im Gegensatz dazu fürchten sich mineralische Patienten davor, Struktur, Fähigkeiten und Unterstützung zu verlieren oder nicht zur Verfügung zu haben. Ihr Fokus liegt auf Verlust und Mangel.

13 Euphorbiaceae

13.1 Allgemeines

Pflanzen aus der großen Familie der Euphorbiaceen, zu Deutsch Wolfsmilchgewächse, eint das Thema von „Anheften“ und „Zusammenschnüren“. Menschen, deren Heilmittel aus dieser großen Pflanzenfamilie stammt, haben die Empfindung, angebunden oder festgehalten zu sein. Sie fühlen sich wie ein Häftling im Gefängnis. Der Raum ist ihnen zu eng und zu klein. Sie können nichts tun, um sich aus dieser ausweglosen Situation zu befreien. Das Gefühl, von einem straff gespannten Band oder einer Kette fixiert zu sein, sodass sie keinen Bewegungsspielraum mehr haben, finden wir sowohl auf der körperlichen als auch auf der geistigen Ebene. So erleben sich die Betroffenen nicht nur physisch als vollkommen unbeweglich, sondern auch psychisch und mental: Sie sind unflexibel, starrköpfig und eigensinnig – verharren nahezu bewegungslos in ihrer „Zwangsjacke“. Dabei ist es ihr größtes Bedürfnis, sich loszureißen, der drangvollen Enge zu entfliehen, frei zu sein. Auch Kleidung und Hitze sind ihnen unerträglich. Die Türen müssen geöffnet bleiben. Ständige Bewegung tut gut, wobei es ihnen zu Beginn der Bewegung erst einmal schlechter geht. Im kompensierten Zustand haben die Betroffenen das Gefühl, frei und ungebunden zu sein. Trotz des begrenzten Raumes kommen sie gut zurecht. Sie haben mehr Bewegungsfreiheit.

13.2 Hura brasiliensis (Sandbüchsenbaum) – Hura

Hura brasiliensis oder auch Hura crepitans, der Sandbüchsenbaum (▶ **Abb. 13.1**), ist eines unserer ganz großen Kummermittel. Hoffnungslosigkeit

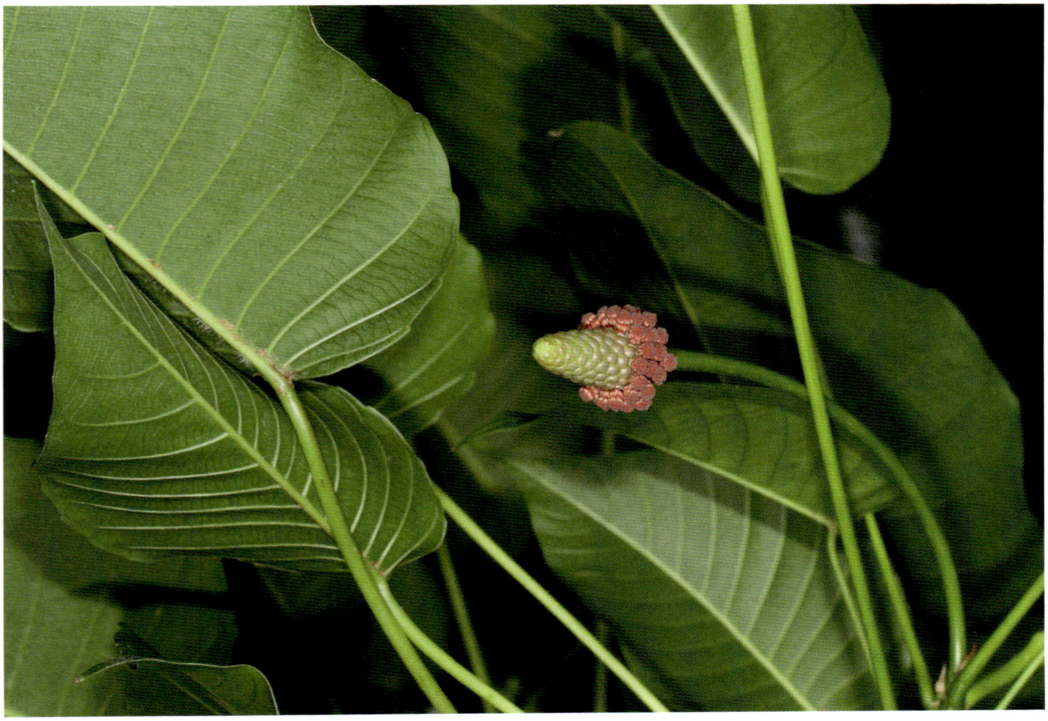

▶ **Abb. 13.1** Hura brasiliensis. (Dr. Roland Spohn, Engen)

und Verzweiflung sind bei dieser Arznei so extrem, dass Rajan Sankaran sie dem Lepra-Miasma zugeordnet hat. *„Ein Lepröser, ein Aussätziger, ist jemand, der durch einen unheilvollen Schicksalsschlag in die Lage gerät (als Aussätziger), dass seine Freunde sich von ihm abwenden. Sie hassen und verachten ihn, sie haben alle Sympathie verloren, er kann machen, was er will, er kann den Verlust durch nichts wettmachen, er kann nie mehr dahin zurück, wo er einmal war – einmal ein Lepröser, für immer ein Lepröser.“* ([36], S. 102) Genauso fühlt sich ein Mensch, dessen Heilmittel Hura brasiliensis ist: wie ein Aussätziger, der von seinen Liebsten verstoßen wurde, ohne Hoffnung, jemals wieder in deren Schoß aufgenommen zu werden – völlig allein und isoliert. Sankaran weist darauf hin, dass Lepra-Kranke in Indien schlimmer behandelt werden als Tiere, sie sind Objekte des Abscheus.

Die Empfindung, die allen Arzneimitteln des Lepra-Miasmas zugrunde liegt, besteht darin, dass die Betroffenen sich von der Gesellschaft geächtet und ausgeschlossen fühlen, was zu Resignation führt und selbstzerstörerische Gedanken bzw. Verhaltensweisen nach sich zieht. Bei dem Arzneimittel Hura brasiliensis finden wir die Kombination der charakteristischen Empfindung der Euphorbiaceen (s. o.) und des Lepra-Miasmas.

Hura-Menschen leben in der Überzeugung, *„vom Unglück verfolgt, ausgestoßen, gehasst, verachtet [zu werden, Anm. d. Verf.], ohne Hoffnung auf Genesung.“* ([36], S. 102) Wobei die zentrale Empfindung von Hura brasiliensis lautet: Ich bin dazu verdammt, auf ewig festgebunden zu sein. ([38], S. 309) Die Betroffenen können nichts tun, um sich aus ihrer hoffnungslosen Situation zu befreien. Gleichzeitig sind sie voller Schuldgefühle: Sie bilden sich ein, für das Unglück ihrer Mitmenschen verantwortlich zu sein und meinen, ohne sie ginge es diesen besser. In einem Fall der kanadischen Homöopathin Deborah Collins berichtet eine Frau, die wegen schwerer Depressionen mit Angstzuständen und wiederholten Suizidversuchen in Behandlung kam, von ihrem tragischen Schicksal: *„Als ich heiratete hatte ich nie das Gefühl, dass ich ein Mitglied der Familie sei, alle Entscheidungen werden gefällt, ohne mich zu befragen. Ich habe nie das Gefühl, dass ich dazugehöre. Ich habe das Gefühl, es ginge ihnen besser ohne mich, ich fühle mich überflüssig, ungebraucht. (…) Ich habe das Gefühl, dass ich ganz alleine bin.“* ([38], S. 312) Die Mutter der Patientin wurde als junge Frau vergewaltigt – sie selbst ist das Produkt dieses sexuellen Missbrauchs und wuchs in einem Heim für alleinerziehende Mütter auf. Die Mutter hat sich während ihrer Kindheit kaum um sie gekümmert. Erst viel später hat sie ihrer Tochter die ganze leidvolle Geschichte erzählt. Eine solche Biografie ist typisch für das Arzneimittel. Am Anfang der Pathologie von Hura brasiliensis steht oft eine ungewollte Schwangerschaft mit schlechtem Gewissen, Schuld- und Schamgefühlen. Die betroffenen Frauen schämen sich für ihren Zustand, geben sich selbst die Schuld für den „Fehltritt“, ziehen sich von der Gesellschaft zurück und versuchen, den sich rundenden Bauch so lange wie möglich zu verbergen aus Angst, von der Familie verachtet und verstoßen zu werden.

Entsprechend der basalen Empfindung der Euphorbiaceen beschreibt die obige Patientin ihre Situation mit den Worten: *„… ich möchte wegrennen und ich fühle mich bedrängt. Ich träume von Räumen mit wenig Platz, davon, im Gefängnis oder isoliert zu sein.“* ([38], S. 310) Sie hat das Gefühl, nirgendwo dazuzugehören, fühlt sich geächtet. ([38], S. 312)

Einen weiteren, ergänzenden Aspekt des Mittels beschreibt der französische Kinderarzt und Homöopath Didier Grandgeorge: *„Hura ist eine Art Latex. Diese Personen erleben Liebe als eine Art elastische Kraft, ähnlich wie ein Gummiband. Je größer die Entfernung von dem geliebten Menschen, umso mehr werden sie versuchen, diese Person mit Gewalt anzuziehen. Wenn das Gummiband reißt, ist das katastrophal, und sie kommen nie darüber hinweg.“* ([55], S. 480) Während Hura-Persönlichkeiten ihre ausweglose Lage einerseits als Zwangsjacke empfinden, das Gefühl haben, in straffe Bänder gewickelt zu sein, versuchen sie andererseits, Menschen, die sie lieben und nicht verlieren wollen, durch ebensolche Bänder an sich zu binden.

In ihrem Unglück und ihrer Verzweiflung können Hura-Menschen destruktiv und selbstzerstörerisch sein: Sie kauen Nägel, beißen sich und andere. Auch sind sie mitunter suizidgefährdet, da sie sich für minderwertig und verabscheuungswürdig halten.

Bezeichnenderweise träumen Hura-Menschen von Beerdigungen, Friedhöfen, Gräbern und von verstümmelten Leichen mit abgetrennten Gliedmaßen. Obige Patientin berichtet von einem Traum, in dem alle Menschen bei einem Schiffsunglück ums Leben kamen, nur weil sie an Bord war. ([38], S. 311)

▶ **Tab. 13.1** Entsprechende Rubriken von Hura brasiliensis.

Rubrik	Arzneimittel
Gemüt – Beißen – Nägel (72), **1-w.**	Am-m., Ambr., Carc., Caust., Ign., Lac-c., Nat-c., Nit-ac., Puls., Sep., Staph., Syph., Tritic-vg. **1-w.**, Hyos., Mag-c., Nat-m., Sacch. **2-w.**
Gemüt – Beißen – sich selbst; beißt (12), 1-w.	Elaps **1-w.**
Gemüt – Beschwerden durch – Kummer (94), **2-w.**	Am-m., Anthraci., Aur-s., Carc., Elaps, Kali-c., Mag-c., Naja, Nat-c., Nat-p., Nat-s., Nit-ac., Tritic-vg. **1-w.**, Acet-ac., Aur-m-n., Bry., Coloc., Hyos., Kali-br., Puls., Sep. **2-w.**, Ambr., Aur., Caust., Lach., Ph-ac., Staph., Vanil. **3-w.**, Ign., Nat-m. **4-w.**
Gemüt – Beschwerden durch – Missbrauch, Misshandlung; nach (57), **1-w.**	Am-m., Ambr., Aster., Aur., Aur-m., Carc., Caust., Foll., Lac-f., Lac-mat., Nat-c., Oxyg., Puls. **1-w.**, Hyos., Lac-c., Lach., Naja, Staph. **2-w.**, Ign., Nat-m., Sep. **3-w.**
Gemüt – Beschwerden durch – Missbrauch, Misshandlung; nach – Ehe; in der (15), **1-w.**	Aur., Carc., Hyos., Puls. **1-w.**, Lach., Naja, Nat-m., Sep. **2-w.**
Gemüt – Destruktivität, Zerstörungswut (69), **1-w.**	Aur-m-n., Carc., Crot-c., Lach., Sep., Staph., Tritic-vg. **1-w.**, Hyos., Ign. **2-w.**
Gemüt – Tadelt sich selbst, macht sich Vorwürfe (86), 1-w.	Aur-s., Kali-br., Kali-c., Lac-c., Lach., Naja, Nat-ar., Ph-ac., Sep., Staph. **1-w.**, Aur., Aur-m-n., Carc., Hyos., Ign., Nat-m., Puls. **2-w.**
Gemüt – Unglücklich, bedauernswert; fühlt sich (35), **1-w.**	Bry., Carc., Caust., Kali-c., Nat-m., Sep. **1-w.**, Staph., Tritic-vg. **2-w.**, Nat-sil., Vanil. **3-w.**
Gemüt – Verlassen zu sein; Gefühl – Isolation; Gefühl von (75), 1-w.	Carc., Choc., Crot-c., Cygn-be., Lac-h., Musca-d., Plac. **1-w.**, Vanil. **2-w.**, Nat-sil. **3-w.**
Gemüt – Wahnideen – allein zu sein – Welt; allein auf der (20), 1-w.	Choc., Lac-h. **1-w.**, Puls. **2-w.**
Gemüt – Wahnideen – Ausgestoßene; sie wäre eine (9), 1-w.	Crot-c. **1-w.**
Gemüt – Wahnideen – verachtet; er würde (22), 1-w.	Cygn-be., Lac-c., Lach. **1-w.**
Gemüt – Wahnideen – verlassen, aufgegeben worden; er sei (49), 1-w.	Carc., Crot-c., Cygn-be., Hyos., Lach., Nat-c., Nat-sil., Tritic-vg. **1-w.**, Aur., Aur-m-n., Kali-br. **2-w.**, Mag-c., Puls. **3-w.**
Gemüt – Wahnideen – verloren, sie sei (24), **1-w.**	Cygn-be., Ign. **1-w.**, Aur., Lach. **2-w.**
Gemüt – Wahnideen – verstoßen; er sei – Verwandten, von den (5), 1-w.	Aq-mar. **1-w.**
Kopf – Zusammenschnürung – Stirn (157), **1-w.**	Bry., Caust., Coloc., Ign., Kali-c., Kali-sil., Lac-c., Lac-h., Lach., Mag-m., Nat-p., Sep., Staph., Ven-m. **1-w.**, Ambr., Naja, Nat-c., Nat-m., Nit-ac., Puls. **2-w.**
Kopf – Zusammenziehung – Hinterkopf (12), **1-w.**	Nat-m. **1-w.**
Rektum – Zusammenschnürung (112), **1-w.**	Am-m., Borx., Carc., Coloc., Kali-c., Kali-sil., Nat-c., Nat-p., Staph., Tritic-vg., Vanil. **1-w.**, Hyos., Kali-br., Nat-c., Sep. **2-w.**, Caust., Ign., Nit-ac. **3-w.**
Träume – Beerdigungen (25), **1-w.**	Lac-h., Lach., Mag-c., Nat-c. **1-w.**

▶ **Tab. 13.1** Fortsetzung.

Rubrik	Arzneimittel
Träume – Friedhof (6), **1-w.**	–
Träume – Gräber (10), **1-w.**	Mag-c. **1-w.**
Träume – Leichen – Armen; mit abgeschnittenen, abgetrennten (1), 1-w.	–
Träume – Leichen – verstümmelten Leichen (1), 1-w.	–
Träume – Verstümmelung (12), 1-w.	Mag-c., Mag-m. **1-w.**

13.2.1 Körperliche Symptome

Physische Beschwerden von Hura brasiliensis gehen häufig mit der Empfindung von Zusammenschnürung oder Zusammenziehen einher, z. B. im Bereich von Kopf, Hals, Brust oder Rektum. Dazu die obige Patientin: „*Ich habe einen Druck im Kopf wie von einem Reif, der festgezogen ist, und ich fühle Spannung im Genick.*" ([38], S. 310) Ferner hat das Mittel Bezug zu rheumatischen Beschwerden und zu Hautausschlägen, die als ekelhaft oder ungut empfunden und daher sorgsam verborgen werden müssen, vergleichbar den leprösen Hauterscheinungen. Typisch ist ein Schwindel mit dem Gefühl, die Füße würden den Boden nicht berühren, die Empfindung einer Kugel unter der linken Brust oder das Gefühl, eine Kugel rolle im Gehirn hin und her. Hura-Patienten sind sehr lärmempfindlich, zucken beim geringsten Geräusch zusammen oder zittern vor Schreck. Hitze und enge Kleidung vertragen sie schlecht.

Typisch Hura brasiliensis

Wahnidee, verachtet, verstoßen und geächtet zu werden. Gefühl, allein auf der Welt zu sein. Schuld- und Schamgefühle.

Thema: Kummer durch extreme Verzweiflung und Hoffnungslosigkeit

14 Gramineae

14.1 Allgemeines

Die Süßgräser, lateinisch Poaceae oder Gramineae, sind eine weltweit vorkommende Pflanzenfamilie, gekennzeichnet durch ihre charakteristische grasartige Gestalt. Sie gehören zu den ältesten Nutzpflanzen und haben daher einen großen Bezug zu uns Menschen. Neben den heimischen Getreiden gehören auch Bambus, Pfahlrohr, Zitronengras und Zuckerrohr zu dieser artenreichen Familie. Homöopathisch genutzt werden u. a. Bambusa arundinacea (Bamb-a.), Arundo donax (Arund-d.), Arundo phragmites (Arund-p.), Arundo mauritanica (Arund.), Avena sativa (Aven.), Avena germinata (Aven-g.), Triticum vulgare (Tritic-vg.), Saccharum officinale (Sacch.), Saccharum album (Sacch-a.), Saccharum raffinatum (Sacch-raff.) und Saccharum lactis (Sacch.-l.).

Die wichtigsten Themen der Gramineae lauten (nach einer Mitschrift eines Seminars zum Thema „Gräser" bei Karl-Josef Müller):

- Stütze, Unterstützung, Rückhalt und Stabilität
- Empfindung einer großen Last (Belastung)
- Zusammenbruch unter einer großen Last bei fehlender Unterstützung (Erschöpfungssyndrom)
- Ungeduld
- Perfektionismus
- Freiheitsdrang
- Gespür für Schönheit und Ästhetik
- Bezug zu Käfern und Insekten
- Bezug zu Wind
- Allergie gegen Gräser
- Beschwerden der Wirbelsäule (Rückenschmerzen)
- Der Kopf erscheint zu schwer und muss gestützt werden.
- Gleichgewichtsstörungen, Schwindel
- Brüchige, trockene Nägel und Haare (trockene Haut)
- Vorliebe für Kohlenhydrate (dabei oft Unverträglichkeit)

14.2 Saccharum officinale (Zuckerrohr) – Sacch.

Das homöopathische Mittel Saccharum officinale (▶ **Abb. 14.1**) wird aus Zuckerrohr hergestellt, vergleichbare bzw. ähnliche Mittel sind Saccharum album (Sacch-alb./Sacch-a.), aus dem weißen Rohrzucker, und Saccharum raffinatum (Sacch-raff.) aus raffiniertem Zucker (Industriezucker) sowie Saccharum lactis (Sacch-l.) aus Milchzucker. Saccharum officinale wurde 1879 von Timothy Field Allen geprüft. Die Ausgangssubstanz, das Zuckerrohr, enthält ein faseriges süßes Mark, aus dem sowohl brauner als auch weißer Zucker mittels Auspressen bzw. Raffination gewonnen werden. Lässt man den süßen Saft gären und destilliert ihn anschließend, so entsteht hochprozentiger Rum. Wie kaum eine andere Pflanze ist Zuckerrohr dazu in der Lage, die Sonnenenergie effektiv zu nutzen und in Biomasse umzuwandeln. Das Thema „Energie" spielt auch im Arzneimittelbild von Saccharum eine große Rolle, sowohl im positiven als auch im negativen Sinne.

Saccharum ist eines der Hauptmittel für hyperaktive Kinder und Jugendliche mit niedriger Frustrationstoleranz, mangelnder Impulskontrolle und gestörter Konzentrationsfähigkeit. Die Causa ist häufig ein Gefühl von Vernachlässigung, Entwurzelung und Lieblosigkeit im Elternhaus. Die Betroffenen bilden sich ein, ihre Eltern würden sie nicht (ausreichend) lieben. Insofern besteht das zentrale Thema von Saccharum in der verzweifelten Suche nach Liebe, Zuwendung und Aufmerksamkeit. Mitunter stammen diese jungen Menschen aus Familien, in denen es Süßigkeiten statt Streicheleinheiten gibt. Sie erhalten zu wenig liebevollen Körperkontakt, weshalb sie sich ein Leben lang danach sehnen, gehalten, getragen, gestreichelt und liebkost zu werden. Ähnlich wie bei Hyoscyamus erfolgt der „Schrei nach Liebe" häufig nicht durch Wohlverhalten, sondern in Form „negativer Kontaktaufnahme" (s. Hyoscyamus niger, Kap. 20.2). Wenn die Betroffenen nicht bekommen, was sie sich wünschen, reagieren sie sehr heftig und ge-

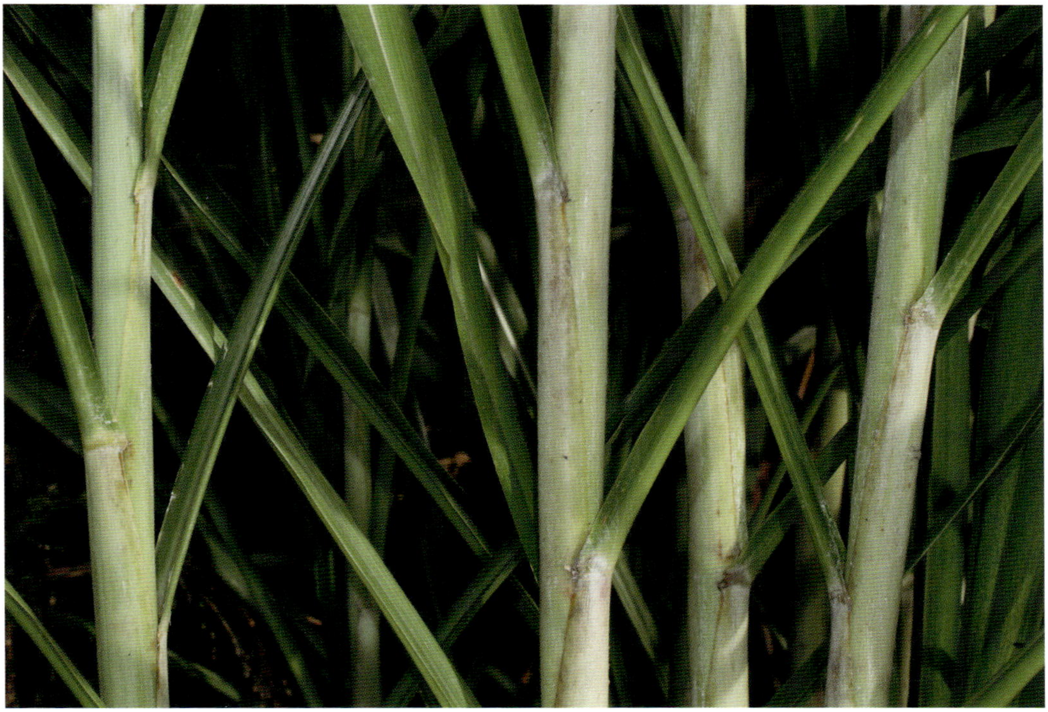

▶ **Abb. 14.1** Saccharum officinale. (Dr. Roland Spohn, Engen)

walttätig: Sie brüllen mit geballten Fäusten, schlagen, treten, spucken dem anderen ins Gesicht und zerbrechen geliebte Gegenstände. Ihr Verhalten ist äußerst destruktiv und provokativ. John Henry Clarke beschreibt Saccharum-Kinder mit folgenden Worten: *„Verwöhnte und launische Kinder, machen sich nichts aus handfester Nahrung, sondern verlangen nach kleinen Leckereien; immer ärgerlich und greinend, wenn sie älter sind, unverschämt, geben sich nicht die geringste Mühe, sich selbst zu beschäftigen.“* ([55], S. 854)

Typisch für Saccharum-Menschen sind wechselnde, widersprüchliche Zustände: Innerhalb kürzester Zeit wird aus einem sanften Engel ein aggressiver, jähzorniger Teufel, der infolge plötzlicher Wutausbrüche außer Rand und Band gerät. Auffallenderweise begünstigt Zuckerkonsum derartige Aussetzer. Die Betroffenen haben sich dann nicht mehr unter Kontrolle. Auch im Erwachsenenalter sind Saccharum-Persönlichkeiten unberechenbar und sprunghaft. Eifersucht spielt ebenfalls eine bedeutende Rolle. Diese Menschen hören sich gerne reden, sie lieben es, im Mittelpunkt zu stehen – die volle Aufmerksamkeit zu erfahren. Oft sind sie nicht dazu fähig, tiefe, dauerhafte Beziehungen einzugehen. Sie wechseln häufig den Partner, wollen immer wieder etwas Neues. Dazu passt auch ihre Kaufsucht: Konsum ist ihnen sehr wichtig. Mit Langeweile können sie ganz schlecht umgehen. Ihr Gemüt ist kindlich und unreif. Insgesamt haben Saccharum-Menschen wenig Vertrauen in sich selbst. Sie reagieren empfindlich auf Kritik und Vorwürfe, haben Angst, Fehler zu machen – zu versagen.

Ihr Verlangen nach Liebe und Zuneigung kompensieren Saccharum-Menschen mit erhöhtem Zuckerkonsum. Die Gier nach Süßigkeiten ist extrem. Ein ähnliches Verhalten kennen wir von Lac humanum (Kap. 30.3.8), Carcinosinum (Kap. 29.3) und Chocolate (Kap. 16.2). Auch bei diesen Patienten dient der Genuss von Süßigkeiten als Ersatzbefriedigung für mangelnde Streicheleinheiten. Das gilt bei Saccharum für das Essen ganz allgemein: Es nimmt eine Stellvertreterposition im Sinne eines oralen Stimulus ein. Zudem macht es vorübergehend zufrieden, wenn der Bauch voll ist. Essstörungen sind bei Saccharum-Patienten weit verbreitet. Vor allem die Bulimia nervosa entspricht dem Verhaltensmuster von zwanghaftem Konsum und fehlender Kontrolle. Allerdings hält das Wohlgefühl nach den Mahlzeiten nicht lange an, und so kommt es schon bald danach zu regelrechten Heißhungerattacken. Die Patienten sind ein Opfer ihres Blutzuckerspiegels. Und so verwundert es nicht, dass man in der Familienanamnese von Saccharum gehäuft auf Diabetes mellitus trifft. Großer Appetit besteht vor allem morgens nach dem Aufstehen. Es gibt jedoch auch das Gegenteil: morgendliche Appetitlosigkeit. Vergleichbar den Lac-Menschen besteht eine deutliche Gereiztheit bei Hunger. Während erwachsene Saccharum-Patienten häufig übergewichtig sind, finden wir unter den Kindern auch schmale, ausgezehrt wirkende Saccharum-Persönlichkeiten. All dies entspricht der Gegensätzlichkeit des Arzneimittels. Weitere Beispiele für kompensatorische Handlungen im Sinne einer oralen Ersatzbefriedigung sind Nägelbeißen (Finger- und Zehennägel) und Daumenlutschen bei Kindern bis weit ins Schulalter sowie Rauchen und Alkoholkonsum bei Jugendlichen und Erwachsenen. Eine familiäre Veranlagung zum Suchtverhalten ist bei Saccharum nicht von der Hand zu weisen.

Widersprüchlich und wechselhaft ist auch der Energiestatus von Saccharum officinale: Analog zur Ausgangssubstanz – Zucker liefert schnell verfügbare Energie – ist die Energie bei Saccharum-Menschen entweder überschießend (Hyperaktivität) oder mangelhaft (chronische Krankheiten, Antriebslosigkeit und Lustlosigkeit).

▸ **Tab. 14.1** Entsprechende Rubriken von Saccharum officinale.

Rubrik	Arzneimittel
Gemüt – Anorexia nervosa (69), **1-w.**	Aur., Aur-m-n., Carc., Ign., Lac-f., Lach., Nat-p., Ph-ac., Puls., Sep., Staph. **1-w.**, Nat-m. **2-w.**
Gemüt – Beißen – Nägel (72), 2-w.	Am-m., Ambr., Carc., Caust., Hura, Ign., Lac-c., Nat-c., Nit-ac., Puls., Sep., Staph., Syph., Tritic-vg. **1-w.**, Hyos., Mag-c., Nat-m. **2-w.**
Gemüt – Beschwerden durch – Liebe; enttäuschte (57), **1-w.**	Carc., Kali-c., Nat-p., Sep., Vanil. **1-w.**, Aur-m-n., Aur-s., Caust., Lach., Nat-sil. **2-w.**, Aur., Hyos., Ph-ac., Staph. **3-w.**, Ign., Nat-m. **4-w.**
Gemüt – Beschwerden durch – Vernachlässigung; durch (25), **1-w.**	Aur., Carc., Ign., Lac-h., Lach., Mag-c., Mag-m., Oxyg., Puls., Sacch-a., Sep., Staph. **1-w.**, Nat-m. **2-w.**
Gemüt – Boshaft – Schokolade; nach (1), 1-w.	–
Gemüt – Bulimie (93), 1-w.	Aur., Bry., Carc., Caust., Coloc., Cygn-be., Ign., Kali-c., Mag-c., Mur-ac., Naja, Nat-m., Nat-s., Puls., Staph. **1-w.**, Aq-mar., Hyos., Nat-c. **2-w.**, Sep. **3-w.**
Gemüt – Eifersucht (87), 1-w.	Caust., Coloc., Crot-c., Cygn-be., Ign., Kali-c., Lac-c., Mag-c., Nat-m., Nat-s., Nat-sil., Ph-ac., Sep., Tritic-vg. **1-w.**, Aur-m-n., Carc., Puls., Staph. **2-w.**, Hyos., Lach. **4-w.**
Gemüt – Eifersucht – Liebe; aus enttäuschter (4), **1-w.**	Hyos., Nat-m. **1-w.**, Lach. **2-w.**
Gemüt – Empfindlich – Kritik, gegen (45), **1-w.**	Aur., Aur-m., Aur-s., Nat-m., Sep., Staph. **1-w.**, Vanil. **2-w.**, Carc. **3-w.**
Gemüt – Empfindlich – Vorwürfe; gegen (38), **1-w.**	Aur-m-n., Aur-s., Foll., Nat-m., Nat-s., Puls., Staph. **1-w.**, Carc., Ign. **2-w.**
Gemüt – Furcht – Unbekanntem; vor (15), **1-w.**	Aur., Carc., Lach., Oxyg., Vanil. **1-w.**
Gemüt – Furcht – Versagen, Misserfolg; vor dem (128), **1-w.**	Beryl-m., Carc., Kali-sil., Lac-h., Lith-c., Lith-m., Mag-n., Mur-ac., Naja, Nat-ar., Nat-m., Nat-sil., Oxyg., Ph-ac. **1-w.**, Aur., Aur-m-n., Aur-s., Lac-c., Tritic-vg. **2-w.**
Gemüt – Herausfordernd (41), 1-w.	Borx., Cygn-be., Ph-ac., Puls., Sep., Tritic-vg. **1-w.**, Ign. **2-w.**, Caust. **3-w.**

▶ **Tab. 14.1** Fortsetzung.

Rubrik	Arzneimittel
Gemüt – Impertinenz, Unverschämtheit (19), 1-w.	Hyos., Ign., Lach., Nit-ac., Staph. **1-w.**, Nat-m. **2-w.**
Gemüt – Liebkost zu werden; Liebkosungen – Verlangen; liebkost, gestreichelt zu werden (13), **1-w.**	Carc., Lac-mat., Puls. **1-w.**, Tritic-vg. **2-w.**
Gemüt – Mutwillig, boshaft (43), 1-w.	Aur., Aur-m-n., Aur-s., Caust., Puls., Sep. **1-w.**, Hyos., Lach. **2-w.**
Gemüt – Ruhelosigkeit – Kindern, bei – Süßigkeiten, nach (1), 1-w.	–
Gemüt – Ruhelosigkeit – Sitzen, im (37), **1-w.**	Borx., Carc., Lac-h., Mag-c., Mag-m., Nat-m., Staph., Vanil. **1-w.**, Caust., Sep. **2-w.**
Gemüt – Selbstsucht, Egoismus (65), **1-w.**	Aq-mar., Aur-m-n., Caust., Choc., Cygn-be., Ign., Lac-h., Lach., Nat-m., Nit-ac., Sep., Staph. **1-w.**, Oxyg., Puls. **2-w.**
Gemüt – Stoßen, treten, austreten (38), 1-w.	Borx., Carc., Hyos., Nat-c., Nat-m., Vanil. **1-w.**, Ign. **2-w.**
Gemüt – Streitsüchtig – Kindern; bei – Süßigkeiten; nach (1), 1-w.	–
Gemüt – Ungehorsam (58), **1-w.**	Am-m., Borx., Carc., Coloc., Mag-m., Nit-ac., Sep., Staph. **1-w.**, Lach., Syph. **2-w.**, Caust. **3-w.**
Gemüt – Unverschämtheit (48), **1-w.**	Caust., Ign., Lach. **1-w.**, Hyos., Lac-c., Staph. **2-w.**
Gemüt – Wahnideen – lieben; ihre Eltern würden sie nicht (1), **1-w.**	–
Gemüt – Wahnideen – vernachlässigt – er würde vernachlässigt (32), 1-w.	Aur-m-n., Carc., Crot-c., Lac-f., Mag-m., Naja, Nat-m., Nat-sil., Oxyg., Puls., Sep., Staph., Tritic-vg. **1-w.**, Lac-h. **2-w.**
Gemüt – Widerspruch – Neigung zu widersprechen (77), **2-w.**	Aur-m., Bry., Hyos., Ign., Lac-c., Mag-c., Nat-c., Nit-ac., Sep., Staph., Syph., Tritic-vg. **1-w.**, Aur. **2-w.**, Caust., Lach. **3-w.**
Magen – Appetit – Heißhunger – Essen – nach dem Essen – bald danach (42), 1-w.	Lac-c., Lach., Tritic-vg. **1-w.**, Staph. **2-w.**
Allgemeines – Essen – nach – amel. (127), 2-w.	Am-m., Ambr., Kali-br., Kali-c., Lac-h., Lach., Lith-c., Mag-c., Mag-m., Nat-m. **1-w.**, Aster., Bry., Caust., Ign., Nat-p., Puls. **2-w.**, Nat-c., Sep. **3-w.**
Allgemeines – Speisen und Getränke – Gemüse – Verlangen – rohes Gemüse (11), 2-w.	Mag-c., Mag-m. **1-w.**
Allgemeines – Speisen und Getränke – Schokolade – Verlangen (124), 2-w.	Anthraci., Beryl-m., Bry., Caust., Choc., Elaps, Kali-br., Kali-c., Kali-sil., Lac-h., Lach., Musca-d., Nat-c., Nat-m., Nat-p., Nat-sil., Puls., Tritic-vg., Vanil. **1-w.**, Am-m., Aur-m-n., Aur-s., Carc., Mag-m., Sacch-a., Sep., Staph. **2-w.**
Allgemeines – Speisen und Getränke – Zucker – Verlangen (36), 2-w.	Am-m., Carc., Caust., Foll., Nat-m., Nit-ac., Staph. **1-w.**, Kali-c. **2-w.**

14.2.1 Körperliche Symptome

Auf körperlicher Ebene sehen wir vor allem die Folgen des erhöhten Zuckerkonsums wie Diabetes mellitus, rezidivierende Candida-Infektionen mit dick weiß belegter Zunge, Juckreiz in Anus und Vagina sowie Meteorismus. In der Regel ist Saccharum ein durstiges Mittel, was aber kein Muss ist. Typisch ist die extreme Trockenheit von Haut und Schleimhäuten sowie der Haare. Frauen leiden unter PMS und schmerzhaften Eisprüngen. Die Füße von Saccharum-Menschen sind meist heiß und werden nachts entblößt. Es besteht eine Gier nach

Süßigkeiten wie Schokolade, Lakritze und Gebäck sowie Verlangen nach kalter Milch und rohem Gemüse. Fett, warme Milch und feste Nahrung wie gekochtes Gemüse werden in der Regel nicht goutiert.

Typisch Saccharum officinale
Verzweifelte Suche nach Zuneigung, Liebe und Aufmerksamkeit. Fehlende menschliche Wärme wird durch Zuckerkonsum kompensiert. Destruktive, sprunghafte Menschen mit mangelnder Impulskontrolle.
Thema: Kummer durch enttäuschte Liebe und fehlende Zärtlichkeiten

14.3 Triticum vulgare (Weizen) – Tritic-vg.

Der Weizen, Triticum vulgare, aus der Familie der Süßgräser, gehört zu den Hauptnahrungsmitteln in Europa (▸ Abb. 14.2). Ähnlich wie Kochsalz steht auch der Weizen täglich mehrfach auf unserem Speiseplan. Insofern wird er als Homöopathikum vermutlich viel zu selten verordnet. Triticum vulgare ist ein Heilmittel für aufopferungsvolle Menschen, die ihre eigenen Interessen zugunsten der Bedürfnisse anderer zurückstellen. Sie sind sehr pflichtbewusst und kontrolliert. Wie bei Carcinosinum (Kap. 29.3) entstammen auch Triticum-Menschen oft einem überkontrollierenden Elternhaus, in dem sich das Kind nicht altersgerecht entwickeln durfte, da es entweder überbehütet oder überfordert wurde – zu viel Verantwortung tragen musste. Kummer und Sorgen steht eine gewisse kindliche Unbekümmertheit gegenüber. Der Triticum-Mensch lebt ständig unter (Hoch-)Spannung, die sich wie bei Staphisagria (Kap. 18.4) eruptiv entlädt. Er fühlt sich fremdgesteuert, nicht verstanden, ausgenützt und abgelehnt.

Die Triticum-vulgare-Pathologie entwickelt sich typischerweise auf dem Boden einer überforderten Mutter. Das Kind spürt instinktiv, dass es der Mutter zu viel ist, was dazu führt, dass es sich umso mehr an die Mutter hängt, um sich ihrer Liebe

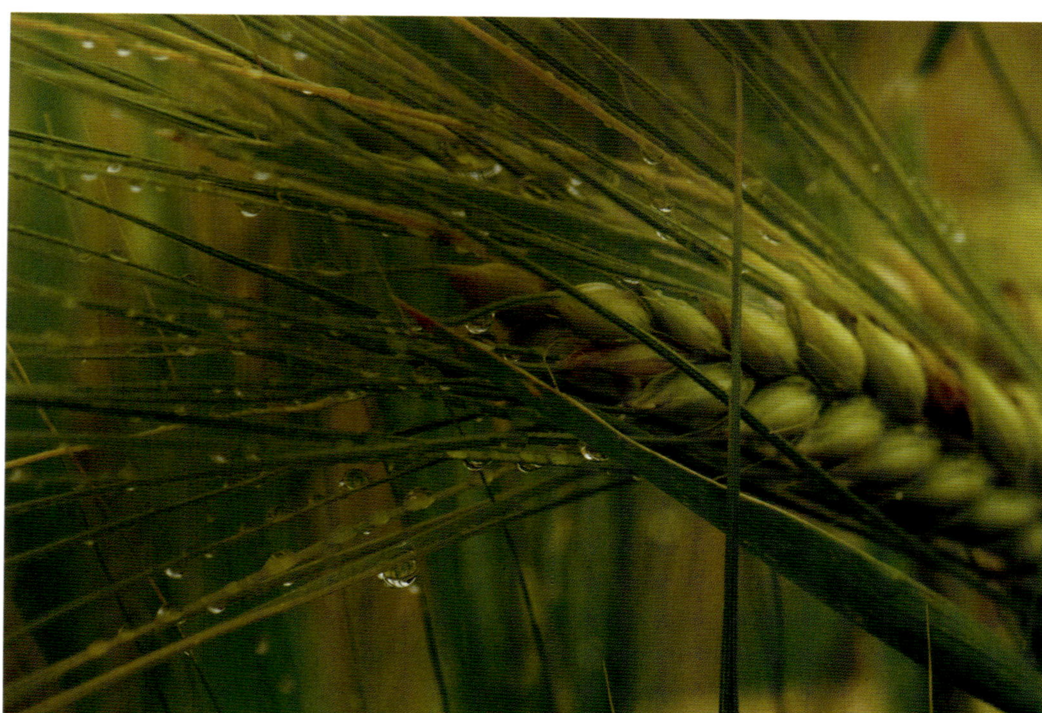

▸ **Abb. 14.2** Triticum vulgare. (R. Stockinger, Thieme Verlagsgruppe)

zu vergewissern. Doch diese weist das Kind in gleichem Maße zurück, wodurch es Verlustängste entwickelt – es fühlt sich nicht geliebt, zurückgewiesen und gibt sich selbst die Schuld für die ablehnende Haltung der Mutter. Um doch noch deren Aufmerksamkeit und Fürsorge zu gewinnen, schlüpft das Kind in die Rolle des angepassten, braven Wesens, das möglichst keine eigenen Bedürfnisse hat und kaum auffällt. Die Folge sind mangelndes Selbstwertgefühl und permanente Schuldgefühle, welche sich im Inneren aufstauen und zu latenter Anspannung führen. Aggressionen werden tunlichst verdrängt und vergraben. Oft reicht dann bereits eine scheinbar unwichtige Kleinigkeit, um den Betreffenden aus der Fassung zu bringen. Auf der anderen Seite können Triticum-vulgare-Kinder aber auch trotzig, aufmüpfig und ungehalten sein, ebenso wie die Erwachsenen, wenn etwas nicht so läuft wie sie es sich vorgestellt haben.

In Beziehungen fühlt sich Triticum vulgare häufig nicht angenommen, unverstanden und glaubt, nicht wichtig für den anderen zu sein. Das Gefühl, zu wenig Aufmerksamkeit, Beachtung und letztlich Liebe zu bekommen, führt immer wieder zu Enttäuschungen und Kränkungen. In der Folge zieht sich der Triticum-Mensch entweder zurück oder er reagiert über, was er schnell bereut und wodurch sich wiederum starke Schuldgefühle entwickeln.

Wie bei allen Pflanzenmitteln finden wir auch bei Triticum vulgare eine stark ausgeprägte Empfindlichkeit auf äußere Einflüsse wie unerwartete Geräusche, durch die der Betreffende erschrickt, die ihn nerven und reizen. Erwartungsspannung ist ebenfalls ein typisches Phänomen. Mit Kritik können Weizen-Menschen schlecht umgehen, sie halten deshalb lieber mit ihrer Meinung hinterm Berg, geben anderen keine Angriffsfläche. Wenn sie sich wohl und sicher fühlen, können sie jedoch sehr beredt sein – der Austausch mit anderen ist ihnen äußerst wichtig. Hektische Aktivität wechselt ab mit totaler Passivität.

Triticum vulgare gehört wie Staphisagria, Carcinosinum und Ignatia zum Krebs-Miasma, das Leben wird als Drahtseilakt empfunden: So lange alles gut geht, ist der Betreffende voller Energie, doch es reicht eine Kleinigkeit und es folgt der komplette Zusammenbruch. Höhenflüge können jederzeit zu Sturzflügen werden. *„Alles beginnt hoffnungsvoll und endet mit Einbrüchen oder Blockaden. Unterbrechungen, Rückschläge und Störungen sind an der Tagesordnung.“* ([10], S. 307)

Eine Überschneidung mit dem Mineralreich ist das Bedürfnis nach materieller Sicherheit – mangelnder Selbstwert wird mit Geldwert kompensiert. Auch das Verlangen nach Ordnung und Pünktlichkeit lässt an ein mineralisches Mittel denken. Genauso wie eine gewisse geistige Unbeweglichkeit und Starrheit: Feste Gewohnheiten vermitteln ebenfalls Sicherheit. Neues und unerwartete Veränderungen erzeugen Unsicherheit und werden daher nicht toleriert, aus Angst, die Kontrolle über die Situation zu verlieren.

„Egal in welcher Lebensphase sie sich befindet, sie sehnt sich nach einer Amme, die sie ihr ganzes Leben hindurch begleitet, damit ihr Status quo der emotionalen Sicherheit auf immer und ewig erhalten bleibt.“ ([10], S. 311)

14.3.1 Körperliche Symptome

Auf der körperlichen Seite weist das Mittel eine intensive Erschöpfung und Schwäche auf. Häufig kommt es zu Allergien, z. B. auf bestimmte Nahrungsmittel. Jucken ist ein charakteristisches Symptom bei diesem Arzneimittel: in den Augen, in Rachen und Gaumen, im Gehörgang, auf dem Kopf, im und um den Anus sowie im Bereich der Genitalien. Triticum-Menschen haben einen überempfindlichen Geruchssinn, v. a. was Parfum, Speisengerüche, Käse und Knoblauch angeht. Sie sind eher blass mit Ringen unter den Augen, ihre Haut ist trocken, das Gesicht früh faltig. Häufig leiden die Patienten unter Schwindel und Kopfschmerzen. Bewegen oder Drehen des Kopfes verschlimmert. Augen und Kopf fühlen sich müde und schwer an. Morgens wachen Triticum-Menschen oft mit verklebten Augen auf. Beim Essen beißen sie sich auf Zunge oder Unterlippe. Nachts pressen sie die Zähne aufeinander. Der Magen ist eine weitere Schwachstelle: So neigen diese Patienten zu Magenschmerzen, z. T. mit Übelkeit, durch Ärger, aber auch infolge von Kränkung und Demütigung. Milch und Fett wird schlecht vertragen, Kaffee führt zu vermehrtem Harndrang. Triticum vulgare ist ein eher frostiges Mittel mit Verlangen nach Wärme. Die Wundheilung ist verlangsamt und es

▸ **Tab. 14.2** Entsprechende Rubriken von Triticum vulgare.

Rubrik	Arzneimittel
Gemüt – Angst – Gewissensangst (124), **2-w.**	Am-m., Aster., Aur-s., Bry., Crot-c., Kali-br., Lac-h., Mag-c., Nit-ac., Staph., Vanil. **1-w.**, Ambr., Aur-m-n., Carc., Caust., Hyos. Ign., Lach., Nat-m., Ph-ac., Puls. **2-w.**, Aur. **4-w.**
Gemüt – Angst – Zukunft; in Bezug auf die (200), **2-w.**	Aster., Aur., Beryl-m., Carc., Choc., Crot-c., Hura, Kali-br., Kali-c., Lith-c., Lith-m., Mag-c., Mag-n., Nat-ar., Nat-s., Nat-sil., Vanil. **1-w.**, Aur-m-n., Aur-s., Caust., Lach., Mur-ac., Nat-c., Nat-m., Nit-ac., Ph-ac., Puls., Sep., Staph. **2-w.**, Bry. **4-w.**
Gemüt – Beleidigt, leicht (133), 3-w.	Aur-s., Borx., Hyos., Ign., Nat-c., Nit-ac., Oxyg., Sacch-a., Syph. **1-w.**, Aur., Aur-m-n., Coloc., Foll., Lac-c., Lach., Nat-m., Puls., Sep., Vanil. **2-w.**, Caust., Staph. **3-w.**, Carc. **4-w.**
Gemüt – Beschwerden durch – Ablehnung, Zurückweisung (13), 3-w.	Carc., Sep. **1-w.**, Aur., Aur-s., Caust., Nat-m. **2-w.**
Gemüt – Beschwerden durch – Enttäuschung (53), **2-w.**	Am-m., Aster., Carc., Caust., Hyos., Kali-c., Nat-s., Plac., Sep., Vanil. **1-w.**, Aur-m-n., Bry., Coloc., Lach. **2-w.**, Aur., Aur-s., Nat-m., Ph-ac., Puls. **3-w.**, Ign., Staph. **4-w.**
Gemüt – Beschwerden durch – Kränkung, Demütigung (78), 2-w.	Am-m., Ambr., Aster., Caust., Lac-c., Nit-ac., Plac., Sacch-a., Sep., Vanil. **1-w.**, Aur-m., Aur-m-n., Bry., Carc., Lach., Mur-ac., Puls. **2-w.**, Ign., Nat-m., Ph-ac. **3-w.**, Coloc., Staph. **4-w.**
Gemüt – Beschwerden durch – Verachtung; verachtet zu werden (32), 2-w.	Carc., Hyos., Sep. **1-w.**, Aur., Aur-m-n., Coloc., Staph. **2-w.**, Bry., Nat-m. **3-w.**
Gemüt – Bittet – nichts, um (21), **2-w.**	Hyos., Puls., Sep. **1-w.**, Aur-m., Bry. **2-w.**
Gemüt – Empfindlich – äußerliche Eindrücke; gegen alle (53), **2-w.**	Carc., Choc., Cygn-be., Lac-c., Lach., Mag-m., Nat-m., Ph-ac. **1-w.**, Nit-ac., Staph. **2-w.**
Gemüt – Empfindlich – geistige Eindrücke; gegen (11), **2-w.**	Nat-m. **1-w.**, Vanil. **2-w.**
Gemüt – Entfremdet – Familie; von seiner (31), **2-w.**	Choc., Nat-s., Nat-sil., Puls., Staph. **1-w.**, Nat-m., Nit-ac., Sep. **2-w.**
Gemüt – Entfremdet – sich selbst: von (4), 3-w.	Aq-mar. **1-w.**, Vanil. **2-w.**
Gemüt – Erfüllen zu müssen; glaubt, die Wünsche anderer (2), 3-w.	Mag-m. **1-w.**
Gemüt – Erregung – Kleinigkeiten, über (24), **2-w.**	Lac-h., Nit-ac., Sacch-a., Sep. **1-w.**
Gemüt – Gefühle, Emotionen, Gemütsbewegungen – unterdrückte (26), **2-w.**	Aster., Carc., Caust., Mag-c., Naja, Nat-ar., Nat-m. **1-w.**, Ign., Mag-m. **2-w.**, Staph. **3-w.**
Gemüt – Furcht – engen Räumen; in (110), **2-w.**	Ambr., Bry., Carc., Caust., Kali-c., Kali-sil., Lach., Nat-m., Nat-s., Nat-sil., Sep., Staph., Vanil. **1-w.**, Aur-m-n., Ign., Lac-d., Puls. **2-w.**
Gemüt – Furcht – Entsetzen, panische Furcht (47), **2-w.**	Aur., Carc., Caust., Puls. **1-w.**, Vanil. **2-w.**, Kali-br. **3-w.**
Gemüt – Pflicht – zu viel Pflichtgefühl (38), 3-w.	Aur., Carc., Caust., Choc., Ign., Kali-sil., Lac-c., Mag-m, Naja, Nat-m., Sacch-a., Vanil. **1-w.**, Nat-s., Sep. **2-w.**, Kali-c., Nit-ac. **3-w.**
Gemüt – Reizbarkeit, Gereiztheit – gestört wird; wenn er (21), **2-w.**	Choc., Sacch-a. **1-w.**
Gemüt – Suizidneigung; Neigung zum Selbstmord – Verzweiflung, aus (10), **2-w.**	Ambr., Hyos. **1-w.**, Sep. **2-w.**

▶ **Tab. 14.2** Fortsetzung.

Rubrik	Arzneimittel
Gemüt – Traurigkeit – Geringschätzung; durch unverdiente (3), 2-w.	–
Gemüt – Traurigkeit – Verzweiflung; mit (5), **2-w.**	–
Gemüt – Verlassen zu sein; Gefühl – geliebt zu werden; Gefühl von den Eltern, der Ehefrau; den Freunden nicht (17), 2-w.	Lac-h., Nat-m., Sep., Vanil., **1-w.**, Mag-c. **2-w.**, Puls. **3-w.**
Gemüt – Verweilt – vergangenen unangenehmen Ereignissen; bei – Enttäuschung; bei (3), **2-w.**	Ph-ac. **2-w.**
Gemüt – Missverstanden; sie würde (12), 2-w.	Carc., Vanil. **1-w.**
Gemüt – Weinen – grundlos (54), **2-w.**	Anthraci., Carc., Caust., Hura, Kali-br., Lac-h., Musca-d., Nit-ac., Staph., Syph., Vanil. **1-w.**, Nat-m. **2-w.**, Puls., Sep. **3-w.**
Gemüt – Zorn – Kleinigkeiten, über (92), **2-w.**	Aur., Aur-m-n., Bry., Caust., Cygn-be., Elaps, Kali-c., Kali-sil., Nat-ar., Nat-c., Nat-sil., Ph-ac., Sacch-a., Sep. **1-w.**, Nat-m., Nit-ac., Staph., Vanil. **2-w.**
Augen – Verklebt – morgens (129, **1-w.**	Ambr., Aur., Aur-m., Aur-s., Borx., Bry., Ign., Kali-sil., Mag-m., Mur-ac., Naja, Nat-p., Nat-sil., Nit-ac., Staph., Syph., Vanil. **1-w.**, Caust., Kali-c., Mag-c., Nat-ar., Nat-c., Nat-m., Nat-s., Puls., Sep. **2-w.**
Gesicht – Runzelig, faltig (18), **1-w.**	Choc., Nat-c., Vanil. **1-w.**
Zähne – Zusammenbeißen der Zähne – Schlaf; im (5), **1-w.**	Nat-p. **1-w.**
Magen – Schmerz – Ärger, Verdruss – nach (10), **1-w.**	Ign. **1-w.**, Staph. **3-w.**
Magen – Schmerz – Kummer; durch (8), 1-w.	Coloc., Ign., Nat-c., Staph. **1-w.**
Magen – Übelkeit – Kränkung, Demütigung; durch (2), **1-w.**	Puls. **2-w.**
Blase – Harnverhaltung – Anwesenheit anderer nicht urinieren; kann in (6), **1-w.**	Aq-mar. **1-w.**, Nat-m. **3-w.**

besteht eine Veranlagung zu Nasenbluten, z. B. beim Waschen des Gesichts oder durch Schnäuzen, sowie zu Gingivitis mit Zahnfleischbluten beim Zähneputzen.

Typisch Triticum vulgare

Leicht geknickt und permanent überfordert. Reagiert überempfindlich auf unerwartete äußere Einflüsse. Geplagt von Schuldgefühlen. Selbstverleugnung, um von anderen angenommen und geliebt zu werden. Große Angst, fallengelassen zu werden.

Thema: Kummer aus enttäuschter Liebe und Zurückweisung (durch die Mutter)

15 Loganiaceae

15.1
Allgemeines

Die zentrale Empfindung der Loganiaceen (Strychnin-Familie) bzw. der Menschen, die ein Heilmittel aus dieser Pflanzenfamilie benötigen, ist der Schock. Sie sind schockiert, am Boden zerstört, wie zerschmettert – fassungslos. Dieses Ereignis ereilt sie so plötzlich, dass sie nicht reagieren können: Sie sind wie gelähmt, paralysiert – unfähig, sich zu bewegen, gefangen in ihrem stillen Kummer und fühlen sich ohnmächtig. Sobald sie agieren können, geraten sie außer sich, sind sehr gereizt und leicht erregbar. Auf körperlicher Ebene kommt es zu Krämpfen. Im kompensierten Zustand gelingt es ihnen, selbst in den schockierendsten Situationen ruhig und gefasst zu bleiben.

15.2
Ignatia amara (Ignatiusbohne) – Ign.

Eine weitere pflanzliche „Kummerarznei" ist Ignatia amara (▸ **Abb. 15.1**), die Ignatiusbohne, aus der Familie der Loganiaceae. Der oder besser die Betroffene fühlt sich zerschmettert, am Boden zerstört, in Stücke zerfetzt. Wie Staphisagria (Kap. 18.4) gehört Ignatia zum Krebs-Miasma, d. h. die Situation erfordert übermenschliche Bemühungen, gleicht einem Drahtseilakt. Typische Auslöser für einen Ignatia-Zustand sind Kummer und Trauer, vor allem aus enttäuschter Liebe oder durch den Tod geliebter Personen, aber auch aufgrund von Heimweh. Im einen wie im anderen Fall geht es um einen schmerzlichen Verlust oder um Zurückweisung.

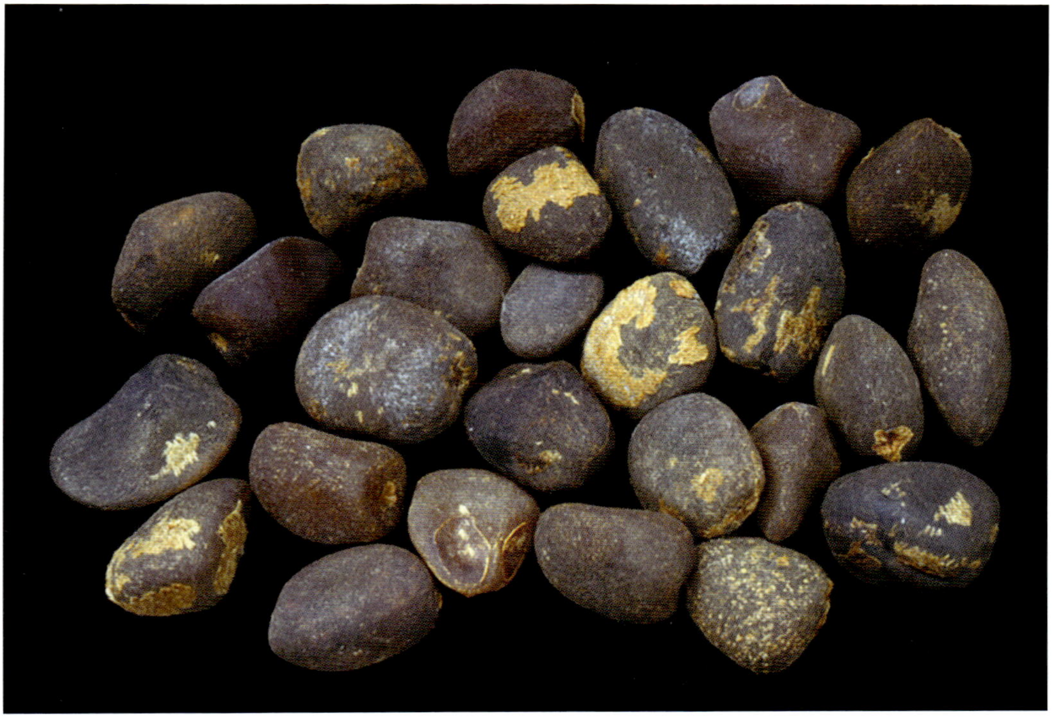

▸ **Abb. 15.1** Ignatia amara. (Dr. Roland Spohn, Engen)

Während Natrium-muriaticum-Menschen (Kap. 5.6) mit ihrem Kummer zumindest nach außen hin eher nüchtern und sachlich umgehen, können Ignatia-Patienten die Fassung verlieren – aus dem Gleichgewicht geraten. Als pflanzliches Arzneimittel erscheint Ignatia insgesamt aufgewühlter und weniger reflektiert als das mineralische Pendant. Während Natrium muriaticum vor allem bei chronischen Kummerzuständen verordnet wird, deren Wurzeln bereits längere Zeit zurückliegen, ist Ignatia das Mittel der Wahl bei akuten Fällen, in denen der Schmerz den Betroffenen nahezu unvorbereitet trifft und komplett aus der Bahn wirft. Es soll helfen, den Patienten in seinem akuten Schmerz zu stabilisieren, sodass er das Unvermeidbare besser akzeptieren kann. Dennoch würde man beiden Mitteln nicht gerecht, wenn man das eine als reines Akutmittel bezeichnete und das andere als ausschließlich hilfreich bei „altem" Kummer. Entscheidend sind sowohl die zentrale Empfindung, die der Patient äußert, als auch die Tiefe, in der der Kummer erlebt wird, und natürlich die Frage, ob der Betreffende ein mineralisches oder pflanzliches Heilmittel benötigt. Auch ein langjähriger Schmerz kann hochakut empfunden und entsprechend beschrieben werden.

Zur Differenzierung von Natrium muriaticum und Ignatia schreibt Catherine R. Coulter: *„Patienten, die Ignatia benötigen, haben weniger innere Stärke als Natrium muriaticum; ihre mentale und emotionale Balance ist unsicherer, die Psyche ist reizbar und der Körper weniger robust. Diese Menschen können körperlich und seelisch nicht so viel aushalten wie die vom Kochsalz geprägten."* ([5], Bd. 2, S. 150) Auf jeden Fall ist der Schutzpanzer gegen jegliche Einflüsse von außen bei Natrium muriaticum dicker und effektiver als bei Ignatia, wozu auch Schmerz und seelische Verletzungen gehören.

In ihrem Kummer neigen Ignatia-Persönlichkeiten dazu, bei der Schilderung ihrer Beschwerden stark zu übertreiben, sie können sehr dramatisch, fast hysterisch erscheinen, wenn sie vorübergehend die Fassung verlieren. Frans Vermeulen zitiert Philip M. Bailey, der schreibt: *„Ignatia ist einer der dramatischsten Typen. (...) Um dramatisch zu sein, braucht man ein Publikum, und Ignatia lernt von der frühen Kindheit an ihr Publikum dazu zu benutzen, um Liebe und Anerkennung zu bekommen oder für ihr Unglück zu strafen. (...) Wenn sie gelobt wird oder Zustimmung erfährt, gerät sie in Begeisterung und kichert vor Vergnügen (Kichern ist sehr charakteristisch für Ignatia)."* ([53], S. 809)

Auffallend sind die widersprüchlichen, wechselnden Zustände – sowohl seelisch als auch körperlich. Hahnemann spricht von einer unglaublichen Veränderlichkeit des Gemüts. Laut Kent heilt Ignatia die *„nervösen Beschwerden von sanften, empfindsamen, zartbesaiteten, kultivierten, hochgebildeten und überreizten Frauen, wenn sie Symptome entwickeln, wie wir sie auch bei wirklich hysterischen Charakteren beobachten"*. ([14], Bd. 2, S. 465)

Darüber hinaus zeichnet sich Ignatia durch hohe Ideale und Erwartungen aus, fordert Perfektion nicht nur von sich, sondern auch von anderen, beispielsweise vom Partner (im Gegensatz zu Carcinosinum, Kap. 29.3). Typisch sind ein starkes Pflichtgefühl und innere Konflikte mit der Wahnidee, ein Unrecht begangen zu haben. Selbstvorwürfe, stiller Kummer und Brüten sind die typischen Reaktionen von Ignatia, aber auch kurze emotionale Ausbrüche, die allerdings schnell wieder beherrscht werden (s. Staphisagria, Kap. 18.4). Wie die körperlichen Schmerzen sind auch die Gefühlsausbrüche krampfartig. Dazu schreibt Kent: *„Eine Frau hat zu Hause Streit gehabt. Sie ist aufgewühlt und erregt, sie zittert und bebt, und schließlich verfällt sie in Krämpfe; oder sie fühlt sich krank und geht mit Kopfschmerzen ins Bett."* ([14], Bd. 2, S. 465)

15.2.1 Körperliche Symptome

Kummer und Trauer sind Auslöser zahlreicher körperlicher Symptome von Ignatia amara, beispielsweise können sie dazu führen, dass die Regel ausbleibt. Auch Ess- und Schlafstörungen, Magen-Darm-Beschwerden oder Husten aus Kummer gehören zur Indikation der Ignatiusbohne.

In der Anamnese fällt das tiefe Seufzen auf, das die Erzählungen der meist weiblichen Ignatia-Patienten begleitet. Typisch für das Mittel sind paradoxe bzw. widersprüchliche Symptome, die man so nicht erwarten würde, z. B. Magenschmerzen, die gelindert werden durch unverdauliche Nahrungsmittel wie rohe Zwiebeln oder frischen Kohl. Ein anderes Phänomen ist der Ignatia-Husten: Je

▸ **Tab. 15.1** Entsprechende Rubriken von Ignatia amara.

Rubrik	Arzneimittel
Gemüt – Beschwerden durch – Betrogen werden (13), 4-w.	Lach., Ph-ac., Puls., Sep., Staph. **1-w.**, Aur., Nat-m. **3-w.**
Gemüt – Beschwerden durch – Enttäuschung (53), 4-w.	Am-m., Aster., Carc., Caust., Hyos., Kali-c., Nat-s., Plac., Sep., Vanil. **1-w.**, Aur-m-n., Bry., Coloc., Lach., Tritic-vg. **2-w.**, Aur., Aur-s., Nat-m., Ph-ac., Puls. **3-w.**, Staph. **4-w.**
Gemüt – Beschwerden durch – Erregung (12), 3-w.	Ambr., Caust., Sep. **1-w.**, Staph. **2-w.**
Gemüt – Beschwerden durch – Erwartungsspannung (94), **3-w.**	Ambr., Aur-s., Bry., Hyos., Kali-br., Kali-c., Lach., Mur-ac., Naja, Nat-m., Sep., Staph., Tritic-vg. **1-w.**, Aur-m-n., Caust., Elaps, Lac-c. **2-w.**, Carc., Puls. **3-w.**
Gemüt – Beschwerden durch – Liebe; enttäuschte (57), 4-w.	Carc., Kali-c., Nat-p., Sacch., Sep., Vanil. **1-w.**, Aur-m-n., Aur-s., Caust., Lach., Nat-sil. **2-w.**, Aur., Hyos., Ph-ac., Staph. **3-w.**, Nat-m. **4-w.**
Gemüt – Beschwerden durch – Tod von geliebten Personen (36), 3-w.	Anthraci., Aster., Carc., Caust., Lac-c., Mur-ac., Nat-m., Nat-s., Nit-ac., Tritic-vg. **1-w.**, Ambr., Aur-m-n., Kali-br. **2-w.**, Lach., Ph-ac., Staph., Vanil. **3-w.**
Gemüt – Brütet, grübelt (80), 3-w.	Aur., Aur-s., Carc., Caust., Cygn-be., Hyos., Lach., Mur-ac., Nat-m., Nat-sil., Nit-ac., Sacch-a., Sep., Tritic-vg. **1-w.**, Aur-m-n., Naja, Ph-ac., Vanil. **2-w.**
Gemüt – Fassung gebracht, verwirrt; außer (4), 1-w.	–
Gemüt – Gemütssymptome – abwechselnd mit – körperlichen Symptomen (29), **3-w.**	Aur., Carc., Hyos., Lach. **1-w.**
Gemüt – Gewissenhaft, peinlich genau in Bezug auf Kleinigkeiten (115), **3-w.**	Ambr., Aur., Bry., Carc., Crot-c., Hura, Hyos., Kali-c., Lac-d., Lac-f., Lac-h., Lach., Musca-d., Nat-ar., Nat-m., Nat-sil., Ph-ac., Sacch-a., Vanil. **1-w.**, Mur-ac., Tritic-vg. **2-w.**, Nat-c., Puls, Sep., Staph. **3-w.**
Gemüt – Kummer, Trauer – Betrug, Täuschung; durch (12), 4-w.	Lach., Ph-ac., Puls., Sep. **1-w.**, Aur., Nat-m. **3-w.**
Gemüt – Kummer, Trauer – still (38), **3-w.**	Carc., Crot-c., Nat-sil., Staph. **1-w.**, Am-m., Aq-mar., Aur., Aur-m., Aur-m-n., Coloc., Mur-ac., Ph-ac., Puls. **2-w.**, Anthraci., Nat-m. **3-w.**
Gemüt – Kummer, Trauer – still – Liebe; aus enttäuschter (6), 3-w.	Nat-sil. **1-w.**, Aur-m-n. **2-w.**, Nat-m., Ph-ac. **3-w.**
Gemüt – Seufzen (151), 3-w.	Acet-ac., Aq-mar., Aur., Aur-s., Carc., Hura, Hyos., Mag-c., Mur-ac., Naja, Nat-c., Nat-m., Nit-ac., Puls., Vanil. **1-w.**, Aur-m-n., Lach., Sep. **2-w.**, Bry. **3-w.**
Gemüt – Streitsüchtig (222), **3-w.**	Ambr., Aster., Aur-s., Borx., Carc., Choc., Chord-umb., Cygn-be., Elaps, Lac-h., Mag-c., Mur-ac., Nat-ar., Nat-s., Puls., Sacch., Tritic-vg. **1-w.**, Bry., Caust., Kali-c., Lach., Nat-c., Nat-m., Nat-sil., Nit-ac., Ph-ac., Sep., Staph. **2-w.**, Aur. **3-w.**, Hyos. **4-w.**
Gemüt – Tadelt sich selbst, macht sich Vorwürfe (86), **2-w.**	Aur-s., Hura, Kali-br., Kali-c., Lac-c., Lach., Naja, Nat-ar., Ph-ac., Sep., Staph. **1-w.**, Aur., Aur-m-n., Carc., Hyos., Nat-m., Puls. **2-w.**
Gemüt – Trost – agg. (55), **3-w.**	Aur., Borx., Kali-c., Kali-sil., Staph. **1-w.**, Aur-m-n., Carc., Nit-ac. **2-w.**, Syph. **3-w.** Nat-m., Sep. **4-w.**
Gemüt – Trost – agg. – Mitleid, Mitgefühl – agg. (17), **3-w.**	Carc. Kali-c. **1-w.**, Nat-m., Sep. **2-w.**

▸ **Tab. 15.1** Fortsetzung.

Rubrik	Arzneimittel
Gemüt – Untröstlich (55), 3-w.	Ambr., Carc., Kali-br., Kali-c., Kali-sil., Nat-c., Nit-ac., Staph., Syph., Vanil. **1-w.**, Caust., Nat-m., Puls. **2-w.**
Gemüt – Weinen – Schluchzen; Weinen mit (48), **2-w.**	Aur., Hyos., Kali-c., Mag-c., Nat-c., Nat-m., Nit-ac., Puls., Staph., Vanil. **1-w.**, Sep. **2-w.**
Gemüt – Weinen – kann nicht weinen, obwohl er traurig ist (31), **3-w.**	Am-m., Carc., Crot-c., Lac-h., Nat-sil., Puls., Sacch-a., Staph. **1-w.**, Aur-m-n., Sep., Vanil. **2-w.**, Nat-m. **4-w.**
Innerer Hals – Klumpens; Gefühl eines (194), 3-w.	Aur., Aur-m., Aur-m-n., Aur-s., Bry., Carc., Choc., Colum-p., Elaps, Kali-sil., Lac-d., Mag-c., Mag-m., Mur-ac., Naja, Nat-ar., Nat-c., Ph-ac., Tritic-vg., Vanil. **1-w.**, Ambr., Caust., Crot-c., Hyos., Kali-c., Lac-c., Nit-ac., Puls., Sep. **2-w.**, Lach., Nat-m. **3-w.**
Weibliche Geschlechtsorgane – Menses – fehlend – Kummer; durch (1), **1-w.**	–
Allgemeines – Schmerz – Stellen; an kleinen (31), **1-w.**	Lith-c. **1-w.**
Allgemeines – Widersprüchliche und abwechselnde Zustände (39), 4-w.	Aur., Bry., Choc., Kali-c., Lac-c., Tritic-vg. **1-w.**, Carc., Sep., Staph. **2-w.**, Nat-m. **3-w.**, Puls. **4-w.**

mehr der Betreffende hustet, desto stärker wird der Hustenreiz. Um mit den Worten Kents zu sprechen: *„Ignatia steckt voller Überraschungen!“* ([14], Bd. 2, S. 468) Normal ist bei diesem Mittel das Unerwartete, Unnormale: das Abweichen von der Norm. Mittelweisend ist auch das Kloßgefühl, der sogenannte „Globus hystericus“, besser durch das Schlucken fester Speisen. Zudem besteht eine ausgesprochene Empfindlichkeit gegen starke Gerüche wie Tabakrauch. Ignatia neigt zu Kopfschmerzen, schlimmer durch Kaffee, passives und aktives Rauchen, Alkohol, Stress, starke Gerüche und kalten Wind. Sie werden besser durch Wärme und Ruhe. Das Trinkverhalten von Ignatia ist ebenfalls paradox: Im Fieber empfindet Ignatia Durst nicht während der Hitze-, sondern während der Frostperioden. In der Rubrik *„Gesicht – Schweiß“* ist Ignatia amara dreiwertig vertreten.

Typisch Ignatia amara

Brütet und grübelt über Kummer aus enttäuschter Liebe sowie über Schicksalsschläge. Emotionen werden meist kontrolliert, entladen sich krampfhaft. Paradoxe, unerwartete Zustände und Symptome.

Thema: Akuter Kummer aus enttäuschter Liebe und Zurückweisung sowie durch Verlust

16 Malvales

16.1 Allgemeines

Die Ordnung der Malvales ist recht vielfältig. Sankaran rechnet sowohl die Malvaceae (Malvenartige) als auch die Tiliaceae (Lindengewächse) und die Sterculiaceae (Sterkuliengewächse oder auch Stinkbaumgewächse) dazu. Der Grund: Sie alle weisen die gleiche Vitalempfindung auf. So geht es bei den Malvales um die Polarität von Nähe und Distanz. Einerseits äußern die Betroffenen großes Verlangen nach Liebe, Beziehung und Verbundenheit, andererseits gehen sie auf Distanz. Die Nähe wird ihnen schnell zu viel und die Zuneigung schlägt in Abneigung um.

16.2 Chocolate (Schokolade) – Choc.

Das Arzneimittel Chocolate wird hergestellt aus belgischer Bitterschokolade. Diese besteht aus Kakao, Vanille, Zucker und (Kuh-)Milch. Die Zuordnung zu den Malvaceae rührt vom Kakaoanteil her. Der Kakaobaum (Theobroma cacao) gehört zur Gattung Theobroma aus der Familie der Malvengewächse. Früher wurde er zu den Sterkuliengewächsen gezählt, die ebenfalls zur Großfamilie der Malvales gehören. Seine Heimat sind die Regenwälder Lateinamerikas. Die Prüfung des Arzneimittels stammt von Jeremy Sherr.

Das Thema Nähe und Distanz ist bei den Menschen, deren Heilmittel Chocolate ist, deutlich spürbar. Sie haben ein Problem mit Beziehungen. Einerseits sehnen sie sich nach einem Menschen, der für sie da ist, sich um sie kümmert, andererseits sind sie distanziert und zurückweisend – lassen niemanden an sich heran. Auch trauen sie sich nicht, den ersten Schritt zu tun, aus Angst, zurückgewiesen zu werden. Dabei fühlen sie sich minderwertig, unterlegen und nicht liebenswürdig. Ihr ganzes Leben lang haben sie den Eindruck, einsam, isoliert und abgeschnitten zu sein von der Welt. Wüssten wir nicht, dass wir ein Mittel aus dem Pflanzenreich vor uns haben, könnten wir beim Erleben dieser Menschen an eine Natrium-Verbindung denken, vor allem an Natrium carbonicum (Kap. 5.4) und Natrium muriaticum (Kap. 5.6). Der große Unterschied liegt darin, dass die Chocolate-Patienten ihre Empfindung im Sinne einer Polarität schildern: Auf der einen Seite suchen sie die Verbindung, auf der anderen können sie sie nicht herstellen. Die Themen „verbunden – getrennt“, „verhaftet – unverhaftet“ sowie „anhänglich – losgelöst“ durchziehen die gesamte Anamnese. Darin liegt der rote Faden. Im Zentrum steht nicht wie bei den mineralischen Mitteln die Empfindung von persönlichem Unvermögen, Mangel oder fehlenden Fähigkeiten. So erzählt eine Chocolate-Patientin: *„Ich erinnere mich daran, immer einsam zu sein und nicht allein gelassen sein zu wollen. Eigentlich war ich von Anfang an völlig allein, ich habe noch nie an jemandem gehangen. (…) Einsam und abgeschnitten zu sein, das hat mich schon immer begleitet. Irgendwie hatte ich noch nie eine wirkliche Beziehung zu Menschen.“* ([39], S. 754) Bemerkenswert an dieser Frau ist, dass sie nicht einmal zu ihrem kleinen Sohn eine Verbindung herstellen kann, sie erlebt ihn als getrennte Person. Sie sagt, sie sei von Anfang an von ihm getrennt gewesen: *„Ich hatte zu meinem Sohn als Säugling nie ein anhängliches Gefühl. Ich hatte immer das Gefühl, dass er ein völlig separates Wesen war.“* ([39], S. 757) In einem einzigen Satz schildert die Patientin ihre Empfindung und das Gegenteil: „völlig allein – an jemandem gehangen“, „einsam und abgeschnitten – wirkliche Beziehung“ oder „anhängliches Gefühl – separates Wesen“. Das Hauptgefühl von Chocolate, so Rajan Sankaran, sei der Mangel an Wärme und Zuneigung. *„Ein Kind, das früh von seiner Mutter getrennt wurde, als das Bedürfnis nach der Mutterbrust noch stark war, entwickelt dieses Gefühl, um das es hier geht. Später fühlt sich der Mensch aufgegeben, isoliert, von der Familie entfremdet. Von der Mutter getrennt zu sein bewirkt, dass er sich von der Welt abgetrennt fühlt.“* ([36], S. 68) Ähnlich wie bei Lac humanum (Kap. 30.3.8) entsteht der Chocolate-Zustand, wenn ein Kind zu früh von der Mutter entwöhnt wurde oder wenn es sich in der Kindheit im Stich gelassen, nicht geliebt und umsorgt gefühlt hat. *„Nachdem dem Kind anfänglich Wärme und Zuneigung gegeben wurden, bekommt es dann den Rücken zugewandt, die stachlige Seite des Igels gezeigt. Als Folge davon empfindet sich das Kind aufgegeben. Es entwickelt Angst um seine Zukunft und hat Angst vor Verletzungen. (...) Das Kind sehnt sich nach der Liebe und dem Kontakt seiner Mutter und vermisst sie sehr."* ([36], S. 68) Das mag der Grund sein, warum Chocolate-Menschen nicht erwachsen werden können. Sie bleiben das ewige Kind auf der Suche nach mütterlicher Liebe und Fürsorge. Ersatzweise entwickeln sie eine Gier nach Schokolade, die sie als Ersatz für die fehlende Liebe in großen Mengen verschlingen. Ganz ähnlich wie wir es von Natrium-Verbindungen kennen äußert eine Chocolate-Patientin: *„Bei jedem Schritt und jeder Bewegung brauche ich jemand, der sich um mich kümmert."* ([39], 754) Das kindliche Gemüt erkennt man auch daran, dass die Patienten während der Anamnese kichern, obwohl sie über sehr ernste oder gar traurige Dinge sprechen. Dies drückt ihre Unsicherheit aus. Aus dem gleichen Grund können sie auch ausgesprochen sarkastisch sein: Sie kompensieren ihre Bedürftigkeit.

Rajan Sankaran veröffentlicht den Fall einer Chocolate-Patientin, die neben allerlei körperlicher Symptome wegen Panikattacken und Depressionen in Behandlung kommt. Sie empfindet keinerlei Lebensfreude, ist verzweifelt über die Vergeblichkeit und Leere ihres Lebens. Sie hat keine Freunde, pflegt keinerlei außerhäusliche Kontakte und lebt von dem Vater ihrer Kinder getrennt. Selbst die Verantwortung und Sorge um die Söhne ist ihr zu viel. Sie sagt: *„Ich mag sie, aber ich liebe sie nicht. Ich habe es noch nie getan. Ich hatte noch nie mütterliche Gefühle. (...) Ich gehe ihnen aus dem Weg. Sie sind zu anhänglich."* ([39], S. 769) Und weiter erzählt sie, dass sie ihre Kinder auf Abstand halte, um sich vor Schmerz zu schützen. *„Sie werden sowieso bald groß sein. Warum also sich nahe kommen, wenn es nur zu Schmerz führt, nämlich dann, wenn sie ausziehen?"* ([39], S. 769) Die Patientin hat es nie gelernt, Kontakte zu anderen Menschen herzustellen und Beziehungen zu knüpfen. Sie ist aufgewachsen ohne Liebe und Zuneigung, denn, so die Patientin weiter: *„Wir hatten keine Beziehung zueinander in meinem Elternhaus. (...) Soweit ich weiß, hatte meine Mutter auch keine Beziehung zu ihrer Mutter. Mein Ursprung ist eine lange Serie mutterloser Menschen."* ([39], S. 770)

Chocolate ist ein tief wirkendes Mittel mit Bezug zu Depressionen, begleitet vom Gefühl der Hoffnungslosigkeit und der inneren Leere. Mitunter kommt es auch zu Suizidgedanken. Typisch für das Mittel sind zahlreiche Ängste, beispielsweise davor, im Leben alleine zu sein, sich zu entblößen, verletzt und zurückgewiesen zu werden, aber auch vor Höhe und in engen Räumen. Aus Furcht, die Lebensfreude könnte ihnen wieder genommen werden, erlauben sich die Betroffenen erst gar nicht, Freude zu empfinden.

Die Themen Beziehung und Trennung stehen im Zentrum aller Chocolate-Fälle. Mitunter kann das Mittel auch mit Pulsatilla (Kap. 18.3) verwechselt werden, vor allem dann, wenn der Wunsch nach der Verbindung mit einem Menschen so übermächtig ist, dass der Betreffende alle Liebe für sich allein einfordert. Für diese Menschen ist der Tod oder die Trennung von einem geliebten Menschen ein unvorstellbarer Schmerz. So erzählt eine weitere Chocolate-Patientin, sie könne sich keine Filme ansehen, in denen es um Trennung gehe, das mache sie zu traurig. Und weiter berichtet sie: *„Ich bin immer auf der Suche danach, alle Menschen an mich zu binden. Ich bin sehr besitzergreifend und emotional verhaftet. Von Kindheit an bis heute habe ich noch niemandes Liebe erhalten ... Also suche ich immer danach, wie ich andere Menschen an mich binde."* ([39], S. 780)

16.2.1 Körperliche Symptome

Chocolate-Patienten haben einen überempfindlichen Geruchssinn, vor allem für Blumen und Obst. Sie neigen zu trockener Haut, z. B. mit sich schälenden Lippen, und zu spröden Haaren. Auch die Augen sind trocken und reagieren empfindlich auf Kunstlicht. Mitunter sehen die Patienten sogenannte Mouches volantes, v. a. beim Lesen. Mittelweisend ist das große Verlangen nach Schokolade. Im Allgemeinen besteht Durst auf kleine Mengen, am liebsten trinken Chocolate-Patienten kohlensäurehaltige Getränke. Sie haben eine Abneigung gegen gehaltvolle, fette Speisen und gegen Tee. Saftiges, Frisches mögen sie dagegen gerne, auch Pfeffer.

▸ **Tab. 16.1** Entsprechende Rubriken von Chocolate.

Rubrik	Arzneimittel
Gemüt – Abneigung – Kinder; gegen – eigenen Kinder; gegen ihre (11), 2-w.	Aster., Foll., Sep. **1-w.**
Gemüt – Distanziert (61), 1-w.	Cygn-be., Hyos., Nat-sil., Syph., Tritic-vg., Vanil., Ven-m. **1-w.**, Lac-h., Sep. **2-w.**
Gemüt – Entfremdet – Familie; von seiner (31), **1-w.**	Nat-s., Nat-sil., Puls., Staph. **1-w.**, Nat-c., Nat-m., Nit-ac., Sep., Tritic-vg. **2-w.**
Gemüt – Fliehen, versucht zu – Familie und den Kindern zu fliehen; versucht von ihrer (14), **1-w.**	Nat-sil., Staph. **1-w.**, Sep. **2-w.**
Gemüt – Gleichgültigkeit, Apathie – Kindern; gegenüber – Mutter gegenüber ihren Kindern; gleichgültig der (11), 1-w.	Nat-c., Sacch-a. **1-w.**, Sep. **4-w.**
Gemüt – Kichern (27), **1-w.**	Nat-m. **1-w.**
Gemüt – Reizbarkeit, Gereiztheit – Kindern; gegenüber – eigenen Kindern; gegenüber den (10), 2-w.	Cygn-be., Vanil. **1-w.**, Sep. **3-w.**
Gemüt – Spotten – Sarkasmus, beißender Spott (41), **1-w.**	Aur-m-n., Bry., Caust., Crot-c., Ign., Nit-ac., Sep., Sacch-a. **1-w.**, Lach. **2-w.**
Gemüt – Verlassen zu sein; Gefühl – Isolation; Gefühl von (75), 1-w.	Carc., Crot-c., Cygn-be., Hura, Lac-h., Musca-d., Plac., Puls. **1-w.**, Vanil. **2-w.**, Nat-sil. **3-w.**
Gemüt – Wahnideen – allein zu sein (61), **1-w.**	Aur., Aur-m., Aur-s., Carc., Hura, Plac., Sep., Tritic-vg. **1-w.**, Lac-h., Nat-sil. **2-w.**, Puls. **3-w.**
Gemüt – Wahnideen – allein zu sein – Welt; allein auf der (20), **1-w.**	Hura, Lac-h. **1-w.**, Puls. **2-w.**
Gemüt – Wahnideen – getrennt – Welt; von der – sei; er (47), **1-w.**	Carc., Lac-mat., Nat-sil., Plac., Ven-m. **1-w.**
Träume – Entbinden; ein Baby zu (5), **1-w.**	–
Träume – Kindern, von – Neugeborenen; von (21), **1-w.**	Lac-h. **1-w.**
Träume – Schwanger – sein; zu (20), **1-w.**	Musca-d., Tritic-vg. **1-w.**
Allgemeines – Speisen und Getränke – Schokolade – Verlangen (124), 1-w.	Anthraci., Beryl-m., Bry., Caust., Elaps., Kali-br., Kali-c., Kali-sil., Lac-h., Lach., Musca-d., Nat-c., Nat-m., Nat-p., Nat-sil. Puls. Tritic-vg., Vanil. **1-w.**, Am-m., Aur-m-n., Aur-s., Carc., Mag-m., Sacch., Sacch-a., Sep., Staph. **2-w.**

Typisch Chocolate

Starke Ambivalenz zwischen dem Bedürfnis nach Liebe und Nähe einerseits und der Abneigung gegen zu viel Bindung andererseits. Beziehungen zu knüpfen fällt generell schwer. Fühlt sich allein auf der Welt. Gier nach Schokolade.

Thema: Kummer wegen mangelnder Liebe und fehlender Beziehungen

17 Orchidaceae (Orchideen)

17.1 Allgemeines

Die Orchideengewächse gehören zur Ordnung der Asparagales (Spargelartige). In ihrer gestalterischen und farbigen Vielfalt sind sie extravagant, betörend und anmutig. Viele von ihnen sind regelrechte Raritäten und daher besonders kostbar. In jedem Fall haben Orchideen eine außergewöhnliche Ausstrahlung, die sie so faszinierend und begehrenswert erscheinen lässt. Auch sind sie recht kapriziös und blühen nur unter optimalen Bedingungen. Der Name „Königin der Blume" spricht für sich. Im Vergleich zu anderen Blütenpflanzen bieten nicht-tropische Orchideen den Insekten häufig keine Belohnung in Form von Nahrung an, sondern erreichen ihr Ziel der Bestäubung durch „Mimikry" oder Täuschung. Werden Belohnungen offeriert, so bestehen diese oft nicht aus Nahrung, sondern aus Duftstoffen oder aus Wachs.

Homöopathisch werden Orchideen noch nicht allzu lange genutzt: Vanilla planifolia beispielsweise wurde 2002 von Peter und Edeltraud Friedrich geprüft. Frans Vermeulen hat sich eingehend mit den Orchideen in der Homöopathie beschäftigt und dabei folgende zentrale Themen ermittelt: Suchtproblematik, Egoismus, perfekte Täuschung, parasitäres Verhalten, falsche Versprechungen, Verdrehung der Realität und Verführung, wobei Sexualität und Erotik bei all dem eine große Rolle spielen. Parallelen zur Signatur der Orchideen und ihren Überlebensmustern sind nicht zu übersehen.

17.2 Vanilla planifolia (Vanille) – Vanil.

Vanilla planifolia ist die einzige von rund 30 000 Orchideenarten, die genießbare Früchte hervorbringt. Die immergrüne Kletterpflanze (▶ **Abb. 17.1**) bildet meterlange Lianen, mit denen sie die Baumkronen tropischer Wälder erklimmt. Wie alle Orchideen ist sie etwas kapriziös und

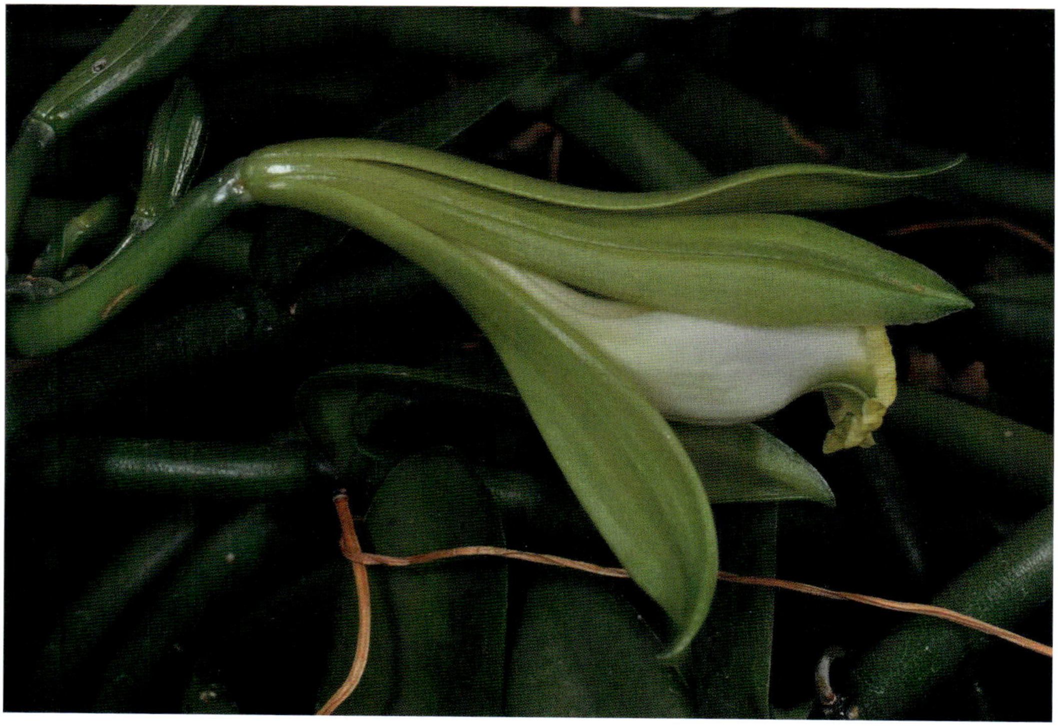

▶ **Abb. 17.1** Vanilla planifolia. (Dr. Roland Spohn, Engen)

stellt hohe Ansprüche an ihren Standort. Zur Bestäubung sind ganz bestimmte Bienen oder Kolibris erforderlich. Die cremefarbenen Blüten sind farblich eher unscheinbar.

Als Kummermittel steht Vanilla im Schatten von Natrium muriaticum und Ignatia, und kaum jemand weiß, welchen tiefen seelischen Schmerz Vanilla-Menschen erleiden. Es ist ein Arzneimittel für manisch-depressive Patienten, deren psychischer Zustand zwischen himmelhoch jauchzend und zu Tode betrübt hin- und herpendelt – die Amplitude ist immens.

Vanilla-Menschen reagieren sehr empfindlich auf äußere Eindrücke wie Geräusche, Gerüche, Stimmen, Licht und Musik, aber auch auf Kritik und die Meinung anderer. Schreckliche oder traurige Ereignisse greifen sie stark an. Ihre Reaktion auf alles, was von außen auf sie einwirkt, ist extrem: extrem positiv und extrem negativ. Bei Vanilla ist die typische Polarität der Pflanzenarzneien besonders deutlich ausgeprägt. *„Der Kontrast der hellen, leuchtenden Vanilleblüte zur schwarzen Fruchtkapsel wird auch im Charakter des Arzneimittels deutlich. Der Vanille-Charakter kennt nur Extreme und beinhaltet kein Spektrum.“* ([10], S. 539) Fast alles im Leben des Vanilla-Menschen ist entweder weiß oder schwarz, je nachdem, in welche Richtung das Stimmungsbarometer gerade ausschlägt. Es gibt entweder das vollkommene Glück oder das totale Unglück: Weiß oder Schwarz – Zwischentöne existieren nicht. Typischerweise erfolgt der Wechsel von Weiß auf Schwarz abrupt: von einem Moment auf den nächsten – ohne Vorankündigung. Völlig unvorbereitet stürzt Vanilla in ein tiefes, dunkles Loch. Das Leben gerät aus den Fugen – nichts ist mehr wie es vorher war: Alles steht infrage. *„Die Krise ist so gewaltig, dass die Existenz der Vanilla-Person auf Messers Schneide steht. So entscheidet sich tatsächlich, welche Wendung eintreten wird – Tod oder Leben. Das zeitweilige, aber doch totale Abschneiden vom Lebensfluss sorgt dafür, dass nach dem Überstehen der schwierigen Situation und nach einer gewissen Distanz mit Sicherheit von einem wichtigen Lebensabschnitt gesprochen werden wird. Die Vanilla-Person glaubt, dass sie im Leben ziemlich schlecht abschneidet, denn sie fühlt sich durch die Schärfe kantiger Ereignisse beschnitten und zurechtgestutzt. Ihr Leben wird verstümmelt, ihre Realität wird zu einem bedrückenden Albtraum, und übrig bleibt der amputierte Stumpf eines ungeliebten Daseins, mit dem sie sich nur ganz schwer arrangieren kann.“* ([10], S. 541)

Die Auslöser derartiger Lebenskrisen sind häufig Schicksalsschläge wie der Tod einer nahestehenden Person, der Bruch einer wichtigen Beziehung, eine tiefe Enttäuschung sowie kränkende oder demütigende Erfahrungen, die einem seelischen Schock gleichkommen. Allen gemeinsam ist, dass Vanilla-Menschen nicht adäquat auf diese lebensbedrohlichen Erfahrungen und Erlebnisse reagieren können. Auch sind sie nicht in der Lage, ihren Zustand verbal zu vermitteln. Alles, was ihnen an möglichen Reaktionen zur Verfügung steht, sind Fassungslosigkeit, Trauer, Betroffenheit und Entsetzen. Je tiefer der seelische Schock erlebt wird, desto emotionsloser erscheint der Vanilla-Patient. Er starrt vor sich hin, wirkt wie betäubt oder gelähmt. In seiner depressiven Schwermut kapselt er sich ab, will alleine sein, mit niemandem sprechen. Trost verschlechtert in der Regel, außer er geht ohne viele Worte vonstatten. In ihrem Kummer sind Vanilla-Menschen apathisch und teilnahmslos. Sie zeigen keinerlei Interesse, müssen sich zu allem zwingen, sind ausgebrannt und handlungsunfähig. Dabei spüren sie sich oft selbst nicht mehr, alles fühlt sich stumpf und leer an – wie tot. Überhaupt spielt der Tod eine wichtige Rolle im Leben der Vanilla-Persönlichkeit. Friedhöfe, Sterbebildchen und Todesanzeigen üben einen gewissen Reiz auf diese Menschen aus. Zudem beschäftigen sie sich viel mit den Themen Tod und Vergänglichkeit. Auch hier geht es wieder um die Polarität von Tod und Leben, Sein oder Nichtsein.

Analog zum Aussehen der Blüte wirkt die Vanilla-Person *„ätherisch, durchlässig und hat (…) das Problem, dass sie nicht deutlich genug wahrgenommen wird. Sie wirkt unauffällig und wird dadurch zeitweise leicht übersehen und übergangen. Es scheint, als würde sie am Leben zeitweise genauso vorübergehen, wie sie zwischendurch auch knapp am Tod vorbeischrammt.“* ([10], S. 538) Bei großem Kummer sieht das Gesicht von Vanilla-Menschen farblos, spitz und eingefallen aus – nahezu leblos. Die Kleidung ist dann dunkelblau, lila oder schwarz, den düsteren Seelenzustand unterstreichend. Weiß dagegen ist die (Un-)Farbe der euphorischen Lebensphasen.

Die Vanilla-Persönlichkeit hat eine fast zwanghafte Vorliebe für Ordnung und Reinlichkeit. Alles muss sauber und adrett sein. Während die Kleidung in der Regel dunkel gehalten ist, muss die Wohnungseinrichtung möglichst hell sein. Die bevorzugten Töne sind weiß bis cremefarben.

Typischerweise werden Vanilla-Menschen von zahlreichen Ängsten geplagt, beispielsweise um Menschen, die ihnen nahe stehen, aber auch vor der Zukunft. Diese Angst kann so stark sein, dass sie mit Verzweiflung einhergeht. Mittelweisend ist auch panische Furcht vor engen Räumen, vor dem Ersticken und vor Einsamkeit. Oft fühlen sie sich verlassen und isoliert, bilden sich ein, ausgenützt und missbraucht zu werden. Dabei sehnen sie sich nach Liebe und Geborgenheit. Sie brüten und grübeln über ihren unglücklichen Zustand, halten sich für bedauernswert und verzweifeln regelrecht am Leben. Wenn sie in ihrer depressiven Phase stecken, sehen sie alles von der schwärzesten Seite, was sie reizbar und übellaunig, mitunter auch zornig macht.

Ein Zustand, in dem sich die Vanilla-Person häufig befindet, ist der der geistigen Verwirrung. Die Betroffenen fühlen sich dann wie im Nebel, sind benommen und können sich nicht recht konzentrieren. Sie verhalten sich ungeschickt und tollpatschig, stoßen sich überall an, lassen Gegenstände fallen, verletzen sich oder machen Fehler beim Schreiben, Rechnen oder Sprechen. Vor allem aber machen sie Fehler in Bezug auf die Zeit: Sie verwechseln Wochentage, verlieren jegliches Zeit- und Raumgefühl.

▸ **Tab. 17.1** Entsprechende Rubriken von Vanilla planifolia.

Rubrik	Arzneimittel
Gemüt – Beschwerden durch – Enttäuschung (53), **1-w.**	Am-m., Aster., Carc., Caust., Hyos., Kali-c., Nat-s., Plac., Sep. **1-w.**, Aur-m-n., Bry., Coloc., Lach., Tritic-vg. **2-w.**, Aur., Aur-s., Nat-m., Ph-ac., Puls. **3-w.**, Ign., Staph. **4-w.**
Gemüt – Beschwerden durch – Kränkung, Demütigung (78), **1-w.**	Am-m., Ambr., Aster., Caust., Lac-c., Nit-ac., Plac., Sacch-a., Sep. **1-w.**, Aur-m., Aur-m-n., Bry., Carc., Lach., Mur-ac., Puls., Tritic-vg. **2-w.**, Ign., Nat-m., Ph-ac. **3-w.**, Coloc., Staph. **4-w.**
Gemüt – Beschwerden durch – Kummer (94), 3-w.	Am-m., Anthraci., Aur-s., Carc., Elaps, Kali-c., Mag-c., Naja, Nat-c., Nat-p., Nat-s., Nit-ac., Tritic-vg. **1-w.**, Acet-ac., Aur-m-n., Bry., Coloc., Hura, Hyos., Kali-br., Puls., Sep. **2-w.**, Ambr., Aur., Caust., Lach., Ph-ac., Staph. **3-w.**, Ign., Nat-m. **4-w.**
Gemüt – Beschwerden durch – Liebe; enttäuschte (57), **1-w.**	Carc., Kali-c., Nat-p., Sacch., Sep. **1-w.**, Aur-m-n., Aur-s., Caust., Lach., Nat-sil. **2-w.**, Aur., Hyos., Ph-ac., Staph. **3-w.**, Ign., Nat-m. **4-w.**
Gemüt – Beschwerden durch – Schicksalsschläge, durch (8), 3-w.	Ambr., Lach., Staph. **1-w.**
Gemüt – Beschwerden durch – Schock; seelischen (45), 3-w.	Acet-ac., Ambr., Carc., Mag-c., Nat-m., Nit-ac., Ph-ac., Puls. **1-w.**, Ign. **2-w.**
Gemüt – Beschwerden durch – Schreck (85), **2-w.**	Aster., Aur-m., Bry., Carc., Coloc., Kali-c., Mag-c., Nat-c., Staph. **1-w.**, Aur., Caust., Hyos., Ign., Kali-br., Lach., Nat-m., Sep. **2-w.**, Ph-ac., Puls. **3-w.**
Gemüt – Beschwerden durch – Tod von geliebten Personen (36), 3-w.	Anthraci., Aster., Carc., Caust., Lac-c., Mur-ac., Nat-m., Nat-s., Nit-ac., Tritic-vg. **1-w.**, Ambr., Aur-m-n., Kali-br. **2-w.**, Ign., Lach., Ph-ac., Staph. **3-w.**
Gemüt – Empfindlich – Kritik; gegen (45), 2-w.	Aur., Aur-m., Aur-s., Nat-m., Sacch., Sep., Staph. **1-w.**, Carc. **3-w.**
Gemüt – Empfindlich – Sinneseindrücke, gegen (47), **2-w.**	Carc., Mag-c., Mag-m., Mur-ac., Ph-ac. **1-w.**, Aur., Nat-c., Nit-ac., Sep. **2-w.**

► **Tab. 17.1** Fortsetzung.

Rubrik	Arzneimittel
Gemüt – Farben – schwarz – Verlangen nach – weiß; und (2), 2-w.	–
Gemüt – Farben – weiß – Verlangen nach – weiß; und (20), **3-w.**	Ign. **1-w.**, Lach., Sep., Staph. **2-w.**
Gemüt – Fehler; macht – Zeit; in Bezug auf die (79), 3-w.	Borx., Carc., Choc., Colum-p., Elaps, Hura, Lac-h., Sacch-a., Staph., Tritic-vg. **1-w.**, Lach. **2-w.**, Nat-sil. **3-w.**
Gemüt – Fehler; macht – Zeit; in Bezug auf die – Vorstellung vom Begriff der Zeit verloren; hat die (16), **3-w.**	Colum-p., Lach. **1-w.**, Nat-sil. **3-w.**
Gemüt – Gleichgültigkeit, Apathie – Freudlosigkeit (34), 3-w.	Aur., Aur-m-n., Mag-m., Nit-ac. **1-w.**, Nat-m., Puls., Sep. **2-w.**
Gemüt – Gleichgültigkeit, Apathie – tot, leblos; alles erscheint ihnen wie (4), **3-w.**	Ph-ac. **2-w.**
Gemüt – Kummer, Trauer – vergangene Ereignisse, über (5), **2-w.**	–
Gemüt – Kummer, Trauer – Zukunft; in Bezug auf die (6), **2-w.**	Nat-c. **1-w.**, Nat-m. **3-w.**
Gemüt – Lebensüberdruss (100), **2-w.**	Ambr., Carc., Caust., Lac-f., Lac-h., Mur-ac., Naja, Nat-c., Sep., Staph., Tritic-vg. **1-w.**, Aur-m., Aur-m-n., Lac-d., Nat-m., Nat-s., Nit-ac., Ph-ac., Puls. **2-w.**, Aur. **3-w.**
Gemüt – Reizbarkeit, Gereiztheit – nimmt alles übel, sieht alles von der schlechten Seite (12), **2-w.**	Caust., Nat-m., Puls. **1-w.**
Gemüt – Sauberkeit, Reinlichkeit – Reinlichkeitswahn, Putzwut (17), **2-w.**	Carc., Lac-f., Syph., Tritic-vg. **1-w.**
Gemüt – Schreckliches und traurige Geschichten greifen sie stark an (67), 2-w.	Ambr., Aur-s., Carc., Coloc., Ign., Lac-h., Mag-m., Nat-c. **1-w.**, Aur., Aur-m., Aur-m-n., Caust., Kali-c., Lach., Nat-m., Nit-ac., Puls., Sep. **2-w.**, Staph. **3-w.**
Gemüt – Traurigkeit – Enttäuschung, durch (6), **2-w.**	Ign. **1-w.**, Tritic-vg. **2-w.**
Gemüt – Traurigkeit – verweilt in Gedanken ständig bei ihrem Zustand (6), **2-w.**	Carc., Nat-m., Tritic-vg. **1-w.**
Gemüt – Unglücklich, bedauernswert; fühlt sich (35), 3-w.	Bry., Carc., Caust., Hura, Kali-c., Nat-m., Sep. **1-w.**, Staph., Tritic-vg. **2-w.**, Nat-sil. **3-w.**
Gemüt – Verlassen zu sein; Gefühl – Isolation; Gefühl von (75), **2-w.**	Carc., Choc., Crot-c., Cygn-be., Hura, Lac-h., Musca-d., Plac., Puls. **1-w.**, Nat-sil. **3-w.**
Gemüt – Verwirrung; geistige – berauscht – wie (59), 2-w.	Bry., Choc., Hyos., Ign., Kali-c., Lach., Mag-c., Mag-m., Nat-sil., Ph-ac. **1-w.**
Gemüt – Verzweiflung – Leben, am (12), 3-w.	Lac-h., Mag-m. **1-w.**
Gemüt – Zorn – Verzweiflung; mit (3), **2-w.**	–
Gemüt – Zorn – Willen geschehen; wenn Dinge nicht nach seinem (3), **2-w.**	Lac-h. **1-w.**
Träume – Verlassen zu sein (9), **1-w.**	Lac-h. **2-w.**

Als Gewürz gilt Vanille als Aphrodisiakum und auch homöopathisch hat Vanilla planifolia wie alle Orchideen einen engen Bezug zu Erotik und Sexualität. In der Prüfung von Edeltraud und Peter Friedrich tauchten immer wieder erotische Fantasien und Gedanken auf. *„Die Sehnsucht nach einem Partner und der Wunsch, von einem solchen begehrt zu werden, waren unübersehbar. Es wurden träumerisches Verliebtsein, Verzauberung und Faszination erlebt. Allerdings blieb es meist bei Träumereien und Phantasien, ohne konkrete Verwirklichung. Das sexuelle Verlangen fiel nämlich aufgrund der allgemeinen Leblosigkeit eher dürftig aus, während in anderen Fällen das Ausleben aufkeimender Triebe am Fehlen des jeweiligen Wunschpartners scheiterte. Somit ist Vanilla auch ein Arzneimittel bei unerwiderter, unerfüllter oder völlig hoffnungsloser Liebe, die den Betroffenen in tiefste Verzweiflung und Abgründe stürzt.“* ([10], S. 551f.)

17.2.1 Körperliche Symptome

Auf körperlicher Seite gibt es Beschwerden durch Anspannung und Nervosität, z. B. Zucken der Augenlider oder Tinnitus. Vanilla-Menschen beißen sich häufig auf Unterlippe oder Zunge, sie leiden unter Appetitlosigkeit, Aufstoßen, Sodbrennen, Übelkeit und Erbrechen. Auch Schmerzen in der Lebergegend und im Abdomen kommen vor sowie Durchfall, Verstopfung und Meteorismus. Typisch sind lähmungsartige Zustände und Missempfindungen, z. B. in den Extremitäten. Die Haut ist empfindlich und neigt zu Ausschlägen und Pickeln. Das Einschlafen fällt Vanilla-Menschen schwer: Obwohl todmüde, finden sie abends nicht in den Schlaf. Auch wachen sie nachts häufig auf. Morgens sind sie benommen oder wie benebelt, mit dem Bedürfnis wieder einzuschlafen. Schläfrigkeit ist auch tagsüber ein Thema. Vanilla-Menschen haben Verlangen nach Stimulanzien wie Kaffee und Alkohol.

Typisch Vanilla planifolia

Von einem Extrem in das andere: himmelhoch jauchzend, zu Tode betrübt. Pendelt zwischen Schwarz und Weiß, zwischen Euphorie und Depression. Tiefer Kummer mit seelischem Schock und Lebensüberdruss.

Thema: Kummer und tiefe Trauer durch schwere Schicksalsschläge wie den Tod geliebter Personen

18 Ranunculaceae

18.1 Allgemeines

Menschen, die ein Arzneimittel aus der Familie der Ranunculaceen – auch Hahnenfußgewächse genannt – benötigen, sind extrem empfindlich bei Kränkung, Demütigung und Erniedrigung. Ihre Nerven liegen blank. Sie reagieren mit Entrüstung, Empörung, Zorn oder stillem Kummer. Ihre Beschwerden werden ausgelöst durch Ärger und Verdruss. Während der Anamnese sehen wir viele Handgesten, die auf das Heilmittel hinweisen. Diese Menschen sind voller Emotionen. *„Die drei grundlegenden menschlichen Emotionen sind Angst, Zorn und Trauer; in Situationen, die uns betroffen machen, erleben wir eine dieser drei Emotionen und im Allgemeinen herrscht eine der drei vor. Bei den Rubriken der Ranunculaceae finden wir alle drei gleichermaßen vertreten; oft kommen sie zusammen vor, sogar miteinander vermengt. (…) Alle Emotionen werden intensiv erlebt. Daraus resultiert ein starker innerer Konflikt, so stark, dass er sich körperlich ausdrückt und manifestiert.“* ([39], S. 916) Insofern weisen die Ranunculaceen ein stark psychosomatisches Element auf, betroffen sind v. a. Nerven- und Hormonsystem. Einerseits sind diese Menschen angespannt und nervös, andererseits aber auch abgestumpft und phlegmatisch. In der Kompensation reagieren sie mit Gelassenheit und Gleichmut. Die körperlichen Schmerzen in dieser Pflanzenfamilie werden als stechend, scharf, dolchartig oder wie elektrische Schläge beschrieben.

18.2 Helleborus niger (Nieswurz) – Hell.

Helleborus niger, die Schwarze Nieswurz, auch Christ- oder Schneerose genannt, ist eine immergrüne krautige Staude, die in allen Teilen stark giftig ist (▶ **Abb. 18.1**). Sie zählt zu den wenigen einheimischen Pflanzen, die im Winter blühen. Das

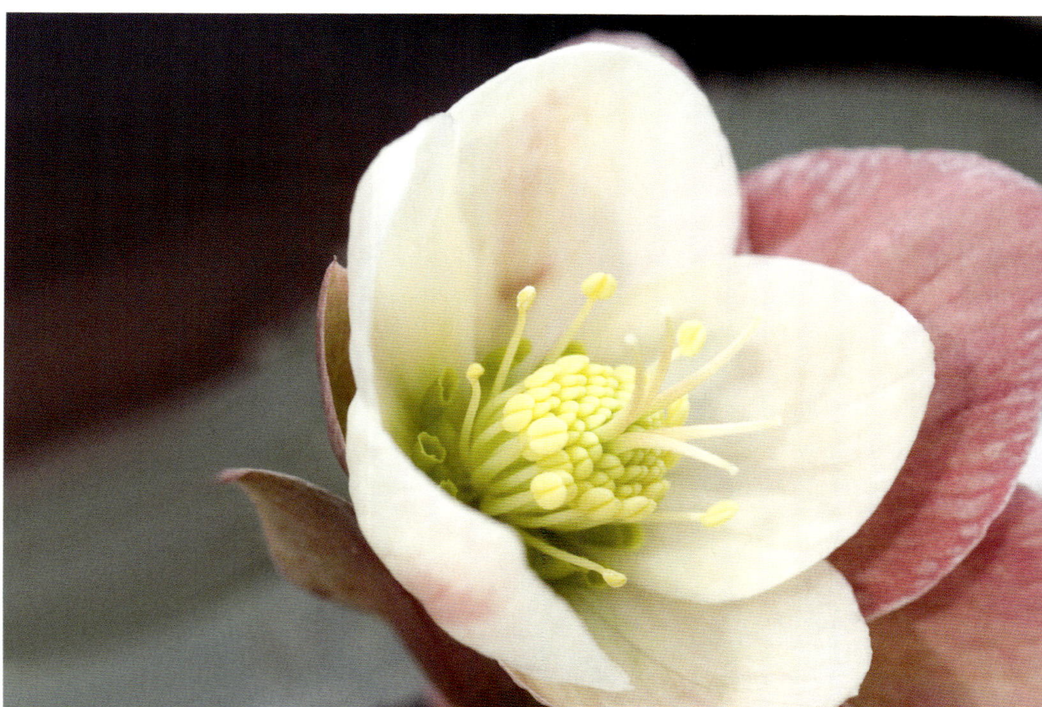

▶ **Abb. 18.1** Helleborus niger. (iStockphoto/@fotogaby)

homöopathische Mittel, hergestellt aus dem getrockneten Wurzelstock, wurde bereits von Samuel Hahnemann geprüft. Es „*schaltet sich in den tiefsten Ebenen der Depression ein, selbst bei den tiefsten depressiven Zuständen, wenn jede Hoffnung verloren scheint und der Patient sich im Stupor befindet, den Kontakt mit der Außenwelt verloren hat, sich in endlosen rhythmischen Bewegungen vor und zurück wiegt.*" ([53], S. 769) Die zentralen Gefühle eines Menschen, dessen Heilmittel die Schwarze Nieswurz ist, sind Hilflosigkeit, Traurigkeit und Verzweiflung. Sankaran schreibt: „*Der Helleborus-Mensch empfindet die Welt außen als so extrem schmerzhaft, unangenehm, voller Schrecken und Horror, dass er sich ihr gänzlich verschließt. Er bleibt völlig in sich zurückgezogen.*" ([36], S. 97) Die individuelle Reaktion auf Kummer und Sorgen ist demnach Gleichgültigkeit und Apathie. Helleborus-Menschen wirken nach außen schwerfällig und stumpfsinnig, so als wären sie ohne jegliche Empfindungen, was natürlich nicht stimmt. „*Wie die anderen Ranunculaceae-Mittel ist auch dieses Mittel krankhaft sensibel; diese Menschen können sich plötzlich und intensiv verletzt fühlen und – sozusagen in Selbstverteidigung – gehen sie dann in Schock und werden völlig taub.*" ([39], S. 934) Damit ähnelt Helleborus niger den Vertretern der Papaveraceen, allen voran Opium. Allerdings ist die Causa dieser heftigen Reaktion nicht Schreck oder Schock wie bei den Papaveraceen oder eine emotionale Verletzung wie bei den Compositen, sondern vor allem Wut und Zorn. „*Die nervliche Empfindlichkeit dieser Familie manifestiert sich als Zorn (Verdruss) auf der Gemütsebene, und die Reaktion bei Helleborus besteht darin, nicht gestört werden zu wollen (typhöses Miasma). (...) Die übersteigerte Reizbarkeit (Ranunculaceae) wird in solch hohem Maß intensiv wahrgenommen (typhöses Miasma), dass die einzige Reaktionsweise darin besteht, auszusperren, auszuschließen, zuzumachen. Daraus ergibt sich dann das uns wohlbekannte Bild von stumpfer, dumpfer Unempfindlichkeit.*" ([39], S. 935) Zusammenfassend lautet die tiefste Empfindung von Helleborus niger: Um zu überleben ist es erforderlich, sich emotional abzuschotten, dicht zu machen und gleichgültig zu werden gegen bestimmte Einflüsse von außen. Würden die Betroffenen dies nicht tun, wären ihre Nerven nicht dazu in der Lage, all das Schreckliche, was ihnen widerfährt, zu verkraften. Typisch für Arzneien aus dem Typhus-Miasma sind heftige, plötzlich auftretende Symptome, die wie eine akute Krise empfunden werden. Im Gegensatz zu den Mitteln aus dem Lepra- oder dem Syphilis-Miasma besteht hier eine reale Aussicht auf Erlösung, sofern der Betreffende schnell genug reagiert. Nach Überwindung der krisenhaften Situation ist für eine gewisse Zeit Ruhe – bis zur nächsten Krise.

In ihrem Kummer und ihrer Hilflosigkeit fühlen sich Helleborus-Menschen wie Kleinkinder. Sie denken lange nach, bevor sie auf eine Frage antworten und sprechen dann auffallend langsam. Insgesamt sind sie eher schweigsam und scheinen mental oft gar nicht richtig anwesend zu sein. Sie wirken absent und unkonzentriert, wollen möglichst nicht angesprochen werden. Stattdessen starren sie gedankenverloren vor sich ihn, vergessen, was sie gerade gesagt haben oder sagen wollten. Als Schutzreaktion werden sie nicht nur gleichgültig gegen äußerliche Eindrücke, sondern auch gegen geliebte Personen sowie gegen jegliches Leid und Vergnügungen aller Art. Sie verfallen in einen stuporösen Zustand. Lediglich an ihren teils unwillkürlichen Gesten und Gebärden kann man ablesen, wie es in ihrem Inneren wirklich aussieht.

Karl-Josef Müller beschreibt den Fall eines kleinen Mädchens, das aufgrund eines traumatischen Trennungserlebnisses, das die Mutter während der Schwangerschaft erlitt, in einen Helleborus-Zustand geriet. Als die Mutter feststellte, dass ihr Mann eine Freundin hat und sie verlassen würde, reagierte sie mit Apathie und Gleichgültigkeit: „*Ich hatte gar kein Interesse mehr an nichts. Ich saß oft da und starrte die Wand an und es war mir alles egal. (...) Ich war immer so ein bisschen weg, abwesend. Ich dachte viel nach, ich war zwar dabei, aber doch nicht dabei.*" ([24], S. 23) Das dreijährige Mädchen wies ein sehr ähnliches Reaktionsmuster auf: Im Fieber lag sie nur da und starrte an die Decke. Wenn sie zornig war, schrie sie so lange, bis sie ohnmächtig wurde, wirkte apathisch, nahm nichts mehr wahr. Als sie sich verschluckte, lief sie blau an und bekam einen starren Blick.

Die Schwarze Nieswurz ist auch ein bewährtes Arzneimittel bei angeborener oder erworbener geistiger Behinderung und deren Auswirkungen, sofern diese mit dem Mittelbild von Helleborus niger übereinstimmen.

▶ **Tab. 18.1** Entsprechende Rubriken von Helleborus niger.

Rubrik	Arzneimittel
Gemüt – Antworten – denkt lange nach (15), 3-w.	Ph-ac. **3-w.**
Gemüt – Antworten – langsam (42), 3-w.	Choc., Hyos., Nat-sil., Sep. **1-w.**, Kali-br. **2-w.**, Ph-ac. **3-w.**
Gemüt – Antworten – verworren, als würde er an etwas anderes denken (4), 2-w.	Puls. **1-w.**
Gemüt – Beschwerden durch – Liebe; enttäuschte (57), **2-w.**	Carc., Kali-c., Nat-p., Sacch., Sep., Vanil. **1-w.**, Aur-m-n., Aur-s., Caust., Lach., Nat-sil. **2-w.**, Aur., Hyos., Ph-ac., Staph. **3-w.**, Ign., Nat-m. **4-w.**
Gemüt – Gedächtnis – Gedächtnisschwäche – gesagt hat; für das, was er (42), 3-w.	Lach., Mag-c., Nat-sil. **1-w.**, Mur-ac. **2-w.**, Hyos. **3-w.**
Gemüt – Gedanken versunken, in (119), 4-w.	Am-m., Ambr., Caust., Elaps, Hyos., Ign., Kali-sil., Lach., Mag-m., Mur-ac., Nat-c., Nat-p., Nat-s., Nat-sil., Nit-ac., Sep., Staph., Tritic-vg., Vanil. **1-w.**, Aur-m-n., Nat-m., Puls. **2-w.**
Gemüt – Gesten, Gebärden; macht – Hände; unwillkürliche Bewegungen der – Greifen (62), **2-w.**	Mur-ac., Naja, Puls. **1-w.**, Borx., Ph-ac. **2-w.**, Hyos. **4-w.**
Gemüt – Hilflosigkeit; Gefühl der – Kleinkind; fühlt sich wie ein (1), **1-w.**	–
Gemüt – Kummer, Trauer (149), **2-w.**	Acet-ac., Am-m., Aq-mar., Aur-m., Carc., Choc., Colum-p., Crot-c., Hyos., Kali-br., Kali-c., Mag-m., Mur-ac., Naja, Nat-ar., Nat-c., Nat-p., Nat-s., Nat-sil., Nit-ac., Vanil. **1-w.**, Ambr., Aur-m-n., Bry., Coloc., Lac-c., Lach., Ph-ac., Sep. **2-w.**, Anthraci., Aur., Caust., Nat-m., Puls., Staph. **3-w.**, Ign. **4-w.**
Gemüt – Langsamkeit (149), 3-w.	Am-m., Ambr., Aq-mar., Carc., Caust., Chord-umb., Hyos., Ign., Lach., Lith-c., Lith-m., Nat-m., Oxyg., Sacch-a., Syph., Tritic-vg., Vanil. **1-w.**, Kali-br., Ph-ac. **2-w.**, Bry., Puls., Sep. **3-w.**
Gemüt – Schreien – Cri encéphalique (35), **2-w.**	Crot-c., Ign., Syph. **1-w.**, Hyos., Kali-br. **2-w.**
Gemüt – Starren, gedankenlos (40), 3-w.	Choc., Hyos., Ign., Nat-sil. **1-w.**, Puls. **2-w.**
Gemüt – Stupor (170), 2-w.	Acet-ac., Aq-mar., Coloc., Crot-c., Kali-br., Kali-c., Lach., Nit-ac., **1-w.**, Bry., Hyos., Ign., Mag-c., Mur-ac., Puls. **2-w.**, Nat-m., Ph-ac. **3-w.**
Gemüt – Zorn – angesprochen, wenn (5), 2-w.	Tritic-vg. **1-w.**, Elaps **2-w.**
Gemüt – Zorn – getröstet, wenn (9), 2-w.	Vanil. **1-w.**, Nat-m. **2-w.**
Gemüt – Zorn – leicht, schnell zornig; wird (75), **2-w.**	Aur., Bry., Ign., Musca-d., Nat-c., Nat-m., Nat-p., Nit-ac., Sep., Staph. **1-w.**, Coloc. **2-w.**
Kopf – Entzündung – Gehirn (= Gehirnentzündung; Enzephalitis) (77), 2-w.	Ign., Lach., Puls. **1-w.**, Bry., Hyos., Kali-br. **2-w.**
Kopf – Entzündung – Hirnhaut (77), 3-w.	Ign., Nat-s. **1-w.**, Bry., Hyos., Kali-br., Lach., Nat-m. **2-w.**
Kopf – Gehirnerschütterung (29), **2-w.**	Bry., Carc., Nat-s., Ph-ac., Sep. **1-w.**, Hyos. **2-w.**
Mund – Geschmacklosigkeit der Speisen (78), **3-w.**	Aster., Aur., Aur-m., Borx., Bry., Caust., Nat-p., Ph-ac., Sep., Staph. **1-w.**, Ign. **2-w.**, Nat-m., Puls. **3-w.**
Allgemeines – Reaktion – Mangel an (126), 3-w.	Carc., Caust., Hyos., Lac-c., Mag-c., Mag-m., Nat-ar., Nat-c., Nat-m., Nat-p., Nat-s., Nit-ac., Puls. **1-w.**, Bry., Kali-br., Kali-c., Lach., Mur-ac., Sep., Syph. **2-w.**, Ambr., Ph-ac., Staph. **3-w.**
Allgemeines – Schwellung – aufgedunsen, ödematös (113), 3-w.	Aur., Coloc., Crot-c., Hyos., Kali-br., Kali-c., Lach., Mag-c., Naja, Nat-c., Puls., Staph. **1-w.**, Acet-ac., Am-m., Aur-m., Bry., Lith-c., Nat-m., Nit-ac., Sep. **2-w.**

Homöopathisch verfügbar sind neben Helleborus niger auch Helleborus foetidus (Hell-f.), Helleborus orientalis (Hell-o.), Helleborus trifolius (Hell-t.) und Helleborus viridis (Hell-v.). Sie alle sind, außer Helleborus niger, im Repertorium (Radar [28]) nur sehr spärlich vertreten: Hell-f. mit 13 Einträgen, Hell-o. mit 48, Hell-v. mit 19 und Hell-t. gar nicht.

18.2.1 Körperliche Symptome

Auf körperlicher Ebene ist Helleborus niger ein wichtiges Mittel für die Folgen von Kopfverletzungen (Gehirnerschütterung), Kopfoperationen, Enzephalitis und Meningitis wie Kopfschmerzen, nächtliches Schreien (Cri encéphalique), unwillkürliche Tics und Gebärden sowie Konvulsionen und plötzliches Muskelversagen. Helleborus-Menschen neigen zu Ödemen. Der Kopf ist heiß, die Gliedmaßen sind kalt. Im Winter und durch Kälte oder kalte Luft geht es den Betroffenen schlechter, ebenso im Fieber und durch Schweiß. Wärme von außen tut dagegen gut. Es besteht eine Abneigung gegen Gemüse und Obst, v. a. gegen Äpfel. Mitunter leiden Helleborus-niger-Patienten unter Geschmacksverlust.

Typisch Helleborus niger
Gleichgültigkeit, Apathie und totaler emotionaler Rückzug, um die Schrecken und den Schmerz dieser Welt verkraften zu können. Zorn über erlittenes Leid.
Thema: Kummer durch Hilflosigkeit, Traurigkeit und Verzweiflung

18.3 Pulsatilla pratensis (Küchenschelle) – Puls.

Pulsatilla pratensis, die Wiesen-Küchenschelle (▸ Abb. 18.2), ist ein Heilmittel für sanftmütige, aber auch launische, meist weibliche Wesen, die nahe am Wasser gebaut sind. Das Mutterthema steht hier im Vordergrund: Einerseits hat die Abnabelung von der Mutter nie wirklich stattgefunden, andererseits werden auch die eigenen Kinder

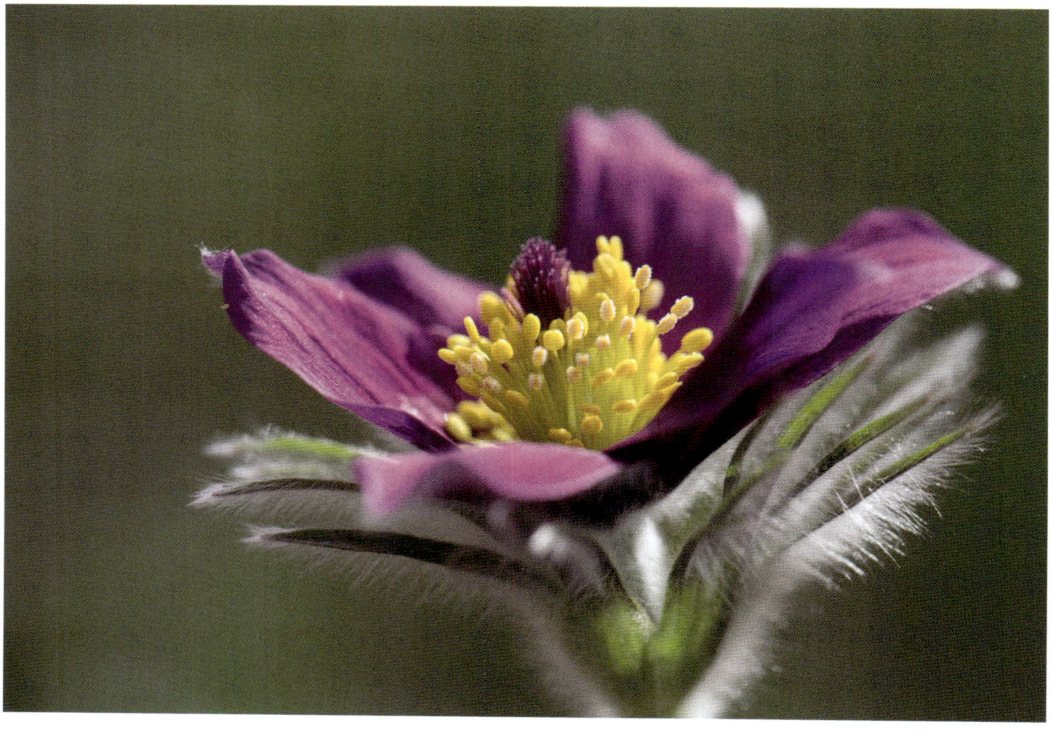

▸ **Abb. 18.2** Pulsatilla pratensis. (Jürgen Weiland, Bonn)

aufopfernd behütet und umsorgt – es geht um Liebe um der Liebe willen. Das zentrale Gefühl lautet: *„Ich kann überleben, wenn ich weich und nachgiebig bin, nicht wenn ich hart und rigide bin."* ([36], S. 183) Um die Zuwendung zu bekommen, die sie so dringend braucht, gibt sich die Pulsatilla-Persönlichkeit fürsorglich, warmherzig und mitfühlend, aber auch schwach und mitleiderregend. Damit weckt sie den Beschützerinstinkt ihrer Bezugspersonen. Ohne deren Liebe und Fürsorge fühlt sie sich im Stich gelassen, ganz allein auf der Welt. Hinter der scheinbaren Selbstlosigkeit steht die unermessliche Gier, alle Aufmerksamkeit und Liebe für sich alleine in Anspruch zu nehmen. Eifersucht ist demnach ein wesentliches Thema von Pulsatilla. Allerdings wird diese völlig anders gelebt als bei den anderen großen Eifersuchtsmitteln wie Hyoscyamus niger (Kap. 20.2) oder Lachesis muta (Kap. 26.4): mehr kindlich bedürftig, aber dennoch manipulativ.

Wie das weiche, flauschige Pflänzchen selbst strahlen Pulsatilla-Menschen Verletzlichkeit und Bedürftigkeit aus. Getröstet zu werden ist Lebenselixier für den Pulsatilla-Patienten. Ebenfalls in Analogie zur Wiesen-Küchenschelle, die sich im Wind hin- und herwiegt, unterliegt die Pulsatilla-Persönlichkeit ihren wechselhaften Launen. Stimmungsschwankungen vor der Menstruation oder im Klimakterium sind ein häufiges Symptom dieser Ranunculacee. Zu der deutlich ausgeprägten Wechselhaftigkeit passt auch die Unentschlossenheit und Entscheidungsschwäche von Pulsatilla: Sie verbringt viel Zeit vor dem Kleiderschrank und überlegt, welchen Pullover oder welches Kleid sie anziehen soll. Doch auch in schwerwiegenderen Fragen fällt ihr die Entscheidung nicht leicht, beispielsweise bei der Wahl der Ausbildung. Gern lässt sie sich von anderen beraten, ist dankbar für jede Entscheidungshilfe.

Streitigkeiten und jede Art von Disharmonie sind nichts für die Pulsatilla-Persönlichkeit. Sie tut alles, um den Frieden wiederherzustellen, vermeidet Konflikte, wo immer ihr dies möglich ist. Auch ist sie nicht nachtragend, hat in der Regel kein Problem damit, sich zu entschuldigen und gibt relativ schnell nach – Hauptsache, sie fühlt sich angenommen und geliebt. Liebesentzug ist die schlimmste Strafe für jeden Pulsatilla-Menschen, egal, ob weiblich oder männlich. Liebenswürdige, eher weiche und feminine Männer, die sich selbst im Erwachsenenalter nicht von der Mutter lösen können und schier daran zerbrechen, wenn diese irgendwann von ihnen geht, benötigen häufig auch Pulsatilla.

Aus dem starken Bedürfnis nach Liebe, Zuwendung und Fürsorge entsteht eine große Abhängigkeit, nicht nur von dem Gefühl, angenommen zu sein, sondern auch von den Menschen, die diese Liebe spenden. Catherine R. Coulter schreibt so treffend über Pulsatilla: *„In ihrer Abhängigkeit kann sie jedoch auch große Anforderungen an die Zeit, Sorge und emotionale Reserven von Freunden, Verwandten und Bekannten stellen. In der Familie, in Liebes- und sogar freundschaftlichen Beziehungen sucht sie immer mehr Unterstützung, bis man sich nach einer Weile festgehalten fühlt. (…) In ihrer zärtlichen Zuneigung umwindet sie andere mit Ketten, die mit Samt bezogen sind. Bei jenen, die sie nicht mehr stützen wollen, ruft dies dann Schuldgefühle hervor."* ([5], Bd. 1, S. 269) Dabei entwickelt Pulsatilla allerlei dubiose Leiden und Beschwerden, heute dies, morgen das, um sich die Zuwendung ihrer Liebsten mit sanfter Gewalt zu sichern. Krankheit ist ein bewährtes Mittel, um spürbar geliebt und umsorgt zu werden. Dahinter steht die innere Haltung, dass nur der Schwache Fürsorge erfährt, nicht aber der starke, eigenständige Mensch.

Von allen Ranunculaceen ist Pulsatilla die emotionalste. Sie ist durch und durch Gefühl, lässt sich von ihren Emotionen leiten, ja geradezu beherrschen. Lachen und Weinen folgen dabei rasch aufeinander. Auch neigt Pulsatilla dazu, sich selbst leidzutun. In ihrem Kummer weint sie erbärmlich oder jammert vor sich hin.

Rajan Sankaran ordnet Pulsatilla dem sykotischen Miasma zu, das heißt, hier geht es um die Vermeidung von Situationen, die Kummer oder Verdruss auslösen, und ums Verbergen: *„Aus Angst und auf Grund eines Gefühls von Abhängigkeit möchte Pulsatilla seinen Zorn und seine Gereiztheit verbergen. Sein sykotisches Gefühl sagt: Ich bin ungenügend, werde den Umständen nicht gerecht, ich bin abhängig und muss das alles zudecken."* ([39], S. 942) Daraus resultiert eine fixierte Resignation: Ich muss es akzeptieren.

► **Tab. 18.2** Entsprechende Rubriken von Pulsatilla pratensis.

Rubrik	Arzneimittel
Gemüt – Abhängig von anderen (15), **3-w.**	Sep. **1-w.**
Gemüt – Beschwerden durch – Eifersucht (12), 3-w.	Ph-ac., Staph.,Tritic-vg. **1-w.**, Aur-m-n., Ign., Lach. **2-w.**, Hyos. **3-w.**
Gemüt – Beschwerden durch – Enttäuschung (53), **3-w.**	Am-m., Aster., Carc., Caust., Hyos., Kali-c., Nat-s., Plac., Sep., Vanil. **1-w.**, Aur-m-n., Bry., Coloc., Lach., Tritic-vg. **2-w.**, Aur., Aur-s., Nat-m., Ph-ac. **3-w.**, Ign., Staph. **4-w.**
Gemüt – Beschwerden durch – Erregung – Gemütes; des (102), 3-w.	Acet-ac., Aster., Bry., Coloc., Hyos., Ign., Kali-c., Lach., Mag-c., Nat-c., Nit-ac., Sacch., Tritic-vg. Vanil. **1-w.** Aur., Aur-m-n., Carc., Caust., Kali-br., Nat-m., Sep. **2-w.**, Ph-ac., Staph. **3-w.**
Gemüt – Beschwerden durch – Erregung – Gemütes; des – Kinder sind zu bestimmten Zeiten krank (18), 3-w.	Caust., Ign. **1-w.**, Lach., Sep., Staph. **2-w.**
Gemüt – Eifersucht (87), **2-w.**	Caust., Coloc., Crot-c., Cygn-be., Ign., Lac-c., Mag-c., Nat-m., Nat-s., Nat-sil., Ph-ac., Sacch., Sep., Tritic-vg. **1-w.**, Aur-m-n., Carc., Staph. **2-w.**, Hyos., Lach. **4-w.**
Gemüt – Erregung – nervös (175), 3-w.	Aster., Aur., Bry., Caust., Choc., Kali-c., Lac-c., Mag-c., Mag-m., Nat-c., Nat-m., Nit-ac., Plac., Staph., Syph., Tritic-vg., Vanil. **1-w.**, Ambr., Hyos., Kali-br., Ph-ac. **2-w.**, Ign., Lach. **3-w.**
Gemüt – Furcht – allein zu sein (138), **2-w.**	Aster., Aur-m., Aur-m-n., Beryl-m., Carc., Lith-m., Mur-ac., Naja, Nat-c., Nat-s., Nat-sil., Nit-ac., Vanil. **1-w.**, Caust., Elaps, Lac-c., Sep., Tritic-vg. **2-w.**, Crot-c., Hyos, Kali-c. **3-w.**
Gemüt – Furcht – vernachlässigt zu werden (6), 3-w.	Aur-s., Crot-c., Musca-d. **1-w.**
Gemüt – Gemütssymptome – begleitet von – körperlichen Symptomen (94), **3-w.**	Am-m., Ambr., Aur., Bry., Caust., Coloc., Hyos., Ign., Kali-c., Mag-c., Mag-m., Nat-c., Nat-m., Nit-ac., Ph-ac., Sep., Staph. **1-w.**, Lach. **2-w.**
Gemüt – Jammern (109), **3-w.**	Ambr., Aur-m-n., Aur-s., Caust., Hyos., Ign., Kali-br., Nat-ar., Nat-c., Nat-m., Nit-ac., Ph-ac., Sep., Staph., Syph. **1-w.**, Acet-ac., Bry., Coloc., Lach. **2-w.**, Aur. **3-w.**
Gemüt – Lachen – Weinen – Gelegenheit; Lachen oder Weinen bei jeder (8), 3-w.	Ign., Sep. **1-w.**, Caust., Staph. **2-w.**
Gemüt – Liebevoll, voller Zuneigung, herzlich (86), **3-w.**	Aur., Borx., Bry., Carc., Choc., Colum-p., Hura, Lach., Nat-c., Nit-ac., Ph-ac., Sep., Vanil. **1-w.**, Aur-m-n., Caust., Ign., Nat-m., Nat-s., Nat-sil., Staph. **2-w.**, Hyos. **3-w.**
Gemüt – Nachgiebigkeit (71), 3-w.	Ambr., Aur-m-n., Caust., Ign., Kali-c., Mag-m., Nat-c., Nat-m., Ph-ac., Sep., Staph. **1-w.**, Aur., Carc., Foll., Lac-c., Lac-d., Tritic-vg. **2-w.**, Lac-c. **3-w.**
Gemüt – Selbstsucht, Egoismus (56), 2-w.	Aq-mar., Aur-m-n., Caust., Choc., Cygn-be., Ign., Lac-h., Lach., Nat-m., Nit-ac., Sacch., Sep., Staph. **1-w.**, Oxyg. **2-w.**
Gemüt – Stimmung, Laune – veränderlich (233), 3-w.	Ambr., Aur-m., Aur-s., Bry., Caust., Choc., Cygn-be., Hyos., Kali-sil., Lac-c., Lac-h., Lac-mat, Lach., Mur-ac., Nat-c., Nat-m., Nit-ac., Ph-ac., Vanil. **1-w.**, Aur., Aur-m-n., Borx., Carc., Kali-c., Mag-c., Sep., Staph., Syph. **2-w.**, Ign. **3-w.**
Gemüt – Traurigkeit – Menses – vor (60), **3-w.**	Aur., Carc., Cygn-be., Lac-c., Lac-d., Nat-c., Sacch. **1-w.**, Aur-m-n., Aur-s., Caust., Ign., Nit-ac., Sep. **2-w.**, Lach., Nat-m. **3-w.**

▶ **Tab. 18.2** Fortsetzung.

Rubrik	Arzneimittel
Gemüt – Trost – amel. (29), 4-w.	Carc., Musca-d., Staph., Syph., Tritic-vg., Vanil. **1-w.**
Gemüt – Überstürzt, vorschnell, unüberlegt, unbesonnen (12), 3-w.	Aur. **2-w.**
Gemüt – Unterwürfig, servil (12), **3-w.**	Staph. **1-w.**
Gemüt – Wahnideen – allein zu sein (61), 3-w.	Aur., Aur-m., Aur-s., Carc., Hura, Plac., Sep., Tritic-vg., Vanil **1-w.**, Lac-h., Nat-sil. **2-w.**
Gemüt – Wahnideen – allein zu sein – immer allein; sie sei (7), 3-w.	Carc. **1-w.**, Lac-h., Nat-sil. **2-w.**
Gemüt – Wahnideen – verlassen, aufgegeben worden; er sei (49), 3-w.	Carc., Cygn-be., Hura, Hyos., Lach., Nat-c., Nat-sil., Tritic-vg. **1-w.**, Aur., Aur-m-n., Kali-br. **2-w.**, Mag-c. **3-w.**
Gemüt – Weinen – leicht (48), **3-w.**	Aur-m-n., Aster., Carc., Naja, Sacch-a., Staph. **1-w.**, Kali-br., Nat-m., Sep. **2-w.**, Caust. **3-w.**
Magen – Appetit – launischer Appetit (78), **3-w.**	Aster., Carc., Choc., Mag-c., Nat-m., Staph., Syph., Tritic-vg. **1-w.**, Lach., Mag-m. **2-w.**, Ign. **3-w.**
Allgemeines – Veränderung, Wechsel – Symptome; Wechsel der (10), 3-w.	Ambr., Bry. **1-w.**, Ign., Nat-m. **2-w.**
Allgemeines – Widersprüchliche und abwechselnde Zustände (39), 4-w.	Aur., Bry., Choc., Kali-c., Lac-c., Tritic-vg. **1-w.**, Carc., Sep., Staph. **2-w.**, Nat-m. **3-w.**, Ign. **4-w.**

18.3.1 Körperliche Symptome

Wie das Wesen sind auch die körperlichen Beschwerden launisch: Sie wechseln den Ort, sind veränderlich: Heute so, morgen so. Selbst die Energie ist raschen Schwankungen unterworfen: Innerhalb kürzester Zeit kann die Pulsatilla-Persönlichkeit sich müde und erschöpft fühlen. Als zartes Pflänzchen reagiert Pulsatilla sehr empfindlich auf überhitzte, stickige Räume und braucht frische Luft, selbst wenn es kalt ist. Viele Beschwerden werden schlimmer durch Wärme und besser durch Kälte, wie z. B. Ohren- oder Kopfschmerzen. Und dennoch ist Pulsatilla eher verfroren – muss sich warm anziehen. Die Absonderungen sind mild und gelblich. Pulsatilla-Menschen sind durstlos, selbst wenn sie einen trockenen Mund haben. Warme Getränke verschlimmern, kalte bessern. Viele Beschwerden haben mit dem weiblichen Zyklus bzw. Hormonsystem zu tun wie Dysmenorrhö und Weinen vor oder während den Menses. Eine Schwachstelle von Pulsatilla-Menschen ist der Magen-Darm-Trakt: Fette und schwere Speisen werden beispielsweise gar nicht vertragen.

Typisch Pulsatilla pratensis
Sanft, unterwürfig und schwach, um Liebe und Zuneigung zu bekommen. Gier nach Liebe, Fürsorge und Zärtlichkeit. Wie ein Fähnlein im Wind. Das ewige Mutterthema.
Thema: Kummer aus Angst um Liebesentzug

18.4 Staphisagria (Stephanskorn) – Staph.

Wie Pulsatilla gehört auch Staphisagria, ein naher Verwandter des Rittersporns (▶ **Abb. 18.3**), zur Familie der Ranunculaceen, bei denen die für Pflanzen charakteristische Empfindsamkeit und Sensitivität auf die Spitze getrieben wird: Staphisagria-Menschen sind krankhaft empfindlich und leicht verletzbar. Rajan Sankaran spricht von *„extremer Sensibilität und Reaktivität."* ([36], S. 201) Besonders empfindlich reagieren Staphisagria-Menschen auf ungerechte Behandlung, Kränkung, Demütigung und Beleidigung. Was sie dabei fühlen, ist Entrüstung und Empörung sowie eine maßlose Enttäuschung. Sie können es nicht fassen, dass ih-

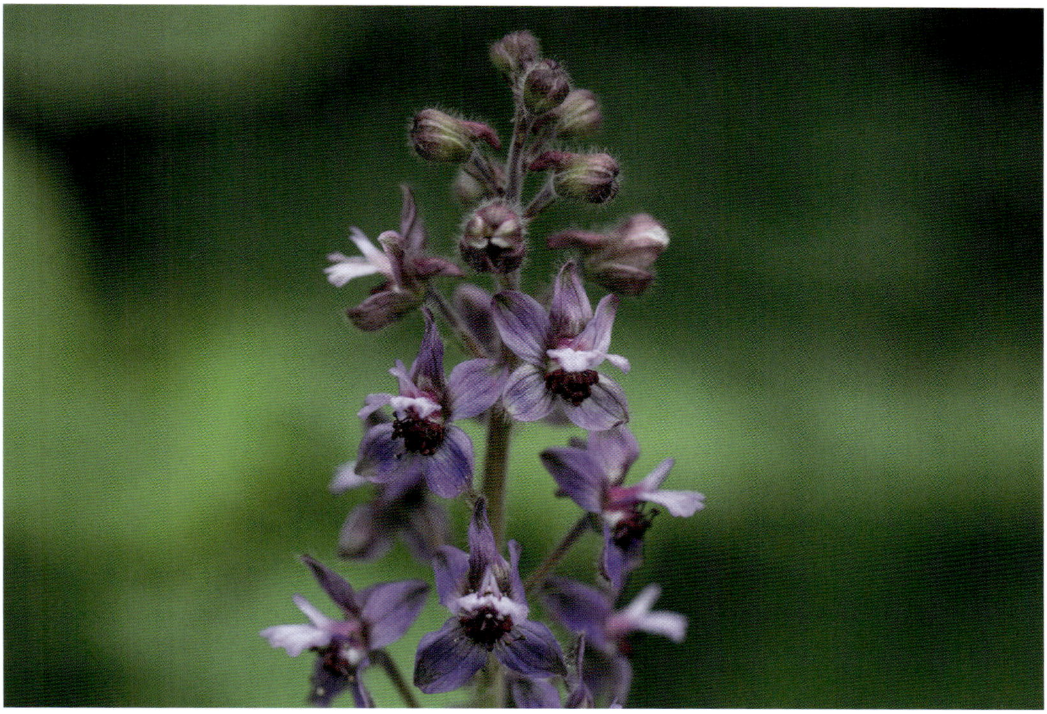

▶ **Abb. 18.3** Staphisagria. (Jürgen Weiland, Bonn)

nen „so etwas" angetan wird. Wortlos lassen sie es geschehen, ohne sich zu wehren. Staphisagria-Menschen haben hohe moralische Ansprüche: Zurückschlagen kommt für sie nicht infrage, weder körperlich noch verbal. Sie haben das starke Bedürfnis, ihre Würde und Selbstachtung auch unter extremen Bedingungen aufrechtzuerhalten, sich nicht provozieren und zu unüberlegten Handlungen hinreißen zu lassen. Ihr Reaktionsmuster ist die stille Empörung, der stille Kummer. Dabei setzen Staphisagria-Menschen alles daran, die Beherrschung nicht zu verlieren. Ihre Sorge dreht sich um die möglichen Folgen eines Kontrollverlusts: „Was passiert, wenn ich die Beherrschung verliere?" „Was denken die anderen von mir?" „Es wäre unter meiner Würde, die Selbstbeherrschung zu verlieren." Sie verlangen von sich edle Taten, möchten sich abheben von allen anderen, halten sich für moralisch höherstehend. In dem Bemühen, sich ihre Entrüstung nicht anmerken zu lassen, gehen sie an ihre Grenzen, vollbringen einen wahren „Drahtseilakt" mit der dauernden Angst, die Kontrolle zu verlieren und abzustürzen. Aufgrund dieser inneren Haltung ordnet Rajan Sankaran Staphisagria dem Krebs-Miasma zu.

Doch unter der Oberfläche gärt und brodelt es gewaltig, dort *„fließt ein starker Strom von verletztem Stolz, Enttäuschung, Verlegenheit, Demütigung und enttäuschter Liebe."* ([5], Bd. 2, S. 298ff.) Auch wenn Staphisagria-Menschen auf den ersten Blick sanft, ruhig, freundlich und friedfertig erscheinen, so können sie doch voller Wut und Zorn sein. Kent schreibt: *„Der Patient ist von seinem Wesen her sehr reizbar; er ärgert sich schnell über alles Mögliche, wird aber nur selten jähzornig, d. h., er regt sich leicht über Dinge auf, lässt es sich aber kaum anmerken."* ([14], Bd. 3, S. 552) Nach außen hin bleibt Staphisagria ruhig und kontrolliert, seine Entrüstung und Empörung sieht man ihm in der Regel nicht an. Es gibt jedoch Anzeichen für die innere Anspannung und die drohende Explosion: Er oder sie zittert vor Zorn, verliert seine Stimme, und das Gesicht nimmt eine rote Färbung an. ([36], S. 200)

Im ersten Stadium der Staphisagria-Pathologie werden Wut und Entrüstung jedoch noch sorgsam unterdrückt, genauso wie alle anderen Gefühle und Instinkte, die aus Sicht des Staphisagria-Menschen als moralisch verwerflich gelten. Dazu gehört auch die Sexualität. Sie glauben, *„dass sie völlige Kontrolle über sich und ihre Emotionen haben müssen. Sie müssen ihren Zorn beherrschen und ihre Sexualität. Falls sie die Beherrschung verlieren, verlieren sie ihre Würde."* ([39], S. 942) Und das kommt für diese Menschen nicht infrage.

Im zweiten Stadium kommt es vorübergehend zu einem Moment des Kontrollverlustes, in dem sich Zorn und Empörung eruptiv und gewaltsam entladen. Dann werden Gegenstände auf die Person(en) geworfen, die den Staphisagria-Menschen beleidigt oder gedemütigt haben. Dieser „Befreiungsschlag" hält jedoch meist nicht lange an, schon bald wird der „Kontrollvorhang" wieder zugezogen. Die Folge sind Schuldgefühle, den eigenen hohen Ansprüchen nicht genügt zu haben.

Als prominentes Beispiel für eine Staphisagria-Persönlichkeit nennt Rajan Sankaran seinen Landsmann Mahatma Gandhi: *„Er wurde in einem Land geboren, das von Briten regiert war, und diese schauten mit Verachtung auf die Dunkelhäutigen. Dennoch legte Gandhi einen solchen Adel und solch kompromisslose Würde an den Tag, dass er nicht nur den Respekt seiner eigenen Landsleute gewann (…), sondern auch den der Menschen, die ihn niederhielten und beleidigten. Er erreichte dies durch seine Selbstbeherrschung, durch seine Kontrolle der Gewalt und sein rigides Festhalten an Wahrheit und Moral."* ([36], S. 203)

Leider wird moralisch integres Verhalten im Alltag nicht immer mit Güte und Versöhnlichkeit beantwortet. Häufig reizt die Abneigung von Staphisagria, sich zu wehren, zurückzuschlagen, seine Widersacher dazu, noch eins draufzusetzen um zu sehen wie weit man gehen kann, was sich der andere noch alles gefallen lässt. Dieses Gebaren macht Staphisagria-Menschen zu begehrten Mobbing-Opfern.

Staphisagria ist nicht nur ein wertvolles Heilmittel bei Folgen unterdrückter Gefühle, sondern auch bei denen von physischen und psychischen Traumata. Besonders indiziert ist das Mittel, wenn seelische Verletzungen mit körperlichen einhergehen, wie dies bei sexuellem Missbrauch häufig der Fall ist. Aber auch eine größere Operation, beispielsweise eine Hysterektomie oder die Entfernung einer Brust, kann eine solche Doppelindikation darstellen, bei der Staphisagria sowohl die körperlichen als auch die seelischen Wunden heilen muss.

▶ **Tab. 18.3** Entsprechende Rubriken von Staphisagria.

Rubrik	Arzneimittel
Gemüt – Bedauert sich (42), **2-w.**	Aur-s., Carc., Ign., Lach., Musca-d., Nat-sil., Nit-ac., Puls. **1-w.**, Aur-m-n. **2-w.**
Gemüt – Beleidigt, leicht (133), 3-w.	Aur-s., Borx., Hyos., Ign., Nit-ac., Oxyg., Sacch-a., Syph. **1-w.**, Aur., Aur-m-n., Coloc., Foll., Lac-c., Lach., Nat-m., Puls., Sep., Vanil. **2-w.**, Caust., Tritic-vg. **3-w.**, Carc. **4-w.**
Gemüt – Beschwerden durch – Entrüstung; Empörung (24), 4-w.	Carc. **1-w.**, Ign., Nat-m. **2-w.**
Gemüt – Beschwerden durch – Enttäuschung (53), 4-w.	Carc., Caust., Hyos., Kali-c., Nat-s., Plac., Vanil. **1-w.**, Aur-m-n., Bry., Coloc., Lach., Tritic-vg. **2-w.**, Aur., Nat-m., Ph-ac., Puls. **3-w.**, Ign. **4-w.**
Gemüt – Beschwerden durch – Ehre, verletzte (21), **2-w.**	Carc., Ign. **1-w.**, Nat-m. **2-w.**
Gemüt – Beschwerden durch – Kränkung, Demütigung (78), 4-w.	Am-m., Ambr., Aster., Caust., Lac-c., Nit-ac., Plac., Sacch-a., Sep., Vanil. **1-w.**, Aur-m., Aur-m-n., Bry., Carc., Lach., Mur-ac., Puls., Tritic-vg. **2-w.**, Ign., Nat-m., Ph-ac. **3-w.**, Coloc. **4-w.**
Gemüt – Beschwerden durch – Kränkung, Demütigung – Entrüstung, Empörung; mit (1), 4-w.	–

▸ **Tab. 18.3** Fortsetzung.

Rubrik	Arzneimittel
Gemüt – Beschwerden durch – Liebe; enttäuschte (57), 3-w.	Carc., Kali-c., Nat-p., Sacch., Sep., Vanil. **1-w.**, Aur-m-n., Aur-s., Caust., Lach., Nat-sil. **2-w.**, Aur., Hyos., Ph-ac. **3-w.**, Ign., Nat-m. **4-w.**
Gemüt – Beschwerden durch – moralische Erregung (7), **2-w.**	Ign., Ph-ac. **3-w.**
Gemüt – Beschwerden durch – Missbrauch, Misshandlung, nach (57), **2-w.**	Am-m., Ambr., Aster., Aur., Aur-m., Carc., Caust., Foll., Hura, Lac-f., Lac-mat., Nat-c., Oxyg., Puls. **1-w.**, Hyos., Lac-c., Lach., Naja **2-w.**, Ign., Nat-m., Sep. **3-w.**
Gemüt – Beschwerden durch – Missbrauch, Misshandlung, nach – sexuellem Missbrauch; nach (48), 3-w.	Am-m., Ambr., Aster., Aur-m., Caust., Foll., Hyos., Lac-c., Lac-f., Nat-c., Oxyg. **1-w.**, Carc., Ign., Nat-m., Sep. **3-w.**
Gemüt – Beschwerden durch – Zorn; durch – unterdrückten Zorn; durch (50), 3-w.	Aur., Aur-s., Carc., Colum-p., Crot-c., Kali-c., Mag-m., Puls., Sep., Tritic-vg., Vanil. **1-w.**, Aur-m-n., Ign., Nat-m. **2-w.**, Coloc. **3-w.**
Gemüt – Empfindlich – Meinung anderer; in Bezug auf die (31), **2-w.**	Aur., Nat-m., Nat-sil., Vanil. **1-w.**, Kali-sil. **2-w.**
Gemüt – Furcht – Selbstkontrolle zu verlieren; die (22), **2-w.**	Crot-c., Mur-ac. **1-w.**
Gemüt – Gefühle, Emotionen, Gemütsbewegungen – unterdrückte (26), 3-w.	Aster., Carc., Caust., Mag-c., Naja, Nat-ar., Nat-m. **1-w.**, Ign., Mag-m., Tritic-vg. **2-w.**
Gemüt – Konsequenzen, die Folgen seine Handlungen; in Bezug auf die (1), **3-w.**	–
Gemüt – Kummer, Trauer – still – Entrüstung, Empörung; mit (3), **1-w.**	Carc. **1-w.**, Coloc. **2-w.**
Gemüt – Selbstverleugnung (3), **1-w.**	–
Gemüt – Traurigkeit – Suizidneigung; mit (36), **3-w.**	Carc., Caust., Ign., Naja, Sep. **1-w.**, Aur-m-n., Nat-m., Nat-s. **2-w.**, Aur., Aur-m. **3-w.**
Gemüt – Ungerechtigkeit; erträgt keine (63), 3-w.	Am-m., Ambr., Aur., Aur-m-n., Bry., Coloc., Crot-c., Elaps, Mag-c., Mag-m., Naja, Nat-c., Nit-ac., Ph-ac., Sep. **1-w.**, Aur.s., Foll., Ign., Nat-m., Puls. **2-w.**, Carc., Caust. **3-w.**
Gemüt – Wirft mit Gegenständen um sich (34), **3-w.**	Bry., Caust., Coloc., Ign. **1-w.**
Gemüt – Wirft mit Gegenständen um sich – Personen; nach (9), 4-w.	Ign. **1-w.**
Gemüt – Wirft mit Gegenständen um sich – Personen; nach – beleidigen; die ihn (1), 4-w.	–
Allgemeines – Speisen und Getränke – Zucker – Verlangen – verdauen, wenn er große Mengen davon isst; kann ihn nur (2), **3-w.**	–

18.4.1 Körperliche Symptome

Da das erlösende Ventil fehlt, äußert sich der seelische Schmerz in Form bestimmter, für das Mittel typischer psychosomatischer Beschwerden wie nächtliches Bettnässen, Schlaf- und Angststörungen, Reizblase, kolikartige Bauchschmerzen, Kopfschmerzen, Stiche in der Herzgegend sowie Nervenleiden. Rezidivierende Gerstenkörner sind ebenfalls typisch für dieses Mittel. Ein sehr eigentümliches, körperliches Symptom von Staphisagria ist, dass diese Menschen Zucker nur verdauen können, wenn sie große Mengen davon zu sich nehmen. In Analogie zur empfundenen tiefen Verletzung auf der seelischen Ebene ist Staphisagria ein zentrales Heilmittel bei Schnittwunden aller Art, z. B. durch eine Operation, oder auch bei den Folgen einer körperlichen Verletzung wie Zystitis nach Katheterisierung. Die Schmerzen sind stechend, scharf oder beißend. Staphisagria ist ein frostiges Mittel. Stuhl und Winde riechen nach faulen Eiern.

Typisch Staphisagria

Trotz ungerechter Behandlung die Kontrolle bewahren mit unerwarteten, kurzen Ausbrüchen. Beschwerden durch unterdrückte Gefühle sowie Folgen von körperlichen und seelischen Verletzungen.

Thema: Kummer durch Kränkung, Beleidigung, Demütigung und Enttäuschung

19 Scrophulariaceae

19.1 Allgemeines

Die Scrophulariaceae, zu Deutsch Braunwurzgewächse, früher auch Rachenblütler genannt, bilden eine Familie in der Ordnung der Lippenblütlerartigen (Lamiales). Das Hauptgefühl dieser Pflanzenfamilie lautet: *„Bindungen und Verbindungen sind nicht stark, er (der Patient) möchte sich daher an ihnen festhalten; wenn diese Verbindung zerbricht, dann kommt Angst auf und Schrecken, Wahnideen setzen ein. Er möchte sich festhalten und an etwas anhaften, aber kann es auf Grund der losen Verbindung nicht.“* ([39], S. 966) Ein auffälliges Merkmal bei den Scrophulariaceen ist die mentale Zerstreutheit und Tagträumerei. Ganz ähnlich wie bei den Malvales (Kap. 16) geht es bei den Braunwurzgewächsen um den Gegensatz von „verbunden – unverbunden“, „anklammern, anheften – getrennt, abgetrennt“, „vereint – unzusammenhängend“. Im kompensierten Zustand sind Bindungen nicht mehr zwingend notwendig, bzw. eine Trennung löst weder Angst noch Panik aus und kann verarbeitet werden.

19.2 Buddleia davidii (Schmetterlingsflieder) – Buddl-da.

Buddleia davidii ist eine sehr genügsame Pflanze, die mit wenig Nährstoffen und magerem Boden auskommt. Mitunter wächst sie aus Mauerritzen, auf Kiesbänken, an Bahngleisen und Uferböschungen (► **Abb. 19.1**). Sie bekommt wenig und gibt sehr viel. Für Bienen, Hummeln und Schmetterlinge stellt sie eine reichhaltige Nektarquelle dar.

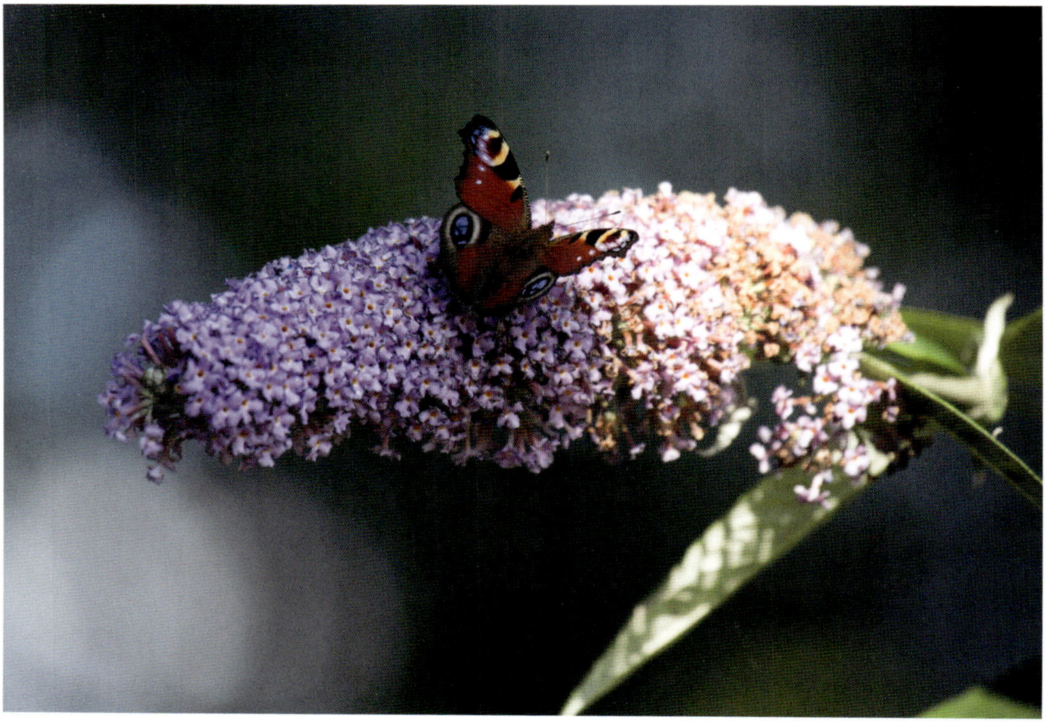

► **Abb. 19.1** Buddleia davidii. (Jürgen Weiland, Bonn)

Als Homöopathikum ist der Schmetterlingsflieder aus der Familie der Scrophulariaceen ein großes, wenn auch kaum bekanntes, tief wirkendes Traumamittel. Es wurde von Madeline Evans (1997) und Jan Scholten (2012) geprüft. Der Auslöser für einen Buddleia-Zustand kann ein traumatisches Erlebnis, ein Schock oder auch ein Geburts- bzw. Kindheitstrauma sein, beispielsweise infolge von Ablehnung, Vernachlässigung oder (sexueller) Misshandlung. Typisch ist, dass die Betroffenen Wut und Zorn weder fühlen noch ausdrücken können. Obwohl sie sehr traurig sind, fließen keine Tränen. Ähnlich wie bei Staphisagria (Kap. 18.4) zeugen lediglich ein innerliches und äußerliches Zittern von der emotionalen Erregung. Eine Gemeinsamkeit der Buddleia-Patienten ist, dass sie zu viel auf einmal ertragen müssen, wobei es sich dabei nicht immer um negative Ereignisse handeln muss. Sie fühlen sich von einer bestimmten Lebenssituation überfordert, können nicht adäquat damit umgehen. Hinzu kommt, dass sie häufig recht perfektionistisch sind, hohe Ansprüche an sich stellen. *„Diese Menschen bleiben im Fluss der Ereignisse gefangen und verlieren die Fähigkeit, auf ihren eigenen Rhythmus zurückzukommen."* ([52], S. 9) Sie sind zunächst überfordert und dann blockiert, beschreiben das Gefühl, *„viele Emotionen zur gleichen Zeit zu haben, z. B. ‚ich bin glücklich, traurig, wütend und erleichtert zugleich'."* ([52], S. 10) Madeline Evans schreibt über die Buddleia-Persönlichkeit: *„Will seine Lebensaufgabe nach einem Schock nicht annehmen. Absonderungen, Isolation, Rückzug in sich selbst, keine Verbindung mit dem Herz-Zentrum. Feststecken und Unfähigkeit, sich vorwärts zu bewegen, Gefühlsstarre, sodass man nichts mehr direkt spüren kann."* ([52], S. 10) Es gelingt den Betroffenen nicht, sich aus dem Trauma zu lösen, sie sind mit ihm verhaftet, können sich nicht daraus befreien.

Der holländische Homöopath Wiet van Helmond beschreibt den Fall einer 69-jährigen Frau mit einem schweren Kindheitstrauma. Ihre Leidensgeschichte fing bereits während der Schwangerschaft an: Die Mutter lehnte sie ab, weigerte sich, sie zu stillen und ließ sie von einer lieblosen Kinderfrau großziehen. Während ihrer gesamten Kindheit und Jugend lebte sie mit dem Gefühl, nicht erwünscht zu sein. Sie wurde geschlagen und misshandelt, auch sexuell. Darüber hinaus musste sie sich um die beiden jüngeren Geschwister kümmern, die bis ins Erwachsenenalter in ihrem Haushalt lebten. Als Lehrerin war sie ständig darum bemüht, ihre Schüler vor Leid zu bewahren und sie hatte den Anspruch, die perfekte Erzieherin zu sein, was sie auf Dauer überforderte. Die Frau war weder in der Lage, Wut zu empfinden noch konnte sie weinen, sie litt an Panikattacken und hatte diverse nervöse Tics. Mit Buddleia M verschwanden sowohl ihre körperlichen Beschwerden als auch ihre Tics. Sie fing an zu träumen, begann Wut zu entwickeln über das, was ihr in der Vergangenheit angetan wurde, und lernte zu weinen. Ihre Emotionen waren nicht länger in ihrem Inneren eingeschlossen, sondern fanden ein Ventil. *„Zum ersten Mal gestattete sie sich, auf ihr Leben zurückzuschauen und zu sehen, was ihr aus emotionaler Sicht passiert ist. Sie ist nicht mehr in der Opferrolle und bleibt nicht in Selbstmitleid stecken, sondern geht aktiv mit den Ereignissen um."* ([52], S. 9)

Aufgrund der permanenten Überforderung, des Perfektionismus und der hohen Ansprüche an die eigene Person würde ich das Mittel dem Krebs-Miasma zuordnen. Die Neigung zu malignen Tumoren und die Tiefe des seelischen Leids weisen in dieselbe Richtung.

Leider ist Buddleia davidii mit keinem Eintrag im Repertorium (Radar [28]) vertreten, Wiet van Helmond hat eine Liste von Rubriken zusammengestellt, in denen das Mittel seiner Erfahrung nach nachgetragen werden sollte. Folgende ▶ **Tab. 19.1** bietet eine kleine Auswahl.

▸ **Tab. 19.1** Entsprechende Rubriken, in denen Buddleia davidii nachgetragen werden sollte.

Rubrik	Arzneimittel
Gemüt – Beschwerden durch – Enttäuschung (53)	Am-m., Aster., Carc., Caust., Hyos., Kali-c., Nat-s., Plac., Sep., Vanil. **1-w.**, Aur-m-n., Aur-s., Bry., Coloc., Lach., Tritic-vg. **2-w.**, Aur., Nat-m., Ph-ac., Puls. **3-w.**, Ign., Staph. **4-w.**
Gemüt – Beschwerden durch – Grobheit anderer (20)	Carc., Hyos., Lac-c., Mag-m., Mur-ac., Ph-ac., Puls. **1-w.**, Nat-m., Staph. **3-w.**
Gemüt – Beschwerden durch – Kummer (94)	Am-m., Anthraci., Aur-s., Carc., Elaps, Kali-c., Mag-c., Naja, Nat-c., Nat-s., Nit-ac., Tritic-vg. **1-w.**, Acet-ac., Aur-m-n., Bry., Coloc., Hura, Hyos., Kali-br., Puls., Sep. **2-w.**, Ambr., Aur., Caust., Lach., Ph-ac., Staph., Vanil. **3-w.**, Ign., Nat-m. **4-w.**
Gemüt – Beschwerden durch – Kummer – stiller Kummer (4)	Anthraci., Carc. **1-w.**, Nat-m. **3-w.**
Gemüt – Beschwerden durch – Liebe; enttäuschte (57)	Carc., Kali-c., Nat-p., Sacch., Sep., Vanil. **1-w.**, Aur-m-n., Aur-s., Caust., Lach., Nat-sil. **2-w.**, Aur., Hyos., Ph-ac., Staph. **3-w.**, Ign., Nat-m. **4-w.**
Gemüt – Beschwerden durch – Missbrauch, Misshandlung; nach (57)	Am-m., Ambr., Aster., Aur., Aur-m., Carc., Caust., Foll., Hura, Lac-f., Lac-mat., Nat-c., Oxyg., Puls. **1-w.**, Hyos., Lac-c., Lach., Naja, Staph. **2-w.**, Ign., Nat-m., Sep. **3-w.**
Gemüt – Beschwerden durch – Missbrauch, Misshandlung; nach – Ehe; in der (15)	Aur., Carc., Hura, Hyos., Puls. **1-w.**, Lach., Naja, Nat-m., Sep. **2-w.**
Gemüt – Beschwerden durch – Missbrauch, Misshandlung; nach – körperlich (1)	–
Gemüt – Beschwerden durch – Missbrauch, Misshandlung; nach – sexuellem Missbrauch; nach (48),	Am-m., Ambr., Aster., Aur-m., Caust., Foll., Hyos., Lac-c., Lac-f., Nat-c., Oxyg. **1-w.**, Carc., Ign., Nat-m., Sep., Staph. **3-w.**
Gemüt – Beschwerden durch – Missbrauch, Misshandlung; nach – Gewalt; durch (1)	–
Gemüt – Beschwerden durch – Streit, Streitigkeiten (21)	Ign., Mag-c., Nat-m., Tritic-vg. **1-w.**, Carc. **3-w.**
Gemüt – Beschwerden durch – Verantwortung (4)	Aur., Aur-m-n., Carc., Mag-m. **1-w.**
Gemüt – Beschwerden durch – Zorn – unterdrückten Zorn; durch (50)	Aur., Aur-s., Carc., Colum-p., Crot-c., Kali-c., Mag-m., Puls., Sep., Tritic-vg., Vanil. **1-w.**, Aur-m-n., Ign., Nat-m. **2-w.**, Coloc., Staph. **3-w.**
Gemüt – Brütet, grübelt (80)	Aur., Aur-s., Carc., Caust., Cygn-be., Hyos., Lach., Mur-ac., Nat-m., Nat-sil., Nit-ac., Sacch-a., Sep., Tritic-vg. **1-w.**, Aur-m-n., Naja, Ph-ac., Vanil. **2-w.**, Ign. **3-w.**
Gemüt – Ehrgeiz – erhöht, vermehrt, sehr ehrgeizig (70)	Aur., Aur-s., Carc., Crot-c., Kali-c., Lac-h., Nat-ar., Nat-m., Puls., Staph. **1-w.**, Aur-m-n., Caust., Lach. **2-w.**
Gemüt – Getragen – Verlangen getragen zu werden (51)	Acet-ac., Borx., Carc., Caust., Coloc., Ign., Mag-m., Puls., Sacch., Staph., Vanil. **1-w.**, Kali-c., Tritic-vg. **2-w.**
Gemüt – Selbstvertrauen – Mangel an Selbstvertrauen (200)	Am-m., Ambr., Aur-s., Caust., Choc., Cygn-be., Hyos., Ign., Kali-br., Lac-h., Lach., Lith-c., Lith-m., Mag-m., Mur-ac., Naja, Nat-c., Nat-sil., Nit-ac., Oxyg., Sacch., Sacch-a., Staph., Syph. **1-w.**, Aq-mar., Aur., Aur-m-n., Bry., Carc., Kali-c., Kali-sil., Lac-c., Nat-m., Ph-ac., Puls., Sep., Tritic-vg., Vanil. **2-w.**
Gemüt – Verzweiflung – Arbeit; über seine (8)	Nat-sil., Sacch-a. **1-w.**

19.2.1 Körperliche Symptome

Zu den körperlichen Beschwerden von Buddleia davidii ist leider wenig bekannt. Auf jeden Fall hat das Mittel Bezug zu Schlafstörungen, Schwindel, Augenbeschwerden, Schilddrüsenfehlfunktionen, Hypertonie, Kopfschmerzen mit schwerem Kopf, Verdauungsstörungen, Dysmenorrhö und Erkältungsanfälligkeit mit trockenen Schleimhäuten. Die Causae sind häufig traumatische Erfahrungen in der frühen Kindheit und Schock. Laut der Prüfung und den Ausführungen von Madeline Evans ist Buddleia ein Tumor-Mittel, hilfreich bei Gehirntumor, Tumor im Bereich der Augen, Hautkrebs und Mamma-Karzinom. Das Mittel beschleunigt die Heilung bei Verbrennungen und verhindert eine unschöne Narbenbildung.

Typisch Buddleia davidii

Körperliche und seelische Folgen (früh-)kindlicher Traumata. Gefühle werden nicht wahrgenommen oder unterdrückt. Perfektionismus mit totaler Überforderung.

Thema: Kummer durch Ablehnung, Vernachlässigung und (sexueller) Misshandlung

20 Solanaceae

20.1 Allgemeines

Bei den Nachtschattengewächsen dreht sich alles um Gewalt, Terror, Verfolgung, Mord und Totschlag. Große Angst und Panik, Schock und Schreck sind die hervorstechenden Empfindungen. Sämtliche Ereignisse treten plötzlich, sehr intensiv und heftig ein. Der Mensch, der ein Nachtschattengewächs als Heilmittel braucht, fühlt sich massiv bedroht. Seine unmittelbare Reaktion ist entweder rasende Wut, gewalttätiges Verhalten, Aggressivität und Flucht oder ein ohnmächtiges Erstarren angesichts der akuten Gefahr. Auf der körperlichen Seite gibt es Spasmen und Krämpfe sowie Konvulsionen und Zuckungen. Sonnenlicht wird im Allgemeinen schlecht vertragen. Typisch ist auch eine gewisse Dualität: Gut und Böse, Schwarz und Weiß, Engel und Teufel. Der Grund ist sicher das enthaltene Wirkstoffgemisch, welches zu Halluzinationen und Delirien führt.

20.2 Hyoscyamus niger (Schwarzes Bilsenkraut) – Hyos.

Der Kummer von Hyoscyamus niger (▶ **Abb. 20.1**) hat in erster Linie mit enttäuschter Liebe und der Angst vor dem Alleinsein zu tun. Hyoscyamus-Menschen fühlen sich im Stich gelassen, verraten und betrogen. Ebenso wie Pulsatilla (Kap. 18.3) reagieren sie auf diesen Kummer mit Eifersucht. Doch während Pulsatilla-Menschen versuchen, die ersehnte Liebe durch Wohlverhalten zu gewinnen, sieht das Reaktionsmuster von Hyoscyamus vollkommen anders aus. Hyoscyamus-Menschen, vor allem Kinder und Jugendliche, wählen den Weg der „negativen Kontaktaufnahme“: Sie versuchen, die begehrte Aufmerksamkeit und Zuwendung zu erlangen, indem sie provozieren, sich ungebührlich und destruktiv benehmen. Dabei ist ihnen fast jedes Mittel recht – Hauptsache, sie werden beachtet. Solange man ihnen keinen Grund zur Eifer-

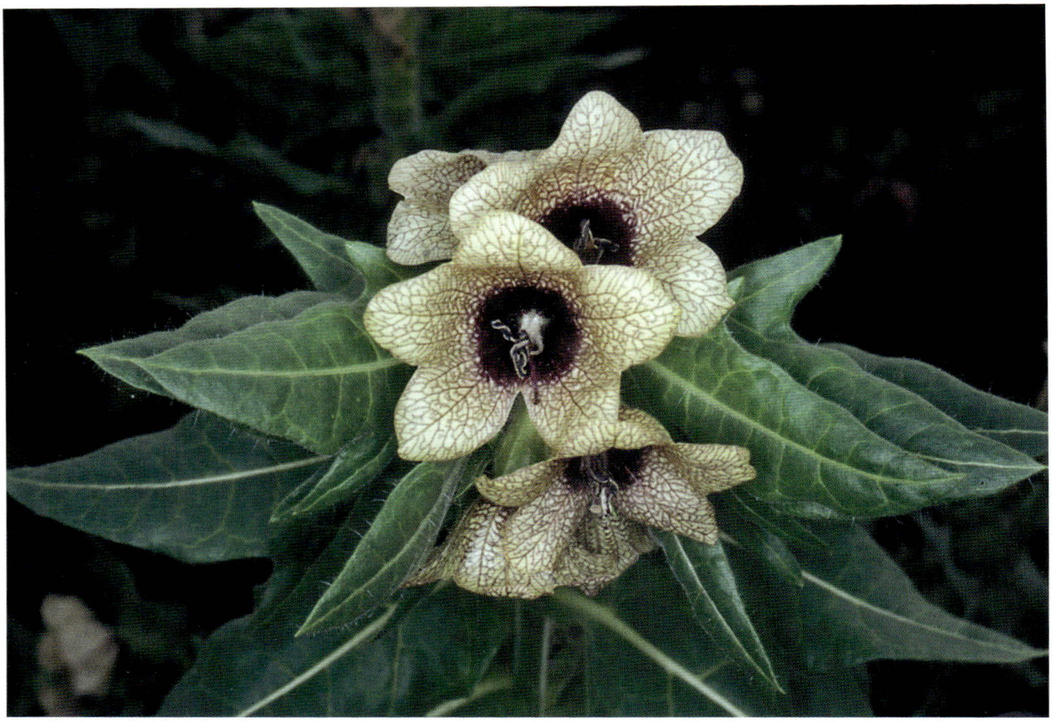

▶ **Abb. 20.1** Hyoscyamus niger. (Dr. Roland Spohn, Engen)

sucht gibt, können sie liebevoll, herzlich und voller Zuneigung sein. Doch wehe, wenn sie sich zurückgesetzt fühlen, dann reagieren sie äußerst heftig und jähzornig: sie schreien, spucken, sind boshaft, beleidigend, taktlos, indiskret, intrigant und impertinent. Bei Kindern ist der Auslöser oft die Geburt eines Geschwisterchens oder ein neuer Partner an der Seite von Mutter oder Vater. Das Kind hat das Gefühl, keinen sicheren Platz in der Familie zu haben. Körperliche Reaktionen können sein: Nägelkauen, Einkoten und Einnässen, nächtliches Zähneknirschen und vorgetäuschte Krankheiten.

Charakteristisch für Hyoscyamus ist, dass diese Menschen ihre Sexualität einsetzen, um aufzufallen. Sie können zwar auch schamhaft sein, doch in der Regel imponiert ihr offen schamloses Verhalten. Kinder ziehen sich nackt aus, masturbieren ungeniert in Anwesenheit anderer und genießen die Aufgeregtheit ihrer Eltern, wenn diese sich ihnen umgehend zuwenden, um die peinliche Situation möglichst rasch zu beenden. Jugendliche und Erwachsene provozieren vor allem durch sexistische, schamlose Bemerkungen und „unanständige" Witze. Sie benehmen sich lüstern und lasziv, lachen albern und dümmlich dabei.

Daneben hat Hyoscyamus auch eine gewalttätige Seite. Ebenfalls aus enttäuschter Liebe und rasender Eifersucht kann der Hyoscyamus-Patient so in Rage geraten, dass er zuschlägt und den Impuls verspürt, zu töten. Bei Staphisagria (Kap. 18.4) spielen Sexualität und Aggression eine ähnlich große Rolle, allerdings werden sie dort tunlichst unterdrückt, aus Furcht vor negativen Konsequenzen.

In „Die Seele der Heilmittel" [36] hat Sankaran den Hyoscyamus-Zustand folgendermaßen beschrieben: „*Die Situation von Hyoscyamus ist die eines Mannes, der seine Frau sehr liebt; sie aber hat eine Affäre. Er befürchtet, sie verlasse ihn und er werde einsam und allein zurückbleiben. Er fühlt sich auch von ihr bedroht; er befürchtet, sie könne ihn vergiften oder ihm (…) Schaden zufügen (…). Da er sie aber liebt, versucht er die Beziehung zu retten. Er wirbt um ihre Aufmerksamkeit, indem er redet und Witze macht und sich ihr sexuell annähert. Gleichzeitig ist er argwöhnisch und muss auf der Hut sein, da er sich von ihr bedroht fühlt. Darüber hinaus ist er auf den anderen Mann extrem eifersüchtig, sodass er durchaus auch zornig und gewalttätig werden kann. Er empfindet die ganze Zeit, dass ihm Unrecht getan und dass er drangsaliert wird.*" ([36], S. 105)

Das potenzierte Bilsenkraut ist auch ein wichtiges Mittel bei Suizidneigung, wiederum aus enttäuschter Liebe und tiefer Verzweiflung. Die Betroffenen fühlen sich verlassen und vernachlässigt.

Auch wenn Hyoscyamus in der Regel ein heftiges, lautes Mittel ist, kann es im Einzelfall mit Natrium muriaticum (Kap. 5.6) oder Pulsatilla (Kap. 18.3) verwechselt werden. Nicht immer sind die Betroffenen zornig, wild und schamlos, mitunter sitzen sie in ihrem Kummer still und bewegungslos in der Ecke und starren teilnahmslos vor sich hin. Zudem hat Hyoscyamus sehr viele Ängste, vor allem nachts und in Anfällen, sowie zahlreiche Wahnideen. Mittelweisend ist auch die Neigung zu Grimassen und Tics.

Sankaran hat Hyoscyamus dem Typhus-Miasma zugeordnet: Der Patient empfindet eine plötzliche intensive Bedrohung von Wut und Gewalttätigkeit und den Wunsch, eine sichere Position zu erreichen. ([39], S. 1010)

▸ **Tab. 20.1** Entsprechende Rubriken von Hyoscyamus niger.

Rubrik	Arzneimittel
Gemüt – Abscheu – Leben; gegen das (93), **1-w.**	Am-m., Carc., Caust., Kali-br., Lac-d., Mag-m., Nat-ar., Nat-c., Nat-s., Nat-sil. **1-w.**, Ambr., Aur-m., Aur-m-n., Aur-s., Lach., Nit-ac., Ph-ac., Puls., Sep. **2-w.**, Aur., Lac-c., Nat-m., Staph. **3-w.**
Gemüt – Albernes Benehmen (93), 3-w.	Aur., Caust., Ign., Kali-c., Lach., Ph-ac., Sep., Tritic-vg. **1-w.**
Gemüt – Ankleiden, Anziehen – unanständig; kleidet sich (14), **1-w.**	–
Gemüt – Anzugreifen; Verlangen andere (6), **1-w.**	–

▶ **Tab. 20.1** Fortsetzung.

Rubrik	Arzneimittel
Gemüt – Argwöhnisch, misstrauisch (146), **2-w.**	Ambr., Aur-s., Carc., Crot-c., Cygn-be., Elaps, Ign., Kali-br., Mur-ac., Nat-p., Nat-s., Nat-sil., Ph-ac., Sacch-a., Syph., Tritic-vg., Vanil. **1-w.**, Aur., Aur-m-n., Borx., Nat-ar., Nat-c., Sep., Staph. **2-w.**, Bry., Caust., Lach., Nit-ac., Puls. **3-w.**
Gemüt – Argwöhnisch, misstrauisch – reden; Menschen würden über sie (10), **1-w.**	Aur-m-n., Ign., Staph. **1-w.**, Tritic-vg. **2-w.**
Gemüt – Beleidigt leicht (133), **1-w.**	Aur-s., Borx., Ign., Nit-ac., Oxyg., Sacch-a., Syph. **1-w.**, Aur., Aur-m-n., Coloc., Foll., Lac-c., Lach., Nat-m., Puls., Sep., Vanil. **2-w.**, Caust., Staph., Tritic-vg. **3-w.**, Carc. **4-w.**
Gemüt – Berühren; anfassen; etwas – Verlangen, etwas zu berühren, anzufassen – alles berühren, anfassen; muss (26), **1-w.**	Carc., Ign., Mag-c., Sacch. **1-w.**
Gemüt – Beschwerden durch – Eifersucht (12), 3-w.	Ph-ac., Staph., Tritic-vg. **1-w.**, Aur-m-n., Ign., Lach. **2-w.**, Puls. **3-w.**
Gemüt – Beschwerden durch – Kummer (94), **2-w.**	Am-m., Anthraci., Aur-s., Carc., Elaps, Kali-c., Mag-c., Naja, Nat-c., Nat-p., Nat-s., Nit-ac., Tritic-vg. **1-w.**, Acet-ac., Aur-m-n., Bry., Coloc., Hura, Kali-br., Puls., Sep. **2-w.**, Ambr., Aur., Caust., Lach., Ph-ac., Staph., Vanil. **3-w.**, Ign., Nat-m. **4-w.**
Gemüt – Beschwerden durch – Liebe; enttäuschte (57), 3-w.	Carc., Kali-c., Nat-p., Sacch., Sep., Vanil. **1-w.**, Aur-m-n., Aur-s., Caust., Lach., Nat-sil. **2-w.**, Aur., Ph-ac., Staph. **3-w.**, Ign., Nat-m. **4-w.**
Gemüt – Beschwerden durch – Missbrauch, Misshandlung; nach (57), **2-w.**	Am-m., Ambr., Aster., Aur., Aur-m., Carc., Caust., Foll., Hura, Lac-f., Lac-mat., Nat-c., Oxyg., Puls. **1-w.**, Lac-c., Lach., Naja, Staph. **2-w.**, Ign., Nat-m., Sep. **3-w.**
Gemüt – Brütet, grübelt – Ecke; sitzt stumpfsinnig oder brütet in einer (12), **1-w.**	Aur., Aur-s., Ph-ac. **1-w.**
Gemüt – Eifersucht – Mord, treibt zum (2), 3-w.	Lach. **1-w.**
Gemüt – Eifersucht – Raserei, mit (2), 3-w.	Lach. **2-w.**
Gemüt – Küssen – jeden (14), **1-w.**	–
Gemüt – Lasziv, lüstern (116), **3-w.**	Aq-mar., Aster., Aur., Borx., Coloc., Cygn-be., Ign., Kali-br., Kali-c., Nat-c., Nat-m., Nat-s., Ph-ac. **1-w.** Ambr., Caust., Puls., Sep. **2-w.**, Lach., Staph. **3-w.**
Gemüt – Lasziv, lüstern – entblößt die Genitalien (1), 3-w.	–
Gemüt – Nackt sein, möchte (24), 4-w.	Mag-c, Nat-m., Puls., Vanil. **1-w.**
Gemüt – Raserei, Tobsucht, Wut – abwechseln mit – still zu sein; Verlangen (1), **1-w.**	–
Gemüt – Raserei, Tobsucht, Wut – Gewalttätigkeit; mit (16), 3-w.	–
Gemüt – Schamlos (36), 3-w.	Nat-m., Staph. **1-w.**
Gemüt – Stilles Wesen (108), **2-w.**	Aur., Aur-m-n., Choc., Cygn-be., Lac-h., Mag-c., Mag-m., Mur-ac., Nat-m., Nit-ac., Puls., Sep., Staph., Vanil. **1-w.**, Bry., Caust., Ign., Lach. **2-w.**, Ph-ac. **3-w.**
Gemüt – Suizidneigung; Neigung zum Selbstmord – Liebe; aus enttäuschter (6), **2-w.**	Caust., Staph. **1-w.**, Aur. **2-w.**

► **Tab. 20.1** Fortsetzung.

Rubrik	Arzneimittel
Gemüt – Suizidneigung; Neigung zum Selbstmord – Verzweiflung, aus (10), **1-w.**	Ambr. **1-w.**, Sep., Tritic-vg. **2-w.**
Gemüt – Verlassen zu sein; Gefühl (190), **2-w.**	Aq-mar., Carc., Chord-umb., Cygn-be., Hura, Kali-br., Kali-c., Lac-c., Lac-d., Lith-c., Sacch., Vanil. **1-w.**, Aur-m-n., Aur-s., Crot-c., Ign., Lac-h., Lach., Nat-m. **2-w.**, Aur., Nat-sil., Puls. **3-w.**
Gemüt – Verzweiflung – Liebe, durch enttäuschte (4), **2-w.**	Caust., Nat-sil. **1-w.**
Männliche Geschlechtsorgane – Masturbation; Neigung zu – exzessiv – Gelegenheit; bei jeder (1), **2-w.**	–
Männliche Geschlechtsorgane – Masturbation; Neigung zu – Kindern; bei (27), 3-w.	Ambr., Aur., Lac-c., Ph-ac., Staph. **1-w.**, Carc. **2-w.**, Lach. **3-w.**
Weibliche Geschlechtsorgane – Masturbation; Neigung zu – Öffentlichkeit, in der (1), **3-w.**	–
Weibliche Geschlechtsorgane – Masturbation; Neigung zu – Kindern; bei (28), 3-w.	Ambr., Aur., Carc., Lac-c., Ph-ac., Puls., Staph. **1-w.**, Lach. **3-w.**

20.2.1 Körperliche Symptome

Ein charakteristisches Symptom von Hyoscyamus niger ist das Zupfen an allen möglichen Gegenständen sowie an eigenen Körperteilen wie Gesicht, Lippen oder Fingern. Hyoscyamus niger ist ein Epilepsie-Mittel mit Zähneknirschen, unmotiviertem Lachen, Spasmen, Zuckungen, Rucken und Krämpfen. Grundsätzlich sind Hyoscyamus-Patienten verfroren. Mitunter berichten sie über ein Hitzegefühl in den Gefäßen. Typisch ist auch der trockene, krampfartige Husten im Liegen.

Typisch Hyoscyamus niger
Liebeskummer, Eifersucht und Misstrauen sind die Auslöser für provokantes, schamloses Verhalten, mit dem der Betroffene um Liebe und Aufmerksamkeit kämpft.
Thema: Kummer aus Angst, verlassen und alleingelassen zu werden

21 Violales

21.1 Allgemeines

Die Ordnung der Violales, auch Veilchenartige genannt, vereint nach Sankaran unterschiedliche Pflanzenfamilien: Die größte Gruppe bilden die Cucurbitaceae, die Kürbisgewächse, gefolgt von Violaceen, Cistaceen und Passifloracee. Sie alle eint das zentrale Bedürfnis, nicht gestört werden zu wollen, verbunden mit den Empfindungen schneidend, erdolchend, lanzinierend oder kneifend, welche sich in den Schmerzen der Violales widerspiegeln. Auslöser körperlicher und seelischer Beschwerden sind Kummer durch Ärger und Verdruss. Das Motto dieser Pflanzenordnung lautet: Bitte nicht stören!

21.2 Bryonia alba (Zaunrübe) – Bry.

Wenn man nach einem roten Faden oder einem „Anker" sucht, mit denen man die Bryonia-Persönlichkeit erfassen kann, dann stößt man auf die Schlüsselbegriffe Trockenheit und Druck. Beides findet man sowohl auf der körperlichen als auch auf der seelischen Ebene. Der Bryonia-Typ, häufig männlich, ist ein eher trockener, fakten- und verstandesorientierter Mensch, bei dem die Gefühle eine untergeordnete Rolle spielen. Seine Welt sind die Zahlen, sein Interesse gilt den Geschäften. Bryonia-Menschen sind Arbeitstiere: Hartnäckig und beharrlich gehen sie ihrer Beschäftigung nach, unter Druck sind sie besonders effektiv.

Solange er in Brot und Arbeit steht, die Finanzen gesichert sind, geht es Bryonia gut. Doch wenn *„ihm eine sichere Basis für seine wirtschaftliche Existenz fehlt, wird er gereizt, zornig, ängstlich, de-*

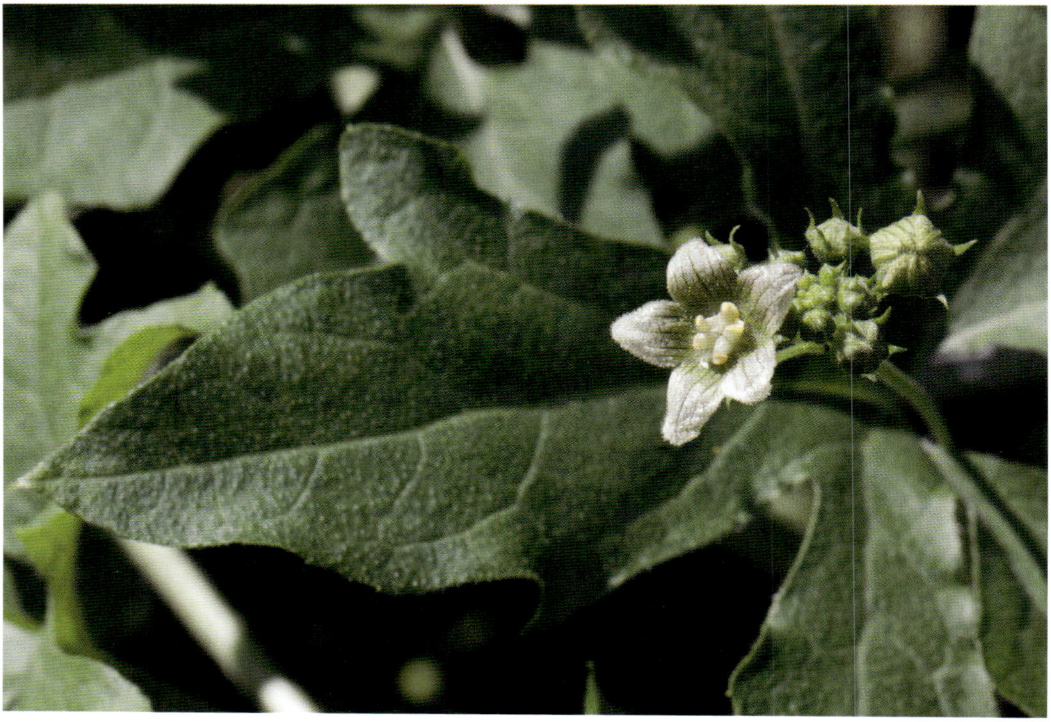

▸ **Abb. 21.1** Bryonia alba. (Jürgen Weiland, Bonn)

primiert und sucht ständig nach etwas, das ihm Halt verspricht und Stabilität und Sicherheit liefert.“ ([53], S. 304) Der Verlust der Arbeitsstelle ist ein typischer Auslöser der Bryonia-Pathologie, z. B. einer Depression. Vorrangig geht es dabei um den finanziellen Aspekt: Kein oder ein nur geringes Einkommen zu haben, schreckt den Bryonia-Menschen. Furcht vor Armut ist ein zentrales Thema bei diesem Arzneimittel. Sicherheit und materieller Wohlstand haben einen hohen Stellenwert (s. Kalium-Verbindungen, Kap. 7.1).

Bryonia alba (▸ **Abb. 21.1**) – aus der Familie der Kürbisgewächse – ist ein Arzneimittel für zurückgezogene Menschen, die am liebsten ihre Ruhe haben wollen, damit sie ungestört ihrer jeweiligen Beschäftigung nachgehen können. Wenn man sie dabei unterbricht, reagieren sie mürrisch und gereizt, mitunter auch zornig. Widerspruch ertragen sie besonders schlecht.

Nach der Erfahrung Rajan Sankarans ist das Empfinden von Bryonia: *„das Gefühl eines Verlustes, der rasch wiedergutgemacht werden muss. Eine weitverbreitete Weise, einen Verlust wettzumachen, ist geschäftliches Unternehmertum. (…) Alles dreht sich nur um das Geschäft. (…) Die Bryonia-Person ist fleißig, geschäftstüchtig und entschlossen und arbeitet mit fieberhafter Eile. Sie wird sehr sachlich und verliert Sensibilität für Emotionales und für die Gefühle anderer. Sie redet wenig und möchte nicht gestört werden.“* ([36], S. 35)

21.2.1 Körperliche Symptome

Auffallend ist, dass sich die Beschwerden von Bryonia alba selbst in akuten Zuständen relativ langsam entwickeln – ganz im Gegensatz zu Mitteln wie Aconitum, Belladonna oder Ignatia – und sie sind anhaltend. Kennzeichnend für dieses Mittel sind Entzündungen, z. B. im Bereich des Bewegungsapparats oder des Atemtrakts. Der Betreffende möchte nicht angesprochen werden, verlangt nach absoluter Ruhe und vermeidet jegliche unnötige Bewegung. Die Trockenheit im seelischen Bereich manifestiert sich auch körperlich, z. B. in Form trockener Schleimhäute mit ausgedörrten, aufgesprungenen Lippen und schafskotartigem Stuhl. Daraus resultiert großer Durst auf reichlich kaltes Wasser. Druck tut nicht nur im Arbeitsalltag

▸ **Tab. 21.1** Entsprechende Rubriken von Bryonia alba.

Rubrik	Arzneimittel
Gemüt – Angst – Geldangelegenheiten, um (22), **2-w.**	Aq-mar., Aur., Choc., Ign. **1-w.**
Gemüt – Angst – Zukunft; in Bezug auf die (200), 4-w.	Aster., Aur., Beryl-m., Carc., Choc., Crot-c., Hura, Kali-br., Kali-c., Lith-c., Lith-m., Mag-c., Nat-ar., Nat-s., Nat-sil., Oxyg., Vanil. **1-w.**, Aur-m-n., Aur-s., Caust., Lach., Mur-ac., Nat-c., Nat-m., Nit-ac., Ph-ac., Puls., Sep., Staph., Tritic-vg. **2-w.**
Gemüt – Furcht – Armut, vor (65), 3-w.	Ambr., Borx., Kali-c., Lach., Nit-ac., Puls., Staph., Syph., Tritic-vg. **1-w.**, Oxyg., Sep. **2-w.**
Gemüt – Näherkommen, auf ihn Zukommen von Personen – Abneigung gegen (29), **2-w.**	Aur., Ign., Kali-c. **1-w.**
Gemüt – Sprechen – Geschäft, vom (13), 3-w.	Hyos. **2-w.**
Gemüt – Still sein, seine Ruhe haben; möchte (67), 4-w.	Borx., Choc., Lac-h., Lach., Mur-ac., Nat-m., Ph-ac., Sacch-a., Tritic-vg., Vanil. **1-w.**, Kali-c **2-w.**
Gemüt – Störungen; Abneigung gegen (23), 3-w.	Naja, Nat-ar. **1-w.**, Sep. **2-w.**
Gemüt – Zorn – antworten muss; wenn er (9), **1-w.**	Coloc., Nat-m., Puls. **1-w.**, Ph-ac. **2-w.**
Gemüt – Zorn – Widerspruch, durch (75), **2-w.**	Aur-m., Aur-s., Choc., Crot-c., Hura, Lac-h., Nat-ar., Nat-sil., Nit-ac., Staph., Tritic-vg. **1-w.**, Vanil. **2-w.**, Aur., Ign., Sep. **3-w.**
Träume – Hunger (7), **1-w.**	Ign. **1-w.**

gut, sondern auch bei den Schmerzen. Bryonia-Menschen sind in der Regel warmblütig. Hitze wird gar nicht vertragen, sie verschlechtert z. B. die Kopfschmerzen. Die Schmerzen von Bryonia sind stechend, sie verschlimmern sich durch jegliche Bewegung, selbst wenn aufgrund innerer Ruhelosigkeit ein Verlangen nach Bewegung besteht. Ruhe dagegen bessert.

Typisch Bryonia alba
Möchte am liebsten ungestört seinen Geschäften nachgehen. Der Gedanke an den Verlust der Arbeitsstelle löst Furcht vor Armut aus. Jegliche Bewegung verschlechtert.
Thema: Kummer durch die Furcht vor Armut und Verlust

21.3 Colocynthis (Koloquinte) – Coloc.

Colocynthis, auch Bitterapfel oder Teufelsapfel genannt (▶ Abb. 21.2), gehört wie Bryonia zu den Cucurbitaceen, den Kürbisgewächsen. Bekannt ist diese Arznei in erster Linie als Akutmittel bei Koliken oder Ischialgien, ausgelöst durch Ärger und Verdruss. Bei entsprechender Empfindung und Symptomatik wird Colocynthis auch bei den Folgen von Kummer eingesetzt. Die Causa für eine Colocynthis-Pathologie sind angestaute Emotionen, vor allem Zorn und Empörung. Die Betreffenden sind extrem reizbar und neigen zu heftigen Ausbrüchen. Wut und Zorn stehen im Zentrum des Gemütszustands dieses Arzneimittels. Wenn man Colocynthis mit Staphisagria (Kap. 18.4) vergleicht – beide haben Beschwerden durch Beleidigung, Kränkung, Demütigung und Enttäuschung, beide reagieren mit Entrüstung und Empörung und beide sind hochwertig in der Rubrik *„Beschwerden durch unterdrückten Zorn"* vertreten –, so muss man sagen, dass Colocynthis das „lautere" Mittel ist. Während Staphisagria ständig um Selbstkontrolle bemüht ist, bringt Colocynthis seine Schmerzen und seinen Ärger mehr zum Ausdruck, schreit beispielsweise vor Schmerzen, gebärdet sich insgesamt heftiger und ungezügelter, ist deutlich reizbarer. Während Staphisagria auf Kränkung und Demütigung mit sprachloser Entrüstung reagiert, ist es bei Colocynthis unverhohlener Zorn (beides sind kleine Rubriken, in denen

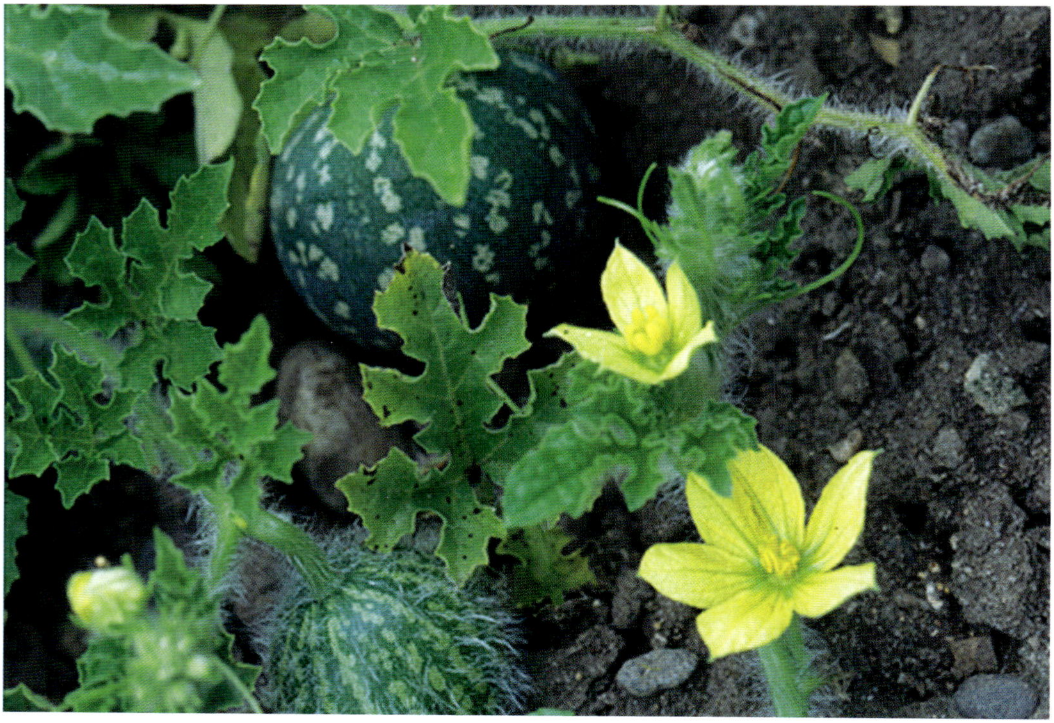

▶ **Abb. 21.2** Colocynthis. (Dr. Roland Spohn, Engen)

das jeweilige Mittel vierwertig vertreten ist). Auch scheint die Empfindlichkeit von Colocynthis stärker auf den körperlichen Schmerz gerichtet zu sein.

Sankaran hat das Mittel dem Malaria-Miasma zugeordnet, d. h. der Betreffende erlebt seine Beschwerden wie einen plötzlichen Angriff. Er fühlt sich ausgeliefert, kann nichts dagegen tun. Die Beschwerden erscheinen periodisch immer wieder. Die Reaktion ist Klagen und Jammern.

▶ **Tab. 21.2** Entsprechende Rubriken von Colocynthis.

Rubrik	Arzneimittel
Gemüt – Beschwerden durch – Beleidigungen, Beschimpfungen (21), **2-w.**	Nit-ac. **1-w.**, Ign., Nat-m., Staph. **2-w.**
Gemüt – Beschwerden durch – Entrüstung, Empörung (24), **2-w.**	Ambr., Aur-m-n., Bry., Carc. **1-w.**, Ign., Nat-m. **2-w.**, Staph. **4-w.**
Gemüt – Beschwerden durch – Enttäuschung (53), **2-w.**	Am-m., Aster., Carc., Caust., Hyos., Kali-c., Nat-s., Plac., Sep., Vanil. **1-w.**, Aur-m-n., Aur-s., Bry., Lach., Tritic-vg. **2-w.**, Aur., Nat-m., Ph-ac., Puls. **3-w.**, Ign., Staph. **4-w.**
Gemüt – Beschwerden durch – Kränkung, Demütigung (78), 4-w.	Am-m., Ambr., Aster., Caust., Lac-c., Nit-ac., Plac., Sacch-a., Sep., Vanil. **1-w.**, Aur-m., Aur-m-n., Bry., Carc., Lach., Mur-ac., Puls., Tritic-vg. **2-w.**, Ign., Nat-m., Ph-ac. **3-w.**, Staph. **4-w.**
Gemüt – Beschwerden durch – Kränkung, Demütigung – Zorn, mit (3), 4-w.	–
Gemüt – Beschwerden durch – Raserei, Wut (7), **2-w.**	Carc. **1-w.**
Gemüt – Beschwerden durch – Zorn – Entrüstung, Empörung; mit (19), 3-w.	Ambr., Bry., Carc., Mur-ac. **1-w.**, Aur., Nat-m. **2-w.**, Staph. **4-w.**
Gemüt – Beschwerden durch – Zorn – unterdrückten Zorn; durch (50), 3-w.	Aur., Aur-s., Carc., Colum-p., Crot-c., Kali-c., Mag-m., Puls., Sep., Tritic-vg., Vanil. **1-w.**, Aur-m-n., Ign., Nat-m. **2-w.**, Staph. **3-w.**
Gemüt – Beschwerden durch – Zorn – Verbitterung; mit (1), 3-w.	–
Gemüt – Jammern – Schmerzen, über (11), 3-w.	Lach. **3-w.**
Gemüt – Kummer, Trauer – still – Entrüstung, Empörung; mit (3), **2-w.**	Carc., Staph. **1-w.**
Gemüt – Qualvolle Angst – Schmerz; vor – Abdomen; im (17), **2-w.**	Lach., Naja, Nit-ac. **1-w.**
Gemüt – Reizbarkeit, Gereiztheit – Schmerzen; bei den – Kolik; durch (1), **1-w.**	–
Gemüt – Schreien – Schmerzen; bei den (45), **2-w.**	Aur., Borx., Bry., Hyos., Kali-c., Lach., Mag-c., Mag-m., Nit-ac., Puls. **1-w.**, Sep. **2-w.**
Gemüt – Verzweiflung – Genesung, in Bezug auf die (77), **3-w.**	Ambr., Aq-mar., Aur-m-n., Borx., Caust., Hura, Kali-br., Kali-c., Lac-c., Lach., Mag-c., Nat-c., Nat-m., Nat-s., Nit-ac., Ph-ac., Puls. **1-w.**, Aur-s., Bry., Carc., Ign., Sep. **2-w.**, Syph. **3-w.**
Allgemeines – Beugen, Drehen – Zusammenkrümmen – amel. (21), 2-w.	Caust., Choc., Mag-c. **1-w.**
Allgemeines – Schmerz – krampfartig (47), 3-w.	Caust., Hyos., Lach., Mag-m., Staph. **1-w.**, Ign., Nit-ac. **2-w.**
Allgemeines– Druck – harter Druck – amel. (18), **1-w.**	Ign., Lach., Mag-m., Sep. **1-w.**

21.3.1 Körperliche Symptome

Typisch für Colocynthis sind plötzlich auftretende heftige Koliken und Krämpfe, z. B. im Magen-Darm-Trakt oder im Uterus, die zum Zusammenkrümmen zwingen, oder auch neuralgische Schmerzen, die in Wellen auftreten. Der Betroffene windet sich und schreit vor Schmerzen. Wärme und fester Druck sowie Bauchlage bessern.

Typisch Colocynthis

Heftige, meist krampfartige Beschwerden durch angestaute negative Emotionen wie Wut und Zorn. Sehr reizbar und ungeduldig im Schmerz.

Thema: Kummer durch Kränkung und Demütigung sowie durch starke Schmerzen

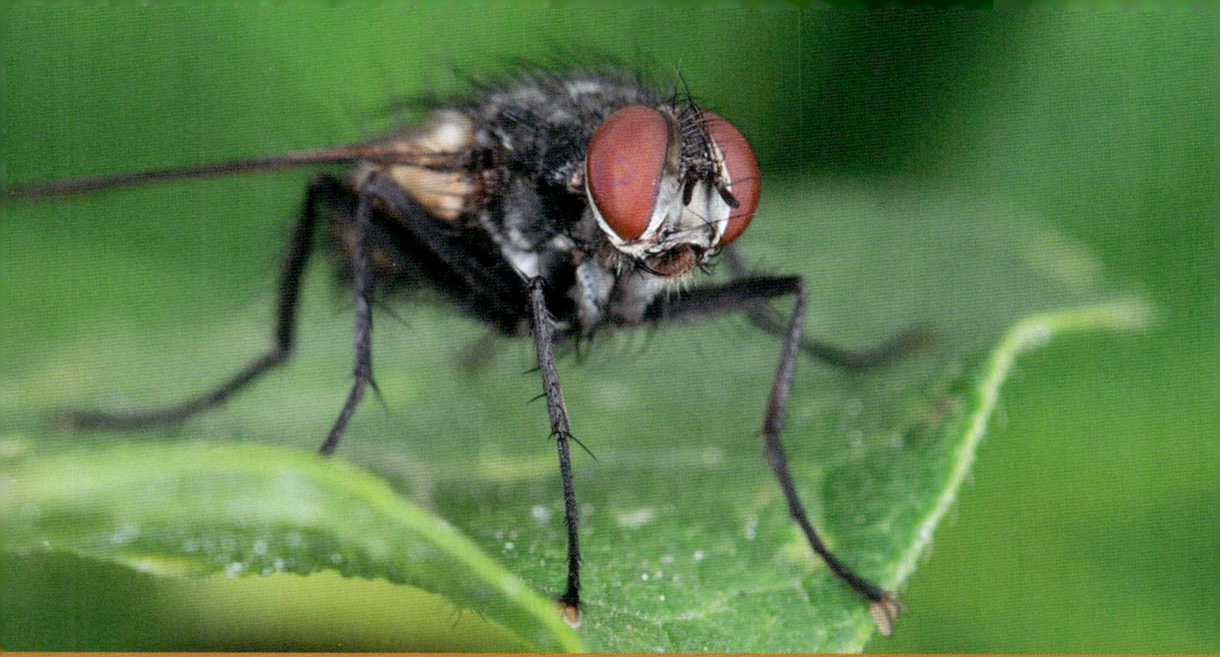

Teil 3
Arzneimittel aus dem Tierreich

22 Einleitung

Menschen, deren Heilmittel aus dem Tierreich stammt, weisen Verhaltens- und Reaktionsmuster auf, die wir als „tierisch“ bezeichnen würden. Ihre zentrale Empfindung basiert auf den für Tiere lebensnotwendigen Mechanismen der Arterhaltung. Ihre Worte in der Anamnese kreisen um die folgenden Themen:

- Überlebenskampf
- Macht und Konkurrenz
- Angriff und Verteidigung
- Opfer und Täter
- Sexualität und Attraktivität
- Fortpflanzung und Arterhaltung
- Eifersucht und Revierverhalten

Im Grunde geht es bei den „Tier-Menschen“ um die alles entscheidende Frage: er/sie oder ich! Schuld ist immer der andere, die Bedrohung geht von einer anderen Kreatur aus, wobei auch die eigene Krankheit personifiziert werden kann. Sie *„erzählen ihre Geschichte in leicht verständlicher Art, immer der Reihe nach. Die geordnete Reihenfolge der Ereignisse ist wichtiger als deren exakte Details.“* ([49], S. 15) Je nachdem wie das individuelle Reaktionsmuster des Patienten aussieht, welche tiefste Empfindung er in sich trägt, muss das Heilmittel aus dem Unterreich der Säugetiere, Reptilien, Vögel, Mollusken, Meerestiere, Insekten oder Spinnen stammen. Insofern treten auch die typisch tierischen Themen unterschiedlich stark auf, je nachdem, welche Rolle sie bei der jeweiligen Spezies spielen.

23 Insekten

23.1
Allgemeines

Insekten, auch Kerbtiere oder Kerfe genannt, sind mit einer Million wissenschaftlich beschriebener Spezies die artenreichste Klasse in der Tierwelt: Mehr als 60 Prozent aller bekannten Tierarten gehören zu dieser großen Gruppe. Taxonomisch zählen Insekten zu den Gliederfüßern (Arthopoda). Der Begriff „Insekt" wurde im 18. Jahrhundert vom lateinischen Wort „insectum" abgeleitet, was so viel heißt wie „eingeschnittenes (Tier)" und sich auf die stark voneinander abgesetzten Körperteile der Kerbtiere bezieht. Insekten verfügen über ein Exoskelett – ein Außenskelett, das ihrem Organismus eine stabile äußere Struktur und Hülle verpasst. Die Bandbreite der Insekten reicht von winzigen Arten, die nur wenige Millimeter groß sind, bis hin zu 30 Zentimeter langen Stabheuschrecken.

Menschen, deren Heilmittel unter den Insekten zu suchen ist, zeichnen sich durch ihre auffallende Ruhelosigkeit aus. Entsprechend ist das Hauptkennzeichen der Insektenmittel ihre Emsigkeit und Rastlosigkeit. Insekten-Menschen definieren sich über ihre tägliche Arbeit, in diese stecken sie ihre Energie und ihr Engagement. Dabei geht es weniger um Erfolg, Macht oder Anerkennung, sondern um die Tätigkeit an sich. Sie können nicht (aus)ruhen, sind immer geschäftig und fühlen sich besser, wenn sie in Aktion sind. Bei ihrer jeweiligen Tätigkeit gehen sie in der Regel strukturiert und planvoll vor – Chaos ist nicht ihr „Ding". Jedoch kann ihre Rastlosigkeit auch zu leerer Betriebsamkeit führen, die kein sichtbares Ergebnis hervorbringt, was letztlich zu Frustration führt. Insekten-Menschen leben nach dem Glaubenssatz, dass sie nur durch ihre Leistung wertgeschätzt werden, also nicht um ihrer selbst willen. Das mag auch damit zu tun haben, dass Insekten eine Metamorphose vom Ei über die Larvenform bis hin zum Adultstadium durchlaufen. Sie sind nicht einfach da, sie müssen etwas leisten, um zu existieren – ihre Gestalt mehrfach verändern.

Typischerweise erledigen Insekten-Menschen ihre Arbeiten rasch, sie sind flink und agitiert. Zudem sind sie ständig auf der Suche nach neuen Herausforderungen – sie langweilen sich schnell, wenn sie über längere Zeit derselben Beschäftigung nachgehen müssen. Demzufolge zählen die allermeisten Insektenmittel zum tuberkulinischen Miasma, dessen Themen u. a. Geschwindigkeit und der stetige Wunsch nach Neuem sind. Dieses permanente Zuviel an Aktivität führt zu körperlicher Erschöpfung, wobei der Geist wach und aktiv ist. Ein weiteres charakteristisches Merkmal ist der Ehrgeiz: Insekten-Persönlichkeiten neigen dazu, ihre Leistungen mit denen anderer zu vergleichen – ein grundsätzlicher Hinweis auf das Tierreich.

Tiefe Bindungen wie wir sie von den Milchmitteln kennen spielen im Leben der Insekten-Menschen keine tragende Rolle. Die Beziehungen sind eher unpersönlich und funktional. Das gilt auch für die eigene Familie. Empathie ist kein typisches „Insekten-Thema".

23.2
Musca domestica (Gemeine Stubenfliege) – Musca-d.

Abfall, Schmutz und Unrat sind die Themen der Gemeinen Stubenfliege (▸ **Abb. 23.1**): Das Weibchen legt seine Eier in faulenden Substanzen, Unrat und Fäkalien ab. Innerhalb von zwölf Stunden schlüpfen Maden, die sich nach einer knappen Woche verpuppen. Abhängig von der Umgebungstemperatur erreichen sie nach einigen Tagen oder Wochen ihre adulte Form. Während die Larven sich ausschließlich von toten und faulenden Substanzen ernähren, fressen die fertigen Stubenfliegen nicht, sondern verdauen ihre Nahrung extern mit ihrem Speichel und saugen sie anschließend mit dem Rüssel auf. Da sie zwischen Nahrungsmitteln, Abfällen und Kot hin- und herfliegen, sind sie Überträger diverser Krankheiten und daher nicht gerne gesehen. Die Affinität zu Unrat trat auch in der Arzneimittelprüfung von Musca domestica zutage. So brachten die Prüfer sich selbst mit Begrif-

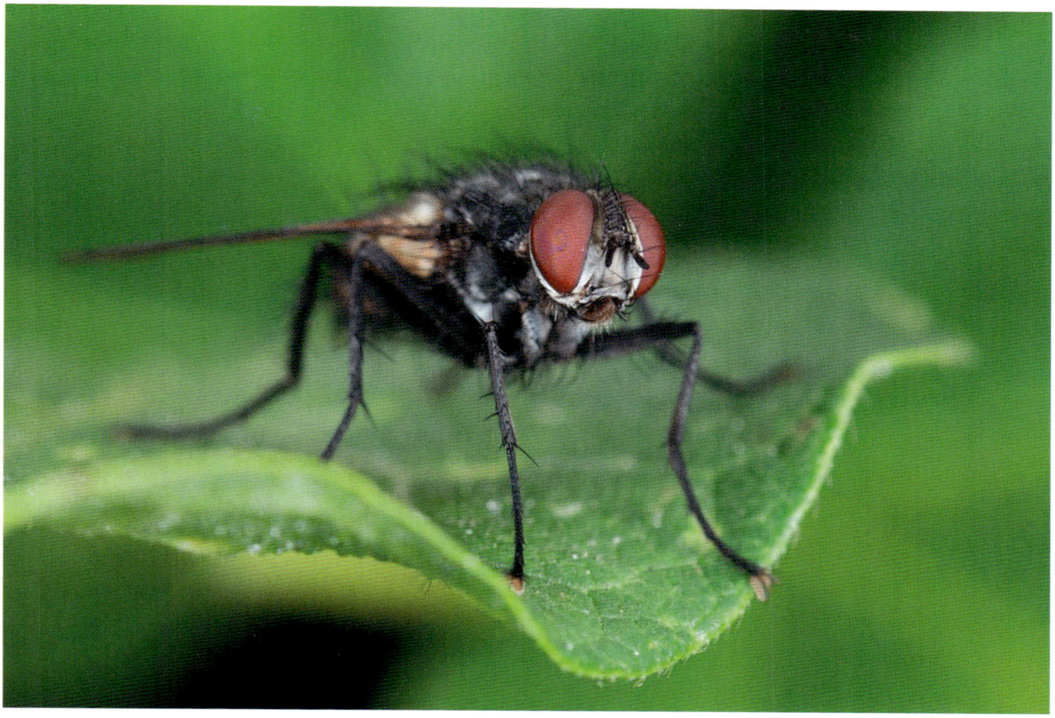

▸ **Abb. 23.1** Musca domestica. (www.fotolia.com/@Andrea Izzotti)

fen wie dreckig, schmutzig, vergammelt etc. in Verbindung. Eine weitere Besonderheit der Fliege sind ihre Facettenaugen, die sich aus mehreren 10.000 Einzelaugen zusammensetzen und das Blickfeld des Insekts immens erweitern. In der Arzneimittelprüfung wurde bezeichnenderweise die Wahnidee geäußert, 100 Augen zu sehen.

Musca-domestica-Persönlichkeiten spiegeln sowohl das Verhalten als auch das Erleben der Stubenfliege wider: Sie haben kein Gespür für den Individualraum und die Intimsphäre ihrer Mitmenschen, wahren kaum Distanz und rücken ihnen ungefragt „auf die Pelle“. Musca-domestica-Kinder sind hyperaktiv, ausgesprochen willensstark und resistent gegen jegliche Erziehungsversuche. Sie fassen alles an, neigen zu halsbrecherischen Aktionen und gönnen ihren Eltern keine ruhige Minute.

Musca-domestica-Menschen, egal welchen Alters, werden als äußerst lästig und übergriffig empfunden und wie eine „Schmeißfliege“ behandelt. Zusätzlich zu ihrer Distanzlosigkeit zeichnen sie sich durch ihre Ruhelosigkeit und rastlose Betriebsamkeit aus: Wie aufgezogen sind sie ständig in Bewegung. Dabei wirken ihre Aktionen meist fruchtlos und unkoordiniert. Generell sind Musca-domestica-Personen eher unbeholfen, fahrig und konfus, aber auch zerstreut und verwirrt, was dazu führt, dass sie viele Fehler beim Sprechen oder Schreiben machen, Wörter vertauschen, bestimmte Dinge verwechseln oder vergessen und sich aufgrund ihrer Unachtsamkeit häufig verletzen. Andererseits sind sie aber auch hart im Nehmen: Trotz ihrer zahlreichen Unfälle scheinen sie unbelehrbar zu sein. Kinder beispielsweise klettern überall herum, rasen die steilsten Berge mit Dreirad, Roller oder Fahrrad herunter, ohne Furcht vor möglichen Konsequenzen.

Die Tragik dieser Menschen besteht darin, dass sie weder wertgeschätzt noch geachtet und anerkannt werden. Sie gehen anderen mit ihrem agitierten Verhalten auf die Nerven. Mitunter handelt es sich bei ihnen um ungewollte Kinder, die gleich nach der Geburt zur Adoption freigegeben wurden. Sie haben das Gefühl, von ihren Eltern weggeworfen worden zu sein, empfinden sich selbst als minderwertig und verabscheuungswürdig. Oder sie sind in einem lieblosen Elternhaus groß geworden, in dem es ihnen an Fürsorge und positiver Beachtung mangelte. Andreas Richter schildert den Fall eines kleinen Roma-Jungen, der als Säugling in ein Kinderheim abgeschoben wurde, wo er kaum Liebe und Zuwendung erfahren hat. Er stammt aus einer wenig anerkannten Bevölkerungsgruppe und wuchs verlassen und isoliert von seiner Sippe bei Adoptiveltern auf. Der Junge war entwicklungsverzögert, sehr unruhig und impulsiv, nässte und kotete ein. Auch schmierte und spielte er völlig ungeniert mit seinen Exkrementen, um Aufmerksamkeit zu bekommen. Des Weiteren zeigte er das für Musca domestica typische distanzlose Verhalten. *„Die unruhigen Sinne, die deutliche Wahrnehmung für jedes Detail, die hohe innere Erregung, seine andauernde Rückversicherung, indem er ständig testete, alles anfasst, riecht und schmeckt, sind typisch für die Wahrnehmung dieses Mittels."* ([29], S. 22) Ähnlich wie bei Hyoscyamus (Kap. 20.2) oder Saccharum (Kap. 14.2) provozieren die Betroffenen durch negatives Benehmen, um von ihrem Umfeld wahrgenommen zu werden. Hier sehen wir deutlich die Nähe zur Ausgangssubstanz: Auch wenn wir nach der Fliege schlagen, setzt sie sich immer wieder auf unsere Hand oder Wange. Sie schert sich nicht darum, ob sie uns stört oder nicht. Unsere Abneigung oder Abscheu hält sie nicht davon ab, uns erneut lästig zu fallen. Wir werden sie einfach nicht los.

Musca-domestica-Patienten haben das Gefühl, von anderen ausgenutzt zu werden, sie können sich nicht dagegen wehren und glauben, dass es ihre Bestimmung ist, „den Dreck anderer zu schlucken". Der Bezug zu Schmutz und Kot ist ganz typisch für dieses Insektenmittel. Die Betroffenen träumen von Toiletten, Abwasserkanälen und Exkrementen. Kinder matschen gerne im Schlamm oder im Essen, Erwachsene umgeben sich entweder mit Abfällen und allerlei „nützlichen" Gegenständen, die sich zu einem Berg anhäufen, oder sie entwickeln eine extreme Putzwut und bilden sich ein, alles um sie herum sei dreckig.

Wie bei allen Insekten spielt auch bei Musca domestica die Sexualität eine große Rolle, wobei ihr etwas Perverses, Schmutziges anhaftet. Zärtlichkeit und Liebe stehen nicht im Vordergrund. Laszive, lüsterne Träume mit Orgasmus oder von sexueller Gewalt zeugen davon, welchen Stellenwert der Sex im Leben von Musca domestica einnimmt. Zudem besteht ein großes Bedürfnis zu masturbieren. Die Verwirrung in Bezug auf die eigene sexuelle Identität ist bei Musca domestica auffallend stark ausgeprägt: Die Betroffenen fühlen sich hin- und hergerissen zwischen Homo- und Heterosexualität, was sich auch in homoerotischen Träumen niederschlägt. Zum Thema Sexualität schreibt Peter Fraser: *„In Träumen und Realität trat Sexualität als etwas Widerliches, Verdorbenes, Schmutziges und Kommerzielles auf."* ([8], S. 112)

Musca domestica ist mit 425 Rubriken im Radar [28] vertreten, ein Viertel der Einträge stammt aus dem Gemütsbereich. Das Mittel wurde 1999 von Susan Sonz und Robert Stewart geprüft.

▸ **Tab. 23.1** Entsprechende Rubriken von Musca domestica.

Rubrik	Arzneimittel
Gemüt – Abneigung – Frauen; gegen – Männer; bei (10), **1-w.**	Nat-m., Puls., Sep., Staph. **1-w.**
Gemüt – Abscheu – sich selbst; gegen (9), 1-w.	Lac-c. **1-w.**
Gemüt – Angst – treibt von einer Stelle zur anderen (52), **1-w.**	Ambr., Aur., Bry., Caust., Nat-c., Nat-m., Nit-ac., Ph-ac., Puls., Sep., Staph. **1-w.**
Gemüt – Extravaganz, Maßlosigkeit (32), **1-w.**	Lach., Ph-ac. **1-w.**, Caust., Nat-m. **2-w.**
Gemüt – Fluchen (92), **1-w.**	Aur-m-n., Borx., Caust., Cygn-be., Ign., Lac-h., Nat-c., Puls., Staph., Vanil. **1-w.**, Hyos., Lac-c., Nat-m. **2-w.**, Nit-ac. **3-w.**
Gemüt – Furcht – Sex; in Bezug auf – Vergewaltigung; vor (1), **1-w.**	–
Gemüt – Furcht – vernachlässigt zu werden (6), **1-w.**	Aur-s., Crot-c. **1-w.**, Puls. **3-w.**
Gemüt – Gedanken – schnell (60), 1-w.	Caust., Choc., Ign., Lac-c. **1-w.**, Hyos., Lach. **2-w.**
Gemüt – Geschäftig, betriebsam (156), 1-w.	Aur-m-n., Bry., Carc., Caust., Choc., Cygn-be., Kali-br., Kali-c., Mag-c., Mag-m., Mur-ac., Nat-c., Nat-m., Nat-s.,

▶ **Tab. 23.1** Fortsetzung.

Rubrik	Arzneimittel
	Plac., Puls., Sacch-a., Staph. **1-w.**, Aur-s., Hyos., Ign., Lach., Sep. **2-w.**, Aur. **3-w.**
Gemüt – Ruhe – kann nicht ruhen, wenn Dinge nicht am richtigen Platz sind (14), **1-w.**	Carc., Sep. **1-w.**
Gemüt – Vergessen – etwas vergessen; hat ständig das Gefühl; als habe er (14), **1-w.**	Puls., Syph. **1-w.**, Caust. **2-w.**
Gemüt – Verlassen zu sein; Gefühl – Isolation; Gefühl von (75), **1-w.**	Carc., Choc., Crot-c., Cygn-be., Hura, Lac-h., Plac., Puls. **1-w.**, Vanil. **2-w.**, Nat-sil. **3-w.**
Gemüt – Verwechseln – Gedanken und Dinge (12), **1-w.**	Hyos., Sacch-a., Tritic-vg. **1-w.**
Gemüt – Verwirrt; geistige – Identität; in Bezug auf seine – sexuelle Identität (3), 1-w.	–
Gemüt – Wahnideen – anerkannt, geschätzt; sie würde nicht (30), **1-w.**	Aur., Cygn-be., Oxyg., Puls., Tritic-vg., Vanil. **1-w.**, Carc. **2-w.**
Gemüt – Wahnideen – getrennt – Gruppe getrennt; er sei von der (4), **1-w.**	–
Gemüt – Wahnideen – getrennt – Körper – Geist seien getrennt; Körper und (24), **1-w.**	Lac-mat. **1-w.**
Gemüt – Wahnideen – Insekten; sieht (31), **1-w.**	Carc., Caust., Choc., Hyos., Nat-sil., Puls. **1-w.**, Am-m., Lac-c. **2-w.**
Gemüt – Wahnideen – leicht – er sei leicht (50), **1-w.**	Lac-c., Lach., Puls. **1-w.**
Gemüt – Wahnideen – Maden; sieht (1), **1-w.**	–
Gemüt – Wahnideen – schmutzig – alles sei (5), 1-w.	–
Gemüt – Wahnideen – Überlegenheit, von – Minderwertigkeit; und gleichzeitiger (1), **1-w.**	–
Gemüt – Wahnideen – Ungeziefer (15), 1-w.	Kali-c., Lac-c., Mur-ac. **1-w.**
Gemüt – Wahnideen – Verwandlung, Metamorphose; von (1), **1-w.**	–
Träume – Abort (3), 1-w.	Ign. **1-w.**
Träume – Abwasserkanälen; von (1), **1-w.**	–
Träume – Ekelhaft (50), 1-w.	Borx., Lac-d., Lac-h., Lach., Mag-m., Mur-ac., Nat-m. **1-w.**, Puls. **2-w.**
Träume – Exkremente (17), 1-w.	–
Träume – Fliegen; zu – Zimmer ins andere; von einem (1), **1-w.**	–
Träume – Homosexualität (2), **1-w.**	–
Träume – Sexuell – Gewalt; sexuelle (1), **1-w.**	Cygn-be. **1-w.**
Träume – Toilette – sein; auf der Toilette zu (8), 1-w.	–
Träume – Vergewaltigung (17), **1-w.**	–
Allgemeines – Schweregefühl – innerlich – abwechselnd mit Leichtigkeit; Gefühl von (2), **1-w.**	–
Allgemeines – Speisen und Getränke – Schokolade – Verlangen (124), **1-w.**	Anthraci., Beryl-m., Bry., Caust., Choc., Elaps., Kali-br., Kali-c., Kali-sil., Lac-h., Lach., Nat-c., Nat-m., Nat-p., Nat-sil., Puls. Tritic-vg., Vanil. **1-w.**, Am-m., Aur-m-n., Aur-s., Carc., Mag-m., Sacch., Sacch-a., Sep., Staph. **2-w.**
Allgemeines – Speisen und Getränke – Wasser – Abneigung (52), **1-w.**	Caust., Crot-c., Elaps, Lac-c., Lach. **1-w.**, Bry., Nat-m., Puls. **2-w.**, Hyos., Staph. **3-w.**

23.2.1 Körperliche Symptome

Auf körperlicher Ebene ist eine Affinität zu Herpes labialis zu nennen. Die Haut ist eher trocken und schuppig. Auch die Augen sind trocken. Rheumatische Beschwerden gehören ebenfalls zum Wirkungsbereich dieses Mittels. Musca-domestica-Menschen neigen zu Verstopfung. Ihr Geruchssinn ist überempfindlich, v. a. bezüglich Obst und Chemikalien. Ferner reagieren sie extrem sensibel auf schrille Töne. Musca-domestica-Personen schlafen genupektoral, zusammengerollt oder auf der rechten Seite liegend. Sie haben ein Verlangen nach Bier, Kaffee, Essig und sauren Speisen, durchwachsenem Speck und Schokolade. Wasser lehnen sie ab. Auch windiges, stürmisches Wetter ist ihnen unangenehm. Kinder neigen dazu, einzunässen und einzukoten.

Typisch Musca domestica

Die Schlagworte von Musca domestica sind Abwertung, Wertlosigkeit und mangelnde Wertschätzung. Rastlose, fruchtlose Betriebsamkeit als Kompensation für Liebesentzug. Distanzloses, übergriffiges Verhalten.

Thema: Kummer durch Vernachlässigung und mangelnde Anerkennung

24 Milchmittel (Säugetiere)

24.1 Allgemeines

Die Milchmittel, auch Lacs (lat. für Milch) genannt, bilden innerhalb der Klassischen Homöopathie eine eigene Gruppe. Der Grund: Sie alle haben ihren Ursprung in der Muttermilch. Diese ist die erste Nahrung, die Säugetiere oder Menschen in ihrem Leben bekommen. Beide sind zum Zeitpunkt der Geburt noch sehr verletzlich und schutzbedürftig. Ohne die Nahrung und die Fürsorge durch die Mutter könnten sie nicht überleben. Die Muttermilch sorgt dafür, dass sie wachsen und gedeihen. Außerdem tragen die in der Muttermilch vorhandenen Immunglobuline dazu bei, das Neugeborene vor einer Reihe gefährlicher Infektionen zu schützen. Somit steht die mütterliche Milch nicht nur für Nahrung und Schutz vor Krankheit, sondern auch für Fürsorge, Wärme und Nähe.

Menschen, die in dieser entscheidenden Phase ihres Lebens zu kurz gekommen sind oder die das Gefühl haben, zu kurz gekommen zu sein, brauchen nicht selten ein Säugetiermittel. Der Hintergrund ist häufig eine Störung in der frühkindlichen Mutter-Kind-Beziehung. Oft wurden diese Menschen nicht gestillt oder zu früh entwöhnt, sodass dem Kind die intensive Nähe zur Mutter vor der Zeit entzogen wurde. Über die orale Befriedigung durch das Saugen an der mütterlichen Brust entwickelt der Säugling ein Urvertrauen und eine positive Lebenseinstellung. Der Entzug der Brust kann demzufolge zu Frust und Pessimismus führen. So trägt der Mangel an frühkindlicher Befriedigung dazu bei, dass das Kind im späteren Leben zynisch oder gar aggressiv gegen sich und die Umwelt reagiert.

Übereinstimmende Themen bei sämtlichen Milchmitteln sind: Beziehung und Trennung, Verlassenheitsgefühle, mangelndes Selbstvertrauen, Bezug zum weiblichen Zyklus und zur Milch (entweder positiv oder negativ).

Die Gruppe spielt bei Säugetieren eine große Rolle, liegt ihre Stärke nicht zuletzt in der Fähigkeit, voneinander zu lernen, sich gegenseitig zu beschützen und zu unterstützen, beispielsweise bei der Futterbeschaffung, der Verteidigung und der Aufzucht der Jungen. Einer profitiert vom anderen – gemeinsam sind sie stark, ohne einander sind sie schwach. Insofern kommt dem Bedürfnis, Teil der Gruppe zu sein, dazuzugehören, eine wichtige Bedeutung zu. Bei Ablehnung entsteht schnell ein Gefühl der Unzulänglichkeit, was auf Kosten des Selbstwerts geht, der bei Lac-Menschen ohnehin nicht stark ausgeprägt ist. Sie leben in großer Abhängigkeit von denjenigen, die sie lieben. Werden sie von ihnen enttäuscht, können sie damit nur schwer umgehen. Der innere Konflikt aller Menschen, die ein Milchmittel brauchen, lautet: Wie viel eigene Individualität darf ich äußern und leben, ohne von der Gruppe ausgeschlossen und verstoßen zu werden?

24.2 Lac caninum (Hundemilch) – Lac-c.

Lac caninum wird aus der Milch einer Rottweilerhündin (▸ Abb. 24.1) hergestellt (daneben sind auch potenzierte Lacs von anderen Hunderassen erhältlich, z. B. vom Dackel). Es handelt sich beim Lac-caninum-Patienten um einen hochempfindlichen Menschen mit niedrigem Selbstwertgefühl, der sich allein und verlassen fühlt, aber auch wertlos, misshandelt und missbraucht – wie ein „Straßenköter", der von allen getreten wird und sich für jedes bisschen Zuneigung erniedrigen muss. Wenn er nicht den Erwartungen seines „Herrn" entspricht, wird er bestraft. Er kann nicht wie er möchte, weil er sonst gezüchtigt wird. Wie alle domestizierten Tiere, so muss auch der Hund seine tierische Natur weitestgehend unterdrücken, um Schutz und Nahrung zu bekommen. Er muss sich beugen, den Schwanz einziehen, weil er von seinem „Herrchen" oder „Frauchen" abhängig ist.

Laut Rajan Sankaran ist das Hauptthema von Lac caninum das der Herrschaft: Der Stärkere bestimmt über den Schwächeren. *„Lac-caninum-Menschen können sehr reizbar und wild werden, wenn aber jemand noch gereizter und wilder ist, geben sie auf und unterwerfen sich. Dann entsteht in*

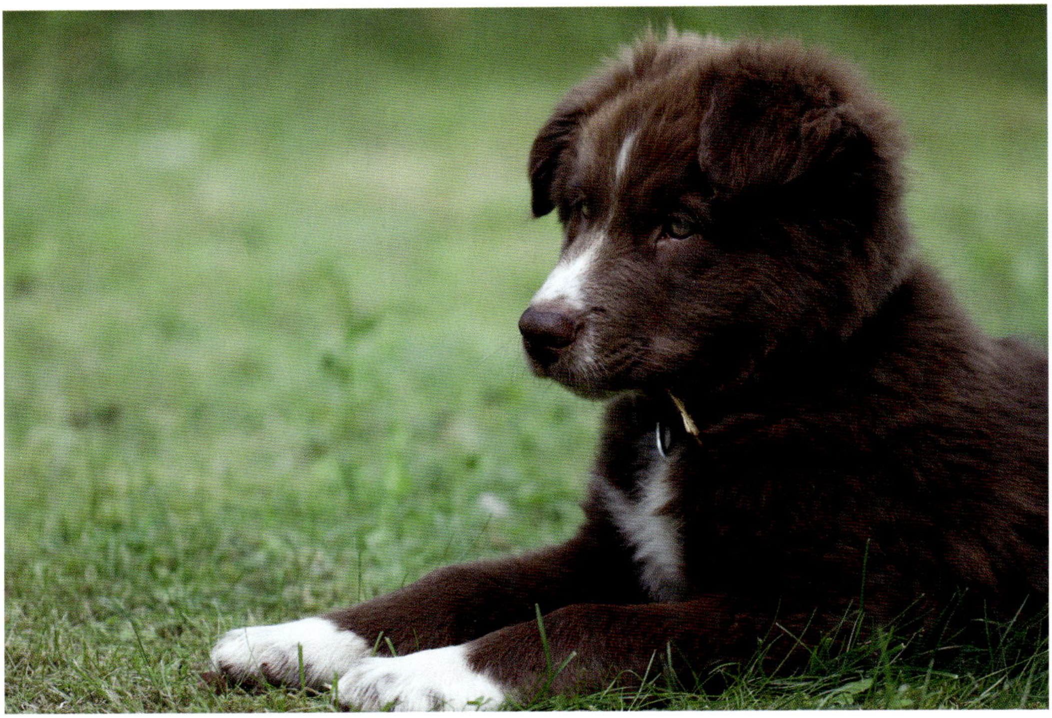

► **Abb. 24.1** Ursprünglich wurde Lac caninum aus der Milch einer Rottweilerhündin hergestellt, mittlerweile gibt es auch andere potenzielle Hundemilchen. (Jürgen Weiland, Bonn)

ihnen ein Konflikt: ‚Will ich sein, was ich bin?' Sie entwickeln ein Gefühl des niedrigen Selbstwertes: ‚Ich bin nicht gut genug; ich fühle mich schmutzig und abstoßend' und sie entwickeln Abscheu gegenüber sich selbst. Dieses Gefühl, Dreck zu sein, ist (…) ähnlich dem Gefühl von Ambra grisea (…). Während Lac caninum aber einfach empfindet: ‚Ich bin nicht gut genug, man verachtet mich und schaut auf mich herab', hat Ambra grisea das Gefühl, ‚ein Stück Scheiße zu sein'. Die Lac-caninum-Patienten leiden eine Menge im Vergleich zu anderen Menschen. Sie strengen sich sehr an, geliebt, umsorgt und akzeptiert zu werden, weil sie sich ausgeschlossen und zurückgewiesen fühlen. Sie können Böswilligkeit und Hass entwickeln, da sie jemand anderen für ihren Zustand verantwortlich halten. Manchmal stehen diese Gefühle im Zusammenhang mit einer Vorgeschichte von sexuellem Missbrauch." ([36], S. 119)

Ungeachtet ihrer animalischen Triebe und Instinkte legen Menschen, deren Heilmittel Lac caninum ist, ein Verhalten an den Tag, das landläufig als „hündisch" bezeichnet wird, das heißt, sie unterdrücken ihre negativen Gefühle und unterwerfen sich ihrem Herrn und Gebieter. Dabei machen sie sich ganz klein, um geliebt und umsorgt zu werden. Das kann so weit gehen, dass sie jegliche Achtung vor sich selbst verlieren, sich nur noch minderwertig fühlen, erkennbar an der typischen Lac-caninum-Empfindung: Abscheu, Widerwillen und Ekel der eigenen Person gegenüber. So groß ist ihr Verlangen nach Nähe, Fürsorge und Liebe, dass sie sich dafür bis zur Selbstverachtung erniedrigen. Die Furcht, verlassen zu werden, ist ihr ständiger Begleiter. So wie der Hund ein Rudeltier ist, so braucht auch der Lac-caninum-Mensch seine Familie, Freunde oder Angehörigen, ohne diese kann er nicht überleben. Raserei, Tobsucht und Wut, die wie die Nachgiebigkeit und das devote Verhalten ebenfalls zum Wesen des Lac-caninum-Menschen gehören, müssen im täglichen Miteinander weitestgehend zurückgedrängt werden, ihren Ausdruck finden sie nachts im Schlaf, wenn das Unterbewusstsein zum Leben erwacht: Schreien im Schlaf zeugt von unterdrückten Gefühlen und Impulsen. Der innere Konflikt zwischen der tierischen und der menschlichen Seite erzeugt eine starke Spannung, welche sich in Form von Nägelbeißen, Bellen oder Fluchen äußert.

Kummer und Trauer von Lac caninum können so weit gehen, dass sich die Betroffenen das Leben nehmen wollen, um ihr Leiden für alle Zeit zu beenden.

Die Abneigung und Verachtung sich selbst gegenüber betrifft auch den eigenen Körper: Lac-caninum-Menschen finden sich auch äußerlich ekelhaft und hässlich, können es nicht ertragen, wenn sie ihre Körperteile berühren und haben ein zwanghaftes Bedürfnis, sich die Hände zu waschen. Ferner sind sie häufig zerstreut und geistesabwesend: Sie lassen ihre Einkäufe im Geschäft liegen, machen Fehler beim Schreiben oder Sprechen und können sich schlecht auf eine Sache konzentrieren.

▶ **Tab. 24.1** Entsprechende Rubriken von Lac caninum.

Rubrik	Arzneimittel
Gemüt – Abscheu – Leben; gegen das (93), 3-w.	Am-m., Carc., Caust., Hyos., Kali-br., Lac-d., Mag-m., Nat-ar., Nat-c., Nat-s., Nat-sil. **1-w.**, Ambr., Aur-m., Aur-m-n., Aur-s., Lach., Nit-ac., Ph-ac., Puls., Sep. **2-w.**, Aur., Nat-m., Staph. **3-w.**
Gemüt – Abscheu – sich selbst; gegen (9), 1-w.	Musca-d. **1-w.**
Gemüt – Angst – Erfolg; Angst durch Zweifel am (3), **2-w.**	–
Gemüt – Beißen – Nägel (72), **1-w.**	Am-m., Ambr., Carc., Caust., Hura, Ign., Nat-c., Nit-ac., Sep., Staph., Tritic-vg. **1-w.**, Hyos., Mag-c., Nat-m., Sacch. **2-w.**
Gemüt – Beleidigt leicht (133), **2-w.**	Aur-s., Borx., Hyos., Ign., Nit-ac., Oxyg., Sacch-a., Syph. **1-w.**, Aur., Aur-m-n., Coloc., Foll., Lach., Nat-m., Puls., Sep., Vanil. **2-w.**, Caust., Staph., Tritic-vg. **3-w.**, Carc. **4-w.**
Gemüt – Beschimpfen, beleidigen, schmähen (108), **2-w.**	Am-m., Aur-m-n., Aur-s., Borx., Caust., Ign., Lac-d., Lach., Mag-c., Nat-c., Staph., Syph., Tritic-vg. **1-w.**, Aur., Crot-c., Hyos., Nat-m., Nit-ac., Sep. **2-w.**
Gemüt – Beschwerden durch – Missbrauch, Misshandlung; nach (57), 2-w.	Am-m., Ambr., Aster., Aur., Aur-m., Carc., Caust., Foll., Hura, Lac-f., Lac-mat., Nat-c., Oxyg., Puls. **1-w.**, Hyos., Lach., Naja, Staph. **2-w.**, Ign., Nat-m., Sep. **3-w.**
Gemüt – Erwartungsspannung (90), **2-w.**	Ambr., Borx., Bry., Caust., Crot-c., Hyos., Ign., Lac-mat., Lach., Mag-c., Nat-m., Nat-p., Nat-s., Sep., Staph., Tritic-vg., Vanil. **1-w.**, Kali-br., Nat-c., Ph-ac., Syph. **2-w.**, Carc., Puls. **3-w.**
Gemüt – Fluchen (92), **2-w.**	Aur-m-n., Borx., Caust., Cygn-be., Ign., Lac-h., Musca-d., Nat-c., Puls., Staph., Vanil. **1-w.**, Hyos., Nat-m. **2-w.**, Nit-ac. **3-w.**
Gemüt – Furcht – Ablehnung, Zurückweisung; vor (12), **1-w.**	Aur-m-n., Carc., Kali-c., Mag-m. **1-w.**, Aur., Ign., Mag-c., Nat-m., Staph. **2-w.**
Gemüt – Furcht – allein zu sein (138), **2-w.**	Aster., Aur-m., Aur-m-n., Beryl-m., Bry., Carc., Kali-br., Kali-sil., Lith-m., Mur-ac., Naja, Nat-c., Nat-p., Nat-s., Nat-sil., Nit-ac., Vanil. **1-w.**, Caust., Elaps, Nat-ar., Puls., Sep., Tritic-vg. **2-w.**, Crot-c., Hyos., Kali-c. **3-w.**
Gemüt – Furcht – Schlangen, vor (26), 3-w.	Carc., Ign., Lac-f., Nat-m., Puls., Sep., Syph. **1-w.**, Elaps, Lach. **2-w.**
Gemüt – Furcht – Trennung; vor – Freunden; von (1), **1-w.**	–
Gemüt – Furcht – Versagen, Misserfolg; vor dem (128), 2-w.	Beryl-m., Carc., Kali-sil., Lac-h., Lith-c., Lith-m., Mag-n., Mur-ac., Naja, Nat-ar., Nat-m., Nat-sil., Oxyg., Ph-ac., Sacch. **1-w.**, Aur., Aur-m-n., Aur-s., Tritic-vg. **2-w.**
Gemüt – Gesellschaft – Verlangen nach (188), 3-w.	Ambr., Aq-mar., Aur., Aur-m-n., Bry., Carc., Caust., Choc., Coloc., Crot-c., Cygn-be., Kali-br., Lac-f., Lac-h., Lach., Mag-m., Naja, Nat-m., Nat-p., Nat-sil., Nit-ac., Oxyg., Ph-ac., Plac., Syph., Vanil. **1-w.**, Elaps, Ign., Nat-c., Puls., Sep., Tritic-vg. **2-w.**, Hyos., Kali-c. **3-w.**

▶ **Tab. 24.1** Fortsetzung.

Rubrik	Arzneimittel
Gemüt – Hass (96), **2-w.**	Am-m., Ambr., Caust., Colum-p., Crot-c., Cygn-be., Ign., Kali-c., Lac-h., Nat-c., Ph-ac., Puls., Sep., Staph., Tritic-vg. **1-w.**, Aur., Aur-m-n., Aur-s., Lach. **2-w.**, Nit-ac. **3-w.**, Nat-m. **4-w.**
Gemüt – Hilflosigkeit; Gefühl der (75), **1-w.**	Ambr., Aur-m-n., Carc., Crot-c., Foll., Ign., Kali-br., Lac-h., Lith-c., Naja, Nat-m., Nat-sil., Ph-ac., Puls., Sep., Staph., Tritic-vg. **1-w.**, Sacch-a. **2-w.**
Gemüt – Kummer, Trauer (149), 2-w.	Acet-ac., Am-m., Aq-mar., Aur-m., Carc., Choc., Colum-p., Crot-c., Hyos., Kali-br., Kali-c., Mag-m., Mur-ac., Naja, Nat-ar., Nat-c., Nat-p., Nat-s., Nat-sil., Nit-ac., Vanil. **1-w.**, Ambr., Aur-m-n., Bry., Coloc., Hell., Lach., Ph-ac., Sep. **2-w.**, Anthraci., Aur., Caust., Nat-m., Puls., Staph. **3-w.**, Ign. **4-w.**
Gemüt – Kummer, Trauer – Erwachen; beim (4), **2-w.**	Ph-ac. **1-w.**, Lach. **2-w.**
Gemüt – Nachgiebigkeit (71), 3-w.	Ambr., Aur-m-n., Caust., Ign., Kali-c., Mag-m., Nat-c., Nat-m., Ph-ac., Plac., Sep., Staph. **1-w.**, Carc., Foll., Lac-d., Tritic-vg. **2-w.**, Aur., Puls. **3-w.**
Gemüt – Raserei, Tobsucht, Wut (164), 3-w.	Aur., Bry., Choc., Coloc., Crot-c., Cygn-be., Ign., Kali-br., Kali-c., Nat-c., Ph-ac., Sep., Staph. **1-w.**, Borx., Caust., Lach., Nat-m., Nit-ac., Puls. **2-w.**, Hyos. **3-w.**
Gemüt – Schreien – Schlaf, im (97), **2-w.**	Carc., Caust., Kali-c., Lac-mat., Nat-m., Nit-ac., Sep. **1-w.**, Aur., Bry., Hyos., Ign., Kali-br., Mag-c., Mag-m., Nat-c. **2-w.**, Borx., Puls. **3-w.**
Gemüt – Selbstvertrauen – Mangel an Selbstvertrauen – Selbstherabsetzung; Selbstherabwürdigung (36), 1-w.	Lach., Mur-ac., Naja, Vanil. **1-w.**, Nat-c. **2-w.**
Gemüt – Sprechen – Schlaf, im (122), **2-w.**	Ambr., Aur., Bry., Carc., Caust., Elaps, Ign., Kali-sil., Mag-c., Nat-c., Nit-ac., Ph-ac. **1-w.**, Hyos., Mag-m., Mur-ac., Nat-m., Puls., Sep. **2-w.**, Kali-c., Lach. **3-w.**
Gemüt – Tod – wünscht sich den Tod, möchte sterben (100), **3-w.**	Ambr., Aur-s., Carc., Hura, Lac-d., Lac-h., Nat-c., Nat-s., Puls., Vanil. **1-w.**, Aur-m-n., Caust., Nat-m., Nit-ac., Sep., Staph. **2-w.**, Aur., Aur-m. **3-w.**
Gemüt – Verächtlich – selbst; gegenüber sich (7), **1-w.**	Aur. **1-w.**
Gemüt – Wahnideen – Gesichter, sieht – Dunkelheit, in der (2), 3-w.	–
Gemüt – Wahnideen – herabsehen, herabblicken; man würde auf sie (5), 2-w.	Vanil. **1-w.**
Gemüt – Wahnideen – schmutzig – er sei (17), **2-w.**	Aster., Carc., Cygn-be., Nat-p., Vanil. **1-w.**, Syph. **2-w.**
Gemüt – Wahnideen – verachtet; er würde (22), **1-w.**	Cygn-be., Hura, Lach. **1-w.**
Gemüt – Wahnideen – wertlos; er sei (10), **1-w.**	Aur., Lac-h., Nat-ar. **1-w.**
Gemüt – Widerwillen – selbst; vor sich (29), **1-w.**	Sep. **1-w.**
Schwindel – schweben; als würde er (62), **2-w.**	Bry., Hyos., Lac-h., Nat-m., Ph-ac. **1-w.**, Sep. **2-w.**
Träume – Schlangen (58), **2-w.**	Carc., Chord-umb., Crot-c., Cygn-be., Hyos., Kali-c., Lach., Sep. **1-w.**, Lac-h. **2-w.**
Allgemeines – Seite – abwechselnde Seiten (32), 3-w.	Bry., Carc., Coloc., Nat-m., Puls., Sep. **1-w.**

24.2.1 Körperliche Symptome

Auf körperlicher Ebene weist Lac caninum einen starken Bezug zur weiblichen Brust auf: Es ist ein wichtiges Mittel in der Still- und Abstillphase sowie bei Entzündungen, hormonellen Störungen und Krebs (Mamma-Karzinom). Die Arzneimittelprüfungen ergaben eine starke Tendenz zu Menstruationsstörungen. Auffallend an dem Mittel ist der Seitenwechsel: Die Symptome wechseln mehrfach die Seite (mal links, mal rechts). Die deutlich ausgeprägte Geruchsempfindlichkeit stellt einen weiteren Hinweis auf die Ausgangssubstanz dar.

Menschen, die Lac caninum benötigen, sind meist warmblütig (können aber auch frostig sein) mit Verlangen nach frischer Luft. Sie lieben Salziges und scharfe Gerichte. Häufig ist ihre Libido erhöht und sie neigen zu regelmäßigem Masturbieren. Auch ein Ekel bzw. eine Furcht vor Würmern und Schlangen wurde festgestellt. Laut James Tyler Kent hängt der überwiegende Teil der Lac-caninum-Symptome mit dem Nervensystem zusammen: *„Es herrscht ein Zustand der Überempfindlichkeit vor, eine allgemeine Hyperästhesie der Haut und aller anderen Teile."* ([14], Bd. 2, S. 597)

Typisch Lac caninum

Familien- oder Gruppenmensch, der sich für Liebe und Zuwendung erniedrigt und die eigenen Wünsche zugunsten der Bedürfnisse der Gruppe hintanstellt. Hat keine hohe Meinung von sich.

Thema: Kummer durch Erniedrigung und das Gefühl, misshandelt oder missbraucht zu werden

24.3 Lac (vaccinum) defloratum (entrahmte Kuhmilch) – Lac-d.

Lac defloratum, hergestellt aus entrahmter Kuhmilch (▶ **Abb. 24.2**), ist ein Mittel für schwermütige Menschen, die zu Depressionen neigen. Sie empfinden wenig Lebensfreude, sind voller Trauer und Niedergeschlagenheit, wünschen sich den Tod und denken über die einfachste Art und Weise nach, sich umzubringen. Ihre Gedanken kreisen um die Themen Tod und Sterben. Sie haben wenig Selbstvertrauen, fühlen sich schwach und minder-

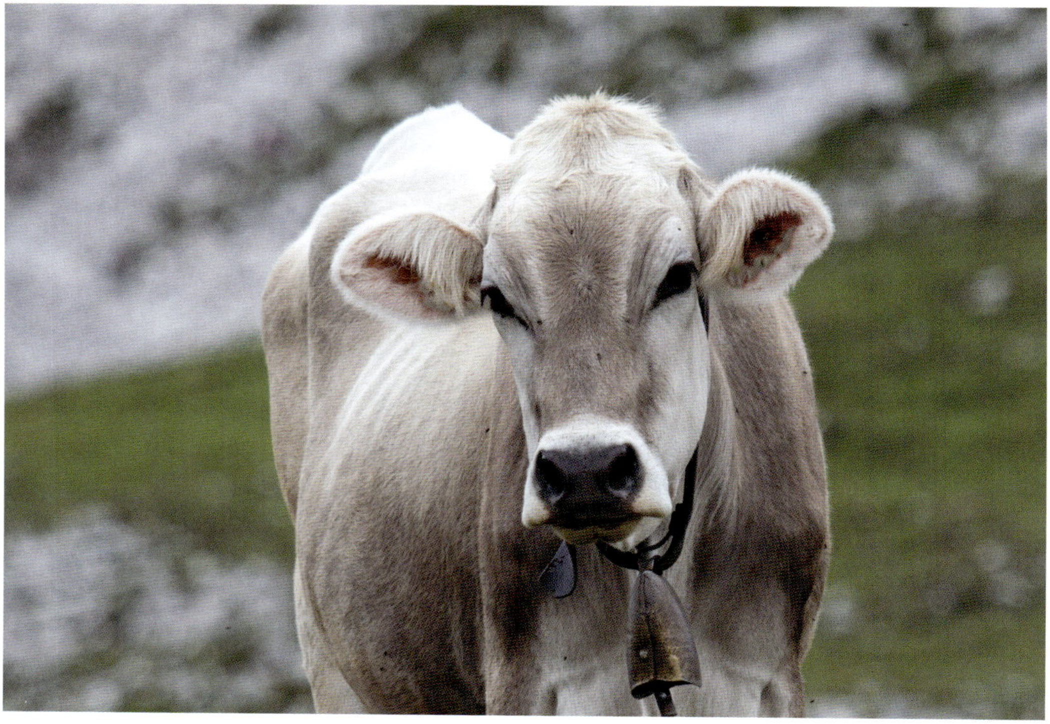

▶ **Abb. 24.2** Aus entrahmter Kuhmilch wird das Arzneimittel Lac defloratum hergestellt. (Jürgen Weiland, Bonn)

wertig. Wie Hund, Pferd, Esel, Schaf, Schwein oder Ziege gehört auch die Kuh zu den domestizierten Säugetieren: Sie wird gezwungen, für den Menschen zu arbeiten, ihm zu dienen, ohne Unterlass Milch für ihn zu geben und ihm sämtliche Kinder zu opfern. Insofern verwundert es nicht, dass auch Lac-defloratum-Patienten sich zu allen möglichen Handlungen gezwungen fühlen. Laut Sankaran besteht die innere Vorstellung, *„dass sie viel für die Gemeinschaft tun müssen, körperlich für andere schwer arbeiten müssen, um akzeptiert zu werden."* ([53], S. 906) Kummer und Trauer von Lac defloratum rühren also von der Empfindung her, unfrei zu sein, unterdrückt und gegängelt zu werden, keine Freude am Leben zu haben. Auch fühlen sich die Betroffenen häufig allein und verlassen, ausgegrenzt und isoliert vom Rest der Gesellschaft. Kühe sind Herdentiere: Die Trennung von der Gruppe, von den Bezugspersonen, löst bei Lac-defloratum-Menschen Kummer und Trauer aus. Allerdings haben sie zu ihren Mitmenschen ein eher ambivalentes Verhältnis: Einerseits fürchten sie sich davor, allein zu sein, andererseits meiden sie die Gesellschaft, scheuen den Anblick anderer Menschen. Dennoch tut es ihnen gut, wenn sie über ihre Sorgen sprechen können. Obwohl sie darunter leiden, dominiert zu werden, haben sie Schwierigkeiten sich zu entscheiden, sind unentschlossen und brauchen jemanden, der ihnen sagt, was sie tun sollen.

Der Lac-defloratum-Zustand ist vergleichbar mit der Lebenssituation einer schwachen Frau, die von ihrem Ehemann dominiert, unterdrückt und zum absoluten Gehorsam gezwungen wird. Sie hat niemanden, dem sie sich anvertrauen könnte, fühlt sich allein und verlassen. Der Mann schränkt sie derart ein, dass ihr kaum Luft zum Atmen bleibt, sie glaubt ersticken zu müssen. Obwohl sie sehr unglücklich über ihre Lage ist, kann sie nichts daran ändern: Widerstand wäre zwecklos. Selbst, wenn sie wollte, könnte sie ihren Mann nicht verlassen, weil sie komplett abhängig von ihm ist. Jeder Ausbruchsversuch würde mit Repressalien bestraft. Ihr bleibt nichts anderes übrig, als bedingungslos zu gehorchen und ihm lebenslang zu dienen. Das mag sehr extrem klingen, trifft aber den Kern der Lac-defloratum-Empfindung und der entsprechenden Kummersymptomatik. Mitunter kommen diese Menschen bereits aus autoritären Elternhäusern, in denen sie nichts zu sagen hatten, eventuell sogar körperlich misshandelt wurden. Wie bei Lac caninum finden wir auch bei Lac defloratum ein unterwürfiges Verhalten vor. Beide trauen sich nicht, aufzubegehren. Allerdings steht bei der Kuhmilch das Thema Arbeit und Ausbeutung im Vordergrund.

Lac-defloratum-Menschen sind klaustrophobisch: Sie fühlen sich äußerst unwohl in einer größeren Menschenansammlung, trauen sich nicht, die Toilettentüre zu schließen, aus Angst zu ersticken.

Typisch für Lac defloratum sind Handgesten, die einen (endlosen) Kreis beschreiben, sowie das Verlangen, (mit ihren Hörnern) zu stechen oder zu stoßen. Die Betroffenen haben das Empfinden, in einem Endloskreis gefangen zu sein, sich nicht daraus befreien zu können, wieder und wieder mit den gleichen Problemen konfrontiert zu werden. Sie jammern und klagen während der Anamnese. Beides zusammen führt zur Einordnung von Lac defloratum ins Malaria-Miasma (s. Natrium-muriaticum, Kap. 5.6).

Wie alle Lac-Mittel ist auch die Kuhmilch reich an Mineralien und Salzen, insbesondere an Natriumchlorid, was Lac defloratum in die Nähe von Natrium muriaticum rückt. In seiner *Praktischen Materia Medica* schreibt John Henry Clarke: *„Da Nat-m. ein Hauptbestandteil von Lac vaccinum defloratum ist, überrascht es nicht, dass dessen Symptome in der Pathogenese auftauchen, z. B. Durst auf große Mengen und häufig, Übelkeit und Erbrechen, Niedergeschlagenheit mit Weinen und Herzklopfen."* ([20], S. 165)

24.3.1 Körperliche Symptome

Lac-defloratum-Menschen sind äußerst verfroren, was sich verstärkt durch das Berühren kalter Gegenstände. Dazu schreibt James Tyler Kent: *„Die Lac-defloratum-Patientin ist so fröstelig und kälteempfindlich, dass sie selbst in einem geschlossenen und objektiv warmen Raum das Gefühl hat, von kalter Luft umweht oder angefächelt zu werden. Besonders empfindlich reagiert sie auf feuchtes Wetter."* ([14], Bd. 2, S. 604)

Wie bei allen Milchmitteln besteht eine Empfindlichkeit gegen Milch: Bei Lac defloratum ist die Abneigung und Unverträglichkeit von Kuh-

▶ **Tab. 24.2** Entsprechende Rubriken von Lac defloratum.

Rubrik	Arzneimittel
Gemüt – Furcht – engen Räumen; in (110), 2-w.	Ambr., Bry., Carc., Caust., Kali-c., Kali-sil., Lach., Nat-m., Nat-s., Nat-sil., Sep., Staph., Vanil. **1-w.**, Aur-m-n., Ign., Mag-n., Puls., Tritic-vg. **2-w.**
Gemüt – Furcht – Tür – verschlossen sein; aus Furcht, die Tür könnte (3), **1-w.**	Syph., Tritic-vg. **1-w.**
Gemüt – Gesellschaft – Abneigung gegen – Anblick von Menschen; vermeidet den (24), **2-w.**	Elaps, Nat-m. **1-w.**, Nat-c., Sep. **2-w.**
Gemüt – Suizidneigung; Neigung zum Selbstmord – Gedanken an Selbstmord – denkt über den einfachsten Weg nach, Selbstmord zu begehen (1), 3-w.	–
Gemüt – Traurigkeit – Gespräche amel. (4), 2-w.	–
Gemüt – Verlassen zu sein; Gefühl (190), **1-w.**	Aq-mar., Carc., Chord-umb., Cygn-be., Hura, Kali-br., Kali-c., Lac-c., Lith-c., Sacch., Vanil. **1-w.**, Aur-m-n., Aur-s., Crot-c., Hyos., Ign., Lac-h., Lach., Nat-m. **2-w.**, Aur., Nat-sil., Puls. **3-w.**
Kopf – Schmerz – begleitet von – Übelkeit (210), **2-w.**	Ambr., Aur., Aur-s., Hyos., Ign., Kali-sil., Lac-h., Lith-c., Mag-c., Naja, Nat-ar., Nat-c., Nat-p., Nat-s., Nat-sil., Tritic-vg., Vanil. **1-w.**, Borx., Bry., Coloc., Kali-c., Lach., Nat-m., Nit-ac., Puls., Sep. **2-w.**, Caust. **3-w.**
Magen – Übelkeit – Milch – agg. (10), **1-w.**	Lach., Nat-m. **1-w.**, Puls. **2-w.**, Nit-ac. **3-w.**
Rektum – Diarrhö – Milch – agg. (27), **1-w.**	Bry., Nit-ac., Tritic-vg. **1-w.**, Kali-c., Mag-c. **2-w.**, Mag-m., Nat-ar., Nat-c., Sep. **3-w.**
Allgemeines – Speisen und Getränke – Milch – Abneigung (128), 3-w.	Acet-ac., Aur-m-n., Borx., Carc., Elaps, Kali-br., Kali-c., Lac-f., Lac-h., Lach., Mag-c., Nat-p., Nit-ac., Ph-ac., Sacch., Vanil. **1-w.**, Bry., Ign., Kali-sil., Mag-m., Nat-m., Nat-sil., Puls., Sep. **2-w.**, Nat-c., Staph. **3-w.**
Allgemeines – Speisen und Getränke – Milch – agg. (155), 3-w.	Aur-m-n., Carc., Ign., Kali-sil., Lac-c., Lac-h., Lach., Mur-ac., Nat-sil., Ph-ac. **1-w.**, Ambr., Bry., Kali-c., Mag-c., Nat-ar., Nat-c., Nat-m., Nat-p., Nat-s., Puls. **2-w.**, Mag-m., Nit-ac., Sep., Staph. **3-w.**

milch besonders stark ausgeprägt. Es ist das Hauptmittel bei chronischer Kuhmilchallergie. Der Genuss von Milch führt zu Übelkeit, Erbrechen, Durchfall und zu juckenden Hautausschlägen. Darüber hinaus neigen Lac-defloratum-Patienten zu migräneartigen Kopfschmerzen, begleitet von Übelkeit und Erbrechen, besser durch kalte Anwendungen. Diese können wöchentlich auftreten oder im Zusammenhang mit den Menses. Auch die Traurigkeit wird vor oder während der Periode stärker empfunden. Dazu noch einmal Kent: „*Lac defloratum passt zu blassen, kränklich aussehenden und von Sorgen gekennzeichneten Frauen mit heftigen Kopfschmerzen über den Augen und im Stirnbereich. Die Schmerzen bessern sich durch Druck, festes Binden mit einem Tuch, Liegen in einem abgedunkelten Raum, vollkommene Ruhe und kalte Umschläge; sie verschlimmern sich durch die geringste Bewegung, Licht und Geräusche sowie Konversation.*“ ([14], Bd. 2, S. 606)

Wenn sie keine Milch zu sich genommen haben, neigen Lac-defloratum-Menschen zu extremer Obstipation: Der Stuhl ist trocken und hart, kann nur unter Schmerzen abgesetzt werden. In der Schwangerschaft kommt es häufig zu Komplikationen mit anhaltendem Erbrechen, Obstipation, Kopfschmerzen, häufigem Harndrang, Nieren- und Gallenblasenkoliken sowie zu rheumatischen Schmerzen. Das Stillen ist nicht immer einfach: Entweder fehlt die Milch ganz oder sie lässt bald nach. Lac defloratum ist ein durstiges Mittel mit Verlangen nach kaltem Wasser.

Typisch Lac defloratum
Milde, sanftmütige Menschen, die sich von anderen dominieren und ausnützen lassen, aus Angst, im Stich gelassen zu werden. Klaustrophobie mit der Furcht zu ersticken.
Thema: Kummer durch das Gefühl der Unterdrückung, der Isolation und der Unfreiheit

24.4 Lac felinum (Katzenmilch) – Lac-f.

Lac felinum, aus der Milch einer laktierenden Hauskatze (▶ **Abb. 24.3**), wurde erstmals 1882 von Samuel Swan geprüft (Samuel Swan hat auch andere Milchmittel geprüft wie Lac caninum und Lac defloratum), über 100 Jahre später noch einmal von Divya Chhabra in Indien mit zehn Prüfern in der Potenz C 30 [3]. Von ihr stammen wichtige Erkenntnisse über die Empfindung der Menschen, die Katzenmittel benötigen. Es sind eigenwillige Wesen, die sich nicht unterdrücken lassen. Sie können es nicht ertragen, fremdbestimmt zu werden. Wenn andere versuchen, sie zu dominieren, ihnen ihren Willen aufzuzwingen, „fahren sie die Krallen aus". Dennoch oder gerade deswegen ist (sexueller) Missbrauch ein zentrales Thema bei Lac felinum. Divya Chhabra hat festgestellt, dass die potenzierte Katzenmilch bei Patienten mit Inzestthematik indiziert ist. Träume von Geschlechtsverkehr und Vergewaltigung durch (nahe) Verwandte sind ein weiterer Hinweis in diese Richtung.

Zur Sexualität haben Katzen-Persönlichkeiten ein gespaltenes Verhältnis: Einerseits empfinden sie Verlangen danach, können durchaus zügellos und ausschweifig sein, andererseits fühlen sie sich schnell missbraucht und benutzt.

„Die Paarung selbst scheint bei Katzen eine Mischung von Vergnügen und Schmerz zu sein, der Kater ergreift die Katze im Nacken und hält sie dort fest, während er sie besteigt. Der Penis des Katers

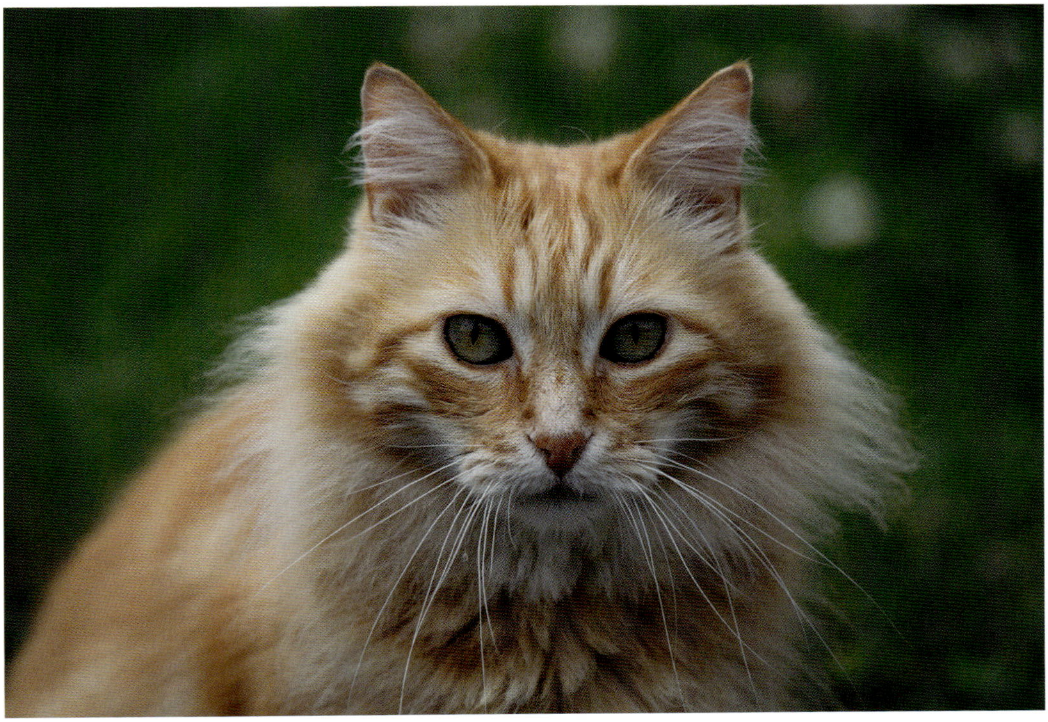

▶ **Abb. 24.3** Lac felinum wird aus der Milch einer laktierenden Hauskatze gewonnen. (Jürgen Weiland, Bonn)

hat dornartige Auswüchse, welche die Vagina stimulieren, was zum Eisprung führt. Die Katze lässt die Paarung zwar zu, doch gewöhnlich schreit sie im Verlaufe dessen laut; und es klingt nicht besonders nach Vergnügungsschreien.“ ([55], S. 558)

Typisch und mittelweisend ist die Empfindung der Lac-felinum-Frau, sich prostituieren zu müssen, um geliebt und versorgt zu werden. Das ist der Preis, den die Katze für die Domestizierung zahlen muss: Sie hat ein Dach über dem Kopf und bekommt täglich ihr Futter, dafür muss sie sich vom Menschen streicheln und liebkosen lassen. Dennoch ist die Hauskatze ihren wilden Vorfahren deutlich näher als der Hund. Sie hat sich ihr unnahbares, eigenwilliges Wesen bewahrt und entscheidet selbst, wann sie sich dem Menschen nähert und wann nicht. Während der Hund sich seinem Herrn bedingungslos unterwirft, zeigt die Katze ihre Krallen und faucht, um sich zu widersetzen – ihre Grenzen aufzuzeigen. Sie weigert sich, den Erwartungen und Wünschen ihres Herrn zu entsprechen. Dazu schreibt Farokh J. Master: *„Bei Lac caninum kommt es aufgrund von Missbrauch zu versteckter Aggression. Aber bei Lac felinum ist das Gefühl: Na gut, ich wurde missbraucht und ich werde verdammt schlecht behandelt. Jetzt aber werde ich alle Schranken und alle Normen durchbrechen und versuchen, von alldem unabhängig zu sein!“* ([20], S. 94f.) Das Thema „Abhängigkeit – Unabhängigkeit“ spielt bei Lac felinum eine große Rolle. Die Betreffenden wollen auf gar keinen Fall abhängig sein und wehren sich dagegen, sich in den „goldenen Käfig“ sperren zu lassen. Ihr eigener Wille und ihre Freiheit sind ihnen heilig. Aus diesem Grund haben sie Vorbehalte gegen zu enge Bindungen, auch wenn sie es durchaus schätzen, umsorgt zu werden. Beziehung ja, aber nach ihren Vorgaben. Dazu weiter Farokh J. Master: *„Diese Menschen fordern ein hohes Maß an Freiheit. (…) Sollte ein Partner in irgendeiner Art klammern oder versuchen, sie festzuhalten, bekommen sie sofort das Gefühl von Klaustrophobie oder fühlen sich wie erstickt oder erwürgt. Sie haben immense Bindungsangst und trennen sich deshalb entschieden von denen, die sich an ihnen festklammern.“* ([20], S. 96) Dazu passt auch ihre Abneigung gegen unangemessene Berührung. Und so verachtet sich Lac felinum dafür, dass sie sich für Nahrung und Fürsorge korrumpieren lässt. Divya Chhabra zur Prüfung von Lac-f.: *„Dies war ein Tiermittel mit einem schmutzigen Gefühl über die eigene Person, dem Gefühl, nicht respektiert zu werden, mit Verachtung behandelt zu werden. Dieses Gefühl ergibt sich aus einem Konflikt und einer Entscheidung. Der Konflikt, sich zu unterwerfen, sich zu erniedrigen, um eine Beziehung zu retten oder für Geld. Das Thema der Prostituierten, die ihren Körper, ihre Würde für Geld hergibt. Das Thema des Eunuchen, der sich unanständig benimmt, wodurch er Widerwillen und Abscheu erregt, um Geld zu bekommen. Welch ein schlechtes Gefühl müssen sie über sich selbst haben, um sich so zu verhalten!“* ([3], S. 166f.) Und weiter: *„Sie haben ihre Wahl getroffen, ihre Unabhängigkeit, ihre Wildheit, ihre Freiheit, ihren Respekt aufgegeben – für Futter, um zu überleben.“* ([3], S. 167) Ihr Resümee lautet: *„Es ist … ein Mittel für jemanden, der ein schreckliches, schmutziges Gefühl hat; der fühlt: Ich habe mich dafür entschieden, mich zu prostituieren, ich habe mich erniedrigt – und ist es das wert? Das Wort ‚Prostitution‘ muss in weiterem Sinne verstanden werden. Es ist das Gefühl, sich selbst herabzusetzen.“* ([3], S. 167)

Nach außen wirken Katzen-Persönlichkeiten oft stolz und überheblich, damit kompensieren sie ihre Selbstzweifel und ihre Verletzlichkeit. In ihrem Inneren sind sie jedoch fest davon überzeugt, völlig unfähig oder gar dumm zu sein. Diese negative Selbsteinschätzung rührt nicht selten vom Elternhaus her: Dem Kind wurde immer wieder vermittelt, es sei nicht intelligent genug und genüge den elterlichen Ansprüchen nicht, weshalb die Betroffenen in ständiger Angst leben, etwas falsch zu machen, nichts wert zu sein. Hinzu kommt die Wahnidee, hässlich auszusehen, verbunden mit Abscheu sich selbst gegenüber. Diese Art von Minderwertigkeitsgefühlen scheint ein Charakteristikum der Lacs domestizierter Tiere zu sein, auch wenn sie im Repertorium nicht in den entsprechenden Rubriken vertreten sind. Laut Farokh J. Master finden wir die Wahnidee, hässlich und unnütz zu sein, auch bei Lac caninum (Kap. 24.2), Lac equinum und Lac humanum (Kap. 30.3.8). Letzteres ist auch in der Rubrik *„Gemüt – Wahnideen – Körper hässlich aussehen; der Körper würde“* enthalten.

Dennoch oder gerade deswegen legen Lac-felinum-Menschen viel Wert auf ihr Äußeres: Sie kleiden sich bewusst schick, farbenfroh und extravagant, lieben ausgefallenen, geschmackvollen Schmuck. Dabei achten sie auch auf ihre Mimik und ihre verbale Ausdrucksweise – sie wollen bei ihrem Gegenüber einen bleibenden Eindruck hinterlassen. Ein Leben als „hässliches Entlein" ist nichts für sie. Im Gegensatz zur Sulphur-Persönlichkeit bleiben sie allerdings stets kritisch sich selbst und der eigenen Erscheinung gegenüber.

Die Extravaganz der Lac-felinum-Persönlichkeit lässt sich nicht nur an ihrem Äußeren ablesen, sie zeigt sich in ihrer ganzen inneren Haltung. „Katzen" wollen geliebt und bewundert werden, allerdings nicht wie „Hunde" aufgrund ihres Wohlverhaltens und ihrer Loyalität, sondern wegen ihres Nonkonformismus und ihrer Besonderheit. Sie sind anders und deshalb kostbar. Ein ähnliches Phänomen kennen wir aus der Pflanzenwelt von den Orchideen (Kap. 17).

Nicht nur sie selbst, sondern auch das Umfeld muss sauber und gepflegt sein. So wie die Katze viel Zeit darauf verwendet, sich sorgsam zu putzen und abzuschlecken, ist auch der Lac-felinum-Mensch tunlichst darauf bedacht, seine Wohnung und seinen Arbeitsplatz rein und in Ordnung zu halten. Dabei kann er eine regelrechte Putzwut entwickeln. Lac-felinum-Persönlichkeiten lieben Tiere, vor allem Katzen, vielleicht weil sie sich in ihnen wiedererkennen.

Zu Lac felinum gibt es lediglich 160 Einträge im Radar [28], 56 zum Gemüt.

▶ **Tab. 24.3** Entsprechende Rubriken von Lac felinum.

Rubrik	Arzneimittel
Gemüt – Ankleiden, Anziehen – auffällig, leuchtend und wild (2), 1-w.	–
Gemüt – Anorexia nervosa (69), **1-w.**	Aur., Aur-m-n., Carc., Ign., Lach., Nat-p., Ph-ac., Puls., Sacch., Sep., Staph. **1-w.**, Nat-m. **2-w.**
Gemüt – Ausdrücken; sich – Verlangen sich auszudrücken (5), **1-w.**	–
Gemüt – Berührtwerden – Abneigung berührt zu werden (84), 1-w.	Carc., Caust., Hell., Ign., Mag-c., Nit-ac., Sep. **1-w.**, Bry., Foll., Lach., Nat-m. **2-w.**, Kali-c. **3-w.**
Gemüt – Beschwerden durch – Missbrauch, Misshandlung; nach (57), 1-w.	Am-m., Ambr., Aster., Aur., Aur-m., Carc., Caust., Foll., Hura, Lac-mat., Nat-c., Oxyg., Puls. **1-w.**, Hyos., Lac-c., Lach., Naja, Staph. **2-w.**, Ign., Nat-m., Sep. **3-w.**
Gemüt – Beschwerden durch – Missbrauch, Misshandlung; nach – sexuellem Missbrauch; nach (48), 1-w.	Am-m., Ambr., Aster., Aur-m., Caust., Foll., Hyos., Lac-c., Nat-c., Oxyg. **1-w.**, Carc., Ign., Nat-m., Sep., Staph. **3-w.**
Gemüt – Furcht – fallen, zu stürzen; zu (104), **1-w.**	Aur., Aur-m., Aur-s., Caust., Crot-c., Hura, Kali-c., Nat-m., Nat-p. **1-w.**, Borx., Lac-c., Puls. **2-w.**
Gemüt – Furcht – Geschlecht; vor dem anderen (5), 1-w.	Puls., Sep., Staph. **1-w.**
Gemüt – Indiskretion, Taktlosigkeit (41), **1-w.**	Aur., Aur-s., Bry., Caust., Hyos., Ign., Kali-c., Lach., Nat-m., Sep., Staph. **1-w.**, Puls. **3-w.**
Gemüt – Ordnung – Verlangen nach (12), **1-w.**	Aster., Carc., Vanil. **1-w.**, Tritic-vg. **2-w.**
Gemüt – Sauberkeit, Reinlichkeit – Reinlichkeitswahn, Putzwut (17), 1-w.	Carc., Syph., Tritic-vg. **1-w.**, Vanil. **2-w.**
Gemüt – Tiere – liebt Tiere – Katzen (8), **1-w.**	Lach. **1-w.**
Gemüt – Wahnideen – vernachlässigt – er würde vernachlässigt (32), 1-w.	Aur-m-n., Carc., Crot-c., Mag-m., Naja, Nat-m., Nat-sil., Oxyg., Puls., Sacch., Sep., Staph., Tritic-vg. **1-w.**, Lac-h. **2-w.**
Gemüt – Zügellosigkeit, sexuelle Ausschweifungen (49), **1-w.**	Hyos., Ign., Lach., Nat-m., Ph-ac., Puls., Sep. **1-w.**, Caust., Staph. **2-w.**
Auge – Gerstenkörner (89), **1-w.**	Ambr., Aur-m-n., Bry., Carc., Caust., Elaps, Kali-br., Lach., Nat-m. **1-w.**, Aur., Ph-ac. **2-w.**, Puls., Sep., Staph. **3-w.**

▶ **Tab. 24.3** Fortsetzung.

Rubrik	Arzneimittel
Brust – Schwellung – Mammae – Menses – vor agg. (54), 1-w.	Aur-m., Beryl-m., Bry., Carc., Kali-c., Lac-h., Lith-m., Mur-ac., Musca-d., Sacch. **1-w.**, Lac-c., Nat-m., Puls. **2-w.**
Allgemeines – Allergien; Neigung zu – Katzen; gegen (7), 1-w.	Kali-c., Puls. **1-w.**
Allgemeines – Krankengeschichte von; persönliche – Vergewaltigung; von (1), **1-w.**	–

24.4.1 Körperliche Symptome

Lac-felinum-Menschen sind eher verfroren und haben Verlangen nach Wärme, wenn auch nicht so ausgeprägt wie bei Lac humanum (Kap. 30.3.8) und Lac defloratum (Kap. 24.3). Wie viele andere „Tier-Patienten" können sie keinen Hunger ertragen. Er macht sie übellaunig und ungeduldig. Sie bevorzugen gesunde Kost; Fett und Venusmuscheln können sie nicht leiden. Zu Milch haben sie ein gespaltenes Verhältnis, in der Regel mögen und vertragen sie sie nicht. Interessant ist die Affinität zu Unverdaulichem wie Papier, Kreide, Kalk, Erde, Bleistift und Lehm, vor allem in der Kindheit.

Das Mittel hat großen Bezug zu den Augen: Sie sind empfindlich, tränen und schmerzen nach Überanstrengung wie beim Lesen oder Schreiben, neigen zu Gerstenkörnern, und es besteht große Furcht, die Augen könnten durch einen spitzen Gegenstand verletzt werden. Auch der Kopf macht häufig Probleme, z. B. in Form von Kopfschmerzen, die mitunter die Seiten wechseln, verbunden mit einem Hitzegefühl. Die Haut reagiert mit Ausschlägen und Ekzemen wie Neurodermitis. Ein Leitsymptom ist die Allergie gegen den Speichel und die Hautschuppen von Hauskatzen.

Typisch Lac felinum

Fühlt sich minderwertig und hässlich. Leidet unter dem Gefühl, sich prostituieren zu müssen, um geliebt und umsorgt zu werden. Verlangen, frei und unabhängig zu sein.

Thema: Kummer durch Missbrauch und Vernachlässigung sowie durch Minderwertigkeitsgefühle

25 Meerestiere

25.1 Allgemeines

Bei den Meerestieren handelt es sich nicht um eine natürliche Verwandtschaftsgruppe (Taxonomie) im Sinne einer biologischen Systematik, sondern um unterschiedlichste Spezies, deren einzige Gemeinsamkeit darin besteht, dass sie sich hauptsächlich im Meer aufhalten. Dazu gehören

- Schwämme,
- Nesseltiere,
- Ringelwürmer,
- Weichtiere,
- Gliederfüßer,
- Stachelhäuter und
- Wirbeltiere.

Homöopathisch interessant sind neben den Meeressäugern und den Schwämmen vor allem die Mollusken, auch Weichtiere genannt. Typisch für diese Arzneimittel, zu denen die Muscheln und die Cephalopoden (Kopffüßer) gehören, ist der Konflikt zwischen dem Bedürfnis nach Schutz und Sicherheit einerseits sowie dem Wunsch nach Freiheit und Ungebundenheit andererseits. Aus diesem Grund sind Menschen, deren Simillimum aus dieser Arzneimittelgruppe stammt, immer darum bemüht, eine gewisse Distanz zu ihren Mitmenschen zu wahren, sich eine Rückzugsmöglichkeit offen zu halten. Auf welche Weise sie das tun, hängt vom Reaktions- und Überlebensmuster des jeweiligen Meerestieres ab, das sie als Heilmittel benötigen.

Allen Meeresmitteln gemeinsam, auch den mineralischen oder pflanzlichen, ist die Empfindung von Einsamkeit und Verlassenheit sowie das Verlangen nach Sicherheit und Schutz. Ihr Kummer rührt vom Gefühl der emotionalen Minderversorgung her. Sie fühlen sich nicht gesehen, nicht verstanden, haben Furcht vor neuen Herausforderungen – halten sich lieber an das Altbewährte. Auf körperlicher Ebene finden wir bei all diesen Mitteln einen Bezug zum Meer sowie Verlangen oder Abneigung nach bzw. gegen Salz und Meeresfrüchte.

Thematisch können die Meeresmittel leicht mit den mineralischen Arzneien der zweiten und dritten Reihe des Periodensystems verwechselt werden, weshalb es so wichtig ist, zunächst das Reich festzulegen (Tier, Mineral oder Pflanze). Den Meerestieren müssen stets die tierischen Themen und Überlebensstrategien (Kap. 22) zugrunde liegen.

25.2 Ambra grisea (Substanz aus dem Kot des Pottwals) – Ambr.

Der Pottwal (Physeter macrocephalus), aus der Familie der Physeteridae, gehört zur Unterordnung der Zahnwale, aus der auch Delphine, Tümmler und Orcas stammen. Ausgewachsene Männchen werden bis zu 19 Meter lang und wiegen maximal 70 Tonnen, die Weibchen sind deutlich kleiner und leichter. Der markante riesige Kopf nimmt nahezu ein Drittel des gesamten Körpers ein. Pottwale ernähren sich im Wesentlichen von Tintenfischen und Kalmaren, die sie in großen Mengen verschlingen. Das homöopathische Mittel Ambra grisea besteht aus einer Substanz, die im Kot des Wals enthalten ist. Der Kot enthält u. a. unverdauliche Bestandteile der Beutetiere sowie ein Sekret aus dem Darm des imposanten Meeressäugers, das als Reaktion auf die permanente Reizung durch das scharfkantige Innenskelett der verzehrten Kopffüßer (Schulp) gebildet wird. Daraus wird das Homöopathikum hergestellt. Pottwale sind gesellige Tiere, leben in „Schulen" zusammen und helfen einander: Sie stehen kranken und verwundeten Tieren bei, unterstützen sich gegenseitig bei der Geburt und schützen ihre Jungen.

Ambra-Menschen haben wie die Tiere selbst eine starke Bindung zu ihrer Familie: Die eigene Sippe ist ihnen „heilig", wozu neben Familienmitgliedern auch enge Freunde zählen. Insofern stellt der Tod eines Angehörigen (Eltern, Kinder, Freunde) eine Katastrophe dar, die die Betroffenen in tiefste seelische Abgründe stürzen und völlig aus der Bahn werfen. Ambra-Persönlichkeiten reagieren darauf mit nervöser Erschöpfung, Melancholie,

Traurigkeit, Verzweiflung und Niedergeschlagenheit, auch im Wechsel mit Leidenschaftlichkeit. Am Ende bleibt eine große Gleichgültigkeit und Apathie bestehen, die zu Suizidgedanken führen kann. Dies, so Kent, *„ist die psychische Verfassung des vorzeitig gealterten Ambra-Patienten, der mit seinen Kräften am Ende ist. Er bietet das Bild eines Wracks …“* ([14], Bd. 1, S. 143) Menschen, deren Heilmittel Ambra grisea ist, wirken deutlich älter als sie sind, selbst in jungen Jahren erinnert ihre äußere Erscheinung an einen alten Menschen: Sie sind unsicher auf den Beinen, neigen dazu, Dinge zu vergessen, stellen Fragen, ohne auf die Antwort zu warten, sind zerstreut und geistesabwesend, springen von einem Thema zum nächsten und können sich schwer auf eine Sache konzentrieren: Ihr Kopf fühlt sich leer und benommen an. Vor allem nachts drängen sich unangenehme Gedanken und Fantasiebilder auf, die sie am Einschlafen hindern. Das zwanghafte Verharren bei unangenehmen Ereignissen aus der Vergangenheit kennen wir von Natrium muriaticum (Kap. 5.6). Während Natrium-muriaticum-Patienten diese negativen Gedanken geradezu heraufbeschwören, ist Ambra ihnen ausgeliefert – kann sich nicht dagegen wehren.

So glücklich und zufrieden der Ambra-Mensch im Kreise von Freunden und Familie ist, so sehr verunsichert ihn die Anwesenheit Fremder. Jeglicher Kontakt im Außen führt zu nervösen Reaktionen und Beschwerden. Sobald der Ambra-Mensch vor einer Gruppe, die nicht seiner Sippe angehört, das Wort ergreifen soll, fängt er an zu zittern, errötet, ist total aufgeregt und kann keinen klaren Gedanken fassen.

Wie Aqua marina und Natrium muriaticum erträgt es auch Ambra nicht, beobachtet zu werden. Gespräche mit Fremden sind ihm eher unangenehm und er entwickelt zahlreiche Ängste und Befürchtungen, die mit zwischenmenschlichem Kontakt zu tun haben. Vor allem größere Menschenansammlungen sind ihm ein Gräuel. Ambra-Patienten befürchten, von anderen abgelehnt zu werden, weshalb sie sich dem Urteil ihrer Mitmenschen entziehen, indem sie es vermeiden, in der Öffentlichkeit zu sprechen oder zu telefonieren, wenn andere zuhören könnten. Der Grund ist das Bedürfnis gut anzukommen, zu gefallen: Sie fürchten sich vor dem negativen Urteil, das andere möglicherweise über sie fällen. Sobald in ihrer Gegenwart gelacht wird, werden sie misstrauisch und glauben, ausgelacht oder verspottet zu werden.

Die Befangenheit Fremden gegenüber geht so weit, dass der Ambra-Patient nicht in der Lage ist, Stuhl abzusetzen oder zu urinieren, wenn andere zugegen sind, z. B. auf einer öffentlichen Toilette oder wenn ein Fremder vor der Tür steht. Während der Fokus bei Natrium muriaticum auf dem Urinieren liegt (hier ist das Mittel vierwertig vertreten, Ambra grisea dagegen nur einwertig), hat Ambra vor allem Probleme mit dem Stuhlgang (Ambra grisea dreiwertig, Natrium muriaticum einwertig). Sankaran berichtet, Ambra-Patienten hätten das Gefühl, andere würden sie verachten, wenn sie Zeuge ihrer Stuhlgeräusche – und vermutlich auch der Gerüche – würden. Seiner Erfahrung nach schämt sich Ambra *„der Geräusche, die beim Stuhlgang entstehen (…). Am liebsten würde er für die Zeit des Stuhlgangs das ganze Haus allein für sich und niemand in der Nähe haben – so stark ist diese Seite und das Maß der Verlegenheit bei Ambra.“* ([36], S. 7) Interessant ist der Zusammenhang zwischen der Ausgangssubstanz von Ambra grisea – Kot des Pottwals, der im frischen Zustand ebenso unangenehm stinkt wie menschliche Ausscheidungen – und der starken Gehemmtheit des Ambra-Menschen im Umgang mit seinen natürlichen Körperfunktionen. Es scheint, dass Ambra-Persönlichkeiten sich vor den eigenen Ausscheidungen und Ausdünstungen ekeln, und dass sie diese Aversion sich selbst gegenüber auf andere Menschen projizieren, weshalb sie es tunlichst vermeiden, sich in Gegenwart anderer zu entleeren. Diese Vermeidungshaltung ist ein deutlicher Hinweis auf das sykotische Miasma, dem das Mittel nach Sankaran angehört, ebenso die Erwartungsangst und -spannung, die charakteristisch für Ambra-Patienten sind.

Pottwale leiden häufig unter Meteorismus – ihr gigantisches Rülpsen und das laute Rumoren in ihren Därmen kann man über weite Strecken hören, wenn sich die Tiere gerade an der Wasseroberfläche befinden.

▸ **Tab. 25.1** Entsprechende Rubriken von Ambra grisea.

Gemüt – Angesehen, angeblickt zu werden – erträgt es nicht, angesehen zu werden (47), 1-w.	Aur-s., Hell., Kali-br., Kali-c., Mag-c., Puls. **1-w.**, Aur-m-n., Nat-m. 2.w.
Gemüt – Angst – Fremden; in Anwesenheit von (4), 2-w.	–
Gemüt – Angst – Gewissensangst – Masturbation, nach (2), **2-w.**	Ph-ac. **2-w.**
Gemüt – Angst – Menschenmenge, in einer (19), 3-w.	Carc., Caust., Mag-c. **1-w.**, Aur., Puls. **2-w.**
Gemüt – Beschwerden durch – Kummer (94), **3-w.**	Am-m., Anthraci., Aur-s., Carc., Elaps, Kali-c., Mag-c., Naja, Nat-c., Nat-p., Nat-s., Nit-ac., Tritic-vg. **1-w.**, Acet-ac., Aur-m-n., Bry., Coloc., Hura, Hyos., Kali-br., Puls., Sep. **2-w.**, Aur., Caust., Lach., Ph-ac., Staph., Vanil. **3-w.**, Ign., Nat-m. **4-w.**
Gemüt – Beschwerden durch – Schicksalsschläge (8), **1-w.**	Lach., Staph. **1-w.**, Vanil. **3-w.**
Gemüt – Beschwerden durch – Tadel (33), 3-w.	Carc., Coloc., Lach., Nat-m., Nit-ac., Ph-ac., Sep.**1-w.**, Aur., Ign., Staph. **2-w.**
Gemüt – Beschwerden durch – Tod von geliebten Personen (36), **2-w.**	Anthraci., Aster., Carc., Caust., Lac-c., Mur-ac., Nat-m., Nat-s., Nit-ac., Tritic-vg. **1-w.**, Aur-m-n., Kali-br. **2-w.**, Ign., Lach., Ph-ac., Staph., Vanil. **3-w.**
Gemüt – Beschwerden durch – Verlegenheit (36), **2-w.**	Coloc., Crot-c., Hyos., Kali-br., Lac-h., Ph-ac., Puls., Sep., Staph., Vanil. **1-w.**, Ign., Nat-m. **2-w.**
Gemüt – Erröten (17), 2-w.	Puls. **1-w.**
Gemüt – Fremde – Anwesenheit von Fremden – agg. (25), **2-w.**	Aur-m-n., Caust., Nat-m., Staph. **1-w.**, Bry. **2-w.**, Sep. **3-w.**
Gemüt – Furcht – Meinung anderer; vor der (15), 3-w.	Aur-m-n., Cygn-be., Puls. **1-w.**
Gemüt – Furcht – Näherkommen, Annäherung von; vor (57), **2-w.**	Acet-ac., Caust., Kali-c., Lach., Mag-p., Sep. **1-w.**, Ign. **2-w.**
Gemüt – Gedanken – hartnäckig – unangenehmen Themen verfolgt; von (12), **2-w.**	Caust., Kali-c., Staph. **1-w.**, Aur-m-n. **2-w.**, Nat-m. **3-w.**
Gemüt – Gefallsüchtig, kokett – sehr, zu (15), **2-w.**	Lach., Puls. **1-w.**
Gemüt – Gesellschaft – Abneigung gegen – Fremden; Abneigung gegen die Anwesenheit von (32), 3-w.	Caust., Mur-ac., Sacch-a., Staph. **1-w.**, Bry., Lach., Nat-c., Sep., Vanil. **2-w.**, Nat-m. **4-w.**
Gemüt – Hemmungen (3), **3-w.**	Lach., Staph. **1-w.**
Gemüt – Menschenfeindlichkeit, Misanthropie (60), **2-w.**	Ign., Kali-c., Mag-m., Lach., Nat-m., Nit-ac., Sep., Staph. **1-w.**, Am-m., Aur., Hyos., Puls. **2-w.**, Nat-c. **3-w.**
Gemüt – Verweilt – vergangenen unangenehmen Ereignissen; bei (81), 2-w.	Aur-s., Caust., Elaps, Hyos., Lac-h., Musca-d., Plac., Staph., Syph., Tritic-vg., Vanil. **1-w.**, Aur-m-n., Kali-c., Kali-p., Nit-ac., Ph-ac., Sep. **2-w.**, Ign. **3-w.**, Nat-m. **4-w.**
Gemüt – Widerwillen – Körper; gegenüber dem – eigenen Körper; gegen den – Körpergeruch; gegen den eigenen (3), **1-w.**	–
Gemüt – Widerwillen – Körper; gegenüber dem – eigenen Körper; gegen den – Körpergeruch; gegen den eigenen – Absonderungen (1), 1-w.	–

▶ **Tab. 25.1** Fortsetzung.

Rektum – Obstipation – Anwesenheit anderer, wie der Krankenschwester auszuscheiden; unfähig, Stuhl in (7), 3-w.	Bry., Mag-m., Nat-m. **1-w.**
Allgemeines – Speisen und Getränke – Salz – Verlangen (158), 2-w.	Acet-ac., Aur., Aur-m-n., Beryl-m., Chord-umb., Kali-p., Lac-h., Lith-m., Mag-n., Mur-ac., Nat-ar., Nat-c., Nat-p., Nat-s., Nat-sil., Ph-ac., Sacch., Sep., Staph., Tritic-vg., Vanil. **1-w.**, Aq-mar., Carc., Caust., Nit-ac. **2-w.**, Lac-c. **3-w.**, Nat-m. **4-w.**

25.2.1 Körperliche Symptome

Die körperliche Schwachstelle von Ambra grisea sind die Nerven: Ambra-Menschen sind leicht zu irritieren und reagieren mit Zittern und Nervosität. Musik beispielsweise löst einen nervösen Husten bei ihnen aus. Weitere charakteristische Symptome sind: Schwindel nach dem Aufstehen, Gefühllosigkeit und Taubheit der Finger morgens beim Erwachen aufgrund von Durchblutungsstörungen, frühzeitige Demenz, Verdauungsprobleme mit Koliken, Rumoren in den Gedärmen und Aufstoßen sowie eine Unverträglichkeit von Milch.

Viele Beschwerden sind am Morgen schlimmer, so fühlen sich Ambra-Menschen in der Früh oft taumelig und benommen. Typisch sind graue Ausscheidungen, z. B. aus dem Hals. Als Meeresmittel hat Ambra grisea Verlangen nach Salz.

Typisch Ambra grisea

Sehr schüchtern und verlegen, schämt sich für natürliche Körperfunktionen wie Urinieren oder Stuhlgang und glaubt, deshalb verspottet oder verachtet zu werden. Fühlt sich unsicher in Gegenwart Fremder.

Thema: Kummer durch die Wahnidee, von anderen abgelehnt, verachtet und verspottet zu werden sowie durch den Tod geliebter Personen

25.3 Asterias rubens (Gemeiner Seestern) – Aster.

Seesterne (lat. Asterias) gehören zu den Stachelhäutern (Echinodermata), zu denen auch die Seeigel gezählt werden (▶ **Abb. 25.1**). Sie sind im Uferbereich zahlreicher europäischer Meere zu Hause und gelten als gefräßige Räuber, die sich fast ausschließlich von Weichtieren ernähren. Am liebsten verspeisen Seesterne Miesmuscheln. Dazu stülpen sie ihren Magen, den sie nach außen hervorbringen können, in das Innere der Muschel, sobald diese ihre Schale auch nur einen winzigen Spalt öffnet. Mit Hilfe spezieller Sekrete verdauen sie die Muschel in ihrer eigenen Schale, schlürfen die Nahrung mit ihrem Magen ein und ziehen sich anschließend zurück. Dabei werden sie selber zur leichten Beute diverser Möwenarten. Statt Augen besitzen Seesterne Lichtsinneszellen, die an den Spitzen ihrer fünf Arme lokalisiert sind. Mit deren Hilfe können sie Helligkeitsunterschiede in der Umgebung wahrnehmen. Im Laufe ihres Lebens produzieren die Weibchen rund zwei Millionen Eier, dennoch „*schenken Seesterne dem Resultat ihrer Paarung kaum Beachtung. Es kommt selten vor, dass sie sich um ihre Jungen kümmern, nur Arten, die in kälteren Gewässern leben, tun dies.*“ ([55], S. 118)

Bemerkenswert ist die außerordentliche Reproduktionsfähigkeit von Asterias rubens: Verliert er einen Arm, so wächst dieser an der gleichen Stelle wieder nach. Fühlt er sich bedroht, kann er seine Arme abwerfen und sie bilden sich anschließend neu.

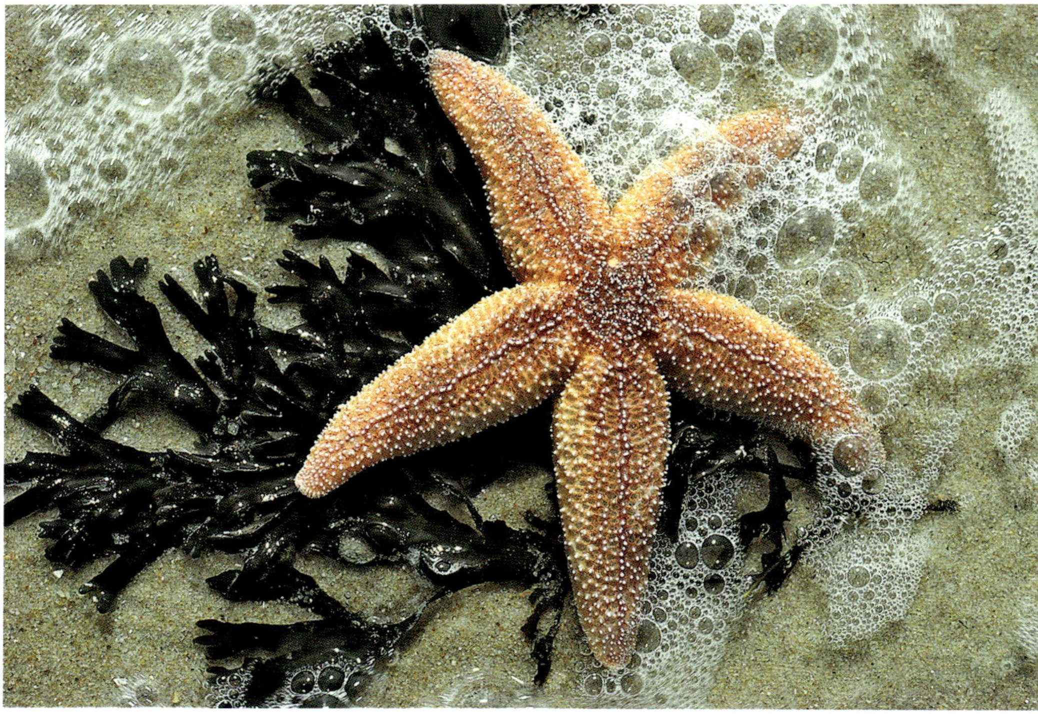

▸ **Abb. 25.1** Asterias rubens. (Dr. Rudolf König, Preetz)

Sowohl körperlich als auch seelisch ist der potenzierte Seestern eher ein Frauenmittel. Wie bei den anderen Meeresmitteln auch, geht es bei Asterias rubens um den Konflikt zwischen schmerzlich empfundener Abhängigkeit und ersehnter Unabhängigkeit. Einerseits fühlen sich die Betroffenen unsicher und hilflos, weshalb sie sich an andere Menschen binden, andererseits gehen ihnen diese Personen schnell auf die Nerven und sie würden am liebsten abhauen – ihr eigenes Leben führen. Seestern-Frauen lassen sich zwar auf eine Ehe oder ein eheähnliches Verhältnis ein, um die Unterstützung zu bekommen, die sie so dringend brauchen, hadern dann aber mit ihrer Rolle als Ehefrau und Mutter. Hausarbeiten aller Art sind ihnen zuwider. Auch scheuen sie die häusliche und familiäre Verantwortung. Es geht ihnen besser, wenn die Kinder außer Haus sind und sie das tun können, wozu sie gerade Lust haben. In einem Asterias-rubens-Fall des italienischen Homöopathen Giacomo Merialdo sagt die Patientin über ihre Kinder: *„Zum Glück sind sie jetzt etwas größer, weil sonst würde ich sie nicht ertragen. (…) Aber oft ärgere ich mich trotzdem, ich bin so zornig, dass ich sie verlassen könnte …“* ([22], S. 33)

Im Gegensatz zu den Milchmitteln spielt die Familie bei den Meeresarzneien keine bedeutende Rolle. Sie dient im Wesentlichen dem Verlangen, sich sicher und geschützt zu fühlen. Dazu die obige Patientin: *„Und dann habe ich immer Angst, alleine zu bleiben, auch wenn ich niemanden ertrage; manchmal ertrage ich weder meine Kinder, noch meinen Mann.“* ([22], S. 34) Eine emotionale Interaktion findet in der Regel nicht statt oder nur eingeschränkt. Zwar kümmern sich Asterias-rubens-Mütter um ihre Kinder, empfinden auch zahlreiche Ängste, den Nachwuchs betreffend, doch sie sind stets etwas distanziert, auf sich selbst und die eigenen Interessen bezogen, was wiederum zu schlechtem Gewissen führen kann. Ein liebevolles Bemuttern voller Fürsorge und Hingabe werden wir bei Asterias rubens kaum finden. Um die fehlende Gefühlstiefe auszugleichen, stillen Asterias-rubens-Mütter oft ungewöhnlich lange.

Massimo Mangialavori schreibt über Asterias-rubens-Persönlichkeiten: *„Es ist für Asterias wichtig, einen sicheren Halt zu finden, jemanden, dem *man vertrauen kann und der einen beschützt. Dieser Schutz wird zuerst gesucht, aber dann zerstört – eine sehr verbreitete, typische Reaktion. (…) So besteht das Problem bei diesen Patienten darin, dass sie einerseits stark von ihrer Umgebung abhängig sind, zugleich jedoch sehr bemüht zu zeigen versuchen, dass sie niemand benötigen, dass sie Kontakte zu anderen nicht brauchen. Diese Haltung vertreten sie ganz vehement. Sie geben sich ungerührt und kühl, sie beharren darauf, ohne Gefühlsbeziehungen auskommen zu können. Und sobald sie das Gefühl bekommen, dass eine Beziehung zu tief geht, setzen sie alles daran, sie zu untergraben.“* ([17], S. 85)

Neben dem latenten Konflikt zwischen Abhängigkeit und Unabhängigkeit gibt es im Wesen von Asterias rubens zahlreiche widersprüchliche Empfindungen und Verhaltensweisen. Insgesamt fühlen sich die Betroffenen gegensätzlichen Wünschen, Bedürfnissen und Gefühlen unterworfen. Und so wechselt ihre Stimmung mitunter ziemlich unvermittelt von Euphorie und heiterer Gelassenheit zu Traurigkeit und depressiver Verstimmung, von Liebenswürdigkeit zu Gefühlskälte und abweisendem Verhalten sowie von dem Verlangen nach Aktivität zu Apathie und Gleichgültigkeit. Seestern-Persönlichkeiten sind leicht erregbar, streitsüchtig und aggressiv – regen sich über jede Kleinigkeit auf und sinnen nach Rache, wenn sie sich verletzt oder angegriffen fühlen. Widerspruch können sie ganz schlecht ertragen. Ähnlich wie Lacrimae, Sepia oder Pulsatilla sind sie „nahe am Wasser gebaut“ und weinen bei den geringsten Anlässen, beispielsweise beim Erzählen ihrer Krankheitssymptome sowie bei Gemütsbewegungen aller Art. Eine weitere Eigenart von Asterias rubens ist die Empfindung, fremdbestimmt zu sein, von anderen kontrolliert zu werden.

Als Meereswesen lebt der Seestern in einer relativ gleichbleibenden Umgebung, weshalb Asterias-rubens-Menschen Abneigung gegen jegliche Veränderungen haben. Sie leben in ständiger Furcht vor schlimmen, unvorhersehbaren Ereignissen.

Asterias-rubens-Patientinnen haben Angst vor Krebs, insbesondere vor Brustkrebs, sie träumen sogar davon, so sehr beschäftigt sie das Thema. Ihr sexuelles Verlangen ist in der Regel deutlich ausgeprägter als das von Sepia. Andererseits reagieren sie auch mit Widerwillen gegen sexuelle Annäherungsversuche. Asterias rubens hat Bezug zu Beschwerden nach (sexuellem) Missbrauch, insbesondere nach Vergewaltigung. Interessanterweise entspricht das genau dem Vorgehen des Seesterns bei der Nahrungssuche. Wie bereits erwähnt wartet er auf Muschelbänken bis eine Miesmuschel ihre Schale öffnet, um Wasser zum Atmen einströmen zu lassen, dann dringt er gewaltsam in die Muschel ein und saugt sie aus. Das, was Asterias rubens in natura tut, um zu überleben, müssen Menschen, die den potenzierten Seestern als Heilmittel brauchen, mitunter am eigenen Leib erfahren.

Eine weitere Besonderheit von Asterias-rubens-Menschen ist ihr innerer Zwang nach Aktivität: Sie müssen ständig arbeiten – etwas leisten, haben einen übertriebenen Bewegungs- und Leistungsdrang: *„Sie können einfach nicht aufhören zu arbeiten, sie wollen immer noch mehr leisten.“* ([17], S. 86) Selbst wenn sie schwer krank sind oder einen tiefen Kummer haben, hören sie nicht auf zu arbeiten, stattdessen unterdrücken sie ihre Gefühle und ihre Schmerzen, tun so, als wäre alles in bester Ordnung.

▸ **Tab. 25.2** Entsprechende Rubriken von Asterias rubens.

Rubrik	Arzneimittel
Gemüt – Abneigung – Kinder; gegen – eigenen Kinder; gegen ihre (11), 1-w.	Foll., Sep. **1-w.**, Choc. **2-w.**
Gemüt – Beschwerden durch – Enttäuschung (53), **1-w.**	Am-m., Carc., Caust., Hyos., Kali-c., Nat-s., Plac., Sep., Vanil. **1-w.**, Aur-m-n., Aur-s., Bry., Coloc., Lach., Tritic-vg. **2-w.**, Aur., Nat-m., Ph-ac., Puls. **3-w.**, Ign., Staph. **4-w.**
Gemüt – Beschwerden durch – Erregung – Gemütes; des (102), 1-w.	Acet-ac., Bry., Coloc., Hyos., Ign., Kali-c., Lach., Mag-c., Nat-c., Nit-ac., Sacch., Tritic-vg., Vanil. **1-w.**, Aur., Aur-m-n., Carc., Caust., Kali-br., Nat-m., Sep. **2-w.**, Ph-ac., Puls., Staph. **3-w.**

► **Tab. 25.2** Fortsetzung.

Rubrik	Arzneimittel
Gemüt – Beschwerden durch – Kränkung, Demütigung (78), **1-w.**	Am-m., Ambr., Caust., Lac-c., Nit-ac., Plac., Sacch-a., Sep., Vanil. **1-w.**, Aur-m., Aur-m-n., Bry., Carc., Lach., Mur-ac., Puls., Tritic-vg. **2-w.**, Ign., Nat-m., Ph-ac. **3-w.**, Coloc., Staph. **4-w.**
Gemüt – Beschwerden durch – Missbrauch, Misshandlung; nach (57), **1-w.**	Am-m., Ambr., Aur., Aur-m., Carc., Caust., Foll., Hura, Lac-f., Lac-mat., Nat-c., Oxyg., Puls. **1-w.**, Hyos., Lac-c., Lach., Naja, Staph. **2-w.**, Ign., Nat-m., Sep. **3-w.**
Gemüt – Beschwerden durch – Missbrauch, Misshandlung; nach – sexuellem Missbrauch; nach (48), 1-w.	Am-m., Ambr., Aur-m., Caust., Foll., Hyos., Lac-c., Lac-f., Nat-c., Oxyg. **1-w.**, Carc., Ign., Nat-m., Sep., Staph. **3-w.**
Gemüt – Beschwerden durch – Missbrauch, Misshandlung; nach – sexuellem Missbrauch; nach – Vergewaltigung (2), 1-w.	Carc. **2-w.**
Gemüt – Entfremdet (56), 2-w.	Aq-mar., Choc., Lac-h., Nat-s., Nat-sil., Staph. **1-w.**, Lach., Nat-c., Nat-m., Nit-ac., Puls., Sep., Tritic-vg., Vanil. **2-w.**
Gemüt – Entrüstung, Empörung – abwechselnd mit – Lustigkeit (5), **1-w.**	Aur., Ign. **1-w.**
Gemüt – Euphorie – abwechselnd mit – Traurigkeit (11), 1-w.	–
Gemüt – Furcht – Krebs – Mammae (= Brustkrebs) (1), **1-w.**	–
Gemüt – Furcht – neuen Projekten, Unternehmungen, vor (13), 1-w.	Aur-s., Aur-m-n. **2-w.**
Gemüt – Haushalt führen; einen – Abneigung (2), 1-w.	–
Gemüt – Ichbezogenheit, Selbstüberhebung (55), **1-w.**	Aq-mar., Aur., Aur-m-n., Staph. **1-w.**, Aur-s. **2-w.**
Gemüt – Vernachlässigt – Kinder; ihre (5), 1-w.	Mur-ac. **1-w.**, Aur-m. **2-w.**
Gemüt – Verzweiflung – sexuelles Verlangen; durch heftiges (1), **1-w.**	–
Gemüt – Wahnideen – Fremde – Kontrolle von Fremden; unter der (3), 1-w.	Bry. **1-w.**
Gemüt – Wahnideen – Geruchssinns des – eigene Körper würde übel riechen; der (1), 1-w.	–
Gemüt – Wahnideen – schmutzig – er sei (17), 1-w.	Carc., Cygn-be., Nat-p., Vanil. **1-w.**, Lac-c., Syph. **2-w.**
Gemüt – Weinen – Erzählen; beim – Krankheit; von der eigenen (19), **1-w.**	Bry., Carc., Ign., Nat-m., Nit-ac., Staph. **1-w.**, Kali-c. **2-w.**, Puls., Sep. **3-w.**
Gemüt – Weinen – Gemütsbewegungen, Emotionen – geringen; nach (11), 1-w.	Aur., Naja **1-w.**, Lach. **2-w.**
Gemüt – Widerwillen – Sex, Küsse etc.; gegen (2), **1-w.**	–
Gesicht – Farbe – rot – Hitze – mit (37), 2-w.	Acet-ac., Aur., Bry. **1-w.**
Weibliche Geschlechtsorgane – Sexuelles Verlangen – unersättlich (15), 1-w.	Lach. **2-w.**
Weibliche Geschlechtsorgane – Sexuelles Verlangen – vermehrt – Koitus – nicht beseitigt nach (2), **1-w.**	–
Brust – Krebs – Achselhöhlen (2), **2-w.**	–
Brust – Krebs – Mammae (= Brustkrebs) (98), 2-w.	Aur-m., Aur-m-n., Bry., Carc., Caust., Coloc., Ign., Kali-br., Kali-c., Lac-c., Mag-c., Naja, Ph-ac. **1-w.**, Lach., Nit-ac., Puls., Sep. **2-w.**

▶ **Tab. 25.2** Fortsetzung.

Rubrik	Arzneimittel
Brust – Krebs – Mammae – begleitet von – Achseldrüsen, vergrößerte (6), **2-w.**	–
Brust – Krebs – Mammae – Metastase – Knochen; zu den (9), **1-w.**	Lach., Nit-ac. **1-w.**
Brust – Schmerz – erstreckt sich zu – Arm (4), 2-w.	–
Brust – Schwellung – Mammae – schmerzhaft (24), **2-w.**	Lach., Syph. **1-w.**, Bry., Lac-c. **2-w.**
Brust – Verhärtung – Mammae (65), **2-w.**	Ambr., Coloc., Hyos., Nit-ac., Puls. **1-w.**, Aur., Bry., Lac-c., Sep. **2-w.**

25.3.1 Körperliche Symptome

Asterias rubens ist ein wichtiges Homöopathikum zur Behandlung bösartiger Geschwüre und Tumoren, vor allem im Bereich der Mammae, bevorzugt auf der linken Seite. Die Brust ist dabei stark gerötet, die Mamille eingezogen. Die Schmerzen sind häufig stechend und ziehen über den gesamten Arm hinunter bis in die Finger. Typisch ist Brustkrebs mit nächtlichen Schmerzen. Oft sind die Drüsen in den Achselhöhlen stark vergrößert. Die Brust kann aber auch verhärtet oder knotig sein. Metastasen bilden sich vorrangig in den Knochen, können aber auch in anderen Organen auftreten, z. B. in der Lunge. Die Menses kommen mitunter zu spät, und die Frauen haben das Gefühl, einen übel riechenden Genitalschweiß zu verströmen. Überhaupt bilden sie sich ein, unangenehm zu riechen und schmutzig zu sein. Typisch ist ihr rotes Gesicht, vor allem vor und während den Menses. Zum Mittelbild von Asterias rubens gehört auch ein unspezifischer Juckreiz, z. B. während der Schwangerschaft.

Typisch Asterias rubens

Konflikt zwischen dem Wunsch nach Freiheit und Unabhängigkeit sowie dem großen Bedürfnis nach Hilfe und Unterstützung, aus Angst, alleine nicht zurechtzukommen. Andere Menschen, vor allem Mann und Kinder, werden ihnen schnell lästig. Ihre selbstzerstörerische Haltung zeigt sich körperlich und seelisch.

Thema: Kummer aufgrund vieler Ängste, das eigene Überleben betreffend

25.4 Onychoteuthis banksii (Krallen- oder Hakenkalmar) – Onych-b.

Wie die Sepien (Kap. 25.5) gehört auch der Krallenkalmar zu den Kopffüßern (Cephalopoden). Von allen Mollusken sind die Kalmare die schnellsten Schwimmer. Sie leben im offenen Meer, jagen in Schwärmen, sind äußerst ausdauernd und kommen selten an die Oberfläche. Um ihre Beute anzulocken oder auch um besonders abschreckend zu wirken, sind sie mit Leuchtorganen ausgestattet, die sowohl unter den Augen als auch im Bereich des Mantelraums angeordnet sind. Im Unterschied zu den Sepien ist der räuberische Aspekt bei den Kalmaren deutlich stärker ausgeprägt: Sie lauern ihrer Beute nicht auf wie die Sepien, sondern verfolgen und jagen sie aktiv. Wenn es besonders schnell gehen muss, schießen Kalmare wie eine Rakete mit dem Hinterteil voran durchs Meer. Sie können aber auch im Wasser schweben oder wie ein Vogel über die Wasseroberfläche fliegen. Genau wie die Sepien ändern sie ihre Färbung und passen sie den jeweiligen Gegebenheiten an. Bei Gefahr beispielsweise lassen sie sich mitunter auf den Boden absinken und nehmen die Farbe der Umgebung an, oder sie färben sich blau-grün und sausen nahezu ungesehen durch die Fluten davon. Wenn der Verfolger allerdings zu nahe kommt, spritzen sie ihm einen Schwall Tinte entgegen und verschwinden blitzschnell.

Anhand dieser knappen Beschreibung wird schon deutlich, dass Sepien und Kalmare trotz zahlreicher Gemeinsamkeiten unterschiedliche Überlebensstrategien haben. Während Sepia vor allem auf Tarnung und Rückzug setzt, treten Kalmare eher aktiv die Flucht an oder attackieren ihr Opfer gezielt. Die Tinte spielt zur Abwehr keine so große Rolle, auch vergraben sie sich nicht im Sand. Beides unterscheidet den Krallenkalmar von Sepia. Das tierische Thema von Opfer und Täter sowie von Angriff und Kampf tritt bei den Kalmaren deutlicher zutage. Auch sind sie im Gegensatz zu den Sepien geselliger. Letztere sind bekanntlich Einzelgänger, wenn man von der Paarungszeit absieht. Und sie haben einen starken Bezug zum Licht, was wir von Sepia ebenfalls nicht kennen (Kap. 25.5). Onychoteuthis banksii wurde 1999 von Gerhard Ruster in der C 30 geprüft. Verwendet wurde nicht wie bei Sepia die potenzierte getrocknete Tinte, sondern das Tier selbst.

Menschen, die einen starken Bezug zu Onychoteuthis banksii haben, fühlen sich, ähnlich wie wir das von Sepia kennen, fremdbestimmt, eingeengt und eingesperrt – ihrer persönlichen Freiheit beraubt. Sie äußern die Empfindung, in einer Zwangsjacke zu stecken, manipuliert zu werden. Ihr zentrales Anliegen ist es daher, auf eigenen Füßen zu stehen, nicht von anderen abhängig zu sein. Zu enge Bindungen machen ihnen Angst. Sie haben den Impuls, allein zurechtzukommen, können schlecht Hilfe annehmen. Aus diesen Gründen ziehen sie es vor, ihr eigener Herr zu sein und nicht mit anderen zusammenzuleben, auch wenn sie den Kontakt und den Austausch durchaus schätzen. In der Familie wird es ihnen schnell zu eng. Wie Sepia verspüren sie das starke Bedürfnis, der Enge und Nähe zu entfliehen, sie brauchen ausreichend Freiraum für sich und ihre diversen Aktivitäten. Dennoch sind Onychoteuthis-banksii-Mütter ängstlich um ihre Kinder besorgt. Sie haben häufig große Angst, dass ihnen etwas zustoßen könnte. Wie Sepia-Menschen sind Onychoteuthis-banksii-Menschen nahe am Wasser gebaut. Sie können aber auch sehr heftig und zornig reagieren, wenn sie sich bedrängt fühlen. Statt sich zurückzuziehen, gehen sie in die Offensive und handeln trotz oder gerade wegen der Widerstände, die ihnen entgegengestellt werden. Das Überwinden von Hindernissen ist ihnen ein inneres Bedürfnis.

Der potenzierte Krallenkalmar ist ein hilfreiches Mittel bei den Folgen von Missbrauch und Misshandlung wie Gewalteinwirkung und Vergewaltigung. Gerhard Ruster fasst die entsprechende Empfindung folgendermaßen zusammen: „*Wie betäubt in einer aussichtslosen Situation gefangen und höherer Gewalt ausgeliefert sein. Widerstand, Revolution und gegen den Strom schwimmen ist die Kalmarreaktion auf diese Situation. Es kann sich um eine Operation oder ein KZ handeln, beidesmal läuft man wehrlos ins offene Messer. Tatsächlich ist immer wieder Gewalt zwischen Männern und Frauen ein Thema, was schon die biologische Betrachtung der Kalmare nahelegt.*" ([32], S. 147) Während die weiblichen Sepien (Kap. 25.5) sterben, nachdem sie ihre Eier in einer geschützen Höhle abgelegt haben, sehen wir bei den Krallenkalmaren ein massenhaftes Absterben unmittelbar nach dem Laichen. Die Verknüpfung von Tod und neuem Leben ist bei ihnen noch offensichtlicher als bei den Sepien, wobei Kalmare einen gemeinsamen Tod sterben, Sepien einen einsamen. Die Betroffenen leiden unter der Wahnidee, allein und verlassen zu sein. Der Konflikt zwischen dem Verlangen nach einer Gruppe und der Abneigung gegen zu viel Nähe dürfte bei Onychoteuthis banksii stärker ausgeprägt sein als bei der einzelgängerischen Sepia.

Ein übereinstimmendes Symptom von Sepia und Onychoteuthis banksii ist die Wahnidee, unattraktiv oder gar hässlich zu sein. Onychoteuthis-banksii-Frauen bilden sich ein, zu dick zu sein.

Ganz ähnlich wie bei Sepia und Asterias rubens besteht der Kummer von Onychoteuthis banksii in erster Linie in der Empfindung von Gewalt und Freiheitsberaubung. Die Betroffenen leiden darunter, dass sie sich von anderen dazu genötigt fühlen, Dinge zu tun, die sie eigentlich nicht tun wollen oder dass sie sich in einer Lebensform wiederfinden, die weder ihren Bedürfnissen noch ihren Veranlagungen entspricht. Daneben geht es viel um Gewalterfahrungen in heterosexuellen Beziehungen. Auch hier fühlen wir uns an die Arzneimittelbilder von Sepia und Asterias rubens erinnert.

Ein Patient des indischen Homöopathen Dinesh Chauhan, dem der potenzierte Kalmar (in dem Fall allerdings Kalmartinte: Squid-ink.) geholfen hat, beschreibt seine Empfindung mit folgenden Worten: „*Wenn man weich wie Gallerte ist, können die Leute einen formen und verbiegen. Wenn etwas Gallertartiges unter Druck gerät, wird es sich verformen und seine eigene Form und Struktur verlieren, sodass es nicht stabil an einem Ort sein kann. Es ist durchsichtig und auch wieder nicht. Man muss hart und stark werden, denn wenn man weich ist, wird man unter Druck gesetzt, aber wenn man versucht, das abprallen zu lassen und sich zu schützen, wird einem niemand etwas tun.“* ([34], S. 380)

Insgesamt weisen beide Meeresbewohner – Sepia und Onychoteuthis banksii – viele Gemeinsamkeiten auf. Da Onychoteuthis banksii leider bislang nicht im Radar [28] vertreten ist, sollte man immer auch an den Krallenkalmar denken, wenn die Gesamtsymptomatik nach Sepia aussieht, das Mittel aber nicht so ganz passt, z. B. weil der Patient statt des Rückzugs eher den Angriff als Überlebensstrategie wählt oder weil er ausgesprochen gesellig ist und einen starken Bezug zu Licht hat.

▶ **Tab. 25.3** Entsprechende Rubriken von Onychoteuthis banksii (Prüfungssymptome aus der AM-Prüfung von Gerhard Ruster, die z. T. nicht im Radar [28] enthalten sind; diese sind mit * gekennzeichnet).

Rubrik	**Arzneimittel**
Gemüt – Angst – Kinder – um seine (18)	Acet-ac., Carc., Ph-ac., Sep., Vanil. **1-w.**
Gemüt – Beschwerden durch – Verachtung; verachtet zu werden (32)	Carc., Hyos., Sep. **1-w.**, Aur., Aur-m-n., Coloc., Staph., Tritic-vg. **2-w.**, Bry., Nat-m. **3-w.**
Gemüt – Boshaft (144)	Am-m., Ambr., Aur-m-n., Aur-s., Bry., Carc., Caust., Choc., Coloc., Crot-c., Cygn-be., Ign., Kali-c., Lac-h., Nat-m., Sacch., Sacch-a., Sep., Tritic-vg. **1-w.**, Aur., Borx., Hyos., Lac-c., Lach., Nat-c., Nit-ac., Ph-ac., Staph. **2-w.**
Gemüt – Furcht – Messern; vor (17)	Hyos., Lac-c., Oxyg. **1-w.**
Gemüt – Heftig, vehement – Gewalttaten führt; Raserei, die zu (38)	Bry., Crot-c., Hyos., Lach., Nat-c., Nit-ac. **1-w.**, Aur., Ign. **2-w.**
Gemüt – Hochgefühl – Fahren, bei schnellem *	–
Gemüt – Wahnideen – Einfluss; er stehe unter einem mächtigen (17)	Ambr., Carc., Foll., Kali-br. **1-w.**, Hyos., Lach. **2-w.**
Gemüt – Wahnideen – eingesperrt werden; er solle *	–
Gemüt – Wahnideen – Körper – hässlich aussehen; der Körper würde – fett; sei zu (2)	Lac-h. **1-w.**
Gemüt – Widerstand, sich widersetzen – amel. *	–
Gemüt – Wille – Verlust des Willens – Frauen gehen narkotisiert ins Verderben *	–
Gemüt – Zorn – wirft mit Gegenständen (20)	Coloc. **2-w.**, Staph. **3-w.**
Extremitäten – Schmerz – Ellbogen – Bewegung – agg. (32)	Ambr., Mag-c., Staph., Vanil. **1-w.**, Coloc. **2-w.**, Bry. **3-w.**
Extremitäten – Schmerz – Sehnen – Ansatzstellen der Sehnen (3)	–
Träume – Hochtransportieren einer Last mit Überwindung von Hindernissen *	–
Träume – Getrennt – Kind in Not, vom eigenen *	–
Träume – Übersehen – nicht gesehen werden von Autos in der Dunkelheit *	–
Träume – Zwangsjacke, Gefühl, wie in einer Zwangsjacke, wie gefesselt, festgehalten *	–
Allgemeines – Bewegung – schnelle Bewegung – amel. *	–
Allgemeines – Bewegung – Verlangen nach – schneller *	–

25.4.1 Körperliche Symptome

Wie nicht anders zu erwarten, erfahren Onychoteuthis-banksii-Patienten eine Verbesserung ihrer Beschwerden und ihrer allgemeinen Verfassung durch schnelle Bewegung, z. B. durch schnelles Radfahren. Geschwindigkeit erzeugt bei ihnen ein Gefühl der Euphorie. Im Bereich des Bewegungsapparates ist das Mittel hilfreich bei Schmerzen an den Sehnenansätzen, die durch Überlastung schlimmer werden, z. B. beim Tennisellenbogen infolge zu langen Tippens am Computer oder bei Knieschmerzen. Typisch ist das bekannte Sepia-Symptom: Leeregefühl im Magen. Wie bei den anderen Meeresmitteln besteht ein Verlangen nach Fisch und Meeresfrüchten, aber auch nach scharf gewürzten Speisen. Es kann jedoch auch eine dezidierte Abneigung gegen den Genuss von Meeresbewohnern bestehen.

Typisch Onychoteuthis banksii

Verlangen nach Unabhängigkeit und Eigenständigkeit, braucht viel Freiraum, fühlt sich sonst wie in der Zwangsjacke. Euphorie durch Geschwindigkeit.

Thema: Kummer durch Missbrauch und Misshandlung sowie ganz allgemein durch das Gefühl, gezwungen zu werden, nicht frei zu sein

25.5 Sepia officinalis (Tintenfisch) – Sep.

Wie der Krallenkalmar gehören auch die Sepien zu den Cephalopoden, zu Deutsch Kopffüßer. Sie haben ein inneres Gehäuse, den Schulp, der ihnen eine gewisse Festigkeit und Struktur verleiht (▸ Abb. 25.2). „*Sepien bewegen sich, indem sie die Muskeln ihres Mantels kräftig zusammenziehen, Wasser durch den Trichter (Hyponom) ausstoßen, wodurch ein Rückstoß erreicht wird. Durch die Regulierung des Verhältnisses von Flüssigkeit zu Gas in ihrem Schulp können sie in der Wassersäule schweben.*“ ([34], S. 364) Wenn sie sich bedroht fühlen, passen sie ihre Hautfärbung zur Tarnung der jeweiligen Umgebung an oder sie graben sich im Sand ein. Um Feinde auf Abstand zu halten, sondern sie eine schwarz-braune Flüssigkeit ab, die an Tinte erinnert, und spritzen sie dem Angreifer entgegen. Auf diese Weise können sie sich ungesehen „aus dem Staub machen“. Dazu stoßen sie einen Wasserstrahl aus dem Sipho in Kopfnähe aus und schießen wie ein Torpedo davon. Darüber hinaus verfügen sie über die Fähigkeit, Wasser in ihren Mantel zu ziehen, die „Arme“ auszubreiten und sich dadurch größer und imposanter erscheinen zu lassen. Auch diese Maßnahme dient der Abschreckung.

Das homöopathische Mittel wird aus der getrockneten Tinte von Sepia officinalis, der Gemeinen Sepie, hergestellt.

Sepien sind Einzelgänger, die lediglich zur Paarungszeit zueinander finden. Dann aber treiben sie ein ausgedehntes, zärtliches Liebesspiel, welches das Weibchen mit dem Leben bezahlen muss: Es stirbt kurz nach der Eiablage.

Sepia-Frauen haben ein ambivalentes Verhältnis zum anderen Geschlecht und zur Mutterschaft. Ihre Eigenständigkeit und Unabhängigkeit ist ihnen äußerst wichtig. Doch in dem Moment, in dem sie sich an einen anderen Menschen binden, mit diesem eine Familie gründen, sitzen sie in der Falle: Sie sind gefangen – ihrer Freiheit beraubt. „*Das zentrale Gefühl der Sepia-Frau ist, dass man sie dazu zwingt, Dinge zu tun, die sie eigentlich nicht tun will. Sie lebt chronisch in einer Situation, in der sie bevormundet wird und es ihr nicht gestattet ist, ihre eigenen Wege zu gehen.*“ ([36], S. 193) Es ist nicht so, dass Sepia-Frauen asexuell wären oder kinderfeindlich, doch im Gegensatz zu Pulsatilla (Kap. 18.3) sind sie keine reinen Familienmenschen, sie leben im Widerstreit gegensätzlicher Empfindungen und Bedürfnisse. Das Tragische daran ist, dass sie zudem einen hohen Anspruch an sich selbst haben: Alles, was sie anfangen, soll möglichst perfekt und untadelig sein. Dazu ein Beispiel einer typischen Sepia-Frau: Sie ist berufstätig, hat einen Ehemann und zwei Kinder. Seit die Kinder geboren sind, versucht sie Familie und Beruf unter einen Hut zu bekommen. Dabei stellt sie höchste Anforderungen an sich: Sie möchte eine gute Mutter sein, eine attraktive Ehefrau, eine perfekte Hausfrau, und auch im Beruf soll alles wie am Schnürchen laufen. Jeden Mittag hetzt sie nach Hause, kauft unterwegs noch schnell ein, stellt sich in die Küche und kocht ein vollwertiges Gericht

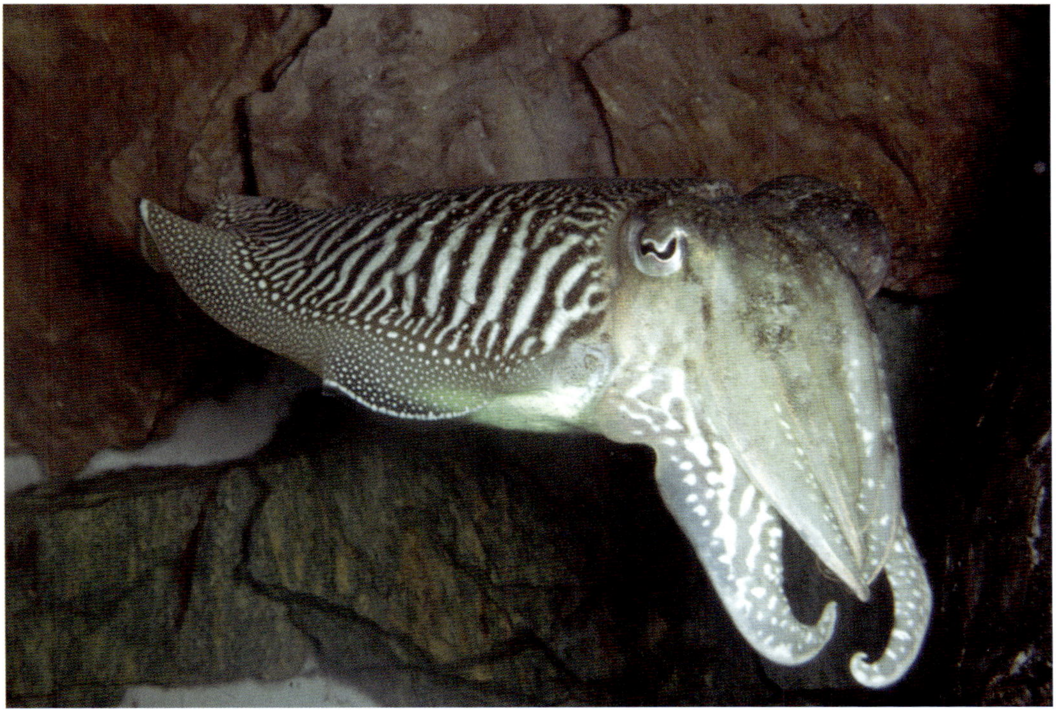

▸ **Abb. 25.2** Sepia officinalis. (Dr. Rudolf König, Preetz)

mit Vor- und Nachspeise – niemand soll darunter leiden, dass sie berufstätig ist. Anschließend fährt sie die Kinder zu ihren diversen Aktivitäten, versucht sie zu unterstützen und zu fördern, wo sie nur kann. Abends mimt sie die perfekte Gastgeberin für die Geschäftspartner ihres Mannes und nachts die leidenschaftliche Geliebte. Doch irgendwann gehen ihr die Kräfte aus, sie wird immer unzufriedener, spürt, dass sie und ihre eigenen Wünsche und Interessen auf der Strecke bleiben. Sie zieht sich innerlich zurück, macht nur noch Dienst nach Vorschrift und wird zunehmend gleichgültig gegenüber ihrer Familie – nicht aus mangelnder Liebe, sondern weil sie sich permanent überfordert und fremdgesteuert fühlt. Dazu schreibt Catherine R. Coulter: *„Sie [die Sepia-Frau, Anm. d. Verf.] liebt ihren Mann und ihre Kinder von ganzem Herzen, ist aber zu erschöpft, um irgendetwas anderes als die Notwendigkeit zu verspüren, den Tag durchzustehen und bis morgen zu überleben. Sie hat für die Liebe schlicht keine Kraft mehr übrig.“* ([5], Bd. 1, S. 172) Am liebsten würde sie alles hinter sich lassen und abhauen – nur noch das tun, wozu sie Lust hat: geistig arbeiten, sich weiterbilden und körperlich aktiv sein. Sepia-Menschen lieben es, sich durch Sport und Bewegung auszupowern, was sie auch tun, wenn es ihnen nicht gut geht. Reiten, Tanzen, Extremsport, das sind die Beschäftigungen, die Sepia-Persönlichkeiten brauchen, um ihren Frust zu kompensieren, sich selbst und ihren Körper zu spüren. Dazu noch einmal Catherine R. Coulter: *„Tanzen ist in der Tat eine ihrer Leidenschaften, möglicherweise, weil sie [die Sepia-Frau, Anm. d. Verf.] sich dann frei und ungezwungen fühlt. So sublimiert sie, zumindest zeitweise, alle aufkommenden Gefühle, die sie belasten und die sie versucht hat zu unterdrücken.“* ([5], Bd. 1, S. 179)

Die Reizbarkeit gegenüber dem Partner und den eigenen Kindern rührt daher, dass diese Menschen, die der Sepia-Frau am nächsten stehen, die meisten Ansprüche und Forderungen an sie stellen, derer sie sich kaum erwehren kann, weil sie von der Liebe und dem Wohlwollen dieser Personen abhängig ist. Sie fügt sich zwar, reagiert aber schroff und abweisend, Widerspruch macht sie zornig und ungehalten. *„Wo andere Frauen in ihren Kindern eher eine Bereicherung ihrer Entwicklung sehen, empfindet Sepia sie als ein Hinder-*

nis.“ ([5], Bd. 1, S. 172) Während Pulsatilla leidet, wenn sie ihre Kinder Schritt für Schritt in die Eigenständigkeit entlassen muss, kann es der Sepia-Frau nicht schnell genug gehen. Sie fühlt sich befreit, wenn sie die Kinder in die Obhut des Kindergartens geben und ihren eigenen Neigungen nachgehen kann, was wie gesagt, nichts mit fehlender Mutterliebe zu tun, sondern lediglich mit ihrem großen Drang nach Freiheit und Unabhängigkeit.

Fatalerweise fühlen sich Sepia-Frauen oft hässlich und abstoßend, ein Phänomen, das wir auch von anderen Tiermitteln kennen, wie z. B. vom Krallenkalmar (Kap. 25.4) oder vom Zwergschwan (Kap. 27.2.1). Sie glauben, ihr Körper sei entstellt und wirke unattraktiv auf das andere Geschlecht. Aufgrund ihres niedrigen Selbstwertgefühls lassen sie sich mitunter dazu hinreißen, Dinge zu tun, die sie gar nicht tun wollen, nur um den Partner zufriedenzustellen, von ihm geliebt und genährt zu werden. Das gilt auch für die Sexualität. Um dem Partner einen Gefallen zu tun, es ihm recht zu machen, schlafen sie mit ihm, auch wenn sie selbst keine Lust dazu haben, weil sie z. B. nach einem langen, arbeitsreichen Tag müde und erschöpft sind. Missbrauch, v. a. in der Ehe, ist ein großes Thema von Sepia. Davon zeugen auch die Träume von Vergewaltigung. Sepia-Frauen empfinden mitunter einen Widerwillen gegen den Körpergeruch des Ehemannes, was darauf hinweist, dass sie ihn innerlich ablehnen, keine körperliche Nähe zu ihm ertragen. Das gilt besonders für die Monate der Schwangerschaft und danach.

„Sepia kommt Natrium muriaticum recht nahe. Beide haben Enttäuschung in der Liebe und das Thema des entstellten Körpers gemeinsam. Aber die Abhängigkeit von Natrium muriaticum ist viel größer. Das Hauptproblem von Natrium muriaticum ist nicht die Spannung zwischen Beziehung und Beruf wie bei Sepia, sondern die Spannung zwischen Beziehungsaufnahme und -auflösung. Und es gibt keinen Willenswiderspruch bei Natrium muriaticum. Es dreht sich alles um Beziehungen, zwei Themen wie Beruf und Beziehung kommen nicht vor. Sepia umfasst die weitere Sphäre, wovon Natrium muriaticum ein Teil ist. Natrium muriaticum hat auch ‚Fröhlich nach Beischlaf‘, was das Gegenteil von Sepia ist. In Natrium muriaticum schafft sexueller Verkehr Hoffnung, bei Sepia schafft er Verwirrung.“ ([36], S. 194) Was ja auch kein Wunder ist, wenn man weiß, dass der weibliche Tintenfisch den Beischlaf mit dem Leben bezahlen muss. Die Sepia-Frau spürt instinktiv, dass sie ihr bisheriges Leben aufgeben muss, wenn sie sich auf Sex einlässt – Kinder bekommt. Zudem ist der Sex bei den Tintenfischen äußerst langwierig und kräftezehrend: Er dauert bis zu drei Stunden. Anschließend sind beide Tiere derart erschöpft, dass sie kaum noch schwimmen können und zur leichten Beute werden. Bereits beim Geschlechtsakt an sich riskieren die Sepien ihr Leben, was sich im Empfinden der Sepia-Menschen widerspiegelt: Sex hat einen negativen Beigeschmack und kann nicht uneingeschränkt genossen werden, vor allem dann, wenn er nicht ganz freiwillig erfolgt.

Der Kummer von Sepia besteht also darin, dass die Betroffenen glauben, nicht geliebt zu werden, wenn sie nicht genau das tun, was andere von ihnen erwarten. Wie bei den anderen Meeresmitteln empfinden sie den inneren Konflikt zwischen dem Bedürfnis nach Freiheit und Unabhängigkeit sowie dem Verlangen nach Schutz und Sicherheit. Beides lässt sich schwer miteinander vereinbaren, also opfern sie einen Teil ihrer Freiheit und Authentizität, was sie reizbar, unglücklich und schließlich apathisch macht. Catherine R. Coulter nennt diesen Zustand *„emotionale Teilnahmslosigkeit“*, welcher sich nach ihrer Erfahrung aus tiefem Kummer und großer Enttäuschung heraus entwickelt. ([5], Bd. 1, S. 177)

Wie die Tintenfische selbst, leben auch Sepia-Menschen eher zurückgezogen. Größere Menschenansammlungen sind ihnen suspekt und gerade, wenn es ihnen nicht gut geht, ziehen sie es vor, sich abzukapseln. Allzu viel Nähe vertragen sie schlecht, sie fühlen sich dann unfrei und eingeengt. Auf die Dauer können sie in einer Beziehung nur glücklich sein, wenn sie genügend Freiraum eingeräumt bekommen. Andernfalls reagieren sie gereizt und aggressiv, mitunter auch destruktiv, indem sie sich von ihrer uncharmantesten Seite zeigen und gerade die Menschen, die sie am meisten schätzen und lieben, durch einen Schwall an Unliebenswürdigkeiten auf Abstand halten. Grundsätzlich sind Sepia-Persönlichkeiten im Umgang mit ihren Mitmenschen nicht gerade zimperlich: Sie sagen offen und ungeschminkt ihre Meinung, ohne schmückendes Beiwerk. Wenn es um sie selbst geht, sind sie dagegen weniger robust und sogar leicht gekränkt. Besonders empfindlich reagieren sie auf Kritik und Widerspruch. Beides macht sie reizbar und zornig. Ähnlich wie Natrium muriaticum (Kap. 5.6) oder Calcium carbonicum verbergen sie ihren weichen Kern hinter einer harten Schale aus scheinbarer Härte und Unnahbarkeit.

„Der Tintenfisch ist jedoch nicht eigentlich ein aggressives Tier, und wenn sich Sepia wirklichem Widerstand oder einer Bedrohung gegenüber sieht, neigt sie dazu, zusammenzubrechen und ihren Stachel zu verlieren. Diese sanftere, nachgiebige, unentschlossene Seite von Sepia darf nicht übersehen werden. Wie Pulsatilla kann sie unfähig sein, Entscheidungen zu treffen, sie kann voll Tränen und Selbstmitleid sein und sogar Trost suchen. In dieser Hinsicht unterscheidet sie sich von Lachesis, die wie eine Schlange unter Bedrohung rigider wird und zum Angriff auf alles bereit ist, das ihr gefährlich wird.“ ([5], Bd. 1, S. 191)

Sepia ist zwar kein reines Frauenmittel, wird aber oft von weiblichen Patienten gebraucht, die Probleme mit ihrer weiblichen bzw. mütterlichen Seite haben, weshalb Schwangerschaft und Geburt ein häufiger Auslöser des typischen Sepia-Zustands sind. Viele Beschwerden von Sepia haben mit dem weiblichen Zyklus und der Entbindung zu tun, denn das ist wie wir wissen die „Achillessehne“ der Sepia-Frau. So ist das Mittel beispielsweise hilfreich bei Wochenbettdepressionen mit Gleichgültigkeit gegenüber dem Neugeborenen.

Über den Sepia-Mann schreibt Catherine R. Coulter, er zeige im Wesentlichen die gleichen Geistes- und Gemütssymptome wie die Frau, mit dem Unterschied, dass er Probleme mit seiner traditionellen Rolle als Mann habe. So wie die Frau sich durch ihre weibliche Rolle als Hausfrau und Mutter eingeschränkt fühlt, so empfindet der Mann seine Bestimmung als Familienernährer als belastend. Er leidet unter dem Druck, in der Arbeitswelt erfolgreich und effizient sein zu müssen. Auch er verspürt den Wunsch, sich aus diesen gesellschaftlichen Normen und Zwängen zu befreien und nur noch das zu tun, was ihn erfüllt. Bei beiden rührt die Unzufriedenheit daher, dass sie die Weiden auf der jeweils anderen Seite des Zaunes interessanter und saftiger finden. ([5], Bd. 1, S. 197ff.)

▸ **Tab. 25.4** Entsprechende Rubriken von Sepia officinalis.

Rubrik	Arzneimittel
Gemüt – Abhängig von anderen (15), **1-w.**	Puls. **3-w.**
Gemüt – Abneigung – Ehemann; gegen ihren (18), 3-w.	Choc., Kali-c., Nat-m., Nat-sil. **1-w.**, Nat-c. **2-w.**
Gemüt – Abneigung – Familienangehörige; gegen (33), 3-w.	Am-m., Aur., Borx., Kali-c., Lac-c., Nat-m. **1-w.**, Nat-c. **2-w.**
Gemüt – Beschwerden durch – Missbrauch, Misshandlung; nach (57), 3-w.	Am-m., Ambr., Aster., Aur., Aur-m., Carc., Caust., Foll., Hura, Lac-f., Lac-mat., Nat-c., Oxyg., Puls. **1-w.**, Hyos., Lac-c., Lach., Naja, Staph. **2-w.**, Ign., Nat-m. **3-w.**
Gemüt – Beschwerden durch – Missbrauch, Misshandlung; nach – Ehe; in der (15), **2-w.**	Aur., Carc., Hura, Hyos., Puls. **1-w.**, Lach., Naja, Nat-m. **2-w.**
Gemüt – Beschwerden durch – Missbrauch, Misshandlung; nach – sexuellem Missbrauch; nach (48), 1-w.	Am-m., Ambr., Aster., Aur-m., Caust., Foll., Hyos., Lac-c., Lac-f., Nat-c., Oxyg. **1-w.**, Carc., Ign., Nat-m., Staph. **3-w.**
Gemüt – Empfindlich – Gerüche; gegen (48), 3-w.	Ambr., Aur., Ign., Lach., Nat-sil., Staph., Tritic-vg., Vanil. **1-w.**, Caust. **2-w.**
Gemüt – Fliehen, versucht zu – Familie und den Kindern zu fliehen; versucht von ihrer (14), 2-w.	Choc., Nat-sil., Staph. **1-w.**
Gemüt – Gesellschaft – Abneigung gegen – allein; amel. wenn (59), 4-w.	Ambr., Carc., Choc., Lac-h., Ph-ac., Plac., Staph. **1-w.**, Aur-m-n., Nat-c., Nat-m. **2-w.**, Nat-sil. **3-w.**
Gemüt – Gesellschaft – Abneigung gegen – Anblick von Menschen; vermeidet den (24), **2-w.**	Elaps, Nat-m. **1-w.**, Lac-d., Nat-c. **2-w.**

▶ **Tab. 25.4** Fortsetzung.

Rubrik	Arzneimittel
Gemüt – Gleichgültigkeit, Apathie – Familie; gegen seine (26), 3-w.	Nat-p., Nat-sil., Sacch-a., Staph. **1-w.**
Gemüt – Gleichgültigkeit, Apathie – Geschlecht; gegenüber dem anderen (3), 3-w.	Puls. **1-w.**
Gemüt – Gleichgültigkeit, Apathie – Kindern; gegenüber – Mutter gegenüber ihren Kindern; Gleichgültigkeit der (11), 4-w.	Choc., Sacch-a., Nat-c. **1-w.**
Gemüt – Kurz angebunden – schroff (23), **2-w.**	Lach., Nat-m., Nit-ac., Staph. **2-w.**, Caust. **3-w.**
Gemüt – Pflicht – Abneigung gegen Pflichten – häusliche Pflichten (16), **3-w.**	Tritic-vg. **1-w.**
Gemüt – Reizbarkeit, Gereiztheit – Trost – agg. (23), **3-w.**	Carc., Kali-c., Kali-sil., Staph. **1-w.**, Nit-ac. **2-w.**, Ign., Nat-m. **3-w.**
Gemüt – Schreien – festhält; schreit, sofern er sich nicht an etwas (1), **4-w.**	–
Gemüt – Sorgen; voller – häusliche Angelegenheiten, um (4), **3-w.**	Puls. **2-w.**
Gemüt – Tanzen – amel. (14), 3-w.	Carc., Caust., Nat-m., Nat-sil. **1-w.**, Ign. **2-w.**
Gemüt – Traurigkeit – Wochenbett; im (25), **3-w.**	Aur., Foll., Ign., Nat-m. **1-w.**, Aur-m., Kali-br., Lach., Puls. **2-w.**
Gemüt – Verlassen zu sein; Gefühl – geliebt zu werden; Gefühl von den Eltern, der Ehefrau, den Freunden nicht (17), **1-w.**	Lac-h., Nat-m., Vanil. **1-w.**, Mag-c., Tritic-vg. **2-w.**, Puls. **3-w.**
Gemüt – Widerspruch – verträgt keinen Widerspruch (127), 4-w.	Aster., Aur-m., Aur-m-n., Aur-s., Carc., Coloc., Crot-c., Hura, Hyos., Lac-h., Lach., Mur-ac., Nit-ac., Puls., Syph. **1-w.**, Bry., Caust., Nat-c., Nat-m., Staph. **2-w.**, Aur., Ign. **3-w.**
Gemüt – Widerwillen – Körper; gegenüber dem – anderer; gegen den Körper – Ehemanns; gegen den Geruch des (1), 1-w.	–
Gemüt – Zorn – Widerspruch; durch (75), **3-w.**	Aur-m., Aur-s., Crot-c., Hura, Lac-h., Nat-ar., Nat-c., Nat-sil., Nit-ac., Staph., Tritic-vg. **1-w.**, Bry., Vanil. **2-w.**, Aur., Ign. **3-w.**
Weibliche Geschlechtsorgane – Koitus – Abneigung gegen (78), 3-w.	Borx., Ign., Kali-c., Mag-c., Ph-ac., Staph., Tritic-vg. **1-w.**, Caust., Kali-br., Lach. **2-w.**, Nat-m. **3-w.**
Weibliche Geschlechtsorgane – Koitus – Genuss – fehlend (35), **3-w.**	Nit-ac., **1-w.**, Kali-br., Nat-m. **2-w.**, Caust. **3-w.**
Weibliche Geschlechtsorgane – Koitus – schmerzhaft (35), **3-w.**	Borx., Ign. **1-w.**, Kali-c., Staph. **2-w.**, Nat-m. **3-w.**
Weibliche Geschlechtsorgane – Empfindungslosigkeit der Vagina (9), 3-w.	Kali-br. **1-w.**
Weibliche Geschlechtsorgane – Prolaps – Uterus – Entbindung; nach der (8), 3-w.	Puls. **1-w.**
Weibliche Geschlechtsorgane – Schwangerschaft – nach der; Beschwerden (47), 3-w.	Beryl-m., Ign., Lith-m., Mag-c., Mur-ac. **1-w.**, Bry. **2-w.**, Puls. **3-w.**
Träume – Vergewaltigung (17), **1-w.**	Musca-d., Nat-p. **1-w.**
Allgemeines – Speisen und Getränke – Essig – Verlangen (31), **2-w.**	Aq-mar., Carc., Musca-d., Nat-ar., Puls., Sacch-a., Vanil. **1-w.**, Nat-m. **2-w.**

25.5.1 Körperliche Symptome

Im Zentrum stehen Beschwerden, die durch hormonelle Veränderungen hervorgerufen werden, wie Dysmenorrhö, Schwangerschafts- und Wechseljahresbeschwerden, Probleme in der Pubertät und nach der Entbindung sowie durch die Einnahme hormoneller Kontrazeptiva. Eine Verschlechterung tritt vor, während und nach den Menses ein sowie morgens und/oder abends.

Sepia officinalis ist ein linksseitiges Mittel mit deutlicher Besserung durch körperliche Anstrengung, v. a. durch Tanzen. Typisch ist die physische Stase, z. B. in Form von Kreislaufschwäche mit Ohnmachtsneigung, Obstipation, Leeregefühl im Magen und Energiemangel. Ein Leitsymptom der Sepia-Frau ist der Uterusprolaps nach der Geburt mit dem starken Bedürfnis, die Beine beim Sitzen übereinanderzuschlagen, um das Herausfallen der herabdrängenden Gebärmutter zu verhindern.

Charakteristisch sind die auffallende Geruchsempfindlichkeit, welche während der Schwangerschaft besonders stark ausgeprägt ist, sowie die Fröhlichkeit nach Gewitter.

Sepia-Menschen sind äußerst verfroren, Kälte bekommt ihnen gar nicht. Typischerweise haben sie großes Verlangen nach sauren Speisen, die reichlich Essig enthalten, Fett können sie dagegen nicht leiden.

Typisch Sepia officinalis
Fühlt sich ständig dazu genötigt, Dinge zu tun, die sie eigentlich nicht tun will. Hat den Eindruck, fremdgesteuert zu sein. Konflikt zwischen Beruf und Mutterschaft.
Thema: Kummer durch (empfundene) Vergewaltigung in diversen Lebenssituationen

25.6 Muscheln

Muscheln (Bivalvia) gibt es bereits seit über 500 Millionen Jahren. Sie bestehen aus einer zweigeteilten Kalziumkarbonat-haltigen Schale, die ihren weichen Körper komplett umschließt und diesen vor äußeren Einflüssen und Fressfeinden schützt. Dennoch gelingt es einigen Meeresbewohnern, die harte Schale zu knacken: Seesterne beispielsweise reißen sie auf oder ziehen sie auseinander, Krebse zertrümmern die Schale, wenn sie dünn genug ist, oder sie üben so oft hintereinander Druck auf den Rand der Schale aus, bis ein kleines Stückchen abgeplatzt ist, und sie eine ihrer pinzettenförmigen Klauen hineinzwängen können, um sie auseinanderzubrechen. Austernbohrer (aus der Familie der Purpurschnecken) wiederum bohren kleine Löcher in die Schale der Muschel, injizieren ihre Verdauungsenzyme ins Innere der Auster und saugen sie anschließend aus. Aber auch Vögel können den Muscheln gefährlich werden, indem sie mit ihrem Schnabel auf die Muschelschale einstechen oder -hämmern bzw. die Muscheln im Flug auf die Erde fallen lassen, sodass die Schale zu Bruch geht. All diese Angriffsvarianten können von Muschel-Patienten in der Anamnese geäußert werden, wenn sie davon erzählen, wie sie die Bedrohung von außen wahrnehmen.

Menschen, deren Heilmittel eine Muschel ist, erleben sich als weich und verletzlich. Sie sehnen sich nach einer schützenden Schicht oder Schale, die sie vor feindlichen Übergriffen bewahrt. In der Anamnese sprechen sie davon, sich abschotten zu müssen. Ihre Verteidigungsstrategie besteht in erster Linie darin, *„sich zu entziehen, zurückzuziehen und in seine [ihre, Anm. d. Verf.] Hülle zu gehen. Dieser Aspekt wird oft durch Gesten ausgedrückt, wo sich Finger schließen und nach hinten/innen zurückziehen."* ([34], S. 67) Ähnlich wie bei den mineralischen Arzneimitteln der Kohlenstoff-Serie (zweite Reihe des Periodensystems) geht es bei den Muscheln um den Gegensatz zwischen innen und außen: außen hart und innen weich. Im geöffneten Zustand erfahren sich diese Menschen als ungeschützt und verletzlich, im geschlossenen Zustand als relativ sicher und geschützt. Das ambivalente Gefühl der Geborgenheit innerhalb einer geschlossenen Schale einerseits und der drohenden Gefahr jenseits dieser Schutzschicht andererseits erinnert ebenfalls stark an die Mittel der zweiten Reihe (s. Oxygenium, Kap. 1.2.1), aber auch an die Muttermittel (Kap. 30.3). Von beiden Arzneimittelgruppen müssen die Muscheln gründlich differenziert werden.

Der Rückzug in die sichere Schale bedeutet gleichzeitig ein Abschotten vom Rest der Welt. *„Obwohl das Gehäuse ihnen Schutz bietet, verhindert es andererseits den Kontakt zur Welt. Man ver-*

liert den Kontakt zur Welt und all ihren aufregenden Dingen. Man hat den Nachteil, vom Leben abgeschnitten zu sein, wodurch sie sich eingeschränkt, eingesperrt und klaustrophobisch fühlen. Sie müssen das ertragen, da sie keine Wahl haben, denn die Außenwelt ist bedrohlich und da draußen fühlen sie sich äußerst verletzlich." ([34], S. 67)

25.6.1 Venus mercenaria (Venusmuschel) – Ven-m.

Venusmuscheln, auch bekannt unter dem Namen Vongole, zählen zur Gattung der Klaffmuscheln und kommen weltweit in Küstengewässern vor (▶ **Abb. 25.3**). Sie leben in oder auf dem sandigen Untergrund vornehmlich warmer Meere. Der Name „Venus" hat vor allem mythologische Hintergründe. In der Antike galt die Muschel als geschlechtsloses Wesen, das einst dem Meeresschaum entsprungen sein soll. Nach der griechischen Mythologie soll die Liebesgöttin Aphrodite, das griechische Pendant der römischen Venus, wie die gleichnamige Muschel aus dem Schaum des Meeres geboren worden sein, weshalb sie auch „die Schaumgeborene" genannt wird (siehe: „Die Geburt der Venus" von Sandro Botticelli aus dem Jahre 1485). Bei Bedrohung ziehen sich die Klaffmuscheln komplett in ihr Gehäuse zurück, das sich anschließend fest verschließt. Falls erforderlich graben sie sich im sandigen oder schlickigen Meeresboden ein. Geprüft wurde das Mittel im Jahre 1960 von John Robertson Reaside [30], von dem auch sämtliche Einträge im Radar [28] stammen.

Analog zur Ausgangssubstanz fühlt sich der Venus-mercenaria-Mensch von anderen angegriffen oder verletzt. Seine Reaktion ist der Rückzug. *„Wenn ich mich von einer Handlung verletzt fühle, gehe ich woanders hin (…). Wenn ich in Ruhe gelassen werde, in meiner eigenen Welt bin, dann fühle ich mich gut.*" ([34], S. 133) Mit diesen deutlichen Worten zitiert Rajan Sankaran eine Venus-mercenaria-Patientin. Sobald diese Menschen sich in irgendeiner Form attackiert fühlen, machen sie dicht: Sie nehmen mitunter eine gebeugte Haltung ein, machen sich ganz klein, sodass ihre Angriffsfläche auf ein Minimum zusammenschrumpft. Sobald sie sich sicher fühlen, richten sie sich wieder auf.

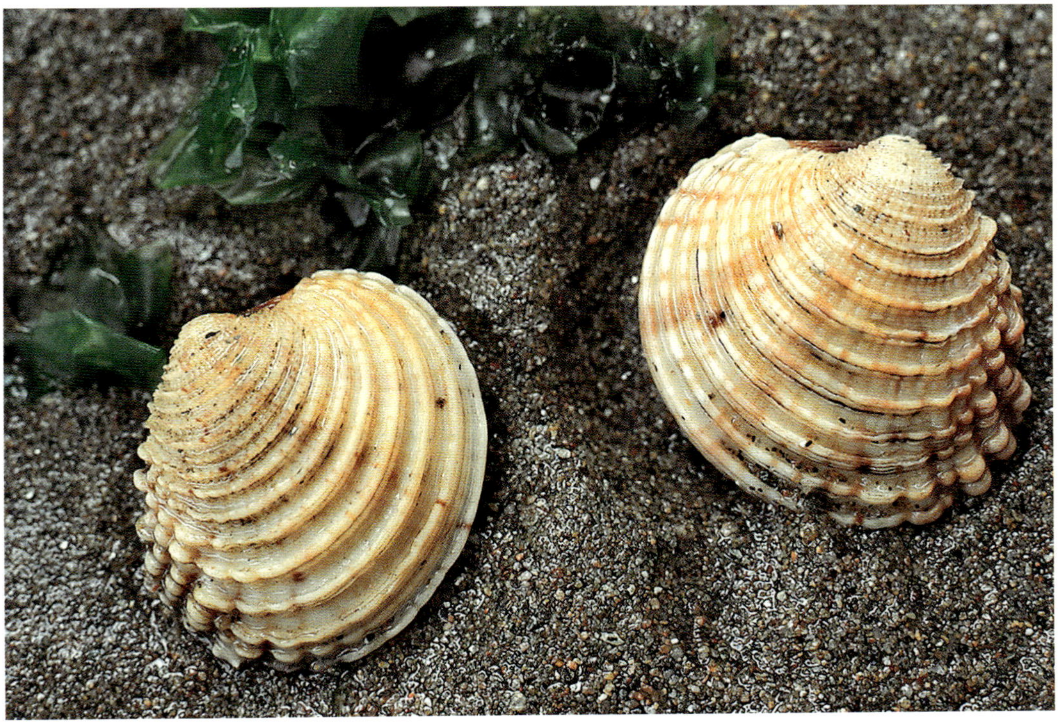

▶ **Abb. 25.3** Venus mercenaria. (Dr. Rudolf König, Preetz)

Auf der anderen Seite haben die Betroffenen die Empfindung, durch ihren Rückzug, ihre selbst gewählte „Schutzhaft", eingeengt oder gar eingesperrt zu sein. Sie spüren die Ambivalenz ihrer Schale: Sicherheit und Schutz auf der einen Seite, Barriere und Gefängnis auf der anderen. Einerseits fühlen sie sich schwach, brauchen einen Schutzwall um sich herum, welcher sie andererseits stark einengt und daran hindert, aktiv am Leben teilzunehmen. Daher rührt auch das Gefühl, getrennt von der Welt zu sein. Bei Gefahr verschließt die Muschel nicht nur ihr Gehäuse, sie vergräbt sich zusätzlich noch im Sand und nimmt lediglich über Siphonen Kontakt zur Außenwelt auf.

Typisch für Venus mercenaria ist nach Mangialavori ihre extreme Empfindlichkeit bezüglich Schmerz und Leid. *„Sie treffen alle erdenklichen Vorkehrungen, um nur ja nicht leiden zu müssen. Das Selbstschutzverhalten steht hier noch mehr im Vordergrund als die Überreaktion auf tatsächliche Schmerzen. (…) Im Schmerz tut sich das Unbekannte auf, es ist der Anfang vom Ende."* ([17], S. 140)

Ein weiteres Thema von Venus mercenaria ist das der Reinigung. Meerwasser strömt permanent in die Muschel hinein und wieder hinaus, wobei Plankton und andere Nahrungspartikel aus dem Wasser herausgefiltert werden. Dieser alltägliche Prozess im Leben einer Muschel begegnet uns auch in der Empfindung der Patienten, die dieses Mittel benötigen: *„All diese Dinge reichern sich in mir an. Es gibt einen Einlass, durch den die Dinge einfach reinkommen. (…) Es gibt keinen Filter und kein Hindernis. Die Dinge kommen einfach rein. (…) Stellen Sie sich vor, da ist ein Haus mit einem Ausgang für das Wasser, aber anstatt dass das Abwasser herausfließt, dringt Schmutzwasser ein. (…) Das ist der Kampf meines Lebens. (…) Ich will nur davon wegkommen und in meiner eigenen Welt sein."* ([34], S. 134) Und weiter: *„Solche Dinge sollten nicht an mich herankommen können, aber gute Dinge sollten kommen können. Wie ein offenes Tor. Es sollte einen Mechanismus geben, durch den das Tor für gute Sachen immer offen sein müsste. (…) In meinen Träumen ist das Tor einfach offen und nicht verschlossen. Vielleicht sollte ich es gut verschließen. (…) Es ist ein Eisentor. Ein Mensch kann ein Eisentor nicht zerbrechen und hineingelangen."* ([34], S. 137) Und weiter: *„Dann fühle ich mich eingesperrt. Ich baue all diese Barrieren auf, um mich zu schützen, ich fühle mich … (…). Aber es geht mir nicht gut damit. Ich fühle mich wie im Gefängnis. (…) Warum kann ich mich nicht einfach frei bewegen? Oder eine freie Sicht haben?"* ([34], S. 138f.) Damit bringt die Patientin die zentralen Themen in ihrer Empfindung zusammen: Sicherheit und Schutz, offen und geschlossen, Gefängnis und Filtrieren. Im Gegensatz zur Auster, die meist geschlossen ist, öffnet die Venusmuschel ihre Schale zumindest einen kleinen Spalt, wenn keine Gefahr droht. Auf diese Weise ist sie zwar weitestgehend geschützt, aber nicht komplett von der Umgebung abgeschottet: Es kann nichts außer Wasser und Nahrung zu ihr hinein, aber sie selbst kann bei Bedarf hinaus.

Ein großes Thema im Zusammenhang mit der Filterfunktion der Venusmuschel ist das von Geben und Nehmen. Die Patienten wünschen sich ein Gleichgewicht dieser beiden Seiten: Sie möchten geben, im gleichen Maße aber auch nehmen dürfen. Eine Patientin, deren Geschichte Sankaran und Baldota in ihrem Buch über die Mollusken wiedergeben, spricht vom Ausgleich zwischen diesen beiden Polen. Ihr Problem ist, dass sie viel gibt, aber kaum etwas zurückbekommt. Das gleichmäßige Ein- und Ausströmen, wie es der Physiologie der Klaffmuschel entspricht, ist hier gestört. Ihre Reaktion ist wiederum der Rückzug: *„Ich gehe in meinen Kram und halte den anderen Kram draußen."* ([34], S. 148) Bildlich gesprochen klappt sie ihre Schale zu und schottet sich ab. Und weiter: *„Ich brauche sichere Orte und Menschen. Wenn es nicht sicher ist, verschließt es sich. Mein Innerstes wird einfach eingesogen … Ich lasse mein Zeug nicht raus und behalte es drinnen. Und meine Oberfläche … Ich habe immer eine Fläche, die nicht wirklich ins Innere geht."* ([34], S. 148) Wenn es mit der Kommunikation, dem wechselseitigen Geben und Nehmen nicht klappt, machen die Patienten dicht und stellen ihrerseits das Geben ein. Auf diese Weise ist das Gleichgewicht wieder hergestellt: „Du machst deines und ich mache meines". Die mangelnde Unterstützung und das fehlende Verständnis beschreibt die Patientin mit den Worten: *„es ist wie auf Treibsand zu laufen."* ([34], S. 149) Interessanterweise bewegen sich die Klaffmuscheln tatsächlich auf dem Sand fort.

Laut Mangialavori ist ein weiterer Schwerpunkt von Venus mercenaria ihr Abscheu gegenüber dem Leben. Seiner Erfahrung nach haben diese

Menschen wenig Sinn für die angenehmen Seiten des Daseins, alles Schöne und Lustvolle ist ihnen suspekt. Es handelt sich um wahre Pessimisten, für die das Glas stets halb leer ist. Ihr Sicherheitsempfinden geht soweit, dass sie ihr Elternhaus erst verlassen, wenn sie sich dort nicht mehr gut aufgehoben fühlen. Dazu Mangialavori wörtlich: *„Alle meine fünf Fälle blieben bis gegen Ende vierzig im Elternhaus und heirateten erst dann. Ehe hat hier wenig mit Leidenschaft zu tun, sondern ist mehr ein Vertrag zur gegenseitigen Absicherung.“* ([17], S. 137) Hier haben wir wieder das Thema des gegenseitigen Gebens und Nehmens. Aufgrund schlechter Erfahrungen im Umgang mit anderen Menschen, verhalten sich Venus-mercenaria-Persönlichkeiten distanziert, lassen kaum jemanden an sich heran. Auch hier filtern sie genau, wer ihnen gut tut und wer nicht. Insgesamt reagieren diese Patienten gereizt auf Menschen und deren Lautäußerungen.

Interessant ist auch, wie sich die erste Patientin selbst beschreibt: *„In dem Haus habe ich keine Gestalt. (…) Ich bin teilweise weißlich, teilweise hell. (…) Ich habe keinen Körper, kein Gesicht und keine Hände, ich bin einfach nur Licht, ein Nichts.“* ([34], S. 139)

Ein häufiges Phänomen in Venus-mercenaria-Fällen ist die Empfindung eines Fremdkörpers, der allerdings nicht integriert wird wie die Perle der Auster, sondern der als extrem störend und belastend empfunden wird. In der Arzneimittelprüfung von Reaside tauchte das Gefühl eines Steins im Magen auf. Andere Patienten berichten von einem Knoten in der Brust oder einem harten „Knubbel“ im Fuß: *„Da drin ist etwas gewachsen. (…) Es ist wie ein Stein. Etwas Hartes; andere Gewebe müssen sich darum herum bilden. Es verändert sich nicht. Es bleibt einfach da. (…) Es ist wie ein Stein, der hier drin sitzt. Er ist nicht mit dem Knochen oder dem Gewebe verbunden, aber er nimmt ihren Raum und schiebt sie aus dem Weg. (…) Es ist frustrierend. Es wäre so einfach, ihn da rauszukriegen.“* ([34], S. 146f.)

Tab. 25.5 Entsprechende Rubriken von Venus mercenaria.

Rubrik	Arzneimittel
Gemüt – Distanziert (61), 1-w.	Choc., Cygn-be., Hyos., Nat-sil., Syph., Tritic-vg., Vanil. **1-w.**, Lac-h., Sep. **2-w.**
Gemüt – Erschöpfung; geistige – morgens (17), **1-w.**	Ph-ac., Syph., Tritic-vg. **1-w.**, Lach. **3-w.**
Gemüt – Reizbarkeit, Gereiztheit – Geräusche, durch (59), **1-w.**	Caust., Cygn-be., Kali-c., Nat-c., Nat-m., Nat-sil. Tritic-vg. **1-w.**, Vanil. **2-w.**
Gemüt – Traurigkeit – Menses – während (50), **1-w.**	Aur., Ign., Lac-d., Lac-h., Mag-m., Mur-ac., Nat-c., Nat-sil., Nit-ac., Plac. **1-w.**, Caust., Lac-c., Nat-m., Puls., Sep. **2-w.**
Gemüt – Traurigkeit – Menses – während – ersten Tag; am (1), 1-w.	–
Gemüt – Wahnideen – getrennt – Welt; von der – sei; er (47), 1-w.	Carc., Choc., Lac-mat., Nat-sil., Plac. **1-w.**
Gemüt – Weinen – Kleinigkeiten; über (55), **1-w.**	Aster., Aur., Aur-m-n., Carc., Ign., Nat-m., Nit-ac., Puls., Sep., Staph., Tritic-vg., Vanil. **1-w.**, Kali-br. **2-w.**, Caust. **3-w.**
Gemüt – Weinen – Menses – während – ersten Tag; am (1), 1-w.	–
Schwindel – Aufstehen – Sitzen; von gebeugtem – nach – langem Sitzen; nach (3), 1-w.	Ph-ac. **1-w.**
Kopf – Blutandrang – Herz – Blut vom Herzen zum Kopf strömen würde; als ob (8), **1-w.**	–
Sehen – Verschwommen (118), **1-w.**	Am-m., Elaps, Naja, Nat-ar., Nat-s., Tritic-vg. **1-w.**, Aur., Crot-c. **2-w.**, Lac-c., Nat-m. **3-w.**
Magen – Steines; Gefühl eines (106), 1-w.	Coloc., Elaps, Ign., Kali-c., Naja, Nat-ar., Nat-m., Puls., Sep., Staph., Tritic-vg., Vanil. **1-w.**, Aur., Lac-c., Nat-c., Ph-ac. **2-w.**, Bry. **3-w.**

Ähnlich wie wir es von Calcium carbonicum kennen, einem verwandten Mittel, sind Venus-mercenaria-Menschen eher langsam und träge. Bewegung oder gar sportliche Betätigung zählen nicht zu ihren Leidenschaften. *„Hier kommt metaphorisch zum Ausdruck, dass sie sich nicht gern vom Fleck bewegen, nichts Neues suchen. Sie tun nur das Nötigste, um zu überleben. Sie wenden keine Energie für etwas auf, das nichts Greifbares bringt. Sie möchten gern gesund sein, aber ihre Vorsorge ist passiv, nicht aktiv."* ([17], S. 141)

Körperliche Symptome

Auf körperlicher Ebene gibt es Bezug zu Kopfschmerzen und Migräne, begleitet von Schwindel und Schläfrigkeit. Geistige Anstrengung verschlimmert die Beschwerden. Sitzen im dunklen Zimmer tut dagegen gut. Charakteristisch sind das Gefühl von Geräuschen im Kopf, die an ein Summen erinnern, sowie der Eindruck, das Blut ströme vom Herzen in den Kopf. Der Schwindel tritt nicht nur während der Kopfschmerzen auf, sondern auch beim Aufstehen nach langem Sitzen in gebeugter Haltung. Frauen fühlen sich besonders traurig zu Beginn der Menses und sind dann nahe am Wasser gebaut. Erkältungen machen sich oft im Bereich der Choanen bemerkbar, werden unter anderem durch Temperaturveränderungen ausgelöst. Typisch sind auch ein metallischer Mundgeschmack sowie ein Kältegefühl in Mund und Hals. Mitunter berichten Venus-mercenaria-Patienten vom Empfinden eines Steins im Magen oder in anderen Körperteilen. Venus mercenaria ist ein durstiges Mittel.

Typisch Venus mercenaria

Hin- und hergerissen zwischen dem Bedürfnis nach Schutz und Sicherheit einerseits und dem Wunsch nach Teilnahme am Leben andererseits. Machen dicht, wenn sie sich bedroht fühlen.
Thema: Kummer durch das Gefühl, von anderen verletzt, zerstört oder überrollt zu werden

26 Schlangen

26.1 Allgemeines

Neben den bereits genannten Themenkomplexen, die wir unterschwellig bei allen Tiermitteln finden, kommen bei den Schlangen noch weitere hinzu, die speziell zum Überlebensmuster der Serpentes gehören, und die wir bei anderen Tieren nicht wahrnehmen. Diese spiegeln sich im Verhalten und in der Empfindung der Menschen wider, welche Schlangenmittel benötigen. Die meisten von ihnen sind nachtaktiv und weisen eine Verschlechterung nach dem Schlafen auf, also in der Regel morgens beim Erwachen. Das hängt auch damit zusammen, dass die Schlange erst einmal warm werden muss, bevor sie voll aktiv sein kann. Im Gegensatz zu Säugetieren oder vielen Insekten sind Schlangen weitestgehend auf sich allein gestellt, die Gruppe spielt bei den meisten Arten keine bedeutende Rolle. Anders als Vögel oder Säugetiere betreiben Schlangen keine Brutpflege – mit Ausnahme der Würgeschlangen –, und selbst diese verlassen ihren Nachwuchs, sobald er geschlüpft ist. Obwohl Schlangen keine Extremitäten besitzen, sind sie sehr beweglich und reaktionsschnell. Analog dazu zeichnen sich Schlangen-Menschen durch eine rasche Auffassungsgabe und Wendigkeit aus. Bei den Giftschlangen spiegelt sich das Thema Gift auch im Arzneimittelbild wider, im Sinne von: Wahnidee, vergiftet zu werden; Impuls jemand zu vergiften oder zu töten. Das Gift dieser Schlangen kommt aus dem Mund und wird durch einen geschickten und gezielten Biss in das Opfer injiziert. Schlangen-Menschen sind oft redegewandt und schlagfertig, ihre verbalen Attacken können „tödlich" sein, sie haben eine „böse" Zunge. Manche Schlangen, darunter die Pythonarten oder die Boa constrictor, vergiften ihre Beute nicht, sondern erwürgen sie – ein übergreifendes Thema bei allen Schlangen, vor allem aber bei den Würgeschlangen mit der Angst oder der Wahnidee, erwürgt zu werden oder zu ersticken. Schlangen brauchen Wärme von außen, sie können diese nicht selbst erzeugen. Aus diesem Grund bevorzugen sie warme Plätze, die direkte Sonne allerdings vertragen sie nicht, weshalb Schlangen-Menschen empfindlich auf extreme Temperaturen reagieren – ihnen fehlt die Möglichkeit der Regulation. Typisch sind auch kalte Extremitäten: Die Füße werden nicht warm.

Schlangen verschlingen große Mengen auf einmal, da sie keine Möglichkeit haben, die Beute in handliche Happen zu zerteilen. Da sie ihre Nahrung im Ganzen hinunterwürgen, wandert das Beutetier wie ein Kloß langsam abwärts – dieses Phänomen finden wir auch im Arzneimittelbild vieler Schlangenmittel. Schlangen-Menschen leiden häufig unter Halsschmerzen mit dem Gefühl eines Kloßes oder Klumpens, begleitet von Schluckbeschwerden oder einem Druckgefühl auf Hals oder Brust. Bei Schlangen mit hämotoxischem Gift wie den Crotalinae finden wir auch im Arzneimittelbild einen deutlichen Bezug zu Blutungsthemen bzw. einen Schwerpunkt im Herz-Kreislauf-System. Analog zu den hämotoxischen Schlangen haben Schlangen mit neurotoxischem Gift einen Bezug zu Lähmungserscheinungen oder zu Missempfindungen in den Extremitäten. Alle Schlangen müssen in regelmäßigen Abständen ihre alte Haut abstreifen, vor allem dann, wenn sie ihnen zu eng wird. Schlangen-Menschen fühlen sich oft beengt, nicht nur am Hals, sondern auch durch die Gesellschaft anderer – sie wollen frei und ungebunden sein. Zu guter Letzt sind die Organe der Serpentes nicht gleichmäßig auf beide Körperseiten verteilt, häufig finden wir eine deutliche Asymmetrie, z. B. im Bereich der Lunge. Analog dazu weisen die körperlichen Beschwerden der Schlangen-Menschen eine starke Tendenz zur Einseitigkeit auf.

In den Rubriken *„Gemüt – Kummer, Trauer"* und *„Gemüt – Beschwerden durch – Kummer"* sind insgesamt fünf Schlangen vertreten: Crotalus cascavella, Crotalus horridus, Lachesis, Elaps und Naja. Sie alle zählt Sankaran zum syphilitischen Miasma, was auch nachvollziehbar ist angesichts der Destruktivität ihrer körperlichen und seelischen Beschwerden.

26.2 Crotalus cascavella (Waldklapperschlange) – Crot-c.

Crotalus cascavella (▸ **Abb. 26.1**) gehört zu den Grubenottern (Crotalinae), ihr Gift ist hämo- und neurotoxisch. Sie ist nicht besonders aggressiv, solange sie sich in Sicherheit wähnt. Im Falle einer Bedrohung rollt sie sich zunächst ein, formt ihr Vorderteil zu einem „Z" und geht zum Angriff über, indem sie mehrmals hintereinander gezielt zubeißt. Dabei rasselt sie furchterregend mit dem Schwanz und droht.

Crotalus-cascavella-Menschen fühlen sich allein, verlassen und isoliert. Sie haben den Eindruck, vernachlässigt, nicht geliebt zu werden und leben in dem Glauben, ausgestoßen zu sein, nicht dazuzugehören. *„Das zentrale Empfinden von Crotalus cascavella ist das Gefühl, um etwas betrogen worden zu sein oder von nahestehenden Menschen im Stich gelassen worden zu sein."* ([21], S. 179) Das geht so weit, dass sie selbst ihren engsten Freunden misstrauen.

Auch haben sie große Furcht davor, irgendjemand könnte ihnen etwas antun, sie überfallen, verletzen oder vergewaltigen. Es ist diese typisch tierische Empfindung von Opfer und Täter. Die Schuld liegt bei einem anderen, der sie bedroht, hintergeht und ihnen Schaden zufügt. Dieses Gefühl der Hilflosigkeit mündet jedoch nicht in eine passive Angststarre oder in das Bestreben zu entfliehen, sich zu verstecken, sondern in aktives Schmieden von Racheplänen. Hinterlistig, falsch und verschlagen, wie es die Art vieler Schlangen ist, sinnt Crotalus cascavella nach Rache. Crotalus-cascavella-Menschen können vehement und heftig sein, voller Zorn und bösartiger Gedanken, getrieben von dem Verlangen, potenzielle Widersacher mit dem Messer aufzuschlitzen, zu verstümmeln und zu töten. Hartnäckige Gedanken kreisen um Mord und Verletzung. Krankhafte Triebe und Impulse treiben sie dazu, gewalttätige Hirngespinste zu entwickeln. Dabei wirken sie mitunter gefährlich und unheimlich, man kann ihnen nicht recht trauen. Sie sind oft recht gefühllos, haben mitunter kalte Augen und sind voller dunkler, zwanghafter Fantasien, in denen Gewalt, Missbrauch und

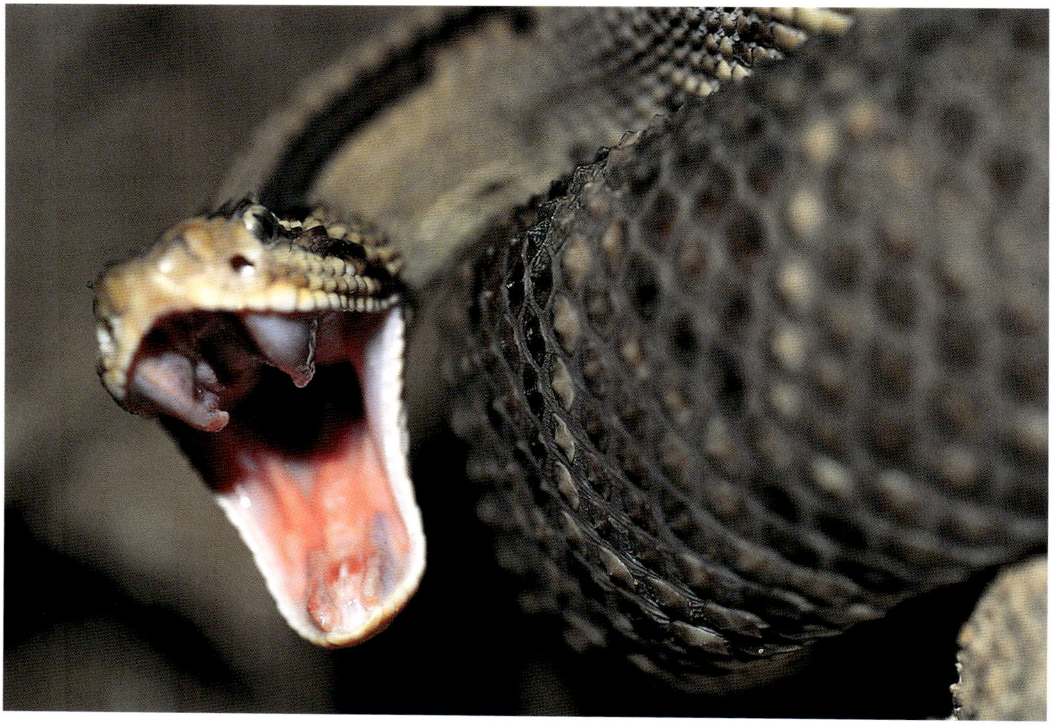

▸ **Abb. 26.1** Crotalus cascavella. (Dr. Rudolf König, Preetz)

Tod vorherrschen. So grausam die Gewaltfantasien von Crotalus-cascavella-Persönlichkeiten auch sein mögen, sie werden in der Regel nicht in die Tat umgesetzt, sind das Produkt unterdrückten Zorns und nicht gelebter Aggressionen. Häufig finden sie ihren Ausdruck in den Träumen. Dort wimmelt es von dunklen Gestalten, Leichen, Särgen und Skeletten. Tod und Sterben nehmen großen Raum in der Vorstellung von Crotalus-cascavella-Menschen ein. Im Grunde handelt es sich um schwache, hilflose Kreaturen, die sich stark fühlen, indem sie zumindest in ihrer düsteren Gedankenwelt Macht über andere ausüben. „Ich könnte mein Gegenüber töten, wenn ich wollte“ – diese gedanklichen Konstrukte und Wahnvorstellungen vermitteln ihnen ein vorübergehendes Gefühl von Macht, Lust und Überlegenheit, an dem es ihnen im realen Leben mangelt. Möglicherweise waren sie selbst einmal in der Rolle des Schwachen, Unterlegenen, wurden von einem anderen drangsaliert und missbraucht. Es sind bedauernswerte Menschen, Opfer ihrer eigenen Zwangsvorstellungen. Darunter liegt ein tief empfundener Kummer mit der übermächtigen Angst, verlassen, vernachlässigt oder betrogen zu werden, vermutlich ein Kindheitstrauma.

Neben dieser sehr heftigen Ausprägung gibt es auch noch eine kompensierte Version von Crotalus cascavella. Bei diesen Menschen steht das Gefühl, alleingelassen und vernachlässigt zu werden, im Vordergrund. Sie sind ebenfalls sehr misstrauisch und leben in der ständigen Furcht, verlassen zu werden, fühlen sich verfolgt und bedroht, glauben, Schritte hinter sich zu hören und meinen, es sei jemand hinter ihnen und wolle sie angreifen.

Im einen wie im anderen Fall gibt es zahlreiche Zwänge, Wahnvorstellungen, unterdrückte Aggressionen und Schuldgefühle. Crotalus-cascavella-Menschen sind voller Groll und Rachegelüste, die nicht ausgelebt werden. Laut Sankaran ist das zentrale Thema die Furcht vor Vergeltung, im Sinne von: *„Ich bin schwach und im Nachteil. Ich muss meinen Zorn im Zaum halten, sonst wird mich die ganze Welt oder Gruppe zermalmen, selbst wenn ich den kleinsten Fehler mache.“* ([55], S. 319)

▶ **Tab. 26.1** Entsprechende Rubriken von Crotalus cascavella.

Rubrik	Arzneimittel
Gemüt – Argwöhnisch, misstrauisch – Freunden gegenüber; seinen besten (5), 1-w.	Sacch-a. **1-w.**
Gemüt – Beschwerden durch – Zorn – unterdrückten Zorn; durch (50), 1-w.	Aur., Aur-s., Carc., Colum-p., Kali-c., Mag-m., Puls., Sep., Tritic-vg., Vanil. **1-w.**, Aur-m-n., Ign., Nat-m. **2-w.**, Coloc., Staph. **3-w.**
Gemüt – Destruktivität, Zerstörungswut – abwechselnd mit – Furcht, verletzt zu werden (1), 1-w.	–
Gemüt – Furcht – allein zu sein (138), **3-w.**	Aster., Aur-m., Aur-m-n., Beryl-m., Bry., Carc., Kali-br., Kali-sil., Lith-m., Mur-ac., Naja, Nat-c., Nat-p., Nat-s., Nat-sil., Nit-ac., Vanil. **1-w.**, Caust., Elaps, Lac-c. Nat-ar., Puls., Sep., Tritic-vg. **2-w.**, Hyos., Kali-c. **3-w.**
Gemüt – Furcht – angegriffen, überfallen zu werden (10), **1-w.**	Carc., Lac-h., Tritic-vg. **1-w.**
Gemüt – Furcht – Gefahr, vor drohender (46), **1-w.**	Ambr., Aur-m., Beryl-m., Carc., Caust., Choc., Kali-br., Lith-m., Mur-ac., Nat-m., Vanil. **1-w.**, Tritic-vg. **2-w.**
Gemüt – Furcht – Koitus – Vergewaltigung (3), **1-w.**	–
Gemüt – Furcht – vernachlässigt zu werden (6), 1-w.	Aur-s., Musca-d. **1-w.**, Puls. **3-w.**
Gemüt – Gedanken hartnäckig – Böses, an (5), **1-w.**	Lach. **2-w.**
Gemüt – Hass – Rachsucht; Hass und (21), **1-w.**	Ambr., Aur-m-m., Lach., Tritic-vg. **1-w.**, Nit-ac., Ph-ac. **2-w.**, Nat-m. **3-w.**
Gemüt – Heftig, vehement – Gewalttaten führt; Raserei, die zu (38), **1-w.**	Hyos., Lach., Nat-c., Nit-ac. **1-w.**, Aur., Ign. **2-w.**

▶ **Tab. 26.1** Fortsetzung.

Rubrik	Arzneimittel
Gemüt – Hilflosigkeit; Gefühl der (75), **1-w.**	Ambr., Aur-m-n., Carc., Foll., Hell., Ign., Kali-br., Lac-c., Lac-h., Lith-c., Naja, Nat-m., Nat-sil., Ph-ac., Sep., Staph., Tritic-vg. **1-w.**, Sacch-a. **2-w.**
Gemüt – Hinterhältig, hinterlistig, falsch, verschlagen (50), **1-w.**	Aur-s., Hyos., Nat-c., Nit-ac., Puls., Sep. **1-w.**, Aur-m-n., Nat-m., Sacch-a. **2-w.**, Lach. **3-w.**
Gemüt – Impulse, Triebe; krankhafte – gewalttätig zu werden (14), 1-w.	–
Gemüt – Kummer, Trauer – still (38), **1-w.**	Carc., Nat-sil., Staph. **1-w.**, Am-m., Aq-mar., Aur., Aur-m., Aur-m-n., Coloc., Mur-ac., Ph-ac., Puls. **2-w.**, Anthraci., Ign., Nat-m. **3-w.**
Gemüt – Pläne – macht, schmiedet viele Pläne – rachsüchtige Pläne, plant Racheakte (8), **1-w.**	Lach., Nat-m. **1-w.**
Gemüt – Schneiden, verstümmeln oder aufschlitzen; Verlangen zu – Messer; mit einem scharfen (1), 1-w.	–
Gemüt – Töten; verlangen zu – plötzlicher Impuls zu töten – gestört haben; diejenigen, die ihn (1), **1-w.**	–
Gemüt – Verlassen zu sein; Gefühl (190), 2-w.	Aq-mar., Carc., Chord-umb., Cygn-be., Hura, Kali-br., Kali-c., Lac-c., Lith-c., Sacch., Vanil. **1-w.**, Aur-m-n., Aur-s., Hyos., Ign., Lac-d., Lac-h., Lach., Nat-m. **2-w.**, Aur., Nat-sil., Puls. **3-w.**
Gemüt – Verlassen zu sein; Gefühl – Isolation; Gefühl von (75), **1-w.**	Carc., Choc., Cygn-be., Hura, Lac-h., Musca-d., Plac., Puls. **1-w.**, Vanil. **2-w.**, Nat-sil. **3-w.**
Gemüt – Wahnideen – Ausgestoßene; sie wäre eine (9), **1-w.**	Hura **1-w.**
Gemüt – Wahnideen – betrogen, getäuscht worden; er sei (14), **1-w.**	Naja **1-w.**, Ign., Nat-ar., Staph. **2-w.**
Gemüt – Wahnideen – Menschen, Personen – hinter ihm, jemand sei (31), 1-w.	Lach., Naja, Staph. **1-w.**
Gemüt – Wahnideen – verlassen, aufgegeben worden; er sei (49), **1-w.**	Carc., Cygn-be., Lach., Nat-c., Nat-sil. **1-w.**, Aur., Aur-m-n., Kali-br. **2-w.**, Mag-c., Puls. **3-w.**
Gemüt – Wahnideen – vernachlässigt – er würde vernachlässigt (32), 1-w.	Aur-m-n., Carc., Cygn-be., Hura, Mag-m., Naja, Nat-m., Nat-sil., Puls., Tritic-vg. **1-w.**, Lac-h. **2-w.**
Gemüt – Zorn – heftig (110), **2-w.**	Ambr., Anthraci., Aur-m-n., Aur-s., Cygn-be., Elaps, Ign., Lach., Mag-c., Nat-s., Ph-ac., Tritic-vg., Vanil. **1-w.**, Caust., Hyos., Kali-c., Nat-m., Sep. **2-w.**, Nit-ac., Staph. **3-w.**, Aur. **4-w.**
Träume – Erfolglose Anstrengungen – verletzen; andere zu (1), **1-w.**	–
Träume – Leichen (82), 2-w.	Aur., Elaps, Hura, Kali-c., Lac-h., Mag-c., Mag-m., Nat-c., Nit-ac., Ph-ac., Tritic-vg., Vanil. **1-w.**, Caust. **2-w.**
Träume – Tod (108), **1-w.**	Aur., Aur-m., Aur-s., Carc., Elaps, Hura, Kali-c., Kali-sil., Mag-m., Nat-m., Nat-s., Nit-ac., Tritic-vg., Vanil., Ven-m. **1-w.**, Lach. **3-w.**

26.2.1 Körperliche Symptome

Die Schmerzen von Crotalus-cascavella-Menschen sind lanzinierend, vor allem im Bereich von Augen, Uterus und Anus, schlimmer durch kalte Anwendungen. Betroffen ist in erster Linie die rechte Seite. Crotalus-cascavella-Patienten machen viele Gebärden: Sie spielen mit ihren Fingern, sind ruhelos, wirken wie elektrisiert oder magnetisiert. Wie alle Schlangen-Menschen sind sie redselig und vertragen keine enge Kleidung. Frauen geht es schlechter während der Wechseljahre. Bei Halsschmerzen können die Betroffenen nur Flüssiges schlucken, feste Nahrung verursacht Würgereiz. Sie neigen zu Nasenbluten: Vor allem im Schlaf läuft helles Blut aus ihrer Nase. Allgemein geht es ihnen nachts und durch Waschen mit kaltem Wasser schlechter. Ihre Finger verfärben sich unter Kälteeinwirkung bläulich (Morbus Raynaud). Crotalus cascavella ist ein wichtiges Mittel bei (rechtsseitiger) Parese mit Zungenlähmung und damit verbundener undeutlicher Sprache. Auffällig sind die Abneigung gegen (Rind-)Fleisch und der unstillbare Heißhunger, der augenblicklich verschwindet, sobald das Essen auf dem Tisch steht.

Typisch Crotalus cascavella
Sehr misstrauisch und zwanghaft, glaubt von seinen Nächsten verlassen, vernachlässigt oder betrogen zu werden. Viele Gewaltfantasien und unterdrückte Aggressionen, die in der Regel nicht in die Tat umgesetzt werden.
Thema: Kummer durch das Gefühl, vernachlässigt und verlassen zu werden

26.3 Elaps corallinus (Korallenotter) – Elaps

Die Korallenotter, Elaps corallinus (▸ **Abb. 26.2**), gehört zu den Elapidae, den Giftnattern. Sie ist mit einem Meter Länge eher klein, hat aber eine auffällige, korallenfarbige Zeichnung. Die Elaps ist sehr scheu und hält sich die meiste Zeit unter der Erde auf. Ihre Giftzähne sind recht stumpf, ihr Biss ist nicht besonders schmerzhaft. Nach erfolgtem Biss hält sie die Beute so lange fest, bis das neurotoxische Gift seine Wirkung entfaltet hat, und verschlingt sie in einem Stück.

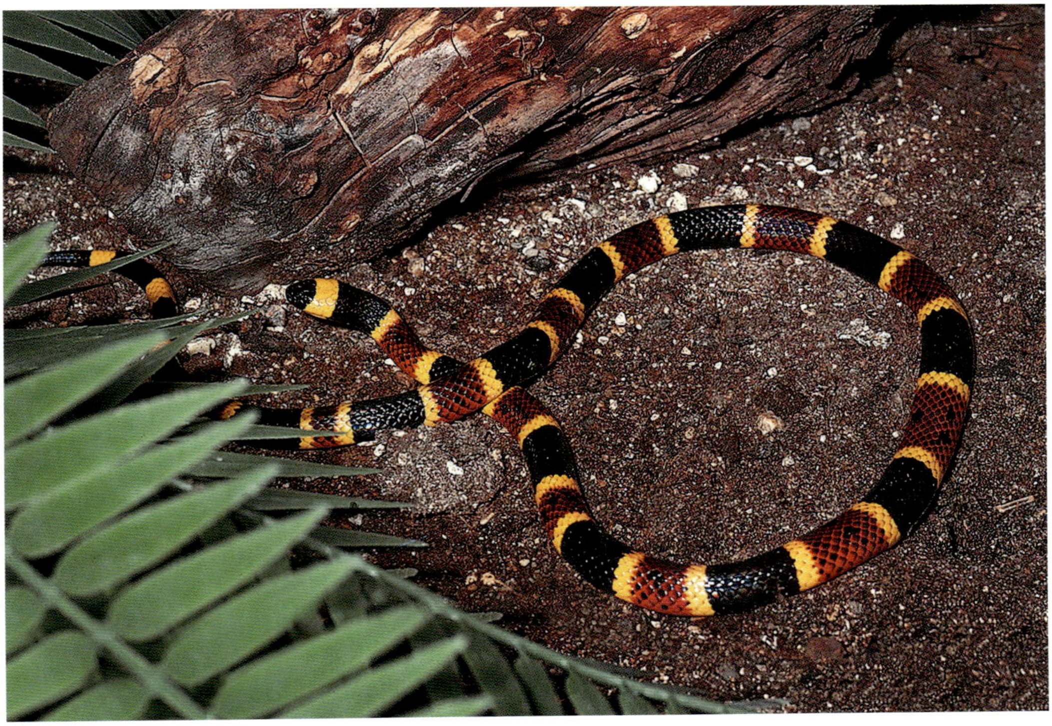

▸ **Abb. 26.2** Elaps corallinus. (Dr. Rudolf König, Preetz)

Elaps-Persönlichkeiten haben ein ambivalentes Verhältnis zu ihren Mitmenschen: Einerseits verkriechen sie sich regelrecht, schotten sich ab, suchen kaum Kontakt und ziehen es vor, an einem einsamen Ort zu leben. Andererseits fürchten sie sich vor dem Alleinsein, haben große Angst davor, überfallen zu werden. Aus diesem Grund schließen sie bei Einbruch der Dunkelheit alles ab und verstecken sich in ihrer „sicheren Höhle" – am liebsten in einer Ecke oder unter der Bettdecke. Mitunter entwickeln sie einen regelrechten Verfolgungswahn, bilden sich ein, die Menschen um sie herum wollten ihnen Schaden zufügen, sie verletzen oder berauben. Anders als Lachesis muta (Kap. 26.4) ist Elaps schüchtern und zurückhaltend; andere zu verführen oder zu umgarnen ist nicht ihr „Ding". Sie ist ausgesprochen kreativ und künstlerisch begabt, was sie dazu nutzt, die Aufmerksamkeit anderer auf sich zu ziehen, aber nicht so offensichtlich und unverblümt wie die Buschmeister. Elaps ist auch viel distanzierter und kontrollierter. *„Während andere Schlangen in ihrer Strategie in gewisser Weise egoistisch und bombastisch sind, ist die Strategie von Elaps viel subtiler. Sie tun etwas, damit man gezwungen wird, sie anzuerkennen. Es herrscht ein offensichtlicher Mangel an Selbstbewusstsein."* ([19], S. 107)

Elaps-Menschen können sehr depressiv sein, was sich vor allem dadurch äußert, dass sie sich komplett von der Außenwelt abschotten und sich in ihre Einsiedelei zurückziehen. Sie stellen jegliche Kommunikation ein und leben in der selbst gewählten Isolation. Besonders schlecht geht es ihnen bei Regen oder feucht-kalter Witterung. Wenn sie sich jedoch wohlfühlen, sind sie wahre Weltenbummler: Sie reisen für ihr Leben gern. Dabei gilt ihr Interesse der Natur, sie wandern viel und fühlen sich auf dem Land zu Hause. Mit Carcinosinum teilen sie ihre Liebe zur Gartenarbeit. Die Großstadt reizt sie gar nicht, macht ihnen eher Angst.

Das für Schlangen typische Engegefühl weist auch Elaps auf: Häufig leiden diese Menschen unter der Enge in der Familie oder Partnerschaft – sie haben ein stark ausgeprägtes Bedürfnis nach Unabhängigkeit und Freiheit, jedoch ohne Streben nach Macht und Dominanz, wie wir es von Lachesis kennen. Interessant ist die Ambivalenz bezüglich des Themas Enge: So wie es der Schlange von Zeit zu Zeit zu eng in ihrer Haut wird, sodass sie diese abstreifen muss, erträgt auch der Elaps-Mensch die Enge der häuslichen Umgebung nicht: Er muss raus in die Natur, reisen – die Welt sehen. Und dennoch hat er das Verlangen, sich in seiner Höhle zu verkriechen, um sich vor feindlichen Übergriffen zu schützen. Die Enge ist Sicherheit und Gefängnis zugleich. Einmal in die Enge getrieben, greift Elaps entweder an oder beißt sich selbst. Sie reagiert leicht gereizt oder zornig gegenüber sich selbst mit dem Bedürfnis, laut zu schreien. Mit dem Lachesis-Patienten teilt der Elaps-Mensch die Furcht vor Schlangen.

▸ **Tab. 26.2** Entsprechende Rubriken von Elaps corallinus.

Rubrik	Arzneimittel
Gemüt – Angst – Wetter – Regen; vor (3), 2-w.	–
Gemüt – Beißen – sich selbst; beißt (12), 1-w.	Hura **1-w.**
Gemüt – Beschwerden durch – Erwartungsspannung (94), **2-w.**	Ambr., Aur-s., Bry., Hyos., Kali-br., Kali-c., Lach., Mur-ac., Naja, Nat-m., Sep., Staph., Tritic-vg. **1-w.**, Aur-m-n., Caust., Lac-c. **2-w.**, Carc., Ign., Puls. **3-w.**
Gemüt – Beschwerden durch – Kummer (94), **1-w.**	Am-m., Anthraci., Aur-s., Carc., Kali-c., Mag-c., Naja, Nat-c., Nat-p., Nat-s., Nit-ac., Tritic-vg. **1-w.**, Acet-ac., Aur-m-n., Bry., Coloc., Hura, Hyos., Kali-br., Puls., Sep. **2-w.**, Ambr., Aur., Caust., Lach., Ph-ac., Staph., Vanil. **3-w.**, Ign., Nat-m. **4-w.**
Gemüt – Furcht – allein zu sein (138), **2-w.**	Aster., Aur-m., Aur-m-n., Beryl-m., Bry., Carc., Kali-br., Kali-sil., Lith-m., Mur-ac., Naja, Nat-c., Nat-p., Nat-s., Nat-sil., Nit-ac., Vanil. **1-w.**, Caust., Lac-c. Nat-ar., Puls., Sep., Tritic-vg. **2-w.**, Crot-c., Hyos., Kali-c. **3-w.**

▶ **Tab. 26.2** Fortsetzung.

Rubrik	Arzneimittel
Gemüt – Furcht – geschehen; etwas werde (136), **2-w.**	Acet-ac., Ambr., Aur-m-n., Carc., Choc., Crot-c., Ign., Kali-c., Lac-h., Mag-c., Nat-ar., Nit-ac., Sacch-a., Vanil. **1-w.**, Coloc., Kali-br., Lac-c., Nat-m., Ph-ac., Sep., Tritic-vg. **2-w.**, Caust. **3-w.**
Gemüt – Furcht – Schlangen, vor (26), 2-w.	Carc., Ign., Lac-f., Nat-m., Puls., Sep., Syph. **1-w.**, Lach. **2-w.**, Lac-c. **3-w.**
Gemüt – Gesellschaft – Abneigung gegen – Furcht vor dem Alleinsein; jedoch (20), **1-w.**	Kali-br., Kali-c. **1-w.**, Sep. **2-w.**, Nat-c. **3-w.**
Gemüt – Gesellschaft – Abneigung gegen – Land; möchte von Menschen weg aufs (7), 1-w.	Sep. **1-w.**
Gemüt – Gesellschaft – Verlangen nach – geschehen; als sollte etwas Schreckliches (1), **2-w.**	–
Gemüt – Gespräche – Abneigung gegen (44), **1-w.**	Carc., Choc., Hell., Nat-s., Tritic-vg., Vanil. **1-w.**, Ambr. **2-w.**
Gemüt – Natur – liebt (23), 1-w.	Carc., Caust., Cygn-be., Lac-f., Tritic-vg. **1-w.**
Gemüt – Reizbarkeit, Gereiztheit – sich selbst; gegenüber (8), **2-w.**	Aur., Syph., Vanil. **1-w.**, Tritic-vg. **2-w.**
Gemüt – Schreien – muss; hat das Gefühl, als ob sie schreien (26), **2-w.**	Aur., Kali-c. **1-w.**, Sep. **2-w.**
Gemüt – Traurigkeit – Wetter – nassem Wetter; bei (6), 2-w.	Nat-sil. **1-w.**
Gemüt – Verweilt – vergangenen unangenehmen Ereignissen, bei (81), **1-w.**	Aur-s., Caust., Hyos., Lac-h., Musca-d., Plac., Staph., Syph., Tritic-vg., Vanil. **1-w.**, Ambr., Aur-m-n., Kali-c., Kali-p., Nit-ac., Ph-ac., Sep. **2-w.**, Ign. **3-w.**, Nat-m. **4-w.**
Gemüt – Vorahnungen (41), **1-w.**	Kali-c., Lach., Naja, Nat-m., Sep. **1-w.**, Carc., Caust. **2-w.**
Gemüt – Wahnideen – geschlagen, er würde (5), **1-w.**	Bry., Cygn-be. **1-w.**
Gemüt – Zorn – sich selbst; auf (22), **1-w.**	Cygn-be., Ign., Sep., Staph., Vanil. **1-w.**
Kopf – Haare – Haarausfall (176), **2-w.**	Aur-m-n., Aur-s., Bry., Caust., Crot-c., Hell., Kali-sil., Lac-mat., Naja, Nat-c., Nat-sil., Syph., Tritic-vg., Vanil. **1-w.**, Am-m., Ambr., Aur-m., Borx., Ign., Mag-c., Ph-ac., Staph. **2-w.**, Aur-, Kali-c., Lach., Nat-m., Nit-ac., Sep. **3-w.**
Auge – Lähmung – Sehnerv (=Amaurose) (140), **2-w.**	Ambr., Am-m., Aur., Aur-s., Borx., Ign., Kali-c., Mag-c., Nat-ar., Nat-c., Nit-ac., Staph. **1-w.**, Aur-m., Aur-m-n., Caust., Hyos., Ph-ac., Sep. **2-w.**, Nat-m., Puls. **3-w.**
Ohr – Absonderungen – stinkend (58), **2-w.**	Aur-s., Borx., Kali-c., Nat-m., Puls., Sep., Vanil. **1-w.**, Caust., Nit-ac. **2-w.**, Aur. **3-w.**
Ohr – Ohrschmalz – schwarz (3), **1-w.**	Puls. **3-w.**
Nase – Ozaena (90), **2-w.**	Aur-s., Kali-c., Lac-c., Mag-m. **1-w.**, Aur-m-n., Lach., Nat-ar., Nat-c., Nat-m., Nat-s., Nit-ac., Ph-ac., Syph. **2-w.**, Aur., Aur-m., Puls., Sep. **3-w.**
Innerer Hals – Eng – Gefühl von Enge; Engegefühl (35), **1-w.**	Bry., Nat-m., Puls. **1-w.**, Caust. **2-w.**
Äußerer Hals – Kleidung agg. (42), 2-w.	Ambr., Carc., Caust., Ign., Lac-c., Naja, Puls. **1-w.**, Kali-c., Mag-c. **2-w.**, Crot-c., Sep. **3-w.**, Lach. **4-w.**

26.3.1 Körperliche Symptome

Die Symptome von Elaps corallinus weisen große Ähnlichkeiten zu denen von Lachesis auf, mit dem Unterschied, dass Elaps verfroren ist und die Beschwerden vorrangig auf der rechten Körperseite auftreten. Während es Lachesis bei kühlem, nassem Wetter besser geht, weist Elaps eine große Empfindlichkeit gegen Kälte auf, Regen verschlimmert deutlich. Typisch sind auch die extrem dunklen, fast schwarzen Absonderungen. Ein körperlicher Schwerpunkt ist das HNO-System, so entwickelt Elaps viele Symptome in diesem Bereich, z. B. rezidivierende Sinusitiden, wobei eine deutliche Sensibilität gegen Zugluft besteht. Das Ohrschmalz ist schwarz und verhärtet, die Absonderungen aus dem Ohr stinken auffallend. Das Gleiche gilt für die Nase. Wie bei vielen Schlangenmitteln besteht eine Neigung zu Nasenbluten mit schwarzem oder hellrotem Blut. Elaps-Menschen leiden unter kalten Extremitäten und kaltem Schweiß am ganzen Körper. Das schlangentypische Enge- bzw. Zusammenschnürungsgefühl im Hals ist bei Elaps besonders stark ausgeprägt. Speisen können kaum geschluckt werden, und die Patienten klagen über ein Kloßgefühl nach dem Essen. Geschwollene Tonsillen mit Schlundenge und Schluckbeschwerden sind ein häufiges Symptom. Elaps-Menschen vertragen keine kalten Speisen oder Getränke, sie sind sehr durstig. Kaltes Wasser lässt sie frösteln.

Typisch Elaps corallinus

Sehr schüchtern und zurückhaltend, fühlt sich ständig bedroht und hat Angst vor dem Alleinsein. Lebt dennoch zurückgezogen und scheut den Kontakt zu anderen Menschen, außer zur eigenen Familie.

Thema: Kummer und depressive Verstimmung durch selbstgewählte Isolation und zu viel Enge

26.4 Lachesis muta (Buschmeister) – Lach.

Wie Crotalus cascavella gehört auch die Buschmeister zu den Crotalinae. Sie ist mit bis zu drei Metern die längste Giftschlange der Welt (► **Abb. 26.3**). Bei Gefahr raschelt sie mit dem Schwanz im trockenen Laub oder zieht sich scheu und oft unbemerkt zurück, sofern ihr die Zeit dazu bleibt. Ihr Gift ist hämotoxisch und verhindert die Blutgerinnung: Das Blut bleibt flüssig, es kommt zur hämorrhagischen Diathese. Unmittelbar nach dem Biss treten Schwellungen an der betreffenden Stelle auf, das Opfer leidet unter Beschwerden im Bereich von Kehlkopf, Speiseröhre und Herz. Blutdruck und Herzfrequenz steigen an. Da das Blut nicht gerinnt, verbreitet sich das Gift ungehindert im gesamten Körper und führt zu fortschreitenden Ödemen, Blutungen, nekrotischen Gewebeveränderungen und Lähmungserscheinungen. Der Tod tritt durch Atemversagen ein. ([21], S. 254)

Wie die Schlange selbst, sind auch Lachesis-Menschen eher Einzelkämpfer, tendenziell feindselig und misstrauisch, vor allem Familienangehörigen, Freunden und Bekannten gegenüber. Dabei können sie einen regelrechten Verfolgungswahn entwickeln, der zu Psychosen, schweren Depressionen und schließlich zum Suizid führen kann. Sie weigern sich, fremde Hilfe anzunehmen, wollen sich nicht in die Karten schauen lassen. Andererseits fühlen sie sich isoliert und ungeliebt, was in Apathie und tiefe Verzweiflung mündet. Das größte Problem ist ihr zwanghaftes Misstrauen und ihre krankhafte, übersteigerte Eifersucht, wodurch sie viele Beziehungen nachhaltig zerstören, was ihnen selbst sehr zu schaffen macht. Aus diesem Grund erlebt Lachesis viel Kummer durch enttäuschte Liebe.

Nach einer gescheiterten Partnerschaft schotten sich Lachesis-Persönlichkeiten in der Regel ab, ziehen sich zurück, wollen nichts mehr mit dem anderen Geschlecht zu tun haben und werden zu regelrechten Misanthropen. Im akuten Kummer sind sie jedoch extrovertiert: Sie erzählen aller Welt, was ihnen Schreckliches angetan wurde, können voller Hass und blinder Rachegelüste sein. Dann aber schwelgen sie in wehmütigen Erinnerungen

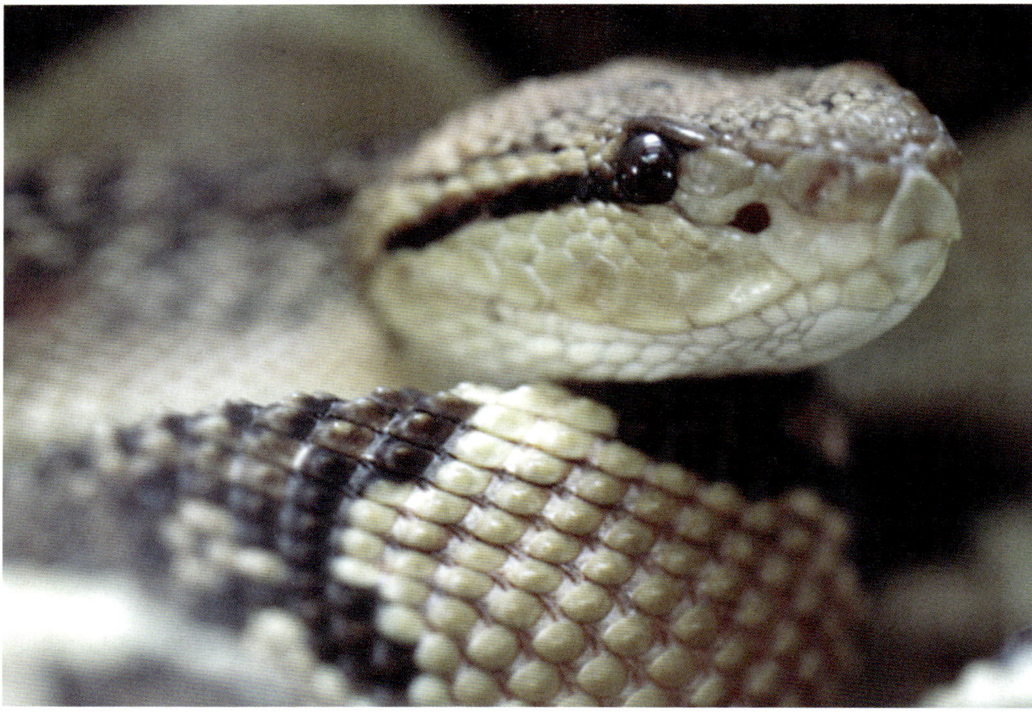

▸ **Abb. 26.3** Lachesis muta. (Dr. Rudolf König, Preetz)

und lassen ihren Fantasien von einer glücklicheren Zeit freien Lauf. Mitunter entwickeln sie große Ängste davor, eine neue Beziehung einzugehen.

Bei der Anbahnung einer Liaison oder um einen Konkurrenten aus dem Feld zu schlagen, zieht Lachesis alle Register: Sie lügt, betrügt, manipuliert, umgarnt und setzt gezielt all ihre Reize ein. Sankaran beschreibt das Reaktionsmuster einer Lachesis-Frau mit folgenden Worten: *„Es ist die Situation von jemand, der gegen einen besser ausgestatteten Rivalen antreten muss, zum Beispiel die Situation einer Frau in der Menopause, deren Mann eine jüngere Freundin hat. Sie empfindet sich innerlich schwächer, da sie sich mit ihrer jüngeren und attraktiveren Rivalin vergleicht. Sie glaubt, es seien Verschwörungen gegen sie im Gange, und das macht sie gegenüber den Menschen in ihrem Umfeld misstrauisch. Ihr Überleben hängt davon ab, dass sie ihrer Rivalin einen Schritt voraus ist, und sie geht mit geschicktem, manipulierendem Reden vor. Durch ihre Gesprächigkeit ist sie in der Lage, Aufmerksamkeit zu gewinnen und ihre Zuhörer in Bann zu halten; sie kann geistreich sein, sarkastisch, laut, angeregt, lebendig ausdrucksstark, aufgeregt. Sie beobachtet den Zuhörer, beurteilt ständig seine Aufmerksamkeit, und im richtigen Augenblick, wenn er nicht aufpasst, injiziert sie ihr Gift, das seine Wirkung erst zeigt, wenn er sich von ihr entfernt hat.“* ([36], S. 124)

Lachesis-Persönlichkeiten wissen sich in Szene zu setzen, sie sind äußerst redegewandt und unterhaltsam – wahre Meister darin, andere durch ihre Eloquenz und ihre punktgenauen verbalen Spitzen zu „vernichten“, sodass es ihnen immer wieder gelingt, alle Aufmerksamkeit auf sich zu ziehen. Dabei sind sie arrogant, prahlerisch und rücksichtslos im Umgang mit ihren Mitmenschen. Farokh Master schreibt: *„Auf der einen Seite ist er/sie davon überzeugt, dass alles Böse dieser Welt auf ihn/sie gerichtet ist. Andererseits wird sich der Lachesis-Mensch verbal mit allen ihm/ihr zur Verfügung stehenden Mitteln verteidigen und auf vermeintliche Verletzungen durch andere Menschen sehr animalisch reagieren, z. B. mit Wut, Raserei, Verfluchungen, Missbrauch oder Sarkasmus. Oft werden diese Ausbrüche von einer erstaunlichen Eloquenz begleitet.“* ([21], S. 261)

Wie andere Schlangen-Arzneien auch, entwickelt Lachesis zahlreiche Phobien und Wahnvorstellungen, so fürchten sich Lachesis-Menschen davor, sie könnten im Schlaf sterben und trauen sich mitunter gar nicht mehr ins Bett zu gehen. Des Weiteren haben sie Angst vor tödlichen Krankheiten, vor Männern und Räubern. Fast alle Ängste sind schlimmer morgens beim Erwachen.

Lachesis-Persönlichkeiten sind in jeder Hinsicht extrem: Sie sind äußerst eigensinnig und willensstark, sehr streitsüchtig, herrisch und egozentrisch, extrem eifersüchtig, besitzergreifend und territorial, daneben aber auch auffallend leidenschaftlich, fantasievoll und lebendig. Sie strotzen vor Energie, vor allem abends und nachts.

▶ **Tab. 26.3** Entsprechende Rubriken von Lachesis muta.

Rubrik	Arzneimittel
Gemüt – Angst – morgens – Erwachen, beim (42), **3-w.**	Ign., Mag-c., Mag-m., Nat-m., Puls., Sep. **1-w.**, Caust., Nit-ac. **2-w.**
Gemüt – Argwöhnisch, misstrauisch (146), 3-w.	Ambr., Aur-s. Carc., Crot-c., Cygn-be., Elaps, Ign., Kali-br., Mur-ac., Nat-s., Nat-sil., Ph-ac., Sacch-a., Syph., Tritic-vg., Vanil. **1-w.**, Aur., Aur-m-n., Borx., Hell., Hyos., Nat-ar., Nat-c., Nit-ac., Sep., Staph. **2-w.**, Bry., Caust., Puls. **3-w.**
Gemüt – Beschwerden durch – Liebe; enttäuschte (57), 2-w.	Carc., Kali-c., Nat-p., Sacch., Sep., Vanil. **1-w.**, Aur-m-n., Aur-s., Caust., Nat-sil. **2-w.**, Aur., Hyos., Ph-ac., Staph. **3-w.**, Ign., Nat-m. **4-w.**
Gemüt – Beschwerden durch Kummer (94), 3-w.	Anthraci., Carc., Elaps, Kali-c., Kali-p., Mag-c., Naja, Nat-c., Nat-p., Nat-s., Nit-ac., Tritic-vg. **1-w.**, Acet-ac., Aur-m-n., Bry., Coloc., Hura, Hyos., Kali-br., Puls., Sep. **2-w.**, Ambr., Aur., Caust., Ph-ac., Staph., Vanil. **3-w.**, Ign., Nat-m. **4-w.**
Gemüt – Eifersucht (87), 4-w.	Caust., Coloc., Crot-c., Cygn-be., Ign., Lac-c., Mag-c., Nat-m., Nat-s., Nat-sil., Ph-ac., Sacch., Sep., Tritic-vg. **1-w.**, Aur-m-n., Carc., Puls., Staph. **2-w.**, Hyos. **4-w.**
Gemüt – Furcht – Räubern, vor (44), **2-w.**	Aq-mar., Aur., Aur-s., Crot-c., Elaps, Lac-h., Mag-c., Mag-m., Nat-c., Puls., Tritic-vg. **1-w.**, Ign., Oxyg. **2-w.**, Nat-m. **3-w.**
Gemüt – Hass – Rachsucht; Hass und (21), **1-w.**	Ambr., Aur-m-n., Crot-c., Tritic-vg. **1-w.**, Nit-ac., Ph-ac. **2-w.**, Nat-m. **3-w.**
Gemüt – Ichbezogenheit, Selbstüberhebung (55), **2-w.**	Aq-mar., Aster., Aur., Aur-m-n., Staph. **1-w.**, Aur-s. **2-w.**
Gemüt – Hinterhältig, hinterlistig, falsch, verschlagen (50), 3-w.	Aur-s., Crot-c., Hyos., Nat-c., Nit-ac., Puls., Sep. **1-w.**, Aur-m-n., Nat-m., Sacch-a. **2-w.**
Gemüt – Manipulierend (11), 1-w.	Staph. **1-w.**, Puls. **2-w.**
Gemüt – Neid (48), **2-w.**	Am-m., Aur-m-n., Aur-s., Bry., Hell., Ign., Nat-c., Nat-m., Nit-ac., Ph-ac., Sacch., Sep., Tritic-vg. **1-w.**, Staph. **2-w.**, Hyos., Puls. **3-w.**
Gemüt – Perfide (9), **3-w.**	Nat-c., Nit-ac., Sep. **1-w.**
Gemüt – Redseligkeit, Geschwätzigkeit (217), 4-w.	Ambr., Aur-s., Borx., Bry., Carc., Caust., Choc., Chord-umb., Colum-p., Ign., Kali-c., Lac-h., Mag-c., Nat-ar., Nat-m., Nat-sil., Ph-ac., Puls., Sacch., Sacch-a., Staph., Vanil. **1-w.**, Aur., Crot-c., Mur-ac., Nat-c., Tritic-vg. **2-w.**, Hyos. **3-w.**
Gemüt – Spotten – Sarkasmus, beißender Spott (41), 2-w.	Aur-m-n., Bry., Caust., Choc., Crot-c., Ign., Nit-ac., Sacch-a., Sep. **1-w.**
Gemüt – Sprache – laut (20), **3-w.**	Tritic-vg. **1-w.**, Hyos. **2-w.**

▶ **Tab. 26.3** Fortsetzung.

Rubrik	Arzneimittel
Gemüt – Verächtlich (57), **2-w.**	Aur., Bry., Cygn-be., Hell., Hyos., Ign., Lac-c., Nat-m., Nit-ac., Puls., Sacch-a. **1-w.**
Gemüt – Wahnideen – Krankheit – unheilbare Krankheit; er habe eine (25), **2-w.**	Lac-c., Mag-c., Nit-ac. **1-w.**, Ign. **2-w.**
Allgemeines – Katalepsie – Eifersucht, durch (2), **3-w.**	Hyos. **2-w.**
Allgemeines – Menses – vor – agg. (137), 3-w.	Am-m., Beryl-m., Borx., Bry., Carc., Elaps, Foll., Ign., Lac-h., Lith-m. **1-w.**, Aster., Aur-m-n., Caust., Coloc., Hyos., Kali-c., Mag-c., Nit-ac., Ph-ac. **2-w.**, Nat-m., Puls., Sep. **3-w.**
Äußerer Hals – Enges um Hals und Taille vertragen; kann nichts (4), 3-w.	Sep. **2-w.**
Innerer Hals – Erstickungsgefühl (19), **3-w.**	Caust. **1-w.**
Kopf – Schmerz – alkoholische Getränke – durch (65), 3-w.	Acet-ac., Bry., Coloc., Hell., Nit-ac., Staph., Vanil. **1-w.**, Ign., Nat-m., Puls. **2-w.**
Kopf – Schmerz – Schlaf – nach – agg. (124), 2-w.	Ambr., Aur-s., Caust., Crot-c., Ign., Kali-sil., Mag-m., Mur-ac., Nat-ar., Nat-c., Nat-s., Nit-ac., Ph-ac., Puls., Sep., Staph., Tritic-vg., Vanil. **1-w.**, Aur., Kali-c., Mag-c., Naja **2-w.**, Nat-m. **3-w.**
Kopf – Schmerz – Sonne – Aufenthalt in der Sonne; durch (71), 3-w.	Aur-m-n., Hyos., Ign., Nat-ar., Nit-ac. **1-w.**, Nat-m. **2-w.**, Bry., Nat-c., Puls. **3-w.**

26.4.1 Körperliche Symptome

Lachesis-muta-Menschen sind heißblütig mit warmen Extremitäten. Schwüles Wetter bekommt ihnen gar nicht. Die meisten ihrer Beschwerden sind linksseitig oder wandern von links nach rechts. Sie sind gestaut und brauchen ein Ventil. Das können Ausscheidungen sein wie Blut, Sperma, Schweiß oder auch Sex bzw. ein ungehinderter Redefluss. Jede Form von Stase verschlimmert ihre körperliche oder seelische Verfassung. Wie alle Schlangen hat auch die Buschmeister Angst vor dem Ersticken, die Abneigung gegen enge Kleidung am Hals ist bei ihr besonders stark ausgeprägt. Ein Rollkragenpullover beispielsweise wäre undenkbar, da Lachesis zu kongestiven Kopfschmerzen und zu Hypertonie neigt: Das Gesicht verfärbt sich bläulich-rot, der Kopf droht zu zerplatzen. Allgemein hat Lachesis eine starke Tendenz zu Stauungsbeschwerden im Bereich des Herz-Kreislauf-Systems. Auch Varizen und Hämorrhoiden gehören zum Arzneimittelbild. Die Schmerzen von Lachesis sind demzufolge hämmernd, pochend oder berstend.

Eine weitere körperliche Schwachstelle von Lachesis ist der Hals mit häufigen Anginen und Tonsillitiden, schlimmer durch heiße Getränke, besser durch kalte. Jeder Versuch zu schlucken ist äußerst schmerzhaft, dennoch besteht das Verlangen danach. Lachesis ist ein wertvolles Mittel während des Klimakteriums, wenn die Frauen nach dem Ausbleiben der Menses unter quälenden Hitzewallungen leiden. Deutlich dagegen ist die Verbesserung prämenstrueller Beschwerden beim Einsetzen der Periode – ein wichtiger Indikator für die Verordnung bei Frauen. Mittelweisend ist auch die Verschlimmerung der Symptomatik am Morgen: Kopfschmerzen sind umso stärker, je länger der Betroffene geschlafen hat. Bei Phosphorus und Sepia ist es genau umgekehrt. Sonne und Alkohol verschlimmern die Kopfschmerzen ebenfalls bzw. lösen sie aus. Lachesis ist nachtaktiv: Die Betreffenden laufen abends und nachts zur Höchstform auf, morgens ist ihre Energie dagegen eher gering. Sex spielt im Leben von Lachesis-Menschen eine wichtige Rolle, schon allein wegen der so wichtigen Ventilfunktion.

Typisch Lachesis muta
Im Vordergrund stehen Misstrauen und Eifersucht sowie das stetige Bemühen, andere zu manipulieren und zu beherrschen. Scharfzüngig und geistreich, springt von einem Thema zum nächsten. Braucht ein Ventil, um Druck abzulassen.
Thema: Kummer durch Neid und Eifersucht sowie durch enttäuschte Liebe

26.5
Naja tripudians (Kobra, Brillenschlange) – Naja

Wie Elaps corallinus ist auch Naja tripudians (▶ **Abb. 26.4**) eine Vertreterin der Giftnattern (Elapidae). Sie zählt zur Gattung der echten Kobras. Wegen ihres imposanten Halsschildes mit der brillenartigen Zeichnung auf der Rückseite wird sie auch Brillenschlange genannt. Naja ist eine wahre „Giftspritze“: Bei Gefahr ist sie dazu in der Lage, einem potenziellen Feind ihr Gift über eine Distanz von maximal zwei Metern entgegenzuspritzen. Dabei hat sie vor allem die Augen ihres Gegners im Visier. Das Gift der Naja ist neurotoxisch mit besonderer Wirkung auf das zentrale Nervensystem und das Herz. Der Tod tritt durch Atem- und Herzstillstand ein. Äußerlich ist von dem Gift kaum etwas zu sehen, doch innerlich verfärbt sich das Gewebe unter der Bissstelle dunkelviolett, es bildet sich ein Ödem, begleitet von einem heftigen lokalen Brennschmerz. Innerhalb einer Stunde fällt das Opfer in eine Art Rauschzustand mit Müdigkeit, Lähmungserscheinungen der Extremitäten, Sprachverlust, Schluckstörungen und Lähmungen der Lippenmuskulatur. Der Speichelfluss ist erhöht, das Herz schlägt schneller und die Atmung wird kontinuierlich schwächer, bis sie schließlich ganz aufhört. Während der ganzen Zeit ist das Opfer bei vollem Bewusstsein, kann aber nicht sprechen. ([21], S. 312)

Der Mensch, dessen Heilmittel Naja ist, befindet sich in einem permanenten inneren Konflikt: Er lebt im ständigen Widerstreit mit sich selbst. Liebe und Hass, Gut und Böse sowie Pflichtbewusstsein und Pflichtvernachlässigung ringen miteinander. Letztlich siegt aber das Gute: die Liebe über den

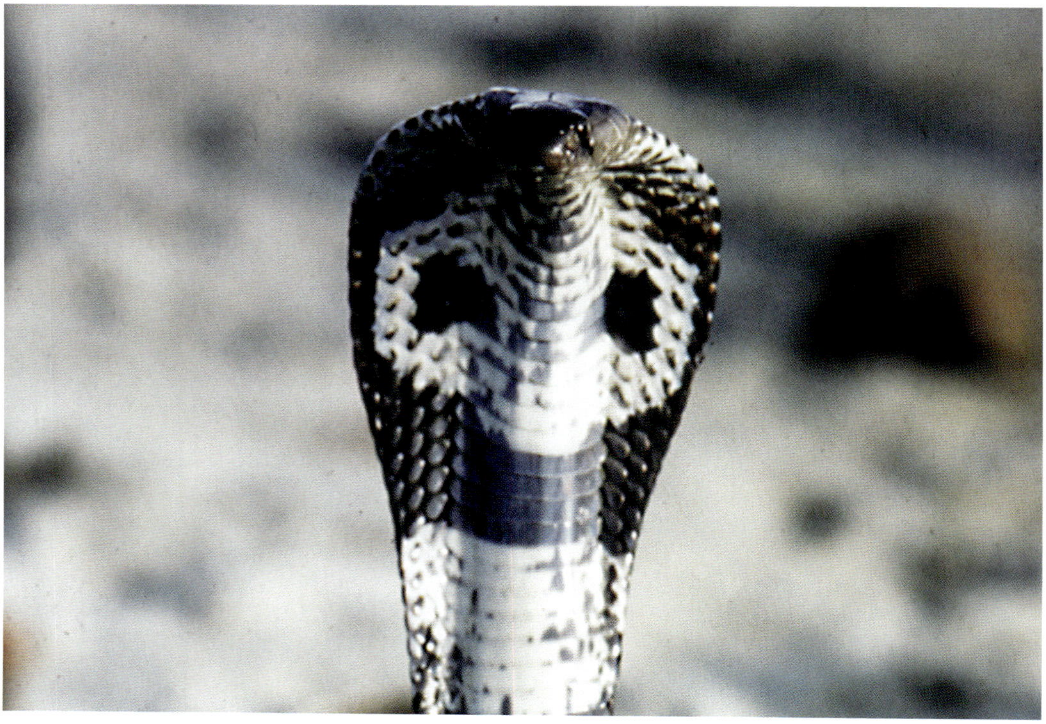

▶ **Abb. 26.4** Naja tripudians. (Dr. Rudolf König, Preetz)

Hass und die Pflichterfüllung über die Pflichtversäumnis. Doch die negativen Gefühle bleiben bestehen – tief vergraben im Inneren der Naja-Persönlichkeit. Ohne zu murren gehen diese Menschen ihren täglichen Pflichten nach, tun, was von ihnen erwartet wird, verleugnen den eigenen Willen, die persönlichen Bedürfnisse. Ihre Leidensfähigkeit scheint unendlich zu sein. Dabei sind sie gewissenhaft und verantwortungsvoll. Wie die Kalium-Menschen haben sie hohe moralische Ansprüche und einen ausgeprägten Familiensinn (s. Kalium-Verbindungen, Kap. 7.1).

Wer seine Persönlichkeit über längere Zeit verleugnet, sich nicht traut, eigene Bedürfnisse anzumelden, der verliert Selbstvertrauen und Selbstbewusstsein. So auch Naja – eine tiefe Traurigkeit mit Lebensüberdruss sind die Folgen. Der Grund: anhaltende Dominanz und Bevormundung, Missbrauch oder Misshandlung durch andere Menschen, z. B. durch den Ehemann, bei Kindern durch die Eltern. Naja-Persönlichkeiten haben das Gefühl, überflüssig und nichts wert zu sein, ihre Pflicht vernachlässigt zu haben, sind enttäuscht von ihrem Umfeld und halten sich für Versager. In der Regel geben sie sich selbst die Schuld für jedes Versäumnis, tadeln sich und setzen sich herab. Obwohl sie spüren, dass sie schikaniert, ausgenützt und gemobbt werden, wehren sie sich nicht – werden darüber schwermütig und depressiv.

Naja-Persönlichkeiten sind introvertiert, furchtsam und schüchtern: *„Ein ganz anderes Temperament als Lachesis. Nicht die Intensität, Hasserfülltheit und Aggressivität von Lachesis, stattdessen mehr eine Persönlichkeit wie Pulsatilla, weich.“* ([53], S. 1086) Sie unterdrücken ihre Gefühle und sprechen auch nicht viel darüber, neigen zum Brüten und Grübeln über tatsächliche oder eingebildete Probleme und Krankheiten. Dabei empfinden sie große Angst vor körperlichen Schmerzen. Der Tod schreckt sie vor allem wegen der Schmerzen, die diesem vorangehen könnten.

Im Gegensatz zu Natrium muriaticum ist Naja nahe am Wasser gebaut: Ein geringer Anlass genügt, und die Tränen fließen. Im Kummer fühlen sich Naja-Menschen verlassen, verletzt, betrogen und getäuscht.

Schlangentypische Themen wie Misstrauen, Eifersucht, Redseligkeit und Egoismus spielen bei Naja keine tragende Rolle, sie sind lediglich unterschwellig vorhanden.

▸ **Tab. 26.4** Entsprechende Rubriken von Naja tripudians.

Rubrik	Arzneimittel
Gemüt – Antworten – unfähig zu antworten – verletzt wurde; wenn er (33), 2-w.	Aur-m-n., Crot-c., Nat-c., Ph-ac., Sep. **1-w.**, Ign., Kali-c., Mag-c., Mag-m., Nat-m., Puls. **2-w.**, Staph. **3-w.**
Gemüt – Beschwerden durch – Bevormundung (39), 1-w.	Carc., Hyos., Nat-m., Nit-ac., Sep., Tritic-vg. **1-w.**, Aur-m-n., Foll., Ign., Mag-c., Mag-m., Staph. **2-w.**
Gemüt – Beschwerden durch – Bevormundung – Kindern, bei – elterliche Bevormundung; bei langer Geschichte übermäßiger (11), **1-w.**	Carc., Hyos., Nit-ac. **1-w.**, Aur-m-n. **2-w.**
Gemüt – Beschwerden durch – Kummer (94), **1-w.**	Anthraci., Carc., Elaps, Kali-c., Kali-p., Mag-c., Nat-c., Nat-p., Nat-s., Nit-ac., Tritic-vg. **1-w.**, Acet-ac., Aur-m-n., Bry., Coloc., Hura, Hyos., Kali-br., Puls., Sep. **2-w.**, Ambr., Aur., Caust., Lach., Ph-ac., Staph., Vanil. **3-w.**, Ign., Nat-m. **4-w.**
Gemüt – Beschwerden durch – Missbrauch, Misshandlung; nach (57), 2-w.	Am-m., Ambr., Aster., Aur., Aur-m., Carc., Caust., Foll., Hura, Lac-f., Lac-mat., Nat-c., Oxyg., Puls. **1-w.**, Hyos., Lac-c., Lach., Staph. **2-w.**, Ign., Nat-m., Sep., **3-w.**
Gemüt – Beschwerden durch – Missbrauch, Misshandlung; nach – Ehe; in der (15), 2-w.	Aur., Carc., Hura, Hyos., Puls. **1-w.**, Lach., Nat-m., Sep. **2-w.**
Gemüt – Brütet, grübelt (80), **2-w.**	Aur., Aur-s., Carc., Caust., Cygn-be., Hell., Hyos., Lach., Mur-ac., Nat-m., Nat-sil., Nit-ac., Sacch-a., Sep., Tritic-vg. **1-w.**, Aur-m-n., Ph-ac., Vanil. **2-w.**, Ign. **3-w.**
Gemüt – Furcht – Tod; vor dem – Schmerzen, durch – Herzgegend; in der (1), **1-w.**	–

▸ **Tab. 26.4** Fortsetzung.

Rubrik	Arzneimittel
Gemüt – Lebensüberdruss (100), **1-w.**	Ambr., Carc., Caust., Lac-f., Lac-h., Mur-ac., Nat-c., Sep., Staph., Tritic-vg. **1-w.**, Aur-m., Aur-m-n., Lac-d., Nat-m., Nat-s., Nit-ac., Ph-ac., Puls., Vanil. **2-w.**, Aur. **3-w.**
Gemüt – Pflicht – zu viel Pflichtgefühl (38), 1-w.	Aur., Carc., Caust., Choc., Ign., Kali-sil., Lac-c., Mag-m., Nat-m., Sacch-a., Vanil. **1-w.**, Nat-s., Sep. **2-w.**, Kali-c., Nit-ac., Tritic-vg. **3-w.**
Gemüt – Selbstvertrauen – Mangel an Selbstvertrauen – Selbstherabsetzung; Selbstherabwürdigung (36), **1-w.**	Lac-c., Lach., Mur-ac., Vanil. **1-w.**, Nat-c. **2-w.**
Gemüt – Selbstvertrauen – Mangel an Selbstvertrauen, Versager; hält sich für einen (14), **1-w.**	Aq-mar., Carc. **1-w.**, Vanil. **2-w.**
Gemüt – Traurigkeit – falsch gemacht, falsch angepackt; als habe er alles (2), **2-w.**	–
Gemüt – Traurigkeit – Suizidneigung; mit (35), **1-w.**	Carc., Caust., Ign., Sep. **1-w.**, Aur-m-n., Nat-m., Nat-s. **2-w.**, Aur., Aur-m., Staph. **3-w.**
Gemüt – Traurigkeit – überflüssig; fühlt sich (1), **2-w.**	
Gemüt – Wahnideen – vernachlässigt, Pflichten vernachlässigt; er habe seine (32), **1-w.**	Aur-m., Aur-m-n., Aur-s., Crot-c., Hell., Hyos., Ign., Kali-br., Nat-ar., Puls., Staph., Vanil. **1-w.**, Aur. **3-w.**
Gemüt – Weinen – Gemütsbewegungen, Emotionen – geringen; nach (11), **1-w.**	Aster., Aur. **1-w.**, Lach. **2-w.**
Gemüt – Wille – widersprüchlich (19), 1-w.	Crot-c., Sep. **1-w.**, Aq-mar., Lac-h. **2-w.**

26.5.1 Körperliche Symptome

Die Beschwerden von Naja tripudians sind meist linksseitig oder sie wandern von links nach rechts. Wie bei Elaps corallinus besteht eine Abneigung und Verschlimmerung durch feuchte Witterung sowie durch Wasser von oben (Regen, Dusche). Naja-Menschen sind sehr empfindlich gegen Kälte, sie haben es gerne warm. Es geht ihnen schlechter bei Wetterumschwung und morgens nach dem Erwachen. Das Mittel ist hilfreich bei Heuschnupfen mit Asthma sowie bei Halsentzündungen mit gerötetem Rachen, zähem Schleim und Kloßgefühl. Das Schlucken ist sehr schmerzhaft: Der innere Hals fühlt sich wund und roh an. Eine wichtige Indikation für Naja sind Herzbeschwerden (z. B. Angina pectoris, Herzklappenfehler) mit Ausstrahlung in den linken Arm, den Rücken, die Schultern, das Genick und den Hals. Zudem entwickelt Naja große Angst vor den Schmerzen durch einen Herztod. Das Herz ist ein organischer Schwachpunkt der Naja-Patienten. Wie Kent schreibt, ist Naja das nützlichste Mittel bei Herzkrankheiten mit wenigen Symptomen ([53], S. 1087). Im Unterschied zu anderen Schlangenmitteln wie Lachesis oder Elaps weist Naja keine Blutungen auf, lediglich Ödeme und nervöse Beschwerden.

Typisch Naja tripudians

Innerlich zerrissen, hat die Empfindung, zwei Willen zu haben, gespalten zu sein. Voller Schuld- und Minderwertigkeitsgefühle. Hält sich für einen Versager. Sehr verantwortungs- und pflichtbewusst, dabei schüchtern und zurückhaltend.

Thema: Kummer durch Missbrauch und Bevormundung

27 Vögel

27.1 Allgemeines

Allen Vogelmitteln gemeinsam ist die Sehnsucht nach uneingeschränkter Freiheit. Entsprechend empfinden die Menschen, deren Heilmittel ein Vogel ist, ihren Alltag als Gefängnis: Sie fühlen sich eingesperrt, ihrer individuellen Freiheit beraubt. In der Anamnese können wir deutlich die Opfer-Aggressor-Thematik wahrnehmen. Da gibt es einen, der eingeschränkt und gefangen genommen wird: das Opfer. Daneben gibt es aber auch den Täter, der das Opfer in Ketten legt oder in einen Käfig sperrt, d. h. es findet eine Schuldzuweisung vonseiten des Patienten statt. Wobei es sich bei dem Schuldigen nicht zwangsläufig um eine Person handeln muss, auch eine Krankheit kann als Täter empfunden und entsprechend beschrieben werden.

27.2 Schwäne

Schwäne (Cygnini) gehören zur Ordnung der Anseriformes (Gänsevögel) sowie zur Familie der Anatidae, der Entenvögel, und zur Unterfamilie der Anserinae (Gänse). Ihre nächsten Verwandten sind demnach Enten und Gänse. Wie diese leben sie im Umfeld von Seen, Flussmündungen, Sümpfen und überfluteten Feldern. Sie gehen in der Regel lebenslange Bindungen ein, es fällt ihnen daher schwer, einen neuen Partner zu finden, wenn der alte verstorben ist.

Der Schwan gilt als Inbegriff von Eleganz und reiner Schönheit, er ist das Symbol von Liebe und Eros. Nicht umsonst verwandelte sich Zeus in einen weißen Schwan, um Leda zu verführen – in der Kunstgeschichte ein beliebtes erotisches Motiv. Auch gibt es Darstellungen, auf denen ein Schwan den Wagen mit Venus und Amor zieht.

Ähnlich wie bei Natrium muriaticum leiden Schwan-Patienten an einem tief sitzenden, lang anhaltenden Kummer, der ihnen ständig präsent ist, sie schier überwältigt und den sie nicht hinter sich lassen können. Es handelt sich um eine Schwermut mit tiefster Verzweiflung. Die Causa liegt oft viele Jahre zurück. Mitunter sind oder waren sie Opfer sexueller Gewalt. Die Kernidee aller Schwäne lautet nach Jonathan Shore: *„Das Leiden aktiv erleben, auch wenn es Jahre vorher geschah. Überwältigt von starker Traurigkeit und Kummer. Als wären die dazwischen liegenden Jahre zu einem Nichts geschrumpft. Seelenqualen. Ungelöster Kummer und Enttäuschungen.“* ([49], S. 139)

Im Repertorium (Radar [28]) ist der Zwergschwan (Cygnus bewickii) mit 276 Einträgen am meisten vertreten, gefolgt vom Höckerschwan (Cygnus olor) mit neun Symptomen. Zu Cygnus cygnus, dem Singschwan, gibt es leider keinen Eintrag, wohl aber eine umfangreiche Prüfung von Jeremy und Camilla Sherr aus dem Jahr 2001.

27.2.1 Cygnus bewickii (Zwergschwan) – Cygn-be.

Der Kummer und die Empfindungen der Menschen, die einen deutlichen Bezug zu Cygnus bewickii, dem Zwergschwan (▶ **Abb. 27.1**), haben, erinnern stark an das Märchen des dänischen Schriftstellers Hans Christian Andersen „Das hässliche Entlein“ (er schildert die Prüfungssymptome von Cynus bewickii so detailliert, dass man annehmen könnte, der Zwergschwan sei sein Simillimum gewesen): Eine Entenmutter brütet sechs gesunde Entlein aus, doch da ist noch ein siebtes Ei, es ist größer als die anderen. Mit etwas Verzögerung schlüpft aus diesem ein graues Küken aus. Es entwickelt sich langsamer, wirkt tollpatschig und unbeholfen neben den Geschwistern. Sie verspotten es, wollen nichts mit ihm zu tun haben und werfen ihm seine ungewöhnliche Hässlichkeit vor. Es ist anders als die anderen Entlein, deshalb wird es ausgegrenzt, heute würde man von Mobbing sprechen – ein sehr modernes Märchen. Das hässliche Entlein verlässt die Entenfamilie, wird zunächst gefangen genommen und flieht dann ins dichte Schilf. Dort versteckt es sich und bewundert das majestätische Treiben und die elegante Gestalt der Schwäne. Nach einem harten Winter, den es

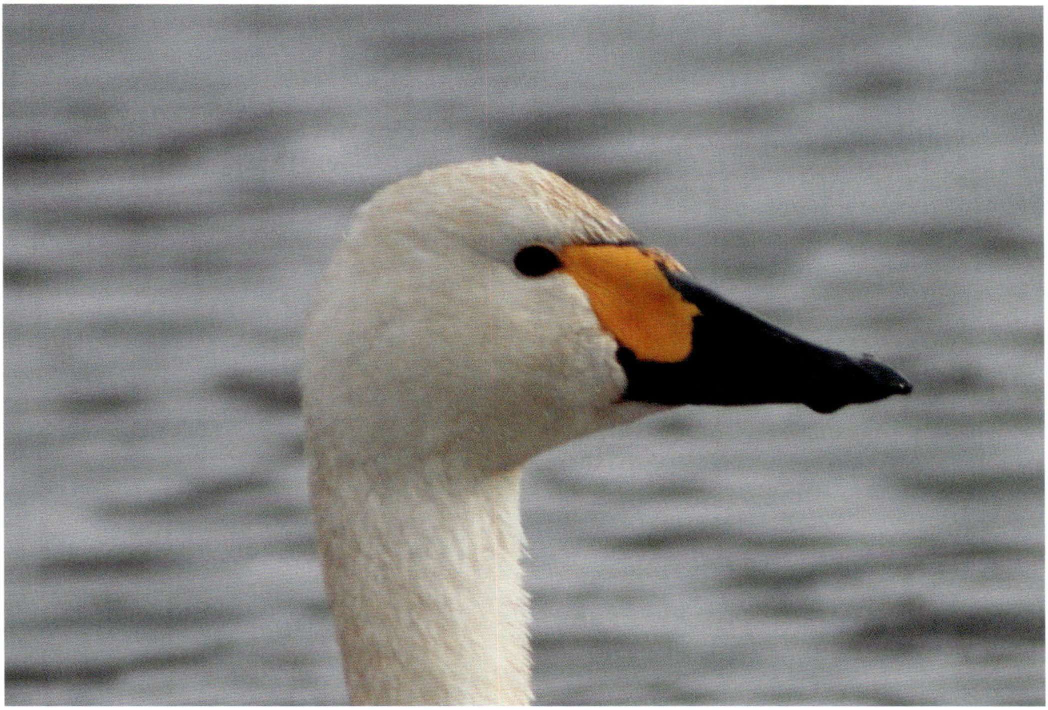

▶ **Abb. 27.1** Cygnus bewickii. (www.bavarianbirds.net/Rainer Jahn)

fast nicht überlebt hätte, entwickelt sich das vermeintliche Entlein selbst zu einem wunderschönen weißen Schwan, schließt sich seinen Artgenossen an und fliegt mit ihnen davon. Hier geht es um die Themen: Identitätskonflikt (Wer bin ich? Bin ich eine Ente oder ein Schwan? Ich bin anders als die anderen.), Probleme mit der eigenen Gestalt (Ich fühle mich hässlich, weil ich anders bin.), Verlassenheits- und Isolationsgefühle (Ich werde ausgegrenzt, keiner will etwas mit mir zu tun haben.). Die gleichen Themen finden wir im Arzneimittelbild von Cygnus bewickii wieder. Die Betroffenen fühlen sich nicht wohl in ihrem Körper, bilden sich ein, hässlich zu sein. Sie wissen nicht genau, wer sie sind: ein hässliches Entlein oder ein schöner Schwan, sind verwirrt bezüglich ihrer wahren Identität. Sie haben die Empfindung, verlassen und isoliert zu sein, keine Freunde zu haben, fühlen sich als Außenseiter: Sie gehören irgendwie nicht dazu, sind anders und haben den Eindruck, entfremdet von Familie, Freunden und der Gesellschaft zu sein. Auf der einen Seite spüren sie instinktiv, dass sie etwas Besonderes sind, was sie zuweilen hochmütig und arrogant erscheinen lässt. Auf der anderen Seite leiden sie aber unter ihrer Andersartigkeit, wollen einfach nur dazugehören, die Gruppe zusammenhalten, einer von ihnen sein. Sie bilden sich ein, zu Unrecht beschimpft und bestraft zu werden, was sie sehr traurig macht. Sie haben ein ambivalentes Verhältnis zu ihren Mitmenschen: Zum einen spüren sie das Verlangen nach Gesellschaft, zum anderen lehnen sie sie ab und wollen lieber allein sein.

Laut Peter Fraser ist Cygnus bewickii ein wichtiges Mittel nach Misshandlung, welche sexueller, körperlicher oder psychischer Art sein kann. Dazu passt auch die Wahnidee, schmutzig und verunreinigt zu sein, die Cygnus bewickii mit den anderen Arzneimitteln dieser Familie (Anserinae) teilt. In den entsprechenden Rubriken ist das Mittel allerdings nicht vertreten.

In ihren Emotionen und Reaktionen können Cygnus-bewickii-Persönlichkeiten sehr heftig sein: voller Hass, leicht gereizt, äußerst streitsüchtig und krittelig. Sie schreien, toben und beißen, wenn sie voller Wut sind. Dann ist mit ihnen nicht gut Kirschen essen. Allerdings tut es ihnen schnell wieder leid und sie können dann ausgesprochen reizend, liebenswürdig und einsichtig sein.

Selbst das Thema der Gefangenschaft und der Misshandlung, wie wir es aus dem Märchen kennen, findet sich in den Empfindungen und Träumen von Cygnus bewickii: Sie handeln davon, angegriffen und erstochen zu werden, in einer Falle gefangen zu werden, ein Aussätziger oder Ausgestoßener zu sein, sowie von Messern, Minderwertigkeitsgefühlen und eigenem Versagen. Es sind viele Albträume darunter.

Was Cygnus bewickii von den anderen Schwänen unterscheidet ist u. a. die Freude am Schmücken und Herausputzen. Diese Menschen lieben ausgefallene Kleidung und schlüpfen gerne in unterschiedliche Rollen.

► **Tab. 27.1** Entsprechende Rubriken von Cygnus bewickii.

Rubrik	Arzneimittel
Gemüt – Ankleiden, Anziehen – lächerlich anziehen; möchte sich (3), **1-w.**	–
Gemüt – Beschwerden durch – Sorgen, Kummer (26), **1-w.**	Carc., Ign., Kali-br., Mag-c., Nat-m., Nit-ac. **1-w.**, Ambr., Caust., Ph-ac., Staph., Vanil. **2-w.**
Gemüt – Elend; fühlt sich – Körper; unglücklich über ihren (2), 1-w.	–
Gemüt – Entfremdet – Freunde und Verwandte (11), 1-w.	Lac-h., Nat-c. **1-w.**,Tritic-vg. **2-w.**
Gemüt – Fliehen, versucht zu (107), **1-w.**	Ambr., Caust., Choc., Coloc., Crot-c., Hell., Ign., Kali-br., Lac-h., Lach., Nat-sil., Puls. **1-w.**, Aur., Bry., Ph-ac., Sep., Staph. **2-w.**, Hyos. **3-w.**
Gemüt – Gefühllos, hart – Familie; gegenüber der (5), **1-w.**	–
Gemüt – Hass (96), **1-w.**	Am-m., Ambr., Caust., Colum-p., Crot-c., Ign., Kali-c., Lac-h., Nat-c., Ph-ac., Puls., Sep., Staph., Tritic-vg. **1-w.**, Aur., Aur-m-n., Aur-s., Lac-c., Lach. **2-w.**, Nit-ac. **3-w.**, Nat-m. **4-w.**
Gemüt – Raserei, Tobsucht, Wut – Beißen; mit (10), **1-w.**	–
Gemüt – Reue (92), **1-w.**	Carc., Caust., Kali-br., Lac-h., Nat-c., Nat-m., Nat-s., Nit-ac., Staph., Tritic-vg. **1-w.**, Aur-m-n., Hell., Ign., Lach., Ph-ac., Puls., Sep. **2-w.**, Aur., Hyos. **3-w.**
Gemüt – Traurigkeit – Weinen – mit (8), **1-w.**	Tritic-vg., Vanil. **1-w.**
Gemüt – Verlassen zu sein; Gefühl (190), 1-w.	Aq-mar., Carc., Chord-umb., Hura, Kali-br., Kali-c., Lac-c., Lith-c., Plac., Sacch., Vanil. **1-w.**, Aur-m-n., Aur-s., Crot-c., Hyos., Ign., Lac-d., Lac-h., Lach., Nat-m. **2-w.**, Aur., Nat-sil., Puls. **3-w.**
Gemüt – Verlassen zu sein; Gefühl – Isolation; Gefühl von (75), 1-w.	Carc., Choc., Crot-c., Hura, Lac-h., Musca-d., Plac., Puls. **1-w.**, Vanil. **2-w.**, Nat-sil. **3-w.**
Gemüt – Verwirrung; geistige – Identität; in Bezug auf seine – Dualität; Gefühl der (5), 1-w.	Naja, Nat-m., Puls., Sep. **1-w.**, Lach. **2-w.**
Gemüt – Wahnideen – anerkannt, geschätzt zu sein; sie würde nicht (30), **1-w.**	Aur., Musca-d., Oxyg., Puls., Tritic-vg., Vanil. **1-w.**, Carc. **2-w.**
Gemüt – Wahnideen – Außenseiter zu sein; ein (2), 1-w.	–
Gemüt – Wahnideen – beschimpft worden; er sei (26), **1-w.**	Aur-m-n., Crot-c., Ign., Kali-br., Lac-c., Nat-m., Puls., Staph. **1-w.**
Gemüt – Wahnideen – Fliegen (34), **1-w.**	Lach. **1-w.**
Gemüt – Wahnideen – Freunde, er habe keine (19), **1-w.**	Carc., Lac-h., Lach., Mag-m. **1-w.**

▸ **Tab. 27.1** Fortsetzung.

Rubrik	Arzneimittel
Gemüt – Wahnideen – geschlagen, er würde (5), **1-w.**	Bry., Elaps **1-w.**
Gemüt – Wahnideen – Körper – hässlich aussehen; der Körper würde (21), 1-w.	Bry., Lac-h. **1-w.**
Gemüt – Wahnideen – schmutzig – er sei (17), 1-w.	Aster., Carc., Vanil. **1-w.**, Lac-c., Syph. **2-w.**
Gemüt – Wahnideen – Unrecht – erlitten zu haben; Unrecht (16), **1-w.**	Carc., Lach., Naja **1-w.**, Hyos. **3-w.**
Gemüt – Wahnideen – verachtet; sie würde (22), **1-w.**	Hura, Lac-c., Lach. **1-w.**
Gemüt – Wahnideen – verbannt; sie wäre (2), **1-w.**	
Gemüt – Wahnideen – verlassen, aufgegeben worden; er sei (49), **1-w.**	Carc., Crot-c., Lach., Nat-c., Nat-sil. **1-w.**, Aur., Aur-m-n., Kali-br. **2-w.**, Mag-c., Puls. **3-w.**
Gemüt – Wahnideen – verloren, sie sei (24), **1-w.**	Hell., Hura, Ign. **1-w.**, Aur., Lach, **2-w.**
Gemüt – Wahnideen – Verschwörung – gegen ihn im Gange; es seien Verschwörungen (7), 1-w.	Kali-br., Lach., Puls. **1-w.**
Gemüt – Zorn – heftig (110), **1-w.**	Ambr., Anthraci., Aur-m-n., Aur-s., Elaps, Ign., Lach., Mag-c., Nat-s., Ph-ac., Tritic-vg., Vanil. **1-w.**, Caust., Crot-c., Hyos., Kali-c., Nat-m., Sep. **2-w.**, Nit-ac., Staph. **3-w.**, Aur. **4-w.**
Mund – Geschwüre – schmerzhaft (17), **1-w.**	Mur-ac., Nat-m. **1-w.**, Nit-ac. **3-w.**
Innerer Hals – Schleim – Gefühl von (13), **1-w.**	–
Träume – Angegriffen zu werden (10), **1-w.**	Lac-d., Tritic-vg. **1-w.**
Träume – Ausgelacht zu werden (3), **1-w.**	–
Träume – Aussätziger zu sein; ein (3), 1-w.	–
Träume – Außenseiter – sein; ein Außenseiter zu (4), **1-w.**	–
Träume – Erstochen zu werden (10), **1-w.**	Nat-c. **1-w.**
Träume – Falle – gefangen zu werden; in einer Falle (5), **1-w.**	–
Träume – Messer (17), **1-w.**	Am-m., Lach., Nat-c. **1-w.**
Träume – Minderwertig; fühlt sich (2), **1-w.**	–

Körperliche Symptome

Körperliche Schwachstellen von Cygnus bewickii sind Mund und Hals mit Neigung zu Entzündungen und Ulzera sowie dem Gefühl von Schwellung und Verschleimung. Grippale Infekte gehen mit Gliederschmerzen und Schwieregefühl einher. Im Abdomen besteht die Tendenz zu Meteorismus und krampfartigen Schmerzen.

Typisch Cygnus bewickii

Ist anders als die anderen und fühlt sich deshalb als Außenseiter, nicht angenommen von der Gruppe. Leidet unter dem Gefühl, verlassen und isoliert zu sein: das „hässliche Entlein".

Thema: Kummer durch Ausgrenzung und tief empfundene Andersartigkeit und Isolation

27.2.2 Cygnus cygnus (Singschwan) – Cygn-cy.

Bei Cygnus cygnus lässt sich der Zustand von Einsamkeit und Traurigkeit auf ein konkretes Ereignis zurückführen, wie die Trauer um einen geliebten Menschen, eine Misshandlung oder einen Missbrauch, unabhängig davon, ob dieser seelischer, körperlicher oder sexueller Natur gewesen ist. Es gelingt dem Betroffenen nicht, sich aus der Spirale von Traurigkeit und Verzweiflung zu befreien. Er bleibt darin gefangen, tut sich schwer, einen Neuanfang zu wagen – durchzustarten. Die Folgen sind oft Apathie und Lethargie sowie ein „gebrochenes Herz". Wie bei Natrium muriaticum und Ambra grisea hält Cygnus cygnus an längst vergangenen Verletzungen und Verlusten fest, kann sie weder überwinden noch adäquat verarbeiten. Sein Leben lang sucht der Cygnus-cygnus-Mensch nach dem einen Seelenpartner, wünscht sich eine tiefe Beziehung zu diesem und wird dabei nur allzu oft enttäuscht – fühlt sich allein, verlassen und isoliert, was ihn stark verletzt und verunsichert. Eine Prüferin beschreibt ihre Empfindung folgendermaßen: *„Heute Morgen bin ich mit einem sehr schweren Herzen wach geworden. Ich bin sehr traurig und fühle mich, als ob in meiner Brust ein großes Loch wäre. Ich bin traurig über mich selbst und meine Einsamkeit. Ich fühle mich, als ob ich jegliche Hoffnung verloren hätte, jemals den Partner fürs Leben zu finden. Ich fühle mich, als ob mein Wunsch nach einer verwandten Seele nur Fantasie wäre und ich aus irgendeinem Grund nicht dazu in der Lage sei, die Brücke zwischen Fantasie und Wirklichkeit zu schlagen."* ([48], S. 16)

Das Thema der Gruppe tauchte in der Prüfung des Singschwans von Jeremy und Camilla Sherr kaum auf, was ihn von den anderen Schwänen unterscheidet. Während bei Cygnus bewickii ein ambivalentes Verhältnis gegenüber der Gruppe besteht, haben Cygnus-cygnus-Patienten das große Bedürfnis danach, sich von anderen abzusondern, allein zu sein, ihr eigenes Leben in der „wilden Natur" zu führen. Sie haben eine ausgesprochene Abneigung gegen Gesellschaft, sind reizbar und zornig, wenn sie gestört werden. *„Cygnus cygnus hat sehr wohl das Gefühl, allein zu stehen und keine Bindung und Kommunikation mit anderen Menschen aufnehmen zu können. Er fühlt sich als Außenseiter und hat den Eindruck, in einem ganz anderen Strom zu schwimmen als alle anderen. Er hat auch eine distanzierte Betrachtungsweise (...), sieht alles von einem Punkt außerhalb seiner selbst und aus der Distanz."* ([8], S. 79) Im Gegensatz zum Cygnus-bewickii-Menschen scheint das den Cygnus-cygnus-Patienten nicht sonderlich zu stören, er leidet nicht so sehr unter seiner Außenseiterrolle, wählt sie mitunter sogar bewusst, um die eigene Individualität nicht aufs Spiel zu setzen. Dennoch nimmt er sie bewusst wahr und reflektiert darüber, dass es ihm nicht möglich ist, mit anderen zu kommunizieren. Aus Sicht eine Prüferin hört sich das folgendermaßen an: *„Ich fühle mich als Außenseiter, der unfähig ist zu kommunizieren und mit anderen in Berührung zu kommen. (...) Es fällt mir unglaublich schwer Kontakt aufzunehmen und ich fühle mich nicht normal."* ([48], S. 32) Eine weitere Prüferin schreibt: *„Ich hatte kein Verlangen nach Kommunikation, war nicht Teil der Dinge, war nicht in der Lage, Verbindung aufzunehmen. (...) Das Distanzgefühl ist ziemlich stark. Ich gehöre auf eine Art Felsen, ziemlich weit oben und weg von den Leuten. (...) Ich habe einen Widerwillen dagegen, irgendjemanden zu sehen oder mit irgendjemandem zu reden."* ([48], S. 32f.) Mitunter tragen Cygnus-cygnus-Menschen aber auch zwei ambivalente Gefühle in sich: Einerseits geht es ihnen besser, wenn sie allein sind, andererseits spüren sie ein starkes Verlangen nach Gesellschaft: *„Ich finde es momentan schwierig mit Menschen, obwohl ich ein starkes Verlangen nach Gesellschaft habe. Ich fühle mich sicherer in der Gegenwart von Menschen, aber es fällt mir schwer, mit ihnen in Beziehung zu treten."* ([48], S. 36)

Solange sich Schwäne im Wasser aufhalten sind ihre Bewegungen anmutig und elegant. Sobald sie aber das nasse Element verlassen, wirken sie plump und schwerfällig. Ihre Füße sind kaum in der Lage, das enorme Körpergewicht zu tragen. Dieser Gegensatz spiegelt sich auch in der Empfindung von Cygnus-cygnus-Persönlichkeiten wider: Hier besteht ein Gefühl der Leichtigkeit und der Ausdehnung, so als könnten sie über sich selbst hinauswachsen. Daneben kennen sie aber auch die gegenteilige Empfindung von Schwere – den Wunsch, abzuheben und davonzufliegen, was ihnen jedoch nicht immer gelingt, weil sie zu sehr in der Vergangenheit leben.

Heimweh und Nostalgie spielen ebenfalls eine Rolle bei diesem Mittel: Einerseits verspüren die Betreffenden das Bedürfnis fortzuziehen – Schwäne sind Zugvögel –, andererseits haben sie Sehnsucht nach der Heimat. An die Kindheit denken sie mit Schwermut.

Typisch ist die Wahnidee, schmutzig oder gar verseucht zu sein, begleitet von dem Verlangen, sich zu waschen. Es geht diesen Menschen besser, wenn alles sauber und ordentlich ist. Auch haben sie Angst um ihre Gesundheit, besonders vor Infektionen. Ihre Sinne sind besonders empfindlich, allen voran der Geruchssinn. Eine Prüferin schreibt dazu: *„Ich fühle mich, als ob ich mich unter einer Giftwolke befände. Überall rieche ich Reinigungsmittel. (…) Es ist, als ob mein System völlig verschmutzt wäre und mein Blut stagnieren würde.“* ([48], S. 47) Eine andere Prüferin äußert zum gleichen Thema: *„Ich fühlte mich kontaminiert. (…) Ich habe heute mit einer Entgiftungskur angefangen.“* ([48], S. 47)

Merke

Entsprechende Gemütssymptome von Cygnus cygnus (nach der Prüfung einer Feder von Cygnus cygnus von Jeremy und Camilla Sherr in Zusammenarbeit mit den Studenten der Dynamis School aus dem Jahr 2002):

- **Gefühl von Verletzung, Traurigkeit, Einsamkeit und Isolation**
- **Verlangen nach Nähe und Zuneigung**
- **Tiefe Trauer um einen bestimmten Menschen**
- **Gebrochenes Herz**
- **Tiefes Seufzen**
- **Häufiges Weinen**
- **Außenseiterrolle und Distanzgefühl**
- **Heimweh**
- **Beziehung zu Tieren**
- **Frei versus gefangen**
- **Gefühl, kontaminiert zu sein**
- **Verlangen nach Ordnung und Sauberkeit**

Körperliche Symptome

Die Schmerzen von Cygnus cygnus sind scharf, stechend, krampfartig oder brennend. Häufige Beschwerden sind Neuralgien, z. B. Ischialgie und Missempfindungen wie Taubheit oder Kribbeln. Eine körperliche Schwachstelle ist das Harnwegsystem mit brennenden Schmerzen in der Harnröhre und häufigem Wasserlassen. Der Appetit ist wechselhaft, es dominieren jedoch Appetitverlust und schnelle Sättigung. Wie bei allen Schwanmitteln neigt auch der Cygnus-cygnus-Patient zu Beschwerden im Halsbereich: äußerlich in Form von Nackenschmerzen und Steifigkeit, innerlich durch Halsentzündungen, Kloß- und Engegefühl, Heiserkeit und Stimmverlust.

Typisch Cygnus cygnus

Im Zentrum des Mittels stehen anhaltende Trauer und Schwermut bezüglich längst vergangener Ereignisse und Verletzungen, verbunden mit dem großen Verlangen nach Freiheit und Individualität, das sämtlichen Vögeln eigen ist.

Thema: Kummer infolge eines bestimmten Ereignisses wie der Trauer um einen Menschen oder eine Missbrauchserfahrung

27.2.3 Cygnus olor (Höckerschwan) – Cygn-ol.

Der Höckerschwan, Cygnus olor, ist der in unseren Breiten beheimatete Schwan (▸ **Abb. 27.2**). Er bevölkert Seen, Teiche und Flüsse. Auffallend sind sein ausgeprägtes Territorialverhalten und sein zärtliches Paarungsritual, wenn er liebevoll den Hals seiner Angebeteten umspielt.

Elisabeth Schulz prüfte das Mittel 1997, indem sie drei Schwanenfedern von der C 2 zur C 4 verreiben ließ. Die Prüfungssymptome unterscheiden sich in wesentlichen Punkten nicht sehr von denen der übrigen Schwäne. Zu Cygnus olor sind im Repertorium nur wenige, vor allem körperliche Rubriken vorhanden. Über diese kann eine Differenzierung zu den übrigen Vertretern erfolgen.

Die Themen Sexualität und sexueller Missbrauch tauchten vermehrt bei den Prüflingen auf. Laut Elisabeth Schulz steht bei Cygnus olor die missverstandene Sexualität im Vordergrund, wie sexuelle Übergriffe und Misshandlungen, Verweigerung des sexuellen Kontakts und aggressive maskuline sexuelle Aufdringlichkeit sowie die Suche nach dem Seelenpartner, der einen so liebt wie man ist. Nach Jonathan Shore waren Kummer und Verlust ebenfalls zentrale Empfindungen bei

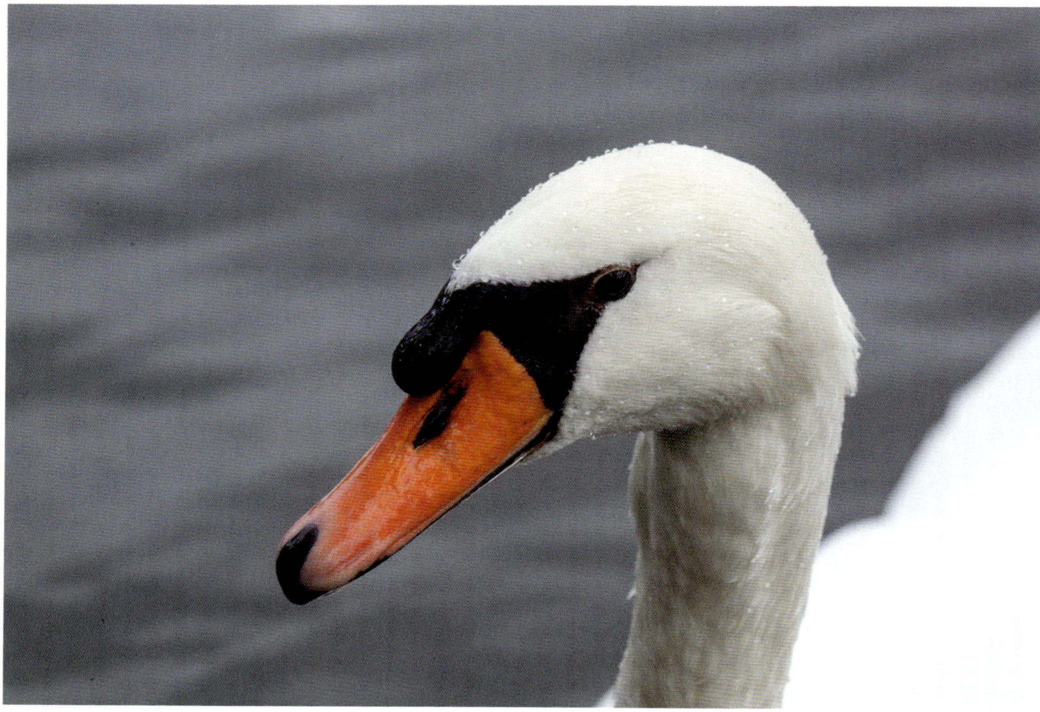

► **Abb. 27.2** Cygnus olor. (Jürgen Weiland, Bonn)

► **Tab. 27.2** Entsprechende Rubriken von Cygnus olor.

Rubrik	Arzneimittel
Gemüt – Weinen – heftig (12), **1-w.**	Borx., Caust. **1-w.**
Blase – Urinieren – häufig (293), **1-w.**	Am-m., Aster., Aur., Aur-m., Aur-s., Carc., Crot-c., Hell., Kali-br., Lac-c., Lac.h., Mag-m., Nat-ar., Nit-ac., Syph., Tritic-vg., Vanil. **1-w.**, Ambr., Borx., Bry., Coloc., Hyos., Kali-c., Lac-d., Lith-c., Mag-c., Mur-ac., Nat-c., Nat-m., Nat-s., Ph-ac., Sep., Ven-m. **2-w.**, Caust., Ign., Lach., Puls., Staph. **3-w.**
Rücken – Schmerzen – Dorsalregion – Schultergelenk – links (1), **1-w.**	–
Haut – Hautausschläge – Ekzem – juckend (8), **1-w.**	Staph. **1-w.**
Allgemeines – Schmerz – rheumatisch – Muskeln (45), **1-w.**	Caust., Sacch-a., Syph. **1-w.**, Bry. **2-w.**
Allgemeines – Schleimhäute; Beschwerden der – Trockenheit (42), **1-w.**	Acet-ac., Borx., Caust., Kali-c., Lith-c., Mag-c. **1-w.** Bry., Nat-m. **2-w.**

der Prüfung von Cygnus olor. Peter Fraser ergänzt: *„Wichtige Themen sind Territorialität und der Drang, für den eigenen Lebensraum zu kämpfen."* ([8], S. 90) Die Träume von Cygnus olor handeln von Reisen, Fliegen, Wasser, Tauchen, unter Wasser sehen und atmen können sowie von Wasser, das durch die Zimmerdecke eindringt, aber auch von Tod und Sterben. Daneben gibt es erotische und hellsichtige Träume. [46]

Körperliche Symptome

Auf körperlicher Ebene hat Cygnus olor einen Bezug zu den Nebenhöhlen mit Absonderung blutigen Schleims. Die Schleimhäute sind trocken, und die Haut neigt zu roten, juckenden und schuppenden Ekzemen. Es besteht Druck auf der Blase mit häufigem Harndrang. Beschwerden im Schultergelenk, rheumatische Schmerzen in allen Muskeln und Nackenverspannungen gehören ebenfalls zum Arzneimittelbild. Auch eine Tendenz zu Meteorismus wurde bei dem Mittel beobachtet.

Typisch Cygnus olor
Kummer und Trauer mit heftigem Weinen aufgrund zwischenmenschlicher Themen, wie der vergeblichen Suche nach dem Seelenpartner, und sexueller Konflikte, einschließlich Missbrauch und Misshandlung.
Thema: Kummer durch sexuelle Übergriffe und Beziehungskonflikte

27.3 Tauben

Tauben (Columbidae) sind die einzige, dafür aber artenreiche Familie in der Ordnung der Taubenvögel (Columbiformes). Diese umfasst 42 Gattungen mit über 300 Arten. Homöopathisch werden die Ringeltaube (Columba palumbus), geprüft von Elisabeth Schulz, und die Felsentaube (Columba livia domestica) genutzt. Erstere ist mit 63 Einträgen im Radar [28] vertreten. Zu Columba livia domestica, die von Priti Shah in Indien geprüft wurde, gibt es leider keinen Eintrag.

Die Beziehung von uns Menschen zu den Tauben ist, ähnlich wie bei den Schlangen, ambivalent: Einerseits gilt die Taube als Friedens- und Liebessymbol sowie als Überbringerin guter Nachrichten, auch wird sie als Nutztier gehalten und gezüchtet, andererseits werden Taubenvögel despektierlich „Ratten der Lüfte" genannt. Während die einen ihre Freude daran haben, Tauben zu füttern, ekeln sich viele Menschen regelrecht vor ihnen, da sie gefährliche Krankheiten wie Trichomoniasis übertragen können. Wo Tauben brüten, hinterlassen sie größere Mengen scharfen, ätzenden Kots. Daher werden sie von den Menschen mit großem Aufwand vertrieben. Vielerorts wird ihnen mit Ekel und Abscheu begegnet, zumindest aber will sie vor allem in den Städten kaum jemand um sich haben.

27.3.1 Columba palumbus (Ringeltaube) – Colum-p.

Die Ringeltaube ist die größte Taubenart Mitteleuropas. Unverwechselbar sind ihre weißen Flügelbänder und der weiße Halsstreifen (▸ **Abb. 27.3**). Ringeltauben leben in größeren Verbänden, die nördlichen Populationen sind Zugvögel, die südlichen und westlichen sind dagegen sesshaft. Sie bevorzugen bewaldete Landschaften, leben aber auch in Parks und Friedhöfen.

Columba palumbus ist ein kleines, aber interessantes Kummermittel. Menschen, die diese relativ unbekannte Arznei brauchen, fühlen sich als Opfer. Laut Jonathan Shore ist das Kernthema von Columba palumbus der Missbrauch, verbunden mit einem passiven, langjährigen Leiden. *„Die Welt ist für die Taube zu hart, voll von Gewalt und persönlichen Verletzungen. Die Menschen sind grausam. Tauben sind sehr empfindlich, voller Schuld und Schamgefühl. Sie sind zu nett für diese Welt und scheinen manchmal zurückgeblieben oder gar geistig behindert zu sein, sind es aber nicht. Im Gegensatz zu Barium hat sich die Taube lediglich von der Härte der Welt zurückgezogen."* ([49], S. 47) Columba-palumbus-Menschen sind der festen Überzeugung, dass sie die schlechte Behandlung durch andere auch tatsächlich verdienen bzw. verdient haben. *„Sie fühlen sich unterlegen, fett, dumm und hässlich."* ([8], S. 239) Sie geben sich selbst die Schuld, wenn etwas schiefläuft, denken, dass es ihr Fehler war. Ihr Glaubenssatz lautet daher: „Ich

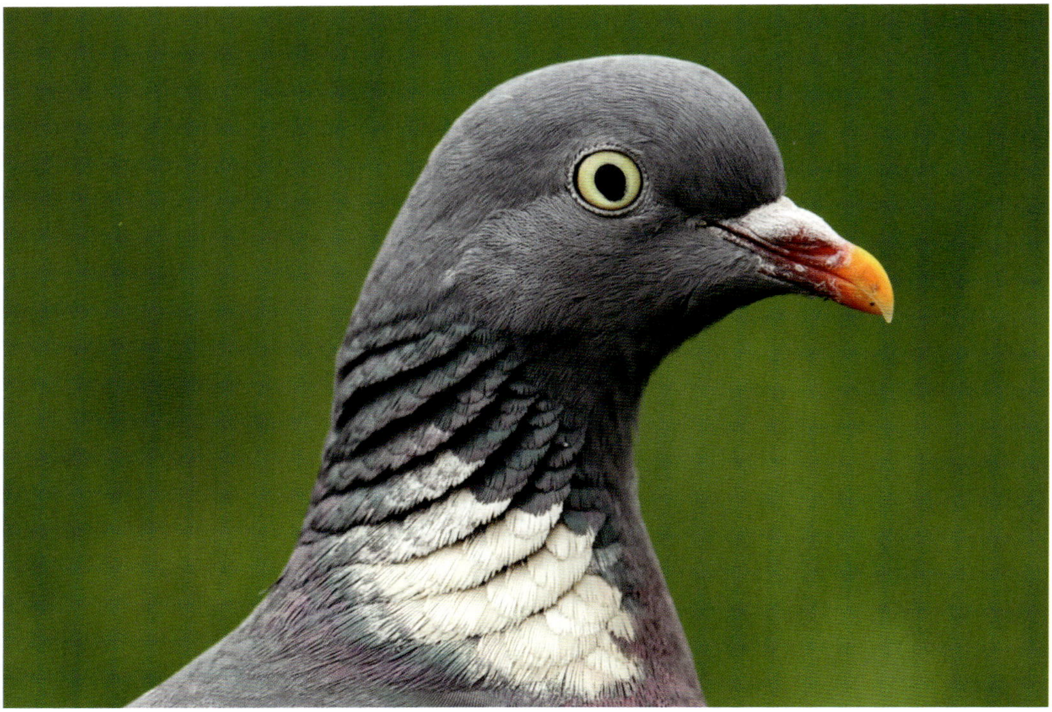

▸ **Abb. 27.3** Columba palumbus. (www.fotolia.com/@DirkR)

bin falsch, ich mache es nicht richtig". Und dafür schämen sie sich.

Nach außen wirken die betroffenen Personen milde, liebevoll, herzlich, sind voller Zuneigung und Wärme, sogar dem „Feind" gegenüber. Alize Timmerman berichtet beispielsweise von einer Patientin, die sie wegen Beschwerden des Harntraktes und den Folgen eines Missbrauchs behandelte, und die trotz allem freundlich gegenüber ihrem Peiniger geblieben ist. ([49], S. 345) Die Wut dringt nicht nach außen. Man könnte diese Menschen als altruistisch bezeichnen: Für sich selbst tun sie kaum etwas, für andere dagegen umso mehr. In ihrem Inneren sieht es jedoch häufig völlig anders aus. Dort hegen sie einen tief empfundenen Hass, verbunden mit Zorn und aggressiven Gefühlen. Ganz ähnlich wie bei Staphisagria (Kap. 18.4) werden diese negativen Regungen tunlichst verdrängt, was zu autoaggressiven Tendenzen führt. Auch der Kummer tritt nicht offen zutage, sondern wird sorgsam unterdrückt: Es ist mehr ein innerliches Weinen. Sie schimpfen nicht und beklagen sich kaum über erlittenes Unrecht. Sie erdulden es einfach, so als sei es ihre Bestimmung.

Wie bei Staphisagria legen die Betroffenen großen Wert darauf, was andere über sie denken, wie andere sie sehen. Gesellschaftliche Werte und Normen können nicht negiert werden. Zur Unterscheidung Staphisagria – Columba palumbus schreibt Peter Fraser: *„Die Verdrängung vollzieht sich nicht ganz so aktiv wie bei Staphisagria, vor allem aber enthält es nicht die Entrüstung, die letzterem Mittel so bedeutsam ist. Zwar gibt es auch hier ein starkes Element der Scham, das jedoch nicht so sehr als Demütigung erlebt wird wie bei Staphisagria."* ([8], S. 238) Columba palumbus ist die Verdrängung nicht einmal bewusst, sie geschieht einfach: heimlich, still und leise. Dabei werden nicht nur Zorn und Aggressionen unterdrückt, sondern auch alle positiven Gefühle wie Leidenschaft und Begeisterung. Was zurückbleibt ist eine große innere Leere.

Die Tragik ist, dass die Gutmütigkeit und selbstlose Hilfsbereitschaft dieser Menschen nur allzu oft ausgenützt wird, was deren innerliches Feuer schürt. Wie bei Staphisagria lassen sie alles über sich ergehen und wehren sich kaum, sie spüren instinktiv, dass sie in der Hackordnung ganz unten

▸ **Tab. 27.3** Entsprechende Rubriken von Columba palumbus.

Rubrik	Arzneimittel
Gemüt – Beschwerden durch – Zorn – unterdrückten Zorn; durch (50), 1-w.	Aur., Aur-s., Carc., Crot-c., Kali-c., Mag-m., Puls., Sep., Tritic-vg., Vanil. **1-w.**, Aur-m-n., Ign., Nat-m. **2-w.**, Coloc., Staph. **3-w.**
Gemüt – Hass (96), 1-w.	Am-m., Ambr., Caust., Crot-c., Cygn-be., Ign., Kali-c., Lac-h., Nat-c., Ph-ac., Puls., Sep., Staph., Tritic-vg. **1-w.**, Aur., Aur-m-n., Aur-s., Lac-c., Lach. **2-w.**, Nit-ac. **3-w.**, Nat-m. **4-w.**
Gemüt – Kummer, Trauer (149), **1-w.**	Acet-ac., Am-m., Aq-mar., Aur-m., Carc., Choc., Crot-c., Hyos., Kali-br., Kali-c., Mag-m., Mur-ac., Naja, Nat-ar., Nat-c., Nat-p., Nat-s., Nat-sil., Nit-ac., Vanil. **1-w.**, Ambr., Aur-m-n., Bry., Coloc., Hell., Lac-c., Lach., Ph-ac., Sep. **2-w.**, Anthraci., Aur., Caust., Nat-m., Puls., Staph. **3-w.**, Ign. **4-w.**
Gemüt – Resignation (35), 1-w.	Aq-mar., Bry., Carc., Nat-m., Nit-ac. **1-w.**, Nat-sil., Ph-ac., Sacch-a. **2-w.**
Kopf – Schmerz – heftig (131), **1-w.**	Am-m., Aur-m., Caust., Coloc., Kali-c., Lac-c., Mag-c., Mur-ac., Nat-s., Nit-ac., Ph-ac., Syph. **1-w.**, Hyos., Kali-br., Lac-d., Nat-m., Sep., Staph. **2-w.**, Aur., Bry., Lach. **3-w.**
Blase – Schmerz – stechend (35), **1-w.**	Am-m., Aur., Coloc., Puls. **1-w.**, Kali-c., Lith-c., Nat-m. **2-w.**
Brust – Schmerz – Herz – stechend – Nadeln; wie durch (5), **1-w.**	–

stehen und zu dienen haben, vergleichbar den Tauben in Grimms Märchen „Aschenputtel“. Sie sitzen in der Asche und leben von den Abfällen der Menschen: „Die Guten ins Töpfchen, die Schlechten ins Kröpfchen“.

Wie Lac caninum (Kap. 24.2) und Carcinosinum (Kap. 29.3) reagiert Columba palumbus äußerst empfindlich auf Tadel und Kritik, ihr Reaktionsmuster ist der Rückzug aus der feindlichen Welt. Die Betroffenen wollen mit Gewalt und Feindseligkeiten nichts zu tun haben.

Peter Fraser ordnet die Taubenmittel dem Krebs-Miasma zu, ein gewisser lepröser Anteil scheint mir aber auch dabei zu sein: Leben im Schmutz, Ekel und Abscheu, Verachtung, verjagt, ausgegrenzt sein etc.

Körperliche Symptome

Eine körperliche Schwachstelle bei Columba palumbus ist der Harntrakt mit schneidenden oder stechenden Schmerzen und dem Gefühl, als sei ein Schnitt in der Blase. Die Schleimhäute sind trocken, die Zunge brennt und auch der Husten ist trocken. Häufig besteht ein Kloßgefühl im Hals. Mitunter klagen Columba-palumbus-Patienten über stechende Herzschmerzen. Hitze wechselt ab mit Frost, im Klimakterium leiden die Frauen unter Hitzewallungen.

Typisch Columba palumbus

Sie fügen sich in ihre Opferrolle, sind der Überzeugung, dass sie es verdient haben, schlecht behandelt zu werden, halten sich selber für minderwertig und verachtenswürdig. Nach außen sanft und liebenswürdig, innerlich voller Hass und Groll: das tierische Staphisagria.

Thema: Kummer durch erlittenes Unrecht und schlechte Behandlung

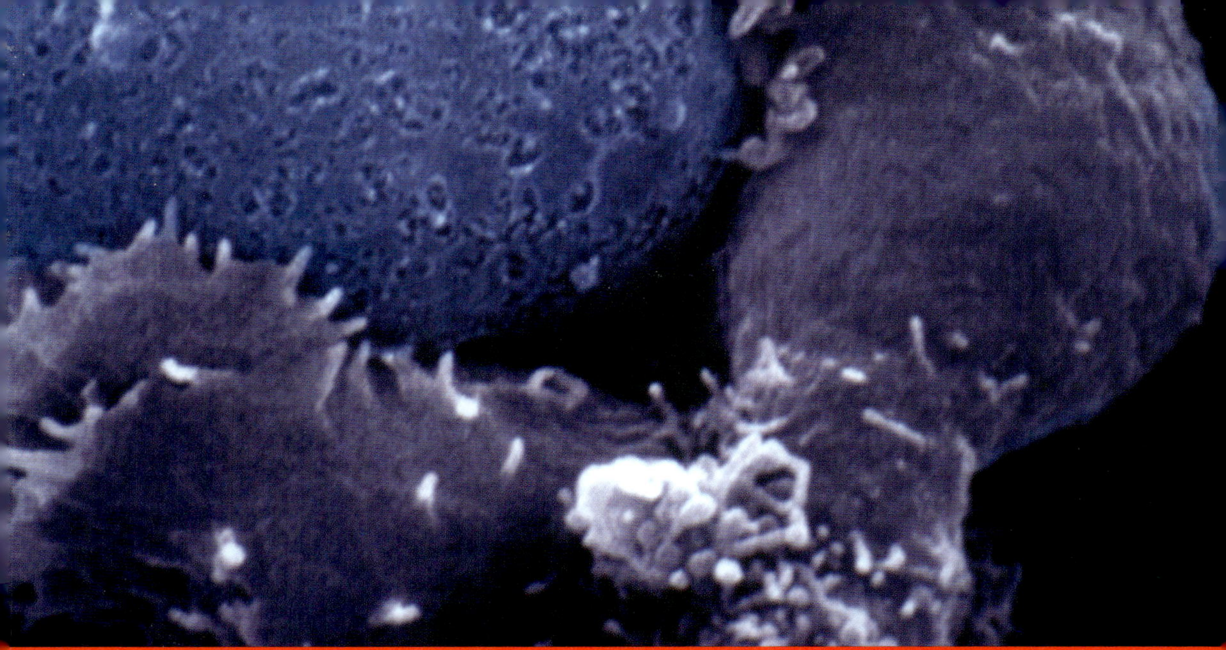

Teil 4
Nosoden und Sarkoden

28 Einleitung

Nosoden und Sarkoden sind homöopathische Arzneimittel, die aus Krankeits- oder Stoffwechselprodukten von Mensch, Tier, Mikroorganismen oder Viren hergestellt werden. Das Wort „Nosode" leitet sich von dem griechischen Begriff „Nosos" (= Krankheit) ab. Werden Homöopathika aus Erregern oder Ausscheidungen infektiöser Krankheiten gewonnen, dann nennt man sie Nosoden. Im Gegensatz dazu stammen Sarkoden aus gesundem Organgewebe. Die Muttermittel zählen beispielsweise zu dieser Gruppe. Streng genommen müssten die Milchmittel (außer Lac humanum und Lac maternum) auch zu den Sarkoden gezählt werden. Da es sich aber um Homöopathika tierischen Ursprungs handelt, die nach der Empfindungsmethode dem Tierreich zugeordnet werden, sollen sie auch dort besprochen werden.

29 Nosoden

29.1 Allgemeines

Die beiden indischen Homöopathen Bhawisha und Shachindra Joshi haben sich mit der speziellen Empfindung der Nosoden beschäftigt. Entsprechend der Ausgangssubstanz erleben Menschen, die eine Nosode als Heilmittel brauchen, jede Situation ihres Lebens als Krankheit oder Gebrechen. Die zentrale Empfindung lautet demnach: „Ich bin krank, bin nicht normal, mein System ist defekt und muss repariert werden." Der Wunsch, umfassend gesund bzw. heil zu werden, verweist auf das Reich der Nosoden.

29.2 Anthracinum (Milzbrand-Nosode) – Anthraci.

Ursprünglich wurde die Nosode aus einem bösartigen Milzbrandkarbunkel eines mit Bacillus anthracis infizierten Schafes hergestellt, heute dient der Leberextrakt eines milzbrandkranken Kaninchens als Ausgangsstoff für das Homöopathikum. Der Begriff Anthracinum leitet sich vom lateinischen Wort „Anthrax" ab und bedeutet „fressendes Geschwür".

George Vithoulkas schreibt über Anthracinum, es hege einen so starken Kummer in seinem Inneren, dass es als das Mittel mit dem stillsten Kummer und der schwersten emotionalen Verletzung angesehen werden könne. Es scheine so, als wären alle seelischen und geistigen Traumata von Anthracinum in einem gewaltigen Tumor eingeschlossen. Von Natrium muriaticum unterscheide sich die Nosode insofern, als sich der Patient seines Traumas nicht bewusst sei. Er akzeptiere es, als sei es ein fester Bestandteil seines Lebens. Auch spreche er nicht mit anderen über seinen Kummer, sei äußerst hart sich selbst gegenüber und habe ein starkes Kontrollbedürfnis. ([12], S. 30) Ein anderes Mittel, von dem Anthracinum differenziert werden muss, ist Carcinosinum, die Krebs-Nosode (Kap. 29.3): *„Sowohl Anthracinum als auch Carcinosinum haben das Gefühl, ein Problem in sich zu tragen und in einer hoffnungslosen Lage zu stecken, die übermenschliche Anstrengungen verlangt, denn beide gehören zum Krebs-Miasma. (…) Anthracinum hat in seinem Mittelbild eine stark betonte Nekrose, Zerstörung und Verfall, während bei Carcinosinum die Betonung auf dem inneren Chaos liegt. (…) Anthracinum betont, dass sein eigenes System in einer hoffnungslosen Lage steckt, dass ihn jeder Angriff von außen durcheinanderbringt und das innere Chaos so groß ist, dass es bald zusammenbrechen, sich auflösen, verfallen und verfaulen werde."* ([12], S. 31) Charakteristisch für Anthracinum sind demnach unterdrückter Kummer, tiefe Traurigkeit und Bitterkeit, die sich in Form von nekrotischen Veränderungen gegen den eigenen Organismus wenden und ihn zerstören.

In seinem Kummer und seiner Trauer, z. B. über den Tod geliebter Personen oder das Ende einer Beziehung, wird der Anthracinum-Patient gleichgültig gegenüber seinen Mitmenschen, deren Freud und Leid rühren ihn nicht. Die Erinnerungsfähigkeit ist dann ebenfalls eingeschränkt. Die Betreffenden sind reizbar und ruhelos, vor allem nachts, Frauen auch vor dem Einsetzen der Menstruation. Anthracinum-Menschen werden häufig schuldlos in einen Konflikt hineingezogen und werden ungewollt zum Opfer. Diese scheinbar ausweglose Situation kann der Auslöser von Abszessen oder Karbunkeln sein. Wie der Abszess kapselt sich auch der Mensch von seiner Umwelt ab, zieht sich zurück und macht seine Probleme mit sich alleine aus. Anthracinum-Personen halten sich für friedliebend und umgänglich, können aber sehr wütend und aggressiv werden.

Mittelweisend sind deliröse Zustände im Fieber und durch Sepsis, begleitet vom Verlangen zu beißen. Anthracinum ist ein düsteres Mittel: Tod und Untergang sind stets präsent.

▶ **Tab. 29.1** Entsprechende Rubriken von Anthracinum.

Rubrik	Arzneimittel
Gemüt – Beschwerden durch – Kummer – stiller Kummer (4), 1-w.	Carc. **1-w.**, Nat-m. **3-w.**
Gemüt – Beschwerden durch – Tod von geliebten Personen (36), **1-w.**	Aster., Carc., Caust., Lac-c., Mur-ac., Nat-m., Nat-s., Nit-ac., Tritic-vg. **1-w.**, Ambr., Aur-m-n., Kali-br. **2-w.**, Ign., Lach., Ph-ac., Staph., Vanil. **3-w.**
Gemüt – Delirium – Beißen, Verlangen zu (7), 1-w.	–
Gemüt – Delirium – Fieber – während (85), **2-w.**	Ign., Kali-c., Mur-ac. **1-w.**, Acet-ac., Bry., Hell., Hyos., Lach., Nat-m., Nit-ac., Ph-ac. **2-w.**, Puls. **3-w.**
Gemüt – Delirium – Sepsis, durch (15), **1-w.**	Mur-ac. **1-w.**, Lach. **2-w.**
Gemüt – Gedächtnis – Gedächtnisschwäche – Kummer; nach (3), 1-w.	Ign. **1-w.**
Gemüt – Gleichgültigkeit, Apathie – Freude anderer Menschen; gegenüber der – Leiden; und deren (9), 2-w.	Ambr., Hell., Puls. **1-w.**
Gemüt – Kummer, Trauer – still (38), 3-w.	Carc., Crot-c., Nat-sil., Staph. **1-w.**, Am-m., Aq-mar., Aur., Aur-m., Aur-m-n., Coloc., Mur-ac., Ph-ac., Puls. **2-w.**, Ign., Nat-m. **3-w.**
Gemüt – Tod – Vorahnung des Todes (80), **2-w.**	Hell., Kali-br., Kali-c., Lac-d., Nat-m., Puls., Sep., Staph. **1-w.**, Bry., Caust., Lach., Nit-ac. **2-w.**
Auge – Gerstenkörner – Haufen, Gruppen; in (2), **1-w.**	–
Extremitäten – Gangrän – Unterschenkel (5), **2-w.**	–
Extremitäten – Geschwüre – Unterschenkel – gangränös (3), 3-w.	–
Extremitäten – Nagelgeschwür (82), 3-w.	Kali-c., Kali-sil., Puls., Syph., Tritic-vg. **1-w.**, Am-m., Bry., Caust., Lach., Nat-c., Nat-m., Nat-s., Sep. **2-w.**, Nir-ac. **3-w.**
Fieber – Septisches Fieber (62), 3-w.	Acet-ac., Elaps, Hyos., Kali-c., Naja, Nit-ac. **1-w.**, Nat-m., Ph-ac., Puls. **2-w.**, Bry., Crot-c., Lach., Mur-ac. **3-w.**
Haut – Erysipel – gangränös (19), **2-w.**	Hyos., Mur-ac. **1-w.**, Crot-c., Lach. **3-w.**
Haut – Gangrän (61), **2-w.**	Acet-ac., Lach., Mag-c., Mur-ac., Ph-ac. **1-w.**, Caust. **3-w.**
Haut – Geschwüre – Absonderungen – jauchig (55), 2-w.	Aster., Aur., Kali-sil., Mur-ac., Ph-ac., Sep. **1-w.**, Caust., Kali-c., Lach., Staph. **2-w.**, Nit-ac. **3-w.**
Haut – Geschwüre – Absonderungen – schwärzlich (7), **2-w.**	Bry. **1-w.**
Allgemeines – Abszesse; Eiterungen – chronisch (37), **2-w.**	Aur., Sep., Syph. **1-w.**, Nit-ac. **2-w.**
Allgemeines – Blutung – Blut – Gerinnungsfähigkeit; nicht (= Hämophilie) (65), **1-w.**	Carc., Lac-c., Nat-m., Ph-ac., Puls. **1-w.**, Elaps., Nat-s., Nat-sil. **2-w.**, Crot-c., Lach., Nit-ac. **3-w.**
Allgemeines – Speisen und Getränke – Eier – Abneigung (54), **2-w.**	Aur-s., Beryl-m., Bry., Carc., Nat-m., Tritic-vg. **1-w.**, Nit-ac., Puls. **2-w.**

29.2.1 Körperliche Symptome

Anthracinum hat seinen körperlichen Schwerpunkt im Bereich der Haut mit destruktiven Prozessen wie Gangrän mit Gewebszerfall, Sepsis, bösartigen Geschwüren, akuten und chronischen Abszessen, Wundheilungsstörungen mit fauligen, jauchigen Absonderungen und einer schwärzlichen Verfärbung des betroffenen Gewebes. Die Gerinnungsfähigkeit des Blutes ist herabgesetzt. Eine Verschlechterung tritt in der Regel nachts, bei Frauen auch vor den Menses ein. Der Mundgeruch ist extrem übel riechend, der Geschmack unangenehm. Typisch sind Gerstenkörner, die in Gruppen auftreten. Die Betroffenen haben extremen Durst, auch im Fieber. Es besteht Abneigung gegen den Geruch und Geschmack von Eiern sowie gegen fettes Fleisch. Wollkleidung wird im Allgemeinen schlecht vertragen.

Typisch Anthracinum

Der Anker bei diesem Mittel ist das Thema „Abkapseln“: Tiefer Kummer, der im Inneren eingeschlossen wird, sowie Rückzug aus der Gemeinschaft und körperliche destruktive Prozesse mit abgekapselten Eiterherden.

Thema: Stiller Kummer durch eine schwere emotionale Verletzung sowie durch ein unbewusstes Trauma

29.3 Carcinosinum (Krebs-Nosode) – Carc.

Diese Nosode wird aus karzinogenem Brustgewebe hergestellt (▶ **Abb. 29.1**). Sie ist das zentrale Arzneimittel des Krebs-Miasmas, das heißt, bei diesem Mittel liegt die Empfindung zugrunde, sich bis an die Grenzen der eigenen Belastbarkeit anstrengen zu müssen, um nicht unterzugehen. Das tägliche Bemühen ist ein Drahtseilakt. Laut Sankaran lebt der Carcinosinum-Patient mit dem Gefühl, *„dass das Überleben davon abhängt, dass man Aufgaben vollbringen muss, die man gar nicht vollbringen kann.“* ([36], S. 61) Versagen würde Tod und Zerstörung bedeuten. Aus diesem Grund, so Sankaran, weist das Krebs-Miasma sowohl die *„sykotische Fixiertheit als auch das destruktive Element der Syphilis“* ([36], S. 61) auf.

Carcinosinum-Menschen streben nach Vollkommenheit – sie trachten danach, alles möglichst perfekt zu machen, auch in der Partnerschaft. Aus diesem Grund reagieren sie empfindlich auf Kritik und Tadel, die Meinung anderer ist ihnen äußerst wichtig. Zudem mögen sie keinen Streit, sehnen sich nach Harmonie. Der Perfektionismus von Carcinosinum entspringt einer großen Unsicherheit bezüglich der eigenen Person. Aus Angst, kritisiert oder getadelt zu werden, versuchen sie alles möglichst optimal zu machen. *„Es gibt kein Ausruhen oder Freisein von Spannung.“* ([37], S. 86) So hohe Ansprüche sie an sich selbst richten, so nachsichtig und gütig sind sie anderen gegenüber. Sie können sehr mitfühlend und empathisch sein. In der Regel sind Carcinosinum-Menschen empfindsam und sensibel, aber auch leicht beleidigt. Charakteristisch ist ihr Interesse an künstlerischen Beschäftigungen wie Musik, Tanz und Malerei sowie an schönen Dingen ganz allgemein.

Als Causa für einen Carcinosinum-Zustand finden wir häufig eine Überforderung in der Kindheit mit Eltern, die dem Kind zu viel an Leistung und Verantwortung abverlangen, worauf das Kind mit enormer Anstrengung und Leistungsbereitschaft reagiert. Oder die Eltern sind extrem ängstlich und „erdrücken“ das Kind mit ihrer übertriebenen Fürsorge. Auch in diesem Fall ist keine gesunde Entwicklung möglich. Ein weiterer Nährboden der Carcinosinum-Pathologie sind Elternhäuser, die jegliche gesunde Aggression bereits im Keim ersticken, was eine mitunter lebenslange Unterdrückung negativer Gefühle zur Folge hat. Das Kind wächst mit dem Bewusstsein auf, dass Liebe und Zuneigung nur der bekommt, der sich lieb, friedfertig und angepasst verhält. *„In sich selbst eingekerkert wenden diese Patienten ihre Aggressionen gegen sich selbst und leiden unter Allergien, Schlaflosigkeit und schließlich Krebs“* ([53], S. 450), wie der französische Homöopath Didier Grandgeorge konstatiert.

Typisch für Carcinosinum ist das Verlangen nach Kontrolle und das Bestreben, Ordnung im vermeintlichen Chaos herzustellen – analog zur Krankheit Krebs, die den Zusammenbruch aller körpereigenen Kontrollmechanismen mit absolut chaotischem Verhalten der betroffenen Zellen re-

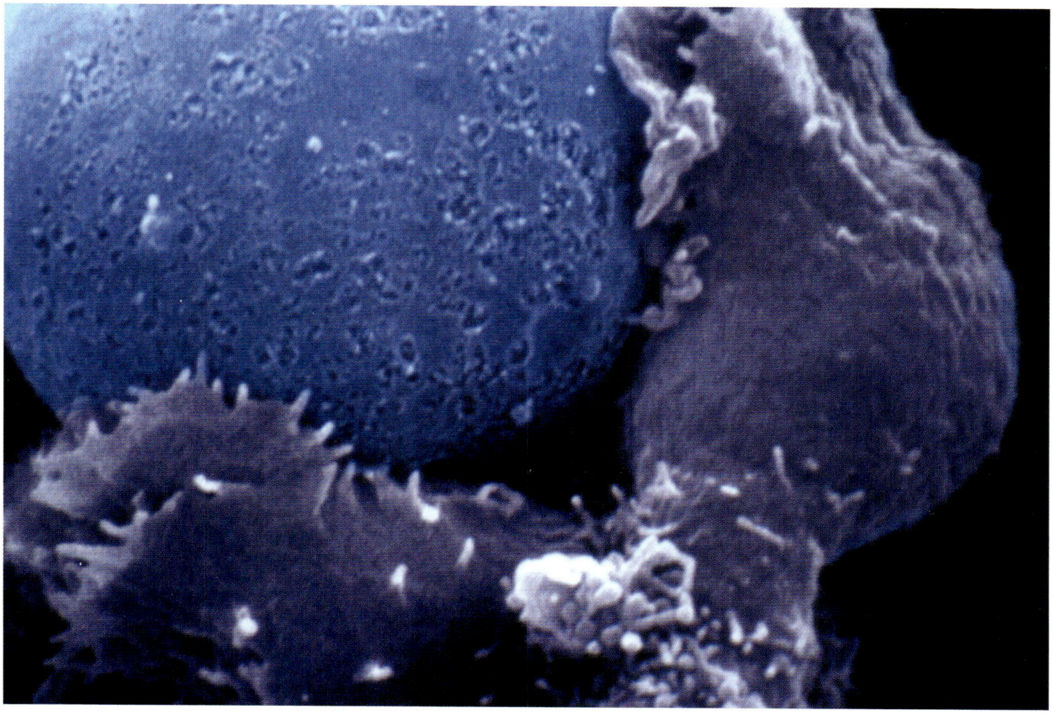

► **Abb. 29.1** Carcinosinum. (H.G. Beer, Oberasbach)

präsentiert. ([36], S. 61) Da sie sich stets bewusst darüber sind, dass ihr Leben und Wohlergehen an einem seidenen Faden hängen, sind Carcinosinum-Menschen ängstlich um ihre Gesundheit besorgt. Vor allem der Gedanke, an Krebs zu erkranken, macht ihnen Angst. Was nicht weiter verwunderlich ist, wenn man sich vor Augen führt, dass im Falle eines Krebsleidens die entarteten Zellen die Kontrolle über den gesamten Organismus übernehmen. Das Leben des Carcinosinum-Menschen ist ein andauernder Kampf, der kein Ende zu nehmen scheint. Hoffnung und Hoffnungslosigkeit wechseln sich permanent ab. Doch es reicht ein Fehltritt und die ganzen Bemühungen waren umsonst.

Bhawisha und Shachindra Joshi zitieren den Fall eines jungen Mannes, der wegen seines Heuschnupfens in homöopathische Behandlung kam. Er sagt von sich, er sei manchmal total chaotisch. Seine Hauptbeschwerde, den Heuschnupfen, beschreibt er als *„eine Art Plombe, die aufgebrochen wird"*. Und weiter: *„Es überwältigt meinen Kopf vollständig, es überwältigt alles. (...) Im Hals ist es dann ein bisschen wie in den Ohren, als wäre da eine Kugel drin, etwas, was wächst. Sie wird ganz groß und schiebt alles, was vorher da war, aus dem Weg. (...) Alles ist normal, doch dann schiebt sie alles aus dem Weg und bringt ... etwas Neues, Schlechtes herein. (...) Die Kugel drückt auf den Raum, und der Raum drückt mir auf die Seele. So drückt sie auf alles, sie ist so etwas wie ein Feind, der gegen mich ist. (...) Dieses Ding hindert alles daran, normal zu sein. (...) Es fühlt sich an wie etwas Fremdes. Ich habe das Gefühl, dass es eigentlich nicht zu mir gehört. (...) So etwas ist das, als hätte man etwas Zusätzliches in sich, das andere Menschen nicht haben."* ([12], S. 72ff.) Der Patient empfindet seinen Heuschnupfen als Fremdkörper, als etwas, das sich seiner bemächtigt, von ihm Besitz ergriffen hat. Wörtlich spricht er von seinem „Heuschnupfentumor", den er unbedingt loswerden muss, um wieder normal zu sein. An diesem Beispiel erkennen wir sehr deutlich, wie die heilende Substanz – in diesem Fall die Krebs-Nosode – aus dem Patienten spricht, wie sich die Eigentümlichkeiten der Ausgangssubstanz in der Empfindung des Patienten widerspiegeln.

► **Tab. 29.2** Entsprechende Rubriken von Carcinosinum.

Rubrik	Arzneimittel
Gemüt – Beleidigt leicht (133), 4-w.	Aur-s., Borx., Hyos., Ign., Nit-ac., Oxyg., Sacch-a., Syph. **1-w.**, Aur., Aur-m-n., Coloc., Foll., Lac-c., Lach., Nat-m., Puls., Sep., Vanil. **2-w.**, Caust., Staph., Tritic-vg. **3-w.**
Gemüt – Beschwerden durch – Enttäuschung (53), **1-w.**	Am-m., Aster., Caust., Hyos., Kali-c., Nat-s., Plac., Sep., Vanil. **1-w.**, Aur-m-n., Aur-s., Bry., Coloc., Lach., Tritic-vg. **2-w.**, Aur., Nat-m., Ph-ac., Puls. **3-w.**, Ign., Staph. **4-w.**
Gemüt – Beschwerden durch – Erwartungsspannung (94), **3-w.**	Ambr., Bry., Kali-br., Lach., Mur-ac., Naja, Nat-m., Sep., Staph., Tritic-vg. **1-w.**, Aur-m-n., Caust., Elaps, Lac-c., Nat-c., Ph-ac. **2-w.**, Ign., Puls. **3-w.**
Gemüt – Beschwerden durch – Kränkung, Demütigung (78), **2-w.**	Am-m., Ambr., Aster., Caust., Lac-c., Nit-ac., Plac., Sacch-a., Sep., Vanil. **1-w.**, Aur-m., Aur-m-n., Bry., Lach., Mur-ac., Puls., Tritic-vg. **2-w.**, Ign., Nat-m., Ph-ac. **3-w.**, Coloc., Staph. **4-w.**
Gemüt – Beschwerden durch – Liebe; enttäuschte (57), **1-w.**	Kali-c., Nat-p., Sacch., Sep., Vanil. **1-w.**, Aur-m-n., Aur-s., Caust., Lach., Nat-sil. **2-w.**, Aur., Hyos., Ph-ac., Staph. **3-w.**, Ign., Nat-m. **4-w.**
Gemüt – Beschwerden durch – Missbrauch, Misshandlung, nach – sexuellem Missbrauch; nach (48), 3-w.	Am-m., Ambr., Aster., Aur-m., Caust., Foll., Hyos., Lac-c., Lac-f., Nat-c., Oxyg., Sep. **1-w.**, Ign., Nat-m., Staph. **3-w.**
Gemüt – Beschwerden durch – Streit, Streitigkeiten (21), 3-w.	Ign., Mag-c., Nat-m., Tritic-vg. **1-w.**
Gemüt – Beschwerden durch – Tadel (33), **1-w.**	Coloc., Lach., Nat-m., Nit-ac., Ph-ac., Sep.**1-w.**, Aur., Ign., Staph. **2-w.**, Ambr. **3-w.**
Gemüt – Empfindlich – Kritik; gegen (45), 3-w.	Aur., Aur-m., Aur-s., Nat-m., Sacch., Sep., Staph. **1-w.**, Vanil. **2-w.**
Gemüt – Furcht – Ansteckung (20), 3-w.	Borx., Ign., Lac-c., Nat-m., Oxyg., Syph., Vanil. **1-w.**
Gemüt – Gefühle, Emotionen, Gemütsbewegungen – unterdrückte (26), **1-w.**	Aster., Caust., Mag-c., Naja, Nat-ar., Nat-m. **1-w.**, Ign., Mag-m., Tritic-vg. **2-w.**, Staph. **3-w.**
Gemüt – Harmonie – Verlangen nach (14), **1-w.**	Kali-p., Lac-f., Mag-c., Mag-m., Nat-c., Nat-m., Vanil. **1-w.**
Gemüt – Mitgefühl, Mitleid (96), **3-w.**	Ambr., Aur., Aur-s., Crot-c., Kali-p., Lach., Nat-p., Puls., Sacch-a., Sep., Staph., Tritic-vg., Vanil. **1-w.**, Aur-m-n., Caust., Foll., Ign., Nat-c., Nat-m., Nat-sil. **2-w.**
Gemüt – Pflicht – zu viel Pflichtgefühl – Kindern, bei (23), 3-w.	Caust., Ign., Kali-bi., Kali-c., Lac-c., Naja, Nat-m. **1-w.**, Sep. **2-w.**, Nit-ac. **3-w.**
Gemüt – Trost – agg. (55), **2-w.**	Aur., Borx., Kali-c., Staph. **1-w.**, Aur-m-n., Hell., Kali-p., Nit-ac. **2-w.**, Ign., Syph. **3-w.**, Nat-m., Sep. **4-w.**
Gemüt – Trost – amel. – liebevolle, freundliche Worte; durch (1), **2-w.**	–
Gemüt – Wahnideen – anerkannt, geschätzt; sie würde nicht (30), **2-w.**	Aur., Cygn-be., Musca-d., Oxyg., Puls., Tritic-vg., Vanil. **1-w.**
Allgemeines – Speisen und Getränke – Schokolade – Verlangen (124), **2-w.**	Anthraci., Beryl-m., Bry., Caust., Choc., Elaps., Kali-br., Kali-c., Kali-sil., Lac-h., Lach., Musca-d., Nat-c., Nat-m., Nat-p., Nat-sil. Puls. Tritic-vg., Vanil. **1-w.**, Am-m., Aur-m-n., Aur-s., Mag-m., Sacch., Sacch-a., Sep., Staph. **2-w.**
Allgemeines – Speisen und Getränke – Fett – Verlangen (76), **2-w.**	Aur-m-n., Aur-s., Ign., Mag-n., Nat-ar., Nat-c., Nat-m., Nat-s., Puls., Sacch., Vanil. **1-w.**, Nit-ac. **3-w.**

29.3.1 Körperliche Symptome

In Bezug auf Nahrungsmittelvorlieben fällt die Gier nach Schokolade und das Verlangen nach Fett auf oder umgekehrt: Abneigung und Unverträglichkeit von Fett. Eine Bestätigung auf körperlicher Ebene sind blaue Skleren, Café-au-lait-Flecken, viele Muttermale und schwer verlaufende Infektionskrankheiten in der Vorgeschichte (z. B. in der Kindheit) sowie Krebs in der Familie. Nachts finden Carcinosinum-Menschen nicht in den Schlaf, die Gedanken lassen sich nicht abstellen. In der Regel sind sie warmblütig, reagieren mitunter jedoch empfindlich auf Hitze oder Kälte.

Typisch Carcinosinum
Zu viel Verantwortung in der Kindheit und ständiges Ringen um Perfektion und Kontrolle.
Thema: Kummer durch das Gefühl, nicht gut genug zu sein, um geliebt zu werden

29.4 Syphilinum (Syphilis-Nosode) – Syph.

Die Syphilis-Nosode wird aus dem Sekret des luetischen Schankers hergestellt. Laut Bhawisha und Shachindra Joshi lautet die zentrale Empfindung von Syphilinum: *„Ich weiß, dass ich ein Problem habe, das so hoffnungslos ist, dass es keinen Ausweg oder keine Heilungschance mehr gibt. Ich weiß, dass ich an diesem Problem sterben werde. Es wird nie aufhören, es gibt keine Lösung, und nichts auf der Welt wird je etwas daran ändern können. Und es wird nicht nur so bleiben, sondern sich täglich verschlimmern und mich verschlingen. Das ist das Ende.“* ([12], S. 35) In ihrer Hoffnungslosigkeit können diese Menschen so destruktiv werden, dass sie nicht nur sich selber, sondern auch andere zerstören und mit sich in den Abgrund reißen. Destruktivität und Zerstörungswut bestehen bei diesem Mittel auf allen Ebenen: seelisch und körperlich. Sankaran schreibt: *„Syphilitische Persönlichkeiten haben eine extrem pessimistische Sichtweise des Lebens. Sie halten es für unmöglich, das, was bereits schiefgegangen ist, noch einmal zu reparieren; es muss dann entweder radikal verändert oder zerstört werden.“* ([36], S. 240f.) Syphilinum-Menschen stehen unter dem unheiligen Einfluss zweier gewaltiger Mächte: Perfektionismus und Destruktivität. Sie haben einen extrem hohen Anspruch bezüglich der eigenen Leistungen und Kreationen, dem sie kaum gerecht werden können. Sobald etwas, das sie selbst geschaffen haben, ihnen nicht gefällt, ihren Ansprüchen nicht genügt, wird es zerstört und/oder weggeworfen. Sie machen alles kaputt, was ihnen nicht perfekt erscheint. Dabei sind sie äußerst reizbar, geraten schnell in Rage und werden gewalttätig, vor allem dann, wenn sie alkoholisiert sind, was recht häufig vorkommt. Sadistische Züge und Verhaltensweisen sind bei vielen syphilitischen Menschen zu beobachten: Sie stellen sich über andere Kreaturen, quälen und misshandeln sie, was ihnen Befriedigung verschafft. Mitgefühl und Mitleid sind ihnen fremd. Wie wir es von den Schlangen kennen, die ebenfalls als syphilitisch gelten, schlagen diese Menschen gezielt und unerbittlich zu. Sie reagieren *„impulsiv und gewalttätig auf jede beliebige Situation – sei es nun Beleidigung, Kritik oder Bevormundung.“* ([36], S. 241) Ihre Aggressivität richtet sich nicht nur gegen andere Menschen, sondern auch gegen sich selbst: In ihrer Verzweiflung verletzen und verstümmeln sie sich selbst – schlagen beispielsweise mit dem Kopf gegen die Wand. Insofern ist Syphilinum ein Heilmittel bei Jugendlichen mit Nihilismus, einem Mangel an moralischem Empfinden und stark selbstverletzenden Tendenzen.

Syphilinum ist ein Hauptmittel bei Zwangsneurosen. Die Betreffenden haben große Furcht vor Ansteckung und waschen sich daher zwanghaft die Hände. Alles muss sauber und ordentlich sein. Auch leiden sie unter einem Kontrollzwang: Herd- und Lichtschalter sowie Wasserhähne werden immer wieder überprüft. Grundsätzlich sind Syphilinum-Menschen hypochondrisch, sie haben große Angst vor drohenden, unheilbaren Krankheiten wie Aids oder Krebs. Wenn sie krank sind, zweifeln sie an ihrer Genesung – sind überzeugt davon, nie wieder gesund zu werden. Schmerzen stürzen sie in tiefste Verzweiflung und können der Grund für Suizidgedanken sein.

Typisch bei diesem Mittel ist das Gefühl, fremd und getrennt von der Welt zu sein. Syphilinum-Menschen haben die Empfindung, sie seien von allem separiert und isoliert: von der Gesellschaft, von einzelnen Menschen und sogar von sich selbst. Dabei werden sie sehr depressiv oder sogar suizidal, ziehen sich immer mehr zurück, werden Sonderlinge und Einzelgänger. *„Es liegt ein chronischer, tiefsitzender Pessimismus vor mit gelegentlichen plötzlichen Gewaltausbrüchen, die gegen sich selbst oder gegen andere gerichtet sind.“* ([36], S. 241) Auch haben diese Menschen eine Faszination für alles Makabre und für den Tod sowie Furcht vor Schlangen, auch hierin ähneln sie den Schlangen-Persönlichkeiten (s. Crotalus cascavella, Kap. 26.2), dennoch fürchten sie sich im Dunkeln und wollen dann nicht allein sein. Ansonsten sind sie eher ungesellig und mürrisch.

▸ **Tab. 29.3** Entsprechende Rubriken von Syphilinum.

Rubrik	Arzneimittel
Gemüt – Alkoholismus (154), 3-w.	Am-m., Aur-m., Aur-m-n., Borx., Bry., Carc., Caust., Kali-br., Kali-c., Mag-c., Nat-s., Ph-ac., Puls., Staph. **1-w.**, Aur., Aur-s., Hell., Hyos., Ign., Lac-c., Lach., Nat-c., Nat-m., Sep., Vanil. **2-w.**
Gemüt – Gesten, Gebärden; macht – wiederholt dieselben Handlungen (12), **2-w.**	Lach. **1-w.**
Gemüt – Gleichgültigkeit, Apathie – geliebte Personen; gegen (38), **2-w.**	Carc., Kali-sil., Nat-p., Nat-sil. **1-w.**, Sep. **3-w.**
Gemüt – Gleichgültigkeit, Apathie – Vergnügen; gegen (55), **2-w.**	Hura, Kali-c., Kali-sil., Mag-c., Mag-m., Mur-ac., Nat-ar., Nat-c., Staph. **1-w.**, Aur-m-n., Nit-ac., Puls., Sep. **2-w.**, Hell., Nat-m. **3-w.**
Gemüt – Hypochondrie (137), **3-w.**	Bry., Caust., Kali-c., Mag-n., Naja **1-w.**, Ambr., Aur-m., Hyos., Lach., Ph-ac., Sep., Staph. **2-w.**, Aur., Ign., Mag-m., Nat-c., Nat-m., Nit-ac., Puls. **3-w.**
Gemüt – Impulse, Triebe; krankhaft – waschen; zu (2), 1-w.	–
Gemüt – Lügner – lügt, sagt nie die Wahrheit, weiß nicht, was sie sagt (9), **2-w.**	–
Gemüt – Mitleid anderer Menschen – Abneigung gegen Mitleid (6), 1-w.	Vanil. **1-w.**
Gemüt – Moralischem Empfinden; Mangel an (68), 1-w.	Aster., Choc., Coloc., Hura, Lac-c., Lac-h., Lach., Nat-m., Nit-ac., Ph-ac. **1-w.**, Kali-br., Sep. **2-w.**, Hyos. **3-w.**
Gemüt – Nihilismus (2), 1-w.	Nit-ac. **1-w.**
Gemüt – Reizbarkeit, Gereiztheit – sich selbst; gegenüber (8), **1-w.**	Aur., Vanil. **1-w.**, Elaps, Tritic-vg. **2-w.**
Gemüt – Sauberkeit, Reinlichkeit – Reinlichkeitswahn, Putzwut (17), 1-w.	Carc., Lac-f., Tritic-vg. **1-w.**, Vanil. **2-w.**
Gemüt – Schlagen – Fäusten, mit den (3), **1-w.**	–
Gemüt – Schlagen – sich; schlägt (30), **1-w.**	Hyos., Mag-c., Sep. **1-w.**
Gemüt – Schlagen – sich; schlägt seinen Kopf gegen die Wand und gegen Gegenstände (20), 1-w.	Hyos., Mag-c. **1-w.**
Gemüt – Traurigkeit – schrecklich, entsetzlich (1), **1-w.**	–
Gemüt – Überprüfen – zweimal kontrollieren; muss alles (15), 1-w.	Carc., Caust., Nat-m., Nat-sil. **1-w.**
Gemüt – Verstümmelt seinen Körper (37), 1-w.	Carc., Choc., Hyos., Lach., Lith-c., Nat-m., Staph. **1-w.**

▸ **Tab. 29.3** Fortsetzung.

Rubrik	Arzneimittel
Gemüt – Verzweifelung – Genesung in Bezug auf die (77), **3-w.**	Ambr., Aq-mar., Aur-m-n., Borx., Caust., Hura, Kali-br., Kali-c., Lac-c., Lach., Mag-c., Nat-c., Nat-m., Nit-ac., Ph-ac., Puls. **1-w.**, Aur-s., Bry., Carc., Hell., Ign., Sep. **2-w.**, Coloc. **3-w.**
Gemüt – Verzweiflung – Schmerzen; bei den (36), **1-w.**	Lac-h., Lach., Mag-c., Tritic-vg., Vanil. **1-w.**, Carc., **2-w.**, Aur., Nat-m. **3-w.**
Gemüt – Widerwillen – allem, vor (29), **3-w.**	Aur., Carc., Caust., Mag-c., Mag-m. **1-w.**, Puls. **2-w.**
Weibliche Geschlechtsorgane – Abort – wiederholt (11), **2-w.**	–
Weibliche Geschlechtsorgane – Fluor – scharf, wundfressend – nachts (1), 2-w.	–
Allgemeines – Abends – Sonnenuntergang – Sonnenaufgang, bis zum (7), 3-w.	Aur. **2-w.**
Allgemeines – Abszesse, Eiterungen (129), **1-w.**	Borx., Carc., Elaps, Kali-c., Mag-c., Nat-c., Nat-m., Nat-sil., Ph-ac., Puls. Sep., Staph. **1-w.**, Bry., Caust., Nit-ac., **2-w.**, Anthraci., Lach. **3-w.**
Allgemeines – Familiengeschichte von – Alkoholismus (13), **2-w.**	Carc., Lach., Staph. **1-w.**
Allgemeines – Geschwüre – Knochen (8), 1-w.	Ph-ac., Sep. **1-w.**

29.4.1 Körperliche Symptome

Syphilinum-Menschen sind verfroren, sie mögen es gern warm, aber nicht zu heiß. Mittelweisend sind destruktive, maligne Prozesse auch auf der körperlichen Ebene wie Geschwüre und wiederkehrende Abszesse. Die Beschwerden verschlimmern sich nachts, von Sonnenuntergang bis Sonnenaufgang. Schmerzen kommen und gehen allmählich. Sämtliche Absonderungen sind übel riechend und zum Teil scharf und wundfressend. Mitunter kann man auch syphilitische Erscheinungen in der Familiengeschichte beobachten, wie Alkoholismus über Generationen, eine Neigung zu Aborten, nicht angelegte oder verkümmerte Organe oder Zähne.

Typisch Syphilinum

Perfektionismus, Zwanghaftigkeit, Pessimismus und Verzweiflung, Gewalttätigkeit und (Selbst-) Zerstörung – das sind die Schlüsselworte der Syphilis-Nosode.

Thema: Kummer aufgrund extremer Hoffnungslosigkeit und Verzweiflung

30 Sarkoden

30.1 Allgemeines

Da es sich bei den Sarkoden um gesundes Gewebe oder Sekret bzw. um Hormone menschlichen, mitunter auch tierischen Ursprungs handelt, steht das Thema des Menschseins oder des Menschwerdens im Zentrum. Bei Lac humanum beispielsweise geht es u. a. um den Konflikt zwischen tierischen Instinkten und menschlichen Anforderungen wie Verantwortung, Menschlichkeit, Moral, Ethik, Spiritualität und Intellekt. Auch bei den anderen Arzneien steht das Thema Mensch im Mittelpunkt, ganz besonders bei den Muttermitteln. Daneben spielen aber auch Funktion, Funktionalität und Struktur eine Rolle.

30.2 Lacrimae hominis (Tränenflüssigkeit) – Lacr-h.

Lacrimae hominis (► **Abb. 30.1**), die Tränenflüssigkeit, wird aus menschlichen Tränen hergestellt, die von sieben verschiedenen Personen unterschiedlichen Geschlechts und Alters in Kummersituationen gewonnen wurden. Aufgrund des hohen Salzanteils drängt sich eine mögliche Verwandtschaft zu Natrium muriaticum (Kap. 5.6) auf. Die chemische Zusammensetzung der Tränenflüssigkeit richtet sich nach dem Auslöser des Weinens, so enthalten Kummertränen reichlich Enzyme und Hormone, die in Tränen, die beim Zwiebelschneiden vergossen werden, nicht vorkommen.

Wie Natrium muriaticum ist auch Lacrimae hominis eine wahre „Kummerarznei", bei der Verzweiflung, Hoffnungslosigkeit und die Folgen von Trennung im Mittelpunkt stehen. Es geht um das

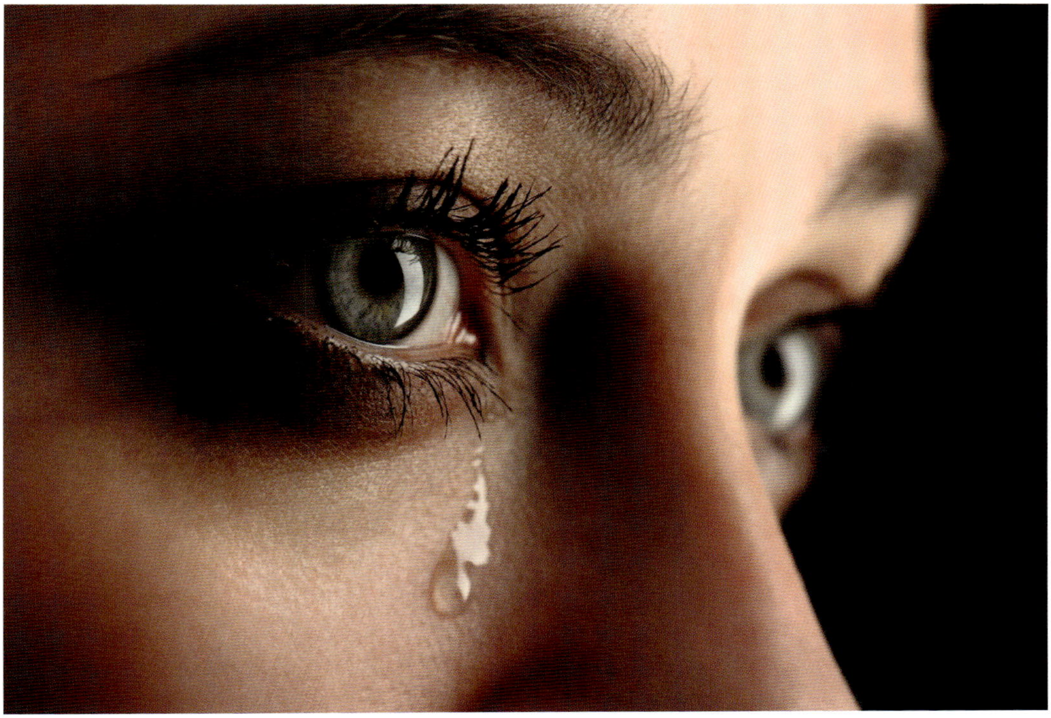

► **Abb. 30.1** Lacrimae hominis. (www.fotolia.com/@Chepko Danil)

Gefühl, allein, verlassen und ohne Aussicht auf eine bessere Zukunft zu sein. Der betroffene Mensch ist pessimistisch und er verharrt wie erstarrt in seinem aussichtslos erscheinenden Zustand. Er hat die Empfindung, das Leben sei für ihn zu Ende und ist dabei äußerst verzweifelt. Alles scheint sinnlos, und kein Mensch kann ihm helfen. Wie bei Natrium muriaticum geht es um eine große Enttäuschung mit der sicheren Überzeugung, diesen traurigen Zustand niemals ändern zu können. Die passive Reaktion ist Abgestumpftsein.

Heike Dahl schildert den Fall eines Mannes, der nach 15 Ehejahren von seiner Frau verlassen wurde. Der große Kummer über diese Trennung hat dazu geführt, dass er mehrere Kilo abgenommen hat. Sein Gesicht ist blass und eingefallen mit dunklen Ringen unter den Augen, er sieht müde und traurig aus. Sein Anliegen äußert er folgendermaßen: *„Ich brauche Scheißegaltropfen, sonst gehe ich kaputt! Bei mir geht es steil bergab. Ich glaube, ich bin nicht mehr zu retten. (…) Ich kann nichts Schönes mehr sehen, wenn andere mich darauf hinweisen, denke ich: Was für'n Scheiß! Ich bin wie in einer Starre, fühle mich von allem, was sie sagt, angegriffen, blocke völlig ab. Ich habe kein Ziel mehr. Ich bin völlig pessimistisch und kann das Positive nicht mehr sehen. Wenn die Kinder mich trösten wollen, mir was Schönes malen oder so, ich blocke alles ab, es interessiert mich nicht …“* [6] Ferner spricht er davon, dass er vollkommen eingeht, sich in einer Aktionsstarre befindet. Aggressivität und depressive Verstimmung wechseln sich ab. Er leidet unter Schlafstörungen, wacht nachts mehrfach auf und kann dann nicht mehr einschlafen. Und weiter: *„Ich fühle mich so verlassen, alleine und hoffnungslos. Ich habe Angst, (…) ich habe das Gefühl, das Leben ist zu Ende. Die Welt geht unter.“* [6]

In einem anderen Fall trennte sich eine Frau nach 20-jähriger Ehe von ihrem Mann, um mit ihrem neuen Partner zusammenzuleben, doch dieser ging bereits nach kurzer Zeit zu seiner Familie zurück. Daraufhin litt die Patientin unter völliger Verzweiflung, Traurigkeit und Hoffnungslosigkeit, begleitet von körperlichen Schmerzen. Sie hatte weder Durst noch Appetit, verlor an Gewicht, konnte nicht mehr schlafen und zweifelte am Sinn des Lebens. Sie hatte das Gefühl, niemand könne ihr helfen. Auch ihr half Lacrimae hominis über die akute Krise hinweg. [6]

Lacrimae hominis scheint eine Arznei zu sein, die in akuten, scheinbar ausweglosen Kummersituationen, in denen viele Tränen vergossen werden, entscheidend dazu beiträgt, den entgleisten Menschen zu stabilisieren.

Das Mittel wurde 2010 in Berlin blind verrieben und dabei geprüft. Das Verreibungsprotokoll kann im Internet eingesehen und heruntergeladen werden (siehe: http://c3-in-berlin.blogspot.de/2011/01/traenen-von-7-personen.html). Leider findet sich kein Eintrag zu Lacrimae hominis im Radar [28].

Über die Themen der Blindverreibung schreibt Heike Dahl: *„Die Energie ist die einer unglaublichen, fassungslosen Enttäuschung. In den Gesprächen während der Verreibung ging es v. a. um unglaublich tragische, schreckliche Dinge, die in verschiedenen Ländern derzeit weltweit passieren, Dinge, die nahe an Verbrechen grenzen. (…) Die Grundenergie in diesen Gesprächen war meist Bestürzung, Empörung und Verzweiflung, vor allem mit dem Gefühl, dass man den Zustand nicht ändern kann.“* [6]

Themen aus der Blindverreibung

Stichworte

Depression, Empörung, Fassungslosigkeit, Sich-gehen-Lassen, Kummer, Leere, Machtlosigkeit, Trennung, Unfassbarkeit, Weinen

Körper

- Jucken an Kopf, Gesicht und Körper
- „Steifer“ Hals, ein Kratzen im Hals
- Schleier vor den Augen oder Ohren, belegte Stimme wie mit Stoff überzogen (mit Räuspern)
- Schauder und Kältegefühl über Rücken und Armen

Gemüt

- Große, globale, weltbewegende, beeindruckende, empörende Themen
- Gefühl, machtlos zu sein: „Die machen ja eh, was sie wollen“ (Politik, Umwelt etc.). „Man kann es so und so nicht ändern“.
- „Wenn ich das gewusst hätte, hätte ich mich nie darauf eingelassen!“
- Alles wird in Frage gestellt.
- Beschäftigt sich mit „seinem“ Thema, vergisst alles um sich herum; egoistisch
- Leere, fast wie Depressionen
- Frage nach dem Sinn der Zukunft
- „Lasse mich sonst in der Öffentlichkeit nicht so gehen, bin sonst disziplinierter.“

30.2.1 Körperliche Symptome

Der seelische Schmerz geht einher mit Gewichtsverlust, Schlafstörungen, mangelndem Appetit und Durst. Weitere körperliche Symptome sind ein Juckreiz am ganzen Körper, vor allem aber im Gesicht und im Bereich des Kopfes. Es besteht ein Kratzen im Hals mit belegter Stimme und eine Neigung zu Nackenverspannungen. Mitunter klagen die Lacrimae-hominis-Patienten über ein Kältegefühl an Armen und Rücken. Seh- und Hörstörungen können ebenfalls vorkommen.

Typisch Lacrimae hominis
In Tränen aufgelöst aufgrund einer hoffnungslos erscheinenden Kummersituation mit dem Gefühl, allein und verlassen zu sein.
Thema: Kummer durch große Hoffnungslosigkeit und abgrundtiefe Enttäuschung

30.3 Muttermittel

30.3.1 Allgemeines

Muttermittel sind all jene Sarkoden, deren Ausgangssubstanzen der Schwangerschafts- und Neugeborenenphase entspringen und die menschlichen Ursprungs sind. Diese wertvollen Mittel können in zweifacher Hinsicht als Muttermittel bezeichnet werden: Zum einen entstammt deren Ursubstanz dem mütterlichen Organismus, zum anderen handelt es sich um Homöopathika, die thematisch mit mütterlichen Eigenschaften und Tugenden zu tun haben. Menschen, vor allem weibliche Menschen, die ein Muttermittel als Heilsubstanz benötigen, sind eher weich, warmherzig, wenig aggressiv oder zumindest aggressionsgehemmt, nachsichtig, fürsorglich, liebevoll, emotional und nicht nachtragend. Sie wollen es dem anderen recht machen, für ihn da sein und nehmen sich selbst zurück. Was nicht heißt, dass sie Wut oder Aggressionen nicht kennen oder nicht empfinden würden. In der Regel treten diese Gefühle aber nicht offen zutage.

Im Zentrum stehen Probleme mit der eigenen Identität (Wer bin ich? Was will ich?), mit der Beziehung zu anderen Menschen und zum eigenen Körper sowie mit der Menschwerdung schlechthin. Es geht um Selbst- und Nächstenliebe sowie um die Eigenwahrnehmung, welche im Mutterleib beginnt und bei den Muttermittel-Menschen häufig gestört ist. Sie fühlen sich der Welt nicht gewachsen, kommen sich allein und verlassen vor, haben Probleme mit der Abgrenzung und sind auf der Suche nach einem Platz oder Raum, den ihnen niemand streitig macht. Wie bei den Mineralen besteht ein großes Bedürfnis nach Schutz und Sicherheit, aber auch nach einer sicheren Bindung, welche nicht oder nur ungenügend aufgebaut werden kann. Die Ursachen dafür liegen meist in der Schwangerschaft bzw. in der ersten Phase nach der Geburt. Das so wichtige „Bonding“, das Knüpfen enger Bande, zwischen Mutter und Kind hat häufig nicht oder nur unzureichend stattgefunden.

Oft haben diese Menschen eine niedrige Sinnesschwelle, d. h. sie sind sehr empfänglich für Reize von außen. Ihre Reaktion bei Überforderung ist der totale Rückzug, was an die Mollusken denken lässt (s. Meerestiere, Kap. 25).

Das Thema mangelnder oder unterentwickelter Identität finden wir allerdings nicht nur bei den Muttermitteln, sondern auch bei den mineralischen Arzneien der ersten beiden Perioden (Wasserstoff- und Kohlenstoff-Serie). Positronium (Vorläufer des Wasserstoffatoms: Es besitzt fast keine Masse) und Hydrogenium (Stadium 1) beispielsweise sind noch nicht einmal materialisiert, sie fühlen sich isoliert und getrennt von der Welt. An eine menschliche Identität ist in diesem Entwicklungsstadium noch gar nicht zu denken.

Alle Muttermittel haben gemeinsame Themen, aber unterschiedliche Schwerpunkte. Sie werden hier in der biologischen Reihenfolge ihrer Wirksamkeit aufgeführt und beschrieben.

30.3.2 Folliculinum (Östron, Östrogenhormon) – Foll.

Folliculinum, das Östrogen aus dem Ovarialfollikel, stellt den Anfang der Menschwerdung dar, insofern verwundert es nicht, dass es bei diesem Mittel darum geht, den Anfang zu finden, mit einer Sache beherzt zu beginnen. Folliculinum-Menschen verharren innerlich, sind entscheidungsschwach, ohne eigenen Willen – es fehlt ihnen an Initiative und Entschlusskraft. Darüber hinaus weist Folliculinum einen deutlichen Bezug zu Bindungsproblemen zwischen Mutter und Kind auf sowie zur Abhängigkeit von anderen Menschen ganz allgemein. Typisch für die Folliculinum-Persönlichkeit sind mangelnde Identität und Selbstzweifel bis hin zur Selbstverleugnung sowie die Unfähigkeit, eigenständig zu werden. Die Betroffenen haben größte Schwierigkeiten damit, ihre Bedürfnisse wahrzunehmen oder gar zu artikulieren. Sie sind nicht in der Lage, Forderungen zu stellen. Auch können sie ihren „Raum“ nicht verteidigen, sich nicht abgrenzen, was sie anfällig für Übergriffe und Missbrauch macht. Wut und Aggression werden nicht gelebt.

Folliculinum ist dann angezeigt, wenn ein Mensch kein eigenes Autoritätsgefühl besitzt und nie gelernt hat, nein zu sagen. Er ist stets darum bemüht, sich so zu verhalten wie es von ihm erwartet wird, möchte keineswegs auffallen – weder negativ noch positiv. Dabei ist er äußerst empfindlich gegenüber Kritik oder Bevormundung. Menschen, bei denen man an Folliculinum als Heilmittel denken könnte, weisen nicht selten ein Helfersyndrom auf und leben in erster Linie für die Bedürfnisse anderer. Sie fühlen sich kontrolliert und unfrei, können sich mitunter nicht von der Mutter bzw. der Ursprungsfamilie lösen. Auf der anderen Seite tun sie sich schwer, echte Bindungen einzugehen, beispielsweise zum eigenen Kind. Laut Seideneder ist Folliculinum bei Menschen mit starker Selbstkontrolle aus übertriebener Furcht oder Verantwortungssinn angezeigt ([47], Bd. 2, S. 2512), damit ähnelt es Carcinosinum (Kap. 29.3). Folgerichtig weist Seideneder darauf hin, dass man an Folliculinum denken muss, wenn starke Indikationen für Carcinosinum bestehen, dieses aber versagt, wie z. B. *„Sie fühlt sich von anderen kontrolliert; sie lebt die Erwartungen anderer; sie verliert sich völlig in ihren Beziehungen; sie lebt nicht in Einklang mit ihrem Rhythmus; sie fühlt sich emotional ausgelaugt; sie verliert ihren Willen; sie überschätzt ihre Energiereserven (…); sie ist voller Selbstverleugnung; wird eine Retterin, gefangen darin, andere zu erretten.“* ([47], S. 2512)

▶ **Tab. 30.1** Entsprechende Rubriken von Folliculinum.

Rubrik	Arzneimittel
Gemüt – Beleidigt, leicht (133), **2-w.**	Aur-s., Borx., Hyos., Ign., Nit-ac., Oxyg., Sacch-a., Syph. **1-w.**, Aur., Aur-m-n., Coloc., Lac-c., Lach., Nat-m., Puls., Sep., Vanil. **2-w.**, Caust., Staph., Tritic-vg. **3-w.**, Carc. **4-w.**
Gemüt – Beschwerden durch – Bevormundung (39), 2-w.	Carc., Hyos., Naja, Nat-m., Nit-ac., Sep., Tritic-vg. **1-w.**, Aur-m-n., Ign., Mag-c., Mag-m., Staph. **2-w.**
Gemüt – Beschwerden durch – Bevormundung – lange Zeit, für (11), 1-w.	Carc., Sep. **1-w.**, Ign., Mag-c., Mag-m., Staph. **2-w.**
Gemüt – Beschwerden durch – Missbrauch, Misshandlung; nach (57), 1-w.	Am-m., Ambr., Aster., Aur., Aur-m., Carc., Caust., Hura, Lac-f., Lac-mat., Nat-c., Oxyg., Puls. **1-w.**, Hyos., Lac-c., Lach., Staph. **2-w.**, Ign., Nat-m., Sep., **3-w.**
Gemüt – Beschwerden durch – Missbrauch, Misshandlung; nach – sexuellem Missbrauch; nach (48), **1-w.**	Am-m., Ambr., Aster., Aur-m., Caust., Hyos., Lac-c., Lac-f., Nat-c., Oxyg., Sep. **1-w.**, Carc., Ign., Nat-m., Staph. **3-w.**
Gemüt – Empfindlich – Vorwürfe; gegen (38), 1-w.	Aur-m-n., Aur-s., Nat-m., Nat-s., Puls., Sacch., Staph. **1-w.**, Carc., Ign. **2-w.**
Gemüt – Entrüstung, Empörung (62), **1-w.**	Ambr., Aster., Aur., Aur-m-n., Carc., Cygn-be., Ign., Lac-c., Nat-c., Oxyg. **1-w.**, Nat-m. **2-w.**, Staph. **3-w.**
Gemüt – Mitgefühl, Mitleid (96), 2-w.	Ambr., Aur., Aur-s., Crot-c., Kali-p., Lach., Nat-p., Puls., Sacch-a., Sep., Staph., Tritic-vg., Vanil. **1-w.**, Aur-m-n., Caust., Ign., Nat-c., Nat-m., Nat-sil. **2-w.**, Carc. **3-w.**
Gemüt – Nachgiebigkeit (71), 2-w.	Ambr., Aur-m-n., Caust., Ign., Kali-c., Mag-m., Nat-c., Nat-m., Ph-ac., Plac., Sep., Staph. **1-w.**, Aur., Carc., Lac-d., Tritic-vg. **2-w.**, Lac-c., Puls. **3-w.**

▸ **Tab. 30.1** Fortsetzung.

Rubrik	Arzneimittel
Gemüt – Reizbarkeit, Gereiztheit (644), **3-w.**	Anthraci.-, Aur-m., Carc., Chord-umb., Cygn-be., Elaps, Hell., Hura, Ign., Lac-d., Lac-mat., Mag-m., Mag-n., Naja, Nat-ar., Nat-sil., Plac., Sacch-a., Syph. **1-w.**, Acet-ac., Am-m., Aur-m-n., Aur-s., Borx., Choc., Coloc., Crot-c., Hyos., Kali-bi., Kali-p., Lac-c., Lach., Mur-ac. **2-w.**, Aur., Bry., Caust., Kali-c., Mag-c., Nat-c., Nat-m., Nit-ac., Ph-ac., Puls., Sep., Staph., Tritic-vg., Vanil. **3-w.**
Gemüt – Reizbarkeit, Gereiztheit – Menses – vor (50), 3-w.	Anthraci., Carc., Choc., Kali-c., Kali-p., Lac-h., Lach., Mag-m., Sacch., Sacch-a. **1-w.**, Aur-m-n., Aur-s., Caust., Nat-m., Puls., Sep. **2-w.**
Gemüt – Selbstkontrolle – erhöht (19), **1-w.**	Aur., Carc., Kali-c., Nat-c., Nat-m., Nat-s., Sep. **1-w.**
Gemüt – Ungerechtigkeit; erträgt keine (63), **2-w.**	Ambr., Am-m., Aur., Aur-m-n., Coloc., Crot-c., Elaps, Mag-c., Mag-m., Naja, Nat-c., Nit-ac., Ph-ac., Sep. **1-w.**, Aur-s., Nat-m., Puls. **2-w.**, Carc., Caust., Staph. **3-w.**
Gemüt – Weinen – Menses – vor (18), **1-w.**	Choc., Sep. **1-w.**, Puls. **2-w.**
Brust – Schmerz – Mammae – Menses – vor – agg. (64), 2-w.	Am-m., Aur-m., Beryl-m., Choc., Kali-c., Lith-m., Mur-ac., Musca-d., Nat-sil., Sacch., Sacch-a. **1-w.**, Lac-c., Puls. **2-w.**, Nat-m. **3-w.**
Weibliche Geschlechtsorgane – Menses unregelmäßig (117), **2-w.**	Aur-s., Beryl-m., Bry., Hyos., Kali-bi., Kali-p., Lith-c., Mag-c., Mag-m., Nat-m., Puls. **1-w.**, Ambr., Caust., Ign., Lach., Nat-c., Nit-ac., Sep., Staph. **2-w.**
Weibliche Geschlechtsorgane – Sexuelles Verlangen – vermindert (145), **2-w.**	Ambr., Anthraci., Borx., Hyos., Kali-bi., Kali-c., Kali-p., Lach., Mag-m., Mur-ac., Staph., Vanil. **1-w.**, Hell., Ign., Mag-c., Nat-m., Nit-ac., Ph-ac., Sep. **2-w.**, Caust. **3-w.**
Allgemeines – Speisen und Getränke – Süßigkeiten – Verlangen (281), 2-w.	Am-m., Anthraci., Aq-mar., Aur., Aur-m., Beryl-m., Carc., Caust., Choc., Chord-umb., Ign., Lac-c., Lac-h., Lac-mat., Lach., Lith-c., Mag-n., Naja, Nat-ar., Nat-m., Nat-p., Nat-s., Nat-sil., Plac., Sacch-a., Tritic-vg. **1-w.**, Aur-m-n., Bry., Elaps, Kali-bi., Kali-c., Mag-m., Nat-c., Nit-ac., Puls., Sacch., Sep., Staph. **2-w.**

In einem Folliculinum-Fall von Alize Timmerman geht es um eine Frau, die wegen Migräne und stechender Unterbauchschmerzen auf Höhe der Eierstöcke in Behandlung kommt. Aufgrund einer Ovarialzyste und eines großen Myoms musste sie sich einer Hysterektomie unterziehen. Die Kopfschmerzen erscheinen alle zwei Wochen, sind v. a. rechtsseitig und gehen mit Photophobie, Übelkeit und Erbrechen einher. Zudem leidet die Patientin unter starkem Brustspannen und Wassereinlagerungen. Sie sagt, die abdominellen Schmerzen seien am schlimmsten gewesen, als ihr Sohn sein Studium abgebrochen hat: *„Ich habe alles getan, alles gegeben, was ich konnte … das geht über meine Grenzen. Ich sollte eigentlich wütend werden über die ganze Situation, bin aber nur ein bisschen böse."* [31] Sie hat das Gefühl, in ihrer Fürsorge missbraucht worden zu sein. Lange Zeit hatte sie sowohl ihre körperlichen als auch ihre seelischen Probleme hintangestellt und gedacht, das gehe schon vorüber. Die Patientin wirkt wie eine Pulsatilla-Frau: weiblich und warmherzig. Folliculinum hat ihr physisch und psychisch sehr geholfen.

Dieses Heilmittel verleiht die Fähigkeit, Macht über sich selbst zu bekommen und einen eigenen Willen zu entwickeln. Es spendet Wissen darüber, dass es ein Selbst gibt, welches man beanspruchen kann und vor allem darf.

Körperliche Symptome

Folliculinum wirkt in erster Linie auf das weibliche Hormonsystem mit Zyklusstörungen, Dysmenorrhö, zyklusabhängiger Migräne, Brustschwellung vor den Menses, trockener Vaginalschleimhaut und klimakterischen Beschwerden wie Hitzewallungen und Schweißausbrüchen. Die einzelnen Symptome treten in der Regel vor den Menses oder im Vorfeld der Ovulation auf. Infertilität aufgrund fehlender Eisprünge gehört ebenfalls zum Mittelbild, desgleichen Zysten, Tumoren, Fibrome und Myome.

Auch die Haut kann betroffen sein mit Akne, Hautjucken, seborrhoischem Ekzem und empfindlichen, eingerissenen Fingerspitzen. Zudem besteht eine Neigung zu kalten Extremitäten mit Morbus Raynaud. Im Bereich der Genitalien und des Harntrakts kommt es zu rezidivierendem Candida-Befall und zu wiederkehrenden Zystitiden.

Das Mittel hat autoaggressive Züge, was sich auch körperlich bemerkbar macht, in Form von Autoimmunkrankheiten wie Sklerodermie.

Typisch Folliculinum

Empfindlich gegen Vorwürfe und Bevormundung, dann leicht beleidigt. Verschlechterung vor den Menses. Muss sich erst seiner eigenen Bedürfnisse bewusst werden, neigt zur Selbstverleugnung.

Thema: Kummer durch lebenslange Bevormundung, Unterdrückung der eigenen Identität und durch Missbrauch

30.3.3 Aqua amniota humana (Fruchtwasser) – Aqua amn.

Aqua amniota humana, das menschliche Fruchtwasser, umgibt den Fötus bis zur Geburt. Es wird von ihm selbst gebildet, alle drei Stunden erneuert und enthält Proteine, Mineralstoffe, Kohlenhydrate, Phospholipide, Harnstoff und Hormone. Das Fruchtwasser dient als „Schutzpolster" vor möglichen Stößen von außen und sorgt dafür, dass das Ungeborene genügend Bewegungsspielraum im Mutterleib hat. Bereits in den ersten Monaten der Schwangerschaft beginnt die Bindungsanbahnung zwischen Mutter und Kind über das Medium des Fruchtwassers. Es überträgt sowohl die gedämpfte mütterliche Stimme als auch ihren Herzschlag, sodass sich das Ungeborene mit seiner Mutter und deren Lebensrhythmus schon vertraut gemacht hat, bevor sie sich zum ersten Mal sehen. Es spürt instinktiv, ob es der Mutter gut geht, ob sie fröhlich ist oder traurig, und es hört, ob sie lacht oder weint. Auch nimmt das Kind wahr, ob die Mutter zugewandt ist, mit ihm über die Bauchdecke Kontakt aufnimmt oder nicht. Wenn das Neugeborene das Licht der Welt und das Gesicht seiner Mutter erstmals erblickt, hat es bereits eine neunmonatige Geschichte hinter sich, die es maßgeblich geprägt hat und die auch seine weitere Entwicklung beeinflussen wird.

Menschen, die Aqua amniota humana als homöopathisches Mittel brauchen, sehnen sich zurück in den Mutterleib, haben auffallend geschärfte Sinne und ein untrügliches Gespür für Atmosphären und Stimmungen. In der Arzneimittelprüfung fühlten sich die Teilnehmer in eine Art intrauterinen Zustand zurückversetzt. Themen von Schwangerschaft und Geburt tauchten auf. Auch der Atem spielte eine zentrale Rolle. So berichteten die Prüflinge, sie hätten kein Bedürfnis gehabt, Luft zu holen und glaubten, sie könnten unter Wasser atmen. Darüber hinaus tauchte das Gefühl auf, nicht gewollt zu sein, alles falsch zu machen. Eine Teilnehmerin beschrieb ihr Erleben unter dem Einfluss von Aqua amniota mit den Worten: *„Ich war ein kleines Küken oder ein kleiner Vogel in einem Ei. Es war zu eng, ich versuchte es aufzubrechen, doch es war zu weich, nicht hart genug, um es durchzupicken. Ich bin längst zu groß für diesen engen Raum. Ich brauche ein neues Haus. Ich muss meine Seele befreien. Dann sah ich die unfertigen Babyvögel am Boden. Ich hatte Angst hinauszugehen. Ich wusste nicht, ob ich fertig bin, doch dann wusste ich, dass es an der Zeit war."* ([1], S. 89) Andere Prüfer erzählten davon, sich eingeengt zu fühlen, in einer Blase zu schwimmen, umgeben zu sein von einer lachsroten Gebärmutter, sich sicher und geschützt zu fühlen – wie im Paradies. Wieder andere glaubten, ihren Herzschlag zu hören und stellten erstaunt fest, dass es nicht der eigene war. Ein Teilnehmer *„spürte einen starken Herzschlag, und eine Stimme sagte: ‚Raus mit dir!' Dann sagte ich: ‚Holt mich hier raus!'"* ([1], S. 93)

Laut Melissa Assilem ist Aqua amniota humana für Menschen geeignet, die sensibel auf Schwingungen reagieren, die atmosphärische Energien aufnehmen und besonders empfindlich bei Geräuschen und Bewegungen sind. Typisch wäre beispielsweise eine deutliche Verschlechterung vor

Gewittern oder Luftdruckveränderungen ganz allgemein. Die Betroffenen nehmen die Stimmungen ihrer Mitmenschen auf und lassen sich davon beeinflussen bzw. beeinträchtigen.

Aqua amniota humana ist dann angezeigt, wenn der Patient ein tiefes, altes Leid in sich trägt, das auf die früheste Kindheit zurückgeht, wie z. B. eine ungewollte Schwangerschaft mit dem Gefühl, keine Existenzberechtigung zu haben. Diese Menschen spüren ihr ganzes Leben lang schmerzlich, dass sie nicht erwünscht waren, nicht hätten gezeugt und schon gar nicht hätten geboren werden sollen. Sie fühlen sich schuldig, dass sie auf der Welt sind, haben ein geringes Selbstwertgefühl, denken, sie seien minderwertig, unattraktiv, nicht liebenswert und leben in dem Wahn, alles perfekt machen zu müssen, um ihren vermeintlichen Mangel auszugleichen. Dabei haben sie große Sehnsucht nach der wahren Liebe und wünschen sich, mit anderen in Resonanz zu gehen.

Körperliche Symptome

Bewährte Indikationen von Aqua amniota humana sind trockene Schwangerschaften mit wenig Fruchtwasser, Mekonium im Fruchtwasser, Tod eines Zwillings im Mutterleib und Steißlagen. Des Weiteren sind folgende Symptome beobachtet worden: vermehrter Speichelfluss, Beschwerden der weiblichen Fortpflanzungsorgane, unterdrückte oder starke Menses, nie wieder gesund seit Abort, Schmerzen oder Ekchymosen in der Nabelgegend, Meteorismus, trockene Haut, unruhiger oder auch komaartiger Schlaf. Alternierende, auch gegensätzliche Symptome sind bei diesem Muttermittel besonders stark ausgeprägt.

Leider gibt es zu Aqua amniota humana keine Einträge im Radar [28].

Typisch Aqua amniota humana
Hier dominiert die Empfindung, nicht gewollt, überflüssig oder gar falsch zu sein, auch wenn dies nicht den Tatsachen entspricht. Daher viel Perfektionismus, um die eigene Existenz zu legitimieren. Gefühl der Einengung mit Abneigung gegen Enge. Wasserbezug.
Thema: Kummer aufgrund des Gefühls unerwünscht zu sein und nicht bedingungslos geliebt zu werden

30.3.4 Placenta humana (Mutterkuchen) – Plac.

Placenta humana, gewonnen aus der menschlichen Plazenta, dem Mutterkuchen, spiegelt die Angst vor der Zukunft wider: Was kommt auf mich zu? Kann ich dem gerecht werden? Das erzeugt ein Gefühl der Unzufriedenheit und Unbehaglichkeit – man fühlt sich nicht recht wohl in seiner Haut. Alles scheint sinnlos und irritierend. Es ist die Situation eines ungeborenen Kindes, das sich im Schutz der mütterlichen Gebärmutter wohl und behaglich fühlt. Am liebsten würde es dieses Paradies nie verlassen. Alles, was es zum Leben braucht, bekommt es über die mütterliche Plazenta. Es spürt aber, dass das Ende naht, dass es hinaus muss in die feindliche, unbekannte Welt, und es weiß nicht, was es dort erwartet. Die Gefühle sind gemischt: Einerseits will es diese neue Welt kennenlernen, sich dort beweisen, andererseits hat es Angst vor der ungewissen Zukunft. Was wird sein? Werde ich es allein schaffen? Wer wird mich ernähren? Ähnlich wie bei Carbon (s. Lithium carbonicum, Kap. 3.2, und Natrium carbonicum, Kap. 5.4) sehen wir hier den Konflikt zwischen dem Bedürfnis nach Rückzug in wohlbekannte Gefilde und dem Bewusstsein, dass es weitergehen muss, dass die Geburt unaufhaltsam bevorsteht und dass man sich den neuen Herausforderungen stellen muss. Im einen Fall handelt es sich um ein mineralisches Thema (Carbon), im anderen um eine Sarkode – ein Muttermittel, was es zu differenzieren gilt.

Konkret geht es bei Placenta humana darum, alte Muster und Glaubenssätze hinter sich zu lassen, die eigene Identität zu leben. In Bezug auf die Prüfung von Placenta humana schreibt Melissa Assilem: *„Für die Prüfer sind viele unvollendete Angelegenheiten gelöst worden, es wurden ungelöste Probleme geprüft und losgelassen.“* Und weiter: *„Bringt alte Angelegenheiten zu Ende, lässt die eigene Identität hervortreten, gibt dem Menschen eine Chance, wiedergeboren zu werden. Es finden sich Reue, Nostalgie und der Wunsch nach einer neuen Chance. Es geht auch um Überforderung und um die Unfähigkeit, das Chaos dieses Lebens zu verdauen.“* ([1], S. 53f.)

Menschen, deren Heilmittel Placenta humana ist, haben das Gefühl, nicht wahrgenommen, nicht beachtet zu werden. Sie sind enttäuscht und gekränkt – fühlen sich gedemütig. Es handelt sich bei den Betroffenen um schüchterne, zurückhaltende Menschen, die nicht gerne auf dem Podium stehen, sie können aber durchaus mitteilsam und gesprächig sein. Zur Gesellschaft mit anderen Menschen haben sie ein gespaltenes Verhältnis: Einerseits sehnen sie sich nach Kontakt, andererseits geht es ihnen besser, wenn sie allein sind, vor allem dann, wenn nicht alles optimal läuft in der Gruppe. Sie haben das Gefühl, verlassen und isoliert zu sein. Placenta humana scheint ein Mittel bei unerfülltem Kinderwunsch zu sein: Bei mehreren Prüfern tauchte der Wunsch auf, weitere Kinder zu bekommen. In den Wahnideen wird der Bezug zur Ausgangssubstanz deutlich: Hier besteht die Empfindung, in einer Blase aus Glas oder hin-

▸ **Tab. 30.2** Entsprechende Rubriken von Placenta humana.

Rubrik	Arzneimittel
Gemüt – Beobachtet zu werden – Verlangen beobachtet zu werden (5), **1-w.**	–
Gemüt – Beschwerden durch – Enttäuschung (53), **1-w.**	Am-m., Aster., Carc., Caust., Hyos., Kali-c., Nat-s., Plac., Sep., Vanil. **1-w.**, Aur-m-n., Aur-s., Bry., Coloc., Lach., Tritic-vg. **2-w.**, Aur., Nat-m., Ph-ac., Puls. **3-w.**, Ign., Staph. **4-w.**
Gemüt – Beschwerden durch – Kränkung, Demütigung (78), **1-w.**	Am-m., Ambr., Aster., Caust., Lac-c., Nit-ac., Sacch-a., Sep., Vanil. **1-w.**, Aur-m., Aur-m-n., Bry., Carc., Lach., Mur-ac., Puls., Tritic-vg. **2-w.**, Ign., Nat-m., Ph-ac. **3-w.**, Coloc., Staph. **4-w.**
Gemüt – Gesellschaft – Abneigung gegen – allein; amel. wenn (59), 1-w.	Ambr., Carc., Choc., Lac-h., Ph-ac., Staph. **1-w.**, Aur-m-n., Nat-c., Nat-m. **2-w.**, Nat-sil. **3-w.**, Sep. **4-w.**
Gemüt – Kinder – Verlangen, mehr Kinder zu bekommen (3), 1-w.	–
Gemüt – Mürrisch – Menses – vor (4), **1-w.**	–
Gemüt – Schüchternheit, Zaghaftigkeit – Öffentlichkeit; beim Auftreten in der (34), **1-w.**	Aur-m-n., Lach., Staph. **1-w.**, Ph-ac., Tritic-vg. **2-w.**, Ambr. **3-w.**
Gemüt – Unabhängigkeit, Selbstständigkeit (24), **1-w.**	Mag-c., Sep. **1-w.**, Tritic-vg. **2-w.**
Gemüt – Verlassen zu sein; Gefühl (190), 1-w.	Aq-mar., Carc., Chord-umb., Cygn-be., Hura, Kali-br., Kali-c., Lac-c., Lith-c., Sacch., Vanil. **1-w.**, Aur-m-n., Aur-s., Crot-c., Hyos., Ign., Lac-d., Lac-h., Lach., Nat-m. **2-w.**, Aur., Nat-sil., Puls. **3-w.**
Gemüt – Verlassen zu sein; Gefühl – Isolation; Gefühl von (75), 1-w.	Carc., Choc., Crot-c., Cygn-be., Hura, Lac-h., Musca-d., Puls. **1-w.**, Vanil. **2-w.**, Nat-sil. **3-w.**
Gemüt – Verweilt – vergangenen unangenehmen Ereignissen; bei (81), **1-w.**	Aur-s., Caust., Elaps, Hyos., Lac-h., Musca-d., Staph., Syph., Tritic-vg., Vanil. **1-w.**, Ambr., Aur-m-n., Kali-c., Kali-p., Nit-ac., Ph-ac., Sep. **2-w.**, Ign. **3-w.**, Nat-m. **4-w.**
Gemüt – Wahnideen – allein zu sein (61), **1-w.**	Aur., Aur-m., Aur-s., Carc., Hura, Sep., Tritic-vg., Vanil. **1-w.**, Lac-h., Nat-sil. **2-w.**, Puls. **3-w.**
Gemüt – Wahnideen – Glas – Blase aus Glas; wie in einer (1), 1-w.	–
Gemüt – Wahnideen – Glas – hinter einem Glas; wie (1), 1-w.	–
Gemüt – Wahnideen – schön, wunderschön – Atmosphäre; er befindet sich in schöner (2), **1-w.**	–
Gemüt – Zorn – Einmischung der Mutter; auf die (1), **1-w.**	–
Gemüt – Zorn – gewinnt; wenn er nicht (1), **1-w.**	–

ter einer Glaswand zu sein oder auch in einer wunderschönen Umgebung. Das Verhältnis zur eigenen Mutter scheint nicht ungetrübt, vor allem mütterliche Einmischung erzeugt Wut und Zorn. Groß ist der Wunsch nach Unabhängigkeit und Selbstständigkeit.

Christoph Schlüter schildert die Geschichte eines eher unauffälligen, pflegeleichten 16-jährigen Mädchens – laut Aussage der Eltern „das ideale Kind" und „die perfekte Schülerin". Sie ist äußerst empfindlich, wenn sie getadelt wird, reagiert mit innerer Anspannung und nächtlichem Zähneknirschen. Bei leichtester Kritik zieht sie sich enttäuscht in ihr Zimmer zurück und weint, lässt sich aber vom Vater trösten. Insgesamt steht sie unter hohem Erwartungsdruck, den sie als Angriff empfindet. Sie ist pflichtbewusst, möchte möglichst keine Fehler machen und sucht die Schuld immer zuerst bei sich. Die Mutter beschreibt sie als sehr hilfsbereit und selbstständig. Sie sagt, ihre Tochter sei stets zuverlässig und pünktlich, räume ihre Sachen freiwillig auf und mache sich ihr Pausenbrot selbst, man könne sich voll und ganz auf sie verlassen. Zudem ist sie extrem mitfühlend und tierlieb. Bei Gewitter ist sie nicht gerne allein, sie spürt *„das Atmosphärische"*. [42] Als störend empfindet sie, wenn andere Geräusche machen, wenn sie schmatzen oder Nägel kauen. Sie notiert sich alle wichtigen Termine, damit sie nichts vergisst, was ihr äußerst peinlich wäre. Aus diesem Grund sagt der Bruder, sie sei schon wie die Mutter. Unwillkürlich denkt man an Carcinosinum, was auch zunächst verordnet wurde. Nachdem der erhoffte Erfolg ausblieb, fiel die Wahl auf Placenta humana, ein Arzneimittel für Menschen mit hohen Idealen, die stets damit beschäftigt sind, sich um andere zu kümmern und sich bei Enttäuschung zurückziehen. [42] Nach einer Gabe Placenta humana C200 nabelte sich das Mädchen nach und nach ab, wurde eigenständiger und schließlich erwachsen.

Placenta humana hat sich als hilfreich bei der Behandlung autistischer Kinder (Asperger-Syndrom) erwiesen, die unter dem Mittel in die Welt zurückkehrten (DD: Hydrogenium, Kap. 2.1, und Helium) sowie zur Unterstützung bei tiefem, altem Kummer.

Körperliche Symptome

Klinisch hat sich Placenta humana zur Therapie bei Dysmenorrhö, Unfruchtbarkeit, Essstörungen, Impfschäden, Atembeschwerden sowie bei diversen Allergien bewährt. ([1], S. 54f.) Weitere körperliche Schwerpunkte von Placenta humana sind: Kopfschmerzen; Konjunktividen mit Photophobie; Herpes; Trockenheit von Haut und Schleimhaut; rissige Lippen, Mundwinkel, Hände und Finger; trockener Kehlkopf und innerer Hals mit Heiserkeit und Stimmverlust; brüchige Nägel; Zahnfleischbluten nach dem Zähneputzen; Rückenschmerzen mit schwachem Sakrum; Aufstoßen mit dem Geschmack von faulen Eiern, Kälteempfindlichkeit und Verlangen nach Kohlenhydraten wie Brot, Nudeln, Reis und Süßigkeiten.

Typisch Placenta humana
Angst vor der ungewissen Zukunft, weiß nicht, welcher Weg der richtige ist; orientierungslos und verwirrt; weiß nicht, wo die eigenen Stärken liegen; möchte eigenständig werden, traut sich aber nicht recht – bin ich gut genug? Wichtiges Mittel, um Klarheit zu schaffen und ins Leben zu finden.
Thema: Kummer durch Enttäuschung, Demütigung, Kränkung und das Gefühl, nicht wahrgenommen zu werden

30.3.5 Chorda umbilicalis/Umbilicus humanus (menschliche Nabelschnur) – Chord-umb.

Bei Umbilicus humanus bzw. Chorda umbilicalis (▸ **Abb. 30.2**), der menschlichen Nabelschnur, geht es um Verbindung und Einbindung. Sobald das Kind seinen ersten Atemzug getan hat, wird die Nabelschnur nicht mehr gebraucht – sie hat ihren Dienst erfüllt und wird durchtrennt. Dabei handelt es sich gleichsam um einen symbolischen Akt: um die Trennung von Mutter und Kind. Zwar wird das Neugeborene weiterhin versorgt, doch nicht mit der Selbstverständlichkeit der vergangenen neun Monate, und nicht zwangsläufig von der Mutter. Das Kind ist nun ein eigenständiger, getrennter Organismus. Es lernt neben Glück und Geborgenheit auch Schmerz, Mangel und Frustration kennen. Wie bei den anderen Muttermitteln auch

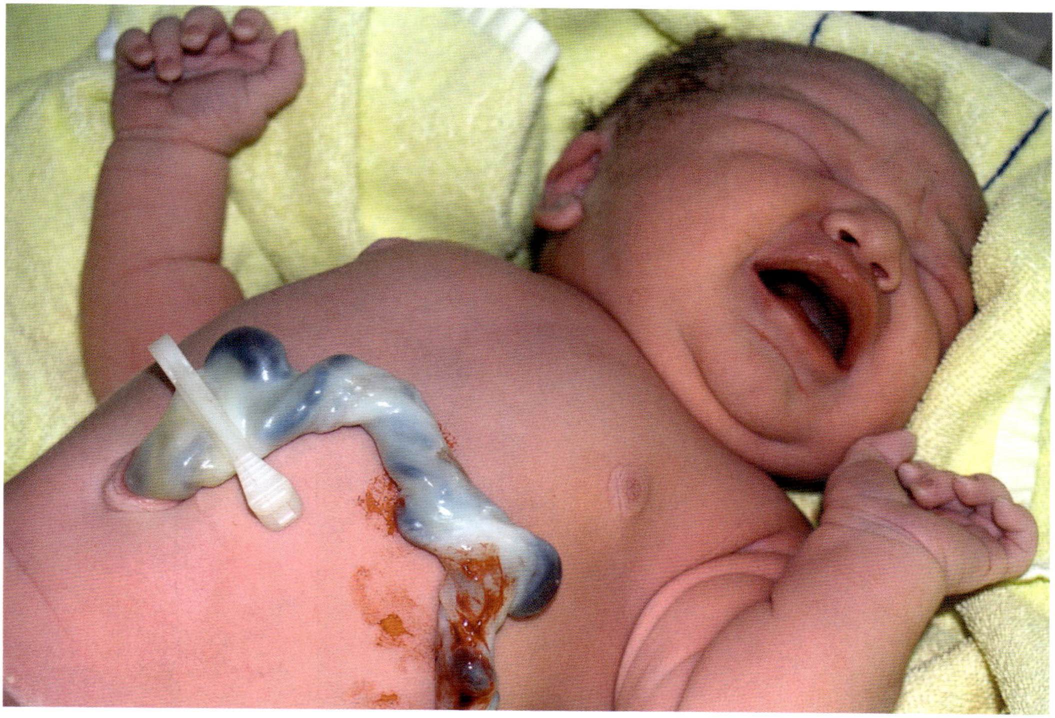

▶ **Abb. 30.2** Chorda umbilicalis/Umbilicus humanus. (www.fotolia.com/@Torsten Lorenz)

stand bei der Prüfung von Umbilicus das Thema der Identität im Vordergrund: *„Es geht darum, uns selbst so zu sehen und anzuerkennen, wie wir wirklich sind."* ([1], S. 117) Die Ausgangssubstanz zur Herstellung des homöopathischen Mittels stammt aus einer Geburt, die natürlich und ohne Medikamente verlaufen ist.

Sowohl bei Placenta humana als auch bei Umbilicus humanus tritt das Thema „Verbindung und Trennung" besonders deutlich zutage. Durch diese beiden Organe sind Mutter und Kind während der Schwangerschaft körperlich miteinander verbunden. Mit der Geburt verlässt das Kind das Paradies, tritt ein in eine unbekannte, fremde Welt. Stück für Stück muss es Verantwortung für das eigene Leben übernehmen, sich „abnabeln". Umbilicus-Menschen bekommen immer dann Schwierigkeiten, wenn sie sich von etwas Vertrautem verabschieden müssen und die Angst besteht, isoliert und getrennt zu sein. Das Mittel hilft, die notwendige Trennung besser zu bewältigen und zum eigenen Ich zu finden. Mit der Empfindung, ich *„fühle mich nicht mit meiner Quelle verbunden"* ([1], S. 127), hat eine Prüferin die Essenz des Mittels auf den Punkt gebracht.

Menschen, deren Heilmittel Umbilicus humanus ist, fühlen sich ausgeschlossen – als Außenseiter. Sie haben den Eindruck, nicht dazuzugehören, nicht akzeptiert zu werden. Auch kommt es ihnen so vor, als steckten sie im falschen Körper und sie fragen sich, wer sie sind. Wie bei den Säugetieren geht es auch hier um die Integration des Individuums in die Gruppe. Und so lautet die große Herausforderung: Wie kann ich mich mit der Menschheit verbinden, ohne meine eigene Identität zu verlieren?

Darüber hinaus geht es bei dem Mittel um die Auseinandersetzung mit altem Kummer – länger zurückliegende, eventuell verdrängte Themen tauchen wieder auf und wollen bearbeitet werden.

Melissa Assilem hält das Mittel für hilfreich bei Libidoverlust, Angst vor Intimität, niedrigem Selbstwertgefühl, Abneigung gegen den eigenen Körper und dem Gefühl, verunstaltet zu sein. Sie sagt, es sei ein wunderbares Mittel, um sich wieder mit dem „inneren Kind" zu verbinden. Während Lac humanum angezeigt ist, wenn die Mut-

► **Tab. 30.3** Entsprechende Rubriken von Chorda umbilicalis/Umbilicus humanus.

Rubrik	Arzneimittel
Gemüt – Gedanken – Vergangenheit an die (29), **1-w.**	Nat-m., Nat-sil., Vanil. **1-w.**, Tritic-vg. **2-w.**
Gemüt – Verlassen zu sein; Gefühl (190), 1-w.	Aq-mar., Carc., Cygn-be., Hura, Kali-br., Kali-c., Lac-c., Lith-c., Plac., Sacch., Vanil. **1-w.**, Aur-m-n., Aur-s., Crot-c., Hyos., Ign., Lac-d., Lac-h., Lach., Nat-m. **2-w.**, Aur., Nat-sil., Puls. **3-w.**
Abdomen – Schmerz – Nabel – brennend (24), 1-w.	Kali-c., Lach., Ph-ac., Sep. **1-w.**
Abdomen – Schmerz – Nabel – über dem (11), **1-w.**	Aur., Kali-c., Nat-m. **1-w.**
Rücken – Zusammenschnürung oder eines Bandes; Gefühl von (17), **1-w.**	Kali-c., Nit-ac., Puls. **1-w.**
Extremitäten – Gefühllosigkeit, Taubheit – Erwachen, beim (10), **1-w.**	Bry., Puls. **1-w.**, Aur. **2-w.**
Extremitäten – Rissige Haut – Finger (50), **1-w.**	Am-m., Aur-m-n., Ign., Kali-c., Mag-c., Nat-c., Nat-m., Staph. **1-w.**, Aur., Caust., Nit-ac., Sep. **2-w.**
Träume – Fortsetzung – Träumen, von – Einschlafen fortgesetzt, der vorherige Traum wird beim (14), 1-w.	Nat-c., Nat-m., Nit-ac. **1-w.**
Träume – Kindern; von (60), **1-w.**	Am-m., Aur-m., Beryl-m., Choc., Hura, Lac-h., Lith-m., Mag-c., Mur-ac., Tritic-vg., Vanil. **1-w.**
Träume – Schlangen (58), **1-w.**	Carc., Crot-c., Cygn-be., Hyos., Kali-c., Lach., Sep. **1-w.**, Lac-c., Lac-h. **2-w.**
Träume – Vampire (4), **1-w.**	–

ter-Kind-Bindung von Anfang an gestört war, so hilft Umbilicus humanus, wenn die Beziehung erst später, beispielsweise in der Pubertät, in Schieflage gerät. ([1], S. 142)

Umbilicus humanus ist mit 325 Einträgen im Radar [28] vertreten, lediglich 38 davon betreffen das Gemüt.

Körperliche Symptome

Ein körperlicher Schwerpunkt liegt im Bereich des Solarplexus. Weitere Symptome, die auf Umbilicus humanus als homöopathisches Mittel hinweisen, sind Kopfschmerzen, Haarausfall, häufiger Stuhlgang, Ekchymosen in der Nabelgegend, Schmerzen im rechten Eierstock sowie Allergien mit roten, juckenden, brennenden Augen und geschwollenen Lidern, juckender Nase mit viel Niesen und juckendem Gehörgang. Hinzu kommen Atemnot mit dem Gefühl zu ersticken (Empfinden wie ein Eisenband um den Brustkorb oder um den Rücken), starkes Herzklopfen, Kribbeln, Lähmungs- und Taubheitsgefühl, Knochenschmerzen, Steifigkeit und Wundheit sowie brennende Schmerzen in der Nabelgegend. Vor allem die Hände sind beim Erwachen häufig gefühllos, die Finger generell kalt und oft rissig. Die Träume von Umbilicus-humanus-Menschen handeln von Kindern, Schlangen und Vampiren, sie werden nach dem Wiedereinschlafen fortgesetzt. Es besteht Verlangen nach Salz, Wein und Süßigkeiten.

Typisch Chorda umbilicalis/Umbilicus humanus

Die Problematik besteht in der Bewältigung von Abschieden. Der Betroffene erlebt sie wie die Durchtrennung der Nabelschnur: endgültig und entwurzelnd. Es geht um die Fragen: Wer bin ich? Darf ich ich sein? Was ist gut für mich? Vertrauen in die eigene Identität: Ich bin gut so wie ich bin!

Thema: Kummer durch Trennung, Isolation und Entwurzelung

30.3.6 Vernix caseosa (Käseschmiere) – Ver-ca.

Vernix caseosa, die Frucht- oder Käseschmiere, umhüllt das Ungeborene wie ein Schutzmantel. Diese weißliche Fettschicht besteht aus Talg, vermischt mit abgestorbenen Hautzellen. Sie schützt die kindliche Haut nicht nur vor äußerlichen Einflüssen, sondern ist auch antibakteriell und enthält Vitamin K. Dieses wertvolle Vitamin, das vom kindlichen Organismus noch nicht selbst gebildet werden kann, bewahrt das Neugeborene vor einer lebensbedrohlichen Hirnblutung, wenn es nach der Geburt mitsamt der Käseschmiere von der kindlichen Haut absorbiert wird. Aus diesem Grund ist es so wichtig, die Käseschmiere nicht zu entfernen. Auch homöopathisch hat Vernix caseosa mit Schutz zu tun. Menschen, die dieses Mittel brauchen, fühlen sich schutzlos: der Welt und ihren zahlreichen Einflüssen ausgeliefert – angegriffen von allem, was sie umgibt. Zu viele Reize stürmen ungefiltert auf sie ein.

Die deutliche Empfindsamkeit auf alles, was von außen auf einen einwirkt, lässt an ein Pflanzenmittel denken. Zusammen mit der Verletzlichkeit denkt man unwillkürlich an die Ranunculaceen wie Pulsatilla, Staphisagria und Helleborus. Vernix-caseosa-Menschen mangelt es an innerer und äußerer Sicherheit. So reagieren sie beispielsweise auch empfindlich auf Schadstoffe aus der Umwelt – ihnen fehlt die angeborene Schutzmembran. Und sie haben ein starkes Kontrollbedürfnis. Ihre Umgebung wird als unmittelbare Bedrohung empfunden. Als Reaktion ziehen sie sich in ihr „Schneckenhaus" zurück. Sie sind nicht in der Lage, aktiv mit der Welt in Kontakt zu treten, fühlen sich zu ungeschützt.

Wie bei allen Muttermitteln dominiert auch bei Vernix caseosa das Gefühl, nicht für sich selbst sorgen zu können, bedürftig zu sein – das Identitätsgefühl dieser Menschen steckt noch „in den Kinderschuhen", muss sich erst langsam entwickeln. Melissa Assilem schreibt über Vernix-caseosa-Menschen: *„Es ist, als hätten sie keinerlei Schutzschicht, sodass sie mit der Energie anderer Menschen verschmelzen und sich darin verlieren. Doch selbst noch in dieser Verschmelzung kämpfen sie darum, in Kontakt zu bleiben. Es fällt ihnen ungeheuer schwer, sich zu konzentrieren. Ihre Gedanken scheinen entweder auszulaufen oder sind hoffnungslos chaotisch, doch ohne Brennpunkt kann der Mensch nicht funktionieren. Schon der geringste Einfluss kann sie ablenken. Sie werden viel zu stark von anderen Dingen und Menschen in Anspruch genommen. Ihre Verletzlichkeit kann so groß sein, dass sie kompensatorisch ins Gegenteil umschlägt und sie stumpf, passiv und unsensibel werden. Oft verlieren sie den Kontakt zu ihren eigenen Gefühlen. Ohne das Gefühl, wer sie sind, bleiben sie losgelöst und unfähig, Anschluss zu bekommen."* ([1], S. 71)

Als homöopathisches Mittel trägt Vernix caseosa entscheidend dazu bei, ein Gespür für die eigene Identität zu entwickeln, zu erkennen, was zu einem gehört und was nicht. Zudem vermittelt es ein *„angenehmes Sicherheitsgefühl"*. ([1], S. 70)

Melissa Assilem schildert den Fall eines 35-jährigen Mannes, der unter einem Chronischen Erschöpfungssyndrom (CFS) leidet. Sie bezeichnet ihn als schwierig und sehr bedürftig sowie als äußerst passiv hinsichtlich des Versuchs, sich selbst zu helfen. Er begab sich stets in die Opferrolle und war weinerlich. Sie hatte den Eindruck, *„dass er sich an der Welt wund rieb."* ([1], S. 70) Außerdem reagierte er extrem empfindlich auf jede Bemerkung, die so klang, als trage er eine Mitschuld an seiner Krankheit. Er fühlte sich ungerecht behandelt, wurde von Ärzten nicht ernst genommen. Nach drei Gaben Vernix caseosa C 30 war der Patient zunächst zwei Wochen lang sehr niedergeschlagen und weinte viel, doch dann ging es ihm zunehmend besser und er verspürte deutlich mehr Energie und Tatendrang. Er sagte, *„viele Ängste seien verschwunden, und er habe jetzt mehr Mut, Neues auszuprobieren und mehr nach außen zu gehen."* ([1], S. 70) Seine Erschöpfung hatte merklich nachgelassen und er war nun in der Lage, über einen Zeitraum von fünf Stunden einer Tätigkeit nachzugehen, was vorher nicht der Fall war.

Körperliche Symptome

Auf körperlicher Ebene finden sich zahlreiche Hautprobleme, z. B. ein wundes Gefühl unter der Haut, Ekzeme (z. B. Säuglingsekzem), Allergien, Umwelterkrankungen und chronische Erschöpfung (CFS).

Leider gibt es zu Vernix caseosa keine Einträge im Radar [28].

Typisch Vernix caseosa
Diesen Menschen fehlt die Schutzhülle zwischen sich und der Umwelt. Sie sind zu empfindlich, zu dünnhäutig für diese Welt. Das Außen wird als Bedrohung empfunden.
Thema: Kummer durch das Gefühl, ungeschützt und nicht belastbar zu sein

30.3.7 Oxytocin (Hormon)

Der Begriff Oxytocin kommt aus dem Griechischen und bedeutet so viel wie „leicht gebären". Dieses Hormon wird im Hypothalamus gebildet und über Axone zur Hypophyse transportiert, wo es zunächst gespeichert und bei Bedarf abgegeben wird. Es hat nicht nur eine wichtige Bedeutung während des Geburtsprozesses, sondern auch für die Bindung zwischen Mutter und Kind, das sogenannte Bonding. Unter und nach der Geburt bewirkt es die Kontraktion der Uterusmuskulatur und löst so Wehen und Nachwehen aus. Darüber hinaus regt es die Milchejektion (Entleerung der Drüsenbläschen) durch Stimulation der Milchdrüsen an. Oxytocin senkt Blutdruck und Kortisolspiegel, wirkt beruhigend und entspannend. Die Bereitstellung dieses wichtigen „Bindungshormons" erfolgt über Körperkontakt, beispielsweise wenn das nackte Neugeborene der Mutter unmittelbar nach der Geburt auf die entblößte Brust gelegt wird.

Die Schulmedizin macht sich die wehenfördernde Wirkung dieses Hormons zu Eigen und verabreicht Oxytocin medikamentös in Form von Tabletten, Nasenspray oder intravenös als „Wehentropf", wenn die Gebärmutterkontraktionen nicht stark genug sind. Die Folge ist leider oft ein wahrer „Wehensturm", den die Gebärende kaum noch kontrollieren kann. Das Kind wird mit aller Wucht ins kleine Becken gedrückt und kann sich nicht richtig in den Geburtskanal drehen – es bleibt stecken, wird traumatisiert. Nicht selten müssen eingeleitete Geburten invasiv beendet werden.

Homöopathisch wird Oxytocin eingesetzt, wenn die erste Bindung zwischen Mutter und Kind gestört war oder gar nicht stattgefunden hat. Betroffen sind Menschen, die unmittelbar nach der Geburt intensivmedizinisch versorgt werden mussten, wie Frühchen, oder Adoptivkinder, die bewusst keinen Kontakt zur leiblichen Mutter haben sollten. Auch ein Trauma oder ein Schock während der Geburt kann das Bonding erheblich beeinträchtigen. Die Folge ist eine mitunter lebenslange Bindungsstörung: Die Betroffenen sind nicht in der Lage, eine tiefe, innige Beziehung einzugehen. Sie fühlen sich isoliert und abgetrennt vom Rest der Menschheit – können stark autistische Züge annehmen. Mitunter reagieren sie äußerst empfindlich auf äußere Reize wie Farben, Klänge oder Stimmungen. Reaktionsmangel wechselt ab mit Ruhelosigkeit und innerer Unruhe.

Oxytocin ist angezeigt bei Menschen, die eine enttäuschte Liebe zu verkraften haben oder die nicht in der Lage sind, eine gesunde Beziehung zu ihrem Kind oder einem Partner aufzubauen. Häufig haben diese Patienten große Probleme mit Nähe und Berührung. Alize Timmerman schreibt: *„In Fällen, in denen eine Trennung, ein Verlust an Nähe und Kontakt oder ein Verlust an Ruhe und Entspannung offensichtlich sind, gehört Oxytocin zu den Mitteln, die der Homöopath sofort in Betracht ziehen sollte."* [51] Verwandte Mittel sind die anderen Muttermittel, v. a. Lac humanum (Kap. 30.3.8) und Placenta humana (Kap. 30.3.4).

Körperliche Symptome

Passend zur Wirkung der Ursubstanz treten Spasmen der glatten (unwillkürlichen) Muskulatur auf, diese ist angespannt und hart, das Nervensystem hypervigilant, sprich übererregt. Weitere Symptome von Oxytocin sind Schlafstörungen oder das Gegenteil: ausgesprochen tiefer Schlaf; Unruhe; Druck im Kopf oder in der Brust; Ausschläge und Allergien; ein gesteigerter Herzrhythmus; Bauchkrämpfe sowie verminderter Appetit und Durst.

Das Hahnemann-Institut der Niederlande hat Oxytocin im Jahr 2009 in Form einer Trituration geprüft. Leider gibt es dazu keine Einträge im Radar [28].

Typisch Oxytocin
Nach nicht erfolgtem Bonding bestehen ernsthafte Probleme, tiefe Beziehungen einzugehen. Gefühl der Isolation.
Thema: Kummer durch fehlende Nähe und Bindung sowie durch Schock bei oder nach der Geburt

30.3.8 Lac humanum/Lac maternum (Muttermilch) – Lac-h. und Lac-mat.

In der Homöopathie werden zwei Mittel aus der menschlichen Muttermilch (▶ **Abb. 30.3**) verordnet: Lac humanum, das gebräuchlichere Mittel, wird aus der Milch nur einer stillenden Frau gewonnen, Lac maternum dagegen stammt aus der Milch von neun verschiedenen Frauen sowie aus unterschiedlichen Laktationsphasen und enthält auch Colostrum – die Vormilch.

Der Auslöser für eine Lac-humanum- oder Lac-maternum-Pathologie ist meist eine schmerzlich empfundene Ablehnung: Der Betroffene hat das Gefühl, von dem Menschen, von dem er emotional besonders abhängig ist, abgewiesen oder verstoßen zu werden; das ist häufig die eigene Mutter. Der Hintergrund kann eine ungewollte Schwangerschaft sein, zu frühes Abstillen oder auch gar kein Stillen, eine zu frühe Trennung von der Mutter durch den Eintritt in eine Kinderkrippe oder dergleichen, die Geburt eines Geschwisterchens oder auch der Zustand nach einer Totgeburt bzw. dem Tod eines älteren Geschwisterkindes, wodurch das betroffene Kind eine Stellvertreterrolle einnimmt. In der Regel ist die Bindung zur Mutter in irgendeiner Form gestört, und der Betroffene bekommt nicht die Zuwendung, die er sich wünscht. Bei erwachsenen Lac-humanum-Persönlichkeiten reichen die Wurzeln für den seelischen Schmerz bis weit in die Kindheit zurück. Es fehlte ihnen an Halt und mütterlicher Fürsorge. Der (frühe) Tod der Mutter kann ebenfalls eine mögliche Ursache für einen Lac-humanum-Zustand sein. Mitunter liegen auch ein Missbrauch oder eine empfundene Abneigung in der Familie oder im Freundeskreis zugrunde. In jedem Fall fühlt sich der betroffene Mensch abgelehnt, verlassen und isoliert.

Vergleichbar der Symbiose eines Säuglings mit seiner ihn nährenden und umsorgenden Mutter hängt die emotionale Sicherheit beim Lac-humanum-/maternum-Menschen von der Liebe der Bezugsperson ab. Um sich dieser Zuneigung zu vergewissern, versucht er ständig, diesen Menschen zu liebkosen, ihm möglichst nahe zu sein. Er ist

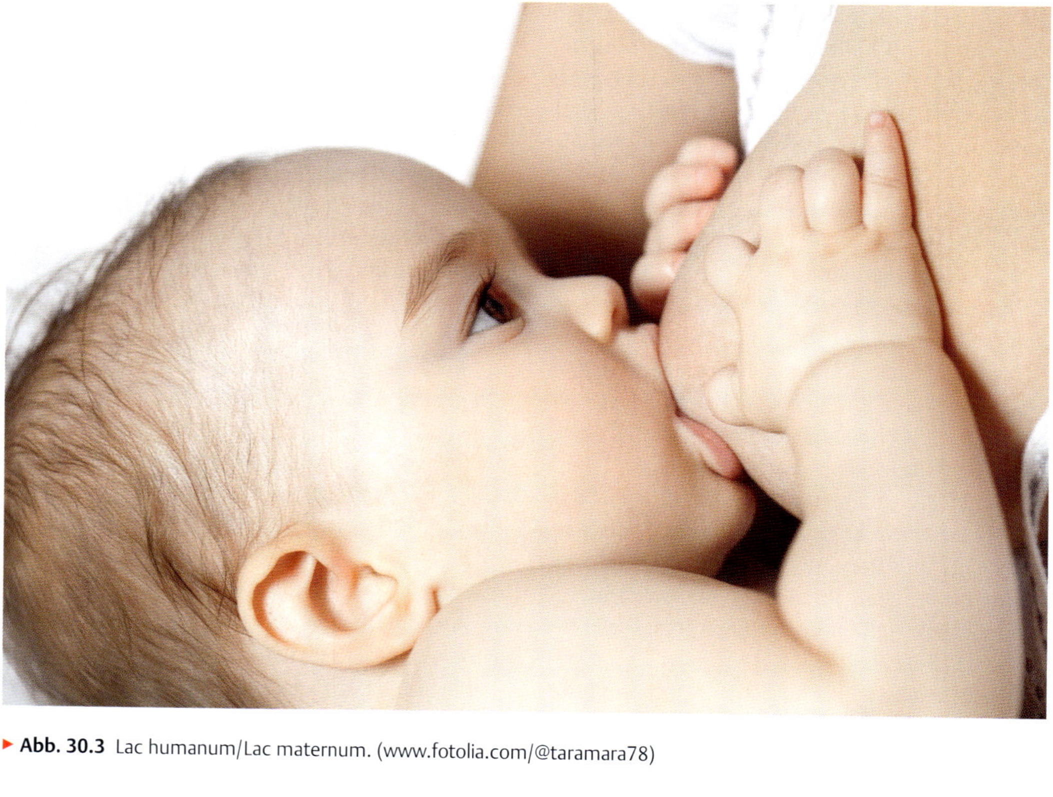

▶ **Abb. 30.3** Lac humanum/Lac maternum. (www.fotolia.com/@taramara78)

abhängig von dessen Zuwendung und Aufmerksamkeit. Insofern haben die Betroffenen Angst, ihre Wünsche und Bedürfnisse offen zu artikulieren, könnte es sie doch die Liebe des anderen kosten. Ständig steht die Frage im Raum: „Werde ich dann noch geliebt?“ Was diesen Menschen in erster Linie fehlt, ist das Urvertrauen des Säuglings, um seiner selbst willen, also bedingungslos geliebt zu werden.

Menschen, die Muttermilch als Heilmittel brauchen, sind oft eher sanftmütig und versöhnlich, wobei es auch die andere, aggressive, zornige oder „bockige“ Seite gibt. Wenn etwas nicht nach ihrem Willen geschieht, können Lac-humanum-Persönlichkeiten sehr ungehalten oder auch abweisend reagieren. Sie nehmen dann häufig eine fatalistische Haltung ein, nach dem Motto: Was ich nicht freiwillig bekomme, das will ich gar nicht haben. Obwohl sie im tiefsten Inneren abhängig von der Liebe ihrer Bezugsperson sind, wenden sie sich brüsk von ihr ab und demonstrieren Unabhängigkeit: Sie schicken den geliebten Menschen weg und tun so, als hätten sie kein Interesse an ihm. Grundsätzlich haben Lac-humanum-Menschen wenig Selbstvertrauen und leiden unter Schuldgefühlen (wenn sie ihre Wünsche und Bedürfnisse anmelden), sind hilflos und unentschlossen. Eine breite Schulter zum Anlehnen ist ihnen in der Regel lieber als Autonomie, mit allem, was an möglichen Konsequenzen dazugehört. Ein gewisses Verlangen nach Unabhängigkeit und Eigenständigkeit gibt es jedoch auch bei diesem Mittel: *„Wie bei Sepia kann ein Hin- und Hergerissensein bestehen zwischen Selbstverwirklichung, Beruf, Ehrgeiz und Karriere einerseits und Altruismus, Versorgung der Kinder und familiären Themen auf der anderen Seite. Wie schon bei Lac-humanum-Kindern geht es um Kühle, Stärke und Unabhängigkeit hier und Bedürfnis nach Wärme und Zuwendung dort. (…) Demonstrative Unabhängigkeit contra Wunsch nach liebevoller Beziehung erstreckt sich bei Lac-humanum-Frauen nicht nur auf Kinder, sondern auch auf Elternhaus und Beziehung zu Männern.“* [23] Sie haben nicht selten Probleme, Verantwortung zu übernehmen, sind entweder überfürsorglich oder genau das Gegenteil.

Zusammenfassend könnte man sagen, die Situation von Lac humanum ist die eines Menschen, dem es zwar materiell an nichts fehlt: Er hat ein Dach über dem Kopf, reichlich Kleidung, Nahrung und keine finanziellen Sorgen, doch es mangelt ihm an menschlicher Wärme – Herz und Seele werden nicht ausreichend genährt. Analog dazu ist Muttermilch ein Sinnbild für bedingungslos gewährte mütterliche Liebe, Schutz und Geborgenheit, Halt und Fürsorge. Nach all dem sehnen sich jene Menschen, die Muttermilch in potenzierter Form brauchen.

Ein weiteres Charakteristikum von Lac humanum ist der Wunsch nach gesellschaftlicher Verantwortung – das Bewusstsein für die globalen Aufgaben, die das Menschsein mit sich bringt. In diesem Punkt unterscheidet sich Lac humanum von allen anderen Milchmitteln. In der Anamnese geht es u. a. um die Schlechtigkeit der Menschheit, um deren Egoismus, die Art und Weise wie Menschen die Umwelt zerstören, sich gegenseitig umbringen. In einem Fall von Bhawisha und Shachindra Joshi spricht eine Frau davon, wie entsetzt sie vom Verhalten ihrer Mitmenschen ist: *„Ich hätte nie gedacht, dass Menschen so sein können, so … gemein … wie Tiere … sich benehmen wie Tiere, die sich gegenseitig umbringen und andere um ihr Glück bringen, nur für ihre eigene Gier. (…) Ich schätze, ich tue das nicht, aber mir wäre nicht wohl, wenn ich an ihrer Stelle wäre. Da hätte ich Gewissensbisse. (…) Ich würde mich für mich selbst schämen.“* ([12], S. 180f.) Auffallend und mittelweisend ist der Wunsch, sich über alles Böse, Unmenschliche, Tierhafte zu erheben und es bewusst anders zu machen. Im Gegensatz zu den übrigen Milchmitteln reflektiert Lac humanum über sein Verhalten und schämt sich gegebenenfalls dafür. Die zentrale Erkenntnis lautet: Ich habe das Böse in mir, muss mich aber darüber erheben. Ich bin nicht nur für mich verantwortlich, sondern für das ganze Universum.

Bhawisha und Shachindra Joshi fassen die Gefühle von Lac humanum mit folgenden Worten zusammen: *„Ein ungeheures Schuldgefühl, Reue, ein Bewusstsein der negativen Seiten des Menschen und ein brennendes Verlangen, diese negativen Seiten zu überwinden. Ein starkes Verlangen, die Polarität aus Negativem und Positivem zu durchbrechen oder den Kreislauf aus Leben und Tod zu durchbrechen und in sich ausgeglichen zu werden, sodass die Natur für dieses Gleichgewicht nicht länger gebraucht wird.“* ([12], S. 184)

► **Tab. 30.4** Entsprechende Rubriken von Lac humanum/Lac maternum.

Rubrik	Arzneimittel
Gemüt – Abneigung – Familienangehörige; gegen (33), **1-w.**	Am-m., Aur., Borx., Kali-c., Nat-m. **1-w.**, Nat-c. **2-w.**, Sep. **3-w.**
Gemüt – Beschwerden durch – Vernachlässigung; durch – Mutter; durch die (14), 1-w.	Carc., Ign., Mag-m., Puls., Sacch-a., Sep. **1-w.**, Nat-m. **2-w.**
Gemüt – Distanziert (61), **2-w.**	Choc., Cygn-be., Nat-sil., Syph., Tritic-vg., Vanil., Ven-m. **1-w.**, Sep. **2-w.**
Gemüt – Furcht – angegriffen, überfallen zu werden (10), **1-w.**	Carc., Tritic-vg. **1-w.**
Gemüt – Gesellschaft – Abneigung gegen (296), **2-w.**	Aq-mar., Carc., Choc., Chord-umb., Cygn-be., Elaps, Kali-c., Mag-m., Mur-ac., Musca-d., Nat-p., Nat-s., Ph-ac., Sacch-a., Vanil. **1-w.**, Ambr., Aur., Aur-m-n., Aur-s., Bry., Coloc., Hell., Hyos., Lac-d., Lach., Plac., Puls., Syph., Tritic-vg. **2-w.**, Ign., Nat-sil., Staph. **3-w.**, Nat-m. **4-w.**
Gemüt – Mutterfixierung (11), 1-w.	Mag-m., Puls. **1-w.**
Gemüt – Mutterinstinkt; übertriebener (8), Lac-mat. **1-w.**	Lac-d., Carc. **1-w.**
Gemüt – Reizbarkeit, Gereiztheit – Familie; gegen ihre (23), **1-w.**	Sacch-a., Vanil. **1-w.**
Gemüt – Selbstvertrauen – Mangel an Selbstvertrauen – Unterstützung, Zuwendung, möchte (21), **1-w.**	Lith-c., Lith-m., Mag-m., Oxyg., Sacch-a. **1-w.**
Gemüt – Streitsüchtig – Familie, mit ihrer (12), **1-w.**	Kali-c., Ign. **2-w.**
Gemüt – Unordentlich (21), **2-w.**	Carc., Lac-mat., Tritic-vg. **1-w.**
Gemüt – Verlassen zu sein; Gefühl (190), 2-w.	Aq-mar., Carc., Chord-umb., Cygn-be., Hura, Kali-br., Kali-c., Lac-c., Lith-c., Plac., Sacch., Vanil. **1-w.**, Aur-m-n., Aur-s., Crot-c., Hyos., Ign., Lac-d., Lach., Nat-m. **2-w.**, Aur., Nat-sil., Puls. **3-w.**
Gemüt – Verlassen zu sein; Gefühl – Isolation; Gefühl von (75), **1-w.**	Carc., Choc., Crot-c., Cygn-be., Hura, Musca-d., Plac., Puls. **1-w.**, Vanil. **2-w.**, Nat-sil. **3-w.**
Gemüt – Wahnideen – allein zu sein (61), 2-w.	Aur., Aur-m., Aur-s., Carc., Hura, Plac., Sep., Tritic-vg., Vanil **1-w.**, Nat-sil. **2-w.**, Puls. **3-w.**
Gemüt – Wahnideen – allein zu sein – immer allein; sie sei (7), 2-w.	Carc. **1-w.**, Nat-sil. **2-w.**, Puls. **3-w.**
Gemüt – Wahnideen – Freunde, er habe keine (19), **1-w.**	Carc., Cygn-be., Lach., Mag-m. **1-w.**
Gemüt – Wahnideen – vernachlässigt – er würde vernachlässigt (32), 2-w.	Aur-m-n., Carc., Crot-c., Naja, Nat-m., Nat-sil., Oxyg., Puls., Sacch., Sep., Staph., Tritic-vg. **1-w.**
Gemüt – Widerstreit mit sich selbst (27), **2-w.**	Aur., Aur-m-n., Aur-s., Lac-c. **1-w.**, Crot-c., Kali-c., Sep. **2-w.**
Gemüt – Wille – widersprüchlich (19), **2-w.**	Crot-c., Naja, Sep. **1-w.**, Aq-mar. **2-w.**
Gemüt – Zorn – Willen geschehen; wenn Dinge nicht nach seinem (3), 1-w.	Vanil. **2-w.**
Allgemeines – Speisen und Getränke – Ingwer – Verlangen (3), 2-w.	–
Allgemeines – Speisen und Getränke – Milch – agg. (155), 1-w.	Aur-m-n., Carc., Ign., Kali-sil., Lac-c., Lach., Mur-ac., Nat-sil., Ph-ac. **1-w.**, Ambr., Bry., Kali-c., Mag-c., Nat-ar., Nat-c., Nat-m., Nat-p., Nat-s., Puls. **2-w.**, Mag-m., Lac-d., Nit-ac., Sep., Staph. **3-w.**

▸ **Tab. 30.4** Fortsetzung.

Rubrik	Arzneimittel
Allgemeines – Speisen und Getränke – saure Speisen, Säuren – Abneigung (60), 2-w.	Aur-s., Elaps, Ign., Mur-ac., Nat-m., Nat-p., Ph-ac., Tritic-vg. **1-w.**
Allgemeines – Speisen und Getränke – Schokolade – Verlangen (124), 1-w.	Anthraci., Beryl-m., Bry., Caust., Choc., Elaps, Kali-br., Kali-c., Kali-sil., Lach., Musca-d., Nat-c., Nat-m., Nat-p., Nat-sil. Puls. Tritic-vg., Vanil. **1-w.**, Am-m., Aur-m-n., Aur-s., Carc., Mag-m., Sacch., Sacch-a., Sep., Staph. **2-w.**
Träume – Ekelhaft – empfindet sich selbst als ekelhaft (1), **1-w.**	–
Träume – Familie, die eigene (38), **1-w.**	Aq-mar., Choc., Nat-sil., Vanil.
Träume – Helfen; zu – Freunden; seinen (3), **2-w.**	–
Träume – Leichen (82), **1-w.**	Aur., Bry., Caust., Elaps, Hura, Kali-c., Mag-c., Mag-m., Nat-c., Nat-p., Nit-ac., Ph-ac., Tritic-vg., Vanil. **1-w.**, Crot-c. **2-w.**
Träume – Nacktheit – Bedecken; sie muss sich (2), **1-w.**	–
Träume – Schlangen (58), 2-w.	Carc., Chord-umb., Crot-c., Cygn-be., Hyos., Kali-c., Lach., Sep. **1-w.**, Lac-c. **2-w.**
Träume – Verlassen zu sein (9), **2-w.**	Vanil. **1-w.**
Träume – Verwandte (16), **2-w.**	Vanil. **1-w.**
Träume – Wasser (146), **1-w.**	Aur-m., Beryl-m., Carc., Cygn-be., Hura, Ign., Lith-m., Mag-c., Mag-m., Mur-ac., Musca-d., Nat-c., Nat-m., Nat-p., Nat-s., Nat-sil., Vanil. **1-w.**, Kali-c. **2-w.**, Am-m. **3-w.**

Im Sinne der Sensationsmethode gehört Lac humanum dem Tinea- (oder Ringworm-)Miasma an. Der Grund für diese Zuordnung ist der Wechsel zwischen dem hoffnungsvollen Versuch, das Negative zu überwinden und der resignativen Neigung aufzugeben und sich damit abzufinden. Wir haben es hier mit einer Kombination aus Psora (Hoffnung) und Sykose (Akzeptanz, Resignation) zu tun.

Körperliche Symptome

Voraussetzung für die Verordnung von Lac humanum oder Lac maternum ist der Bezug zu Milch. Meist besteht eine Abneigung gegen Milch, zumindest aber eine deutliche Unverträglichkeit. In Einzelfällen kann diese mit stark ausgeprägtem Verlangen nach Milch einhergehen. Wie bei den Meeresmittel besteht zudem eine Affinität zu Salz. Frauen leiden vor den Menses unter Brustschwellung und -spannung, die mitunter schmerzhaft sein kann. Zum Teil bilden sich auch Knoten oder Verhärtungen, die nach der Periode wieder verschwinden. Die Menses sind stark und lang anhaltend, die Zyklen eher kurz. Eine Veranlagung zu Mastitis und versiegender Milch kann ebenfalls vorhanden sein. Charakteristisch ist der Mangel an Lebenswärme: Lac-humanum-Menschen haben es gerne warm. Typisch sind Träume von Toten (z. B. von toten Verwandten), Schlangen, Wasser und davor, verlassen zu werden.

Das großes Verlangen nach Süßigkeiten (v. a. nach Vollmilchschokolade) ist nicht weiter verwunderlich, denn erstens schmeckt Muttermilch süß und zweitens gilt Süßes als Ersatz für Liebe und Zuneigung. Saure Speisen und Getränke finden dagegen wenig Anklang. Dafür lieben Lac-humanum-Menschen Ingwer, vielleicht aufgrund seiner wärmenden Qualitäten. Sie vertragen wenig Alkohol und sind leicht betrunken.

Typisch Lac-humanum

Lebt in dem Gefühl, mutterseelenallein zu sein, verlassen von aller Welt. Es geht um die Familie, das Rudel (Zugehörigkeit und Abgrenzung): mein Platz in der Familie.

Thema: Kummer durch fehlende mütterliche Liebe und Fürsorge in der Kindheit

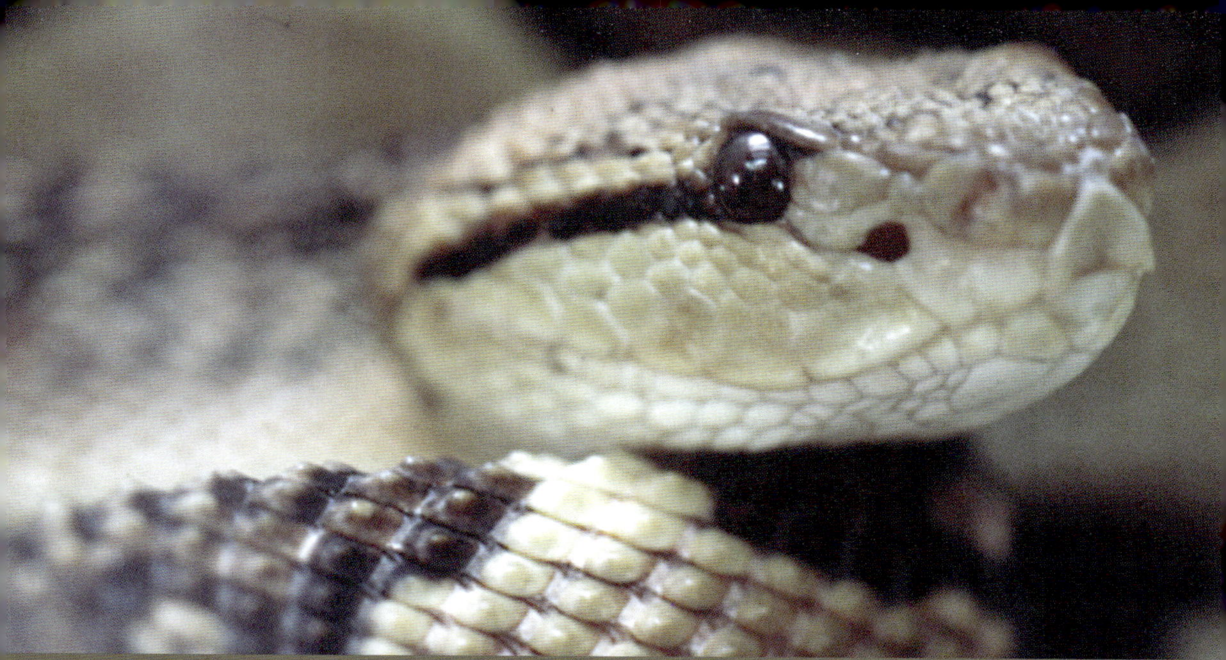

Teil 5
Anhang

31 Arzneimittel alphabetisch im Überblick

Homöopathisches Arzneimittel	Einordnung	Zentrale Themen	Körperliche Schwerpunkte
Aceticum acidum (Essigsäure) Acet-ac.	Säure	Schwäche, Zustand nach erschöpfenden Krankheiten, schwere Depressionen, Angststörungen	Abmagerung, CFS, Anämie, Autoimmunkrankheiten, Gedeihstörungen bei Säuglingen
Ambra grisea (Substanz aus dem Kot des Pottwals) Ambr.	Meerestier	Schüchternheit, Verlegenheit, Unsicherheit, Abneigung, angesehen zu werden, Furcht vor Fremden, erhöhtes Schamgefühl	Nervosität, Schwindel, Demenz, leichtes Erröten, Verdauungsstörungen, Milchunverträglichkeit
Ammonium muriaticum (Ammoniumchlorid, Salmiak) Am-m.	Mineralstoff/ Element (Salz)	Enttäuschung, Kränkung, Demütigung, stiller Kummer, innerer Groll, Hass, Neid, Verbitterung, Misanthropie, Pessimismus, Zynismus, Furcht ermordet zu werden	Stauungen, Kongestionen, Gefühl von Eiseskälte im oberen Rücken, massiger Körperbau mit dünnen Beinen
Anthracinum (Milzbrand-Nosode) Anthraci.	Nosode	Stiller Kummer, seelisches Trauma, starkes Kontrollbedürfnis, tiefe Traurigkeit, Bitterkeit	Geschwüre, Gangrän, Sepsis, Abszesse, Karbunkel, Wundheilungsstörungen, Gerinnungsstörungen
Aqua amniota humana (menschliches Fruchtwasser) Aqua-amn.	Sarkode (Muttermittel)	Sehnsucht nach dem Mutterleib, Gefühl nicht gewollt zu sein und alles falsch zu machen, Empfindlichkeit für Atmosphärisches, Empathie, Kindheitstrauma, geringes Selbstwertgefühl	Zwillingsschwangerschaft, Beschwerden der weiblichen Fortpflanzungsorgane, Beschwerden seit Abort, trockene Haut, alternierende oder gegensätzliche Beschwerden
Aqua marina (Meerwasser) Aq-mar.	Mineralstoff/ Element (Meeresmittel)	Abneigung angesehen zu werden, Misstrauen, Argwohn, Unterlegenheitsgefühle, Wahnidee hässlich zu sein, stiller Kummer, Hemmungen, Gefühl der Unzulänglichkeit	Leichtes Erröten, Kopfschmerzen, trockene rissige Haut, Neuralgien, Reiseübelkeit, Salzverlangen, Verschlechterung vor den Menses
Asterias rubens (Gemeiner Seestern) Aster.	Meerestier	Abhängigkeit versus Unabhängigkeit, Unsicherheit, Hilflosigkeit, Verlangen nach Schutz, Widersprüchlichkeit, Stimmungsschwankungen, Aggressivität, Rache, Wahnidee fremdbestimmt zu sein, Abneigung gegen Veränderung, Furcht vor schlimmen Ereignissen (v. a. vor Krebs)	Bösartige Tumoren (Brustkrebs), stechende Schmerzen von der Brust bis in die Finger, rotes Gesicht
Aurum metallicum (Gold) Aur.	Mineralstoff/ Element (Metall)	Depressionen, Schwermut, Pessimismus, Suizidneigung, übertriebenes Pflicht- und Verantwortungsgefühl, Verlassenheitsängste, Destruktivität, Zorn	Herz-Kreislauf-Beschwerden, Krebs, Knochennekrosen, nächtliche Verschlimmerung
Aurum muriaticum (Goldchlorid) Aur-m.	Mineralstoff/ Element (Salz)	Enttäuschung, Kränkung, Demütigung, Furcht vor Krankheit, Suizidneigung	Herz-Kreislauf-Beschwerden, (Uterus-)Krebs, Nekrosen, Geschwüre, Myome, Metrorrhagien

Homöopathisches Arzneimittel	Einordnung	Zentrale Themen	Körperliche Schwerpunkte
Aurum muriaticum natronatum (Natriumgoldchlorid) Aur-m-n.	Mineralstoff/ Element (Salze)	Stiller, destruktiver Kummer, Versagensangst, Angst vor Ablehnung, Selbstmitleid, unterdrückter Zorn, Verbitterung, Depressionen, Suizidneigung	Hypertonie, Uterusbeschwerden (Myome), (Brust-)Krebs, Leberzirrhose, Tendenz zu Zwangs- und Suchtverhalten
Aurum sulphuratum (Goldsulfid) Aur-s.	Mineralstoff/ Element (Salz)	Pessimismus, Unzufriedenheit, Tadelsucht, Hass, Depressionen, Suizidneigung, Alkoholismus, Destruktivität, Hoffnungslosigkeit	(Haut-)Krebs, bösartige Verläufe sämtlicher Erkrankungen, Schlafstörungen, Impotenz
Beryllium muriaticum (Berylliumchlorid) Beryl-m.	Mineralstoff/ Element (Salz)	Enttäuschung, Verlassenheitsgefühle, Depressionen, Ängste, Verlangen nach Unterstützung, Unsicherheit, Nachgiebigkeit	Dysmenorrhö, Beschwerden durch Schwangerschaft oder vor den Menses, Verbesserung im Freien, Verschlechterung durch körperliche Anstrengung
Bryonia alba (Zaunrübe) Bry.	Pflanze (Fam. Violales)	Furcht vor Armut, Abneigung gegen Störungen aller Art, Reizbarkeit	Trockene Schleimhäute, Entzündungen (Bewegungsapparat, Atemtrakt), stechende Schmerzen, geringste Bewegung verschlechtert, Druck verbessert
Buddleia davidii (Schmetterlingsflieder) Buddl-da.	Pflanze (Fam. Scrophulariaceae)	Folge eines traumatischen Ereignisses oder Schocks, Geburts- oder Kindheitstrauma, stiller Kummer, Gefühlsstarre, Perfektionismus, Überforderung	Krebs, Schlafstörungen, Schwindel, Schilddrüsenfehlfunktion, Hypertonie, Dysmenorrhö, Verdauungsstörungen
Carcinosinum (Krebs-Nosode) Carc.	Nosode	Perfektionismus, Überforderung, geringes Selbstbewusstsein, Kontrollzwang, zu viel Pflichtgefühl	Krebs (in der Familie), schwer verlaufende Infektionskrankheiten in der Kindheit), zahlreiche Muttermale, Café-au-lait-Flecken, blaue Skleren
Causticum (Ätzkalk) Caust.	Mineralstoff/ Element	Erwartungsspannung, antizipatorische Ängste, empfindlich gegen Ungerechtigkeit, Hang zum Anarchismus, Verletzlichkeit	Paralyse, Lähmungserscheinungen, Inkontinenz, empfindliches Nervensystem, trockener Husten, wundmachende Schmerzen
Chocolate (Schokolade) Choc.	Pflanze (Fam. Malvales)	Gefühl von Isolation, Einsamkeit, Bindungsunfähigkeit, Depressionen, Suizidneigung, Ängste	Gier nach Schokolade, allgemeine Trockenheit, überempfindlicher Geruchssinn
Chorda umbilicalis/ Umbilicus humanus (menschliche Nabelschnur) Chord-umb.	Sarkode (Muttermittel)	Gestörte Mutterbindung, Gefühl der Isolation, Gruppenzugehörigkeit versus Identität, alter Kummer, Abneigung gegen den eigenen Körper	Solarplexus, Kopfschmerzen, Haarausfall, Ekchymosen um den Nabel, Allergieneigung, Missempfindungen
Colocynthis (Koloquinte) Coloc.	Pflanze (Fam. Violales)	Folge von Ärger und Verdruss, Wut, Zorn	Koliken, Krämpfe, Ischialgien
Columba palumbus (Ringeltaube) Colum-p.	Vogel	Folge von Missbrauch, Schuld- und Schamgefühle, unterdrückter Hass, stiller Kummer, Minderwertigkeitsgefühle	Beschwerden des Harntrakts, trockene Schleimhäute, schneidende und stechende Schmerzen, Hitzewallungen

Homöopathisches Arzneimittel	Einordnung	Zentrale Themen	Körperliche Schwerpunkte
Crotalus cascavella (Waldklapperschlange) Crot-c.	Reptil (Schlange)	Verlassenheitsgefühle, Furcht vor Verletzung, Rachegedanken, Gewaltfantasien, Träume von Tod und Gewalt, unterdrückte Aggressionen	Lanzinierende Schmerzen, Nasenbluten, Paresen, Verschlechterung durch kalte Anwendungen, rechte Seite
Cygnus bewickii (Zwergschwan) Cygn-be.	Vogel	Identitätskonflikt, Verlassenheits- und Isolationsgefühle, Wahnidee hässlich und schmutzig zu sein, Folge von Missbrauch	Beschwerden von Mund und Hals, Entzündungsneigung, Meteorismus mit krampfartigen Schmerzen
Cygnus cygnus (Singschwan) Cygn-cy.	Vogel	Trauer um einen geliebten Menschen, Folge von Missbrauch, Apathie und Lethargie, alter Kummer	Neuralgien, Missempfindungen, Beschwerden der Harnwege und im Halsbereich
Cygnus olor (Höckerschwan) Cygn-ol.	Vogel	Folge sexueller Übergriffe, Probleme mit der eigenen Sexualität, Suche nach dem Seelenpartner	Beschwerden der Nebenhöhlen und der Harnwege, trockene Schleimhäute, rheumatische Beschwerden, Meteorismus
Elaps corallinus (Korallenotter) Elaps	Reptil (Schlange)	Verfolgungswahn, Angst vor Einbrechern, mangelndes Selbstbewusstsein, Depressionen, Rückzug, Engegefühl	Dunkle Absonderungen, Beschwerden des HNO-Systems, Nasenbluten, Zusammenschnürungsgefühl, Regen und Kälte verschlimmern, rechte Seite
Erbium metallicum Erb.	Mineralstoff/ Element (Lanthanid)	Angst, Traurigkeit, Verzweiflung, Schwermut, Resignation, Verschlossenheit, innere Immigration, Verlangen nach Freiheit und Autonomie	Migräne, Autoimmunkrankheiten, Allergieneigung, Beschwerden der Leber, Gerinnungsstörungen
Folliculinum (Östrogen) Foll.	Sarkode (Muttermittel)	Mangelndes Autoritätsgefühl, Helfersyndrom, erhöhte Selbstkontrolle und Selbstverleugnung, Beschwerden durch Bevormundung und Unterdrückung	Beschwerden des weiblichen Hormonsystems, Verschlechterung vor den Menses oder im Vorfeld der Ovulation, Infertilität
Helleborus niger (Schwarze Nieswurz) Hell.	Pflanze (Fam. Ranunculaceae)	Depressionen, Verzweiflung, Hilflosigkeit, Hoffnungslosigkeit, Gleichgültigkeit, Apathie, Stupor, Folge von Zorn	Folge von Kopfverletzung (Cri encéphalique, Tics, Enzephalitis, Meningitis), Geschmacksverlust, Besserung durch Wärme
Hura brasiliensis (Sandbüchsenbaum) Hura	Pflanze (Fam. Euphorbiaceae)	Extreme Hoffnungslosigkeit und Verzweiflung, Gefühl der Isolation, Depressionen, Destruktivität, Autoaggressivität, Resignation, Suizidneigung	Zusammenschnürungsgefühl, rheumatische Beschwerden, Hautausschläge, Schwindel, Unverträglichkeit Hitze und enge Kleidung
Hyoscyamus niger (Schwarzes Bilsenkraut) Hyos.	Pflanze (Fam. Solanaceae)	Enttäuschte Liebe, Verlassenheitsgefühle, Eifersucht, provokatives Verhalten, albernes Benehmen, Schamlosigkeit, Misstrauen, Gewaltbereitschaft, zahlreiche Ängste	Trockener Husten, Tics, Zupfen, Epilepsie (mit Zähneknirschen, Spasmen, Zucken, Rucken, Krämpfen, unmotiviertem Lachen)
Ignatia amara (Ignatiusbohne) Ign.	Pflanze (Fam. Loganiaceae)	Stiller Kummer, hohe Ideale, starkes Pflichtgefühl, kurze emotionale Ausbrüche, Hysterie, widersprüchliche paradoxe Zustände, nervöse Beschwerden	Paradoxe Symptome, wiederholtes Seufzen, Kloßgefühl im Hals, Kopfschmerzen

Homöopathisches Arzneimittel	Einordnung	Zentrale Themen	Körperliche Schwerpunkte
Kalium bromatum (Kaliumbromid) Kali-br.	Mineralstoff/ Element (Salz)	Schuldgefühle, starkes Pflichtgefühl, Familienmenschen, Misstrauen, zwanghaftes Verhalten, Déjà-vu-Erlebnisse, Moralität versus Immoralität	Beschwerden der Nerven, des Kehlkopfes und der Haut (starke Akne mit Narbenbildung)
Kalium carbonicum (Pottasche) Kali-c.	Mineralstoff/ Element (Salz)	Angst vor dem Alleinsein mit Verlangen nach Gesellschaft, Streitsucht mit Angehörigen, Ruhelosigkeit, Pflichtbewusstsein, überkorrektes Verhalten, Loyalität	Tremor der Hände, Schreckhaftigkeit, stechende oder reißende Schmerzen, Husten, Oberlidödeme, Verschlechterung gegen drei Uhr nachts
Kalium silicatum (Kieselsaures Kalium) Kali-sil.	Mineralstoff/ Element (Salz)	Konformität, Rigidität, Starrheit, Unsicherheit, Verschlossenheit, Familienmenschen	Schwäche, Beschwerden der Drüsen, Schleimhäute, des Kreislaufsystems und der Haut, Tremor der Hände, Wortfindungsstörungen
Lac caninum (Hundemilch) Lac-c.	Säugetier	Minderwertigkeitsgefühle, Selbstverachtung, Verlassenheitsgefühle, unterdrückte Aggressionen, Suizidneigung, Furcht vor Schlangen	Beschwerden der Mammae, Dysmenorrhö, Seitenwechsel, Kuhmilchunverträglichkeit Geruchsempfindlichkeit, überempfindliches Nervensystem
Lac defloratum (entrahmte Kuhmilch) Lac-d.	Säugetier	Depressionen, Trauer, Suizidneigung, niedriges Selbstwertgefühl, Fremdbestimmung, Abhängigkeit, Unterwürfigkeit, Klaustrophobie	Kälteempfindlichkeit, Kuhmilchunverträglichkeit, Migräne, Obstipation, Beschwerden der Harnwege, Gallenblasenkoliken, rheumatische Beschwerden
Lac felinum (Katzenmilch) Lac-f.	Säugetier	Sexueller Missbrauch, Wahnidee, sich zu prostituieren, Eigenwilligkeit, Abhängigkeit versus Unabhängigkeit, Erniedrigung, negative Selbsteinschätzung	Beschwerden der Augen, Kopfschmerzen, Kuhmilchunverträglichkeit, Ekzemneigung, Katzenallergie
Lac humanum (menschliche Muttermilch) Lac-h.	Sarkode (Muttermittel)	Gestörte Mutterbindung, alter Kummer, Verlassenheitsgefühle, niedriges Selbstwertgefühl, Schuldgefühle, gesellschaftliche Verantwortung	Kuhmilchunverträglichkeit, Beschwerden vor den Menses (Brustschwellung), extremes Verlangen nach Schokolade
Lachesis muta (Buschmeisterschlange) Lach.	Reptil (Schlange)	Misstrauen, Eifersucht, Neid, Verfolgungswahn, Rachegelüste, Hass, manipulatives Verhalten, Eloquenz, Nachtaktivität	Klimakterische Beschwerden, Kongestionen, Besserung durch Ausscheidungen, Halsschmerzen, Kopfschmerzen, Unverträglichkeit enger Kleidung (v. a. am Hals), linke Seite
Lacrimae hominis (Tränenflüssigkeit) Lacr-h.	Sarkode	Hoffnungslosigkeit, Hilflosigkeit, Verzweiflung, Verlassenheitsgefühle, Enttäuschung, ausweglose Situation	Schlafstörungen, Appetitlosigkeit, Juckreiz, Nackenverspannung, Seh- und Hörstörungen
Lithium carbonicum (Lithiumkarbonat) Lith-c.	Mineralstoff/ Element (Salz)	Depressionen, noch nicht im Leben angekommen, niedriges Selbstwertgefühl, Furcht vor Fremden, Unsicherheit, Hilflosigkeit, Verlassenheitsgefühle, Perfektionismus, Suizidneigung	Rechtsseitige Hemianopsie, wechselnde Seiten, rheumatische Beschwerden v. a. der kleinen Gelenke, Beschwerden der Augen und des Herzens

Homöopathisches Arzneimittel	Einordnung	Zentrale Themen	Körperliche Schwerpunkte
Lithium muriaticum (Lithiumchlorid) Lith-m.	Mineralstoff/ Element (Salz)	Depressionen, Selbstmitleid, Impulsivität, Verlassenheitsgefühle, Enttäuschung, Verbitterung, Unselbstständigkeit, Abhängigkeit	Schwindel, Tinnitus, Sehstörungen, Muskelschwäche, Blasensteine
Magnesium carbonicum (Magnesiumkarbonat) Mag-c.	Mineralstoff/ Element (Salz)	Depressionen, unterdrückte Aggressionen, Selbstbeherrschung, Nervenzusammenbruch, Gefühl der Vernachlässigung, Verlassenheitsgefühle	Neuralgien, Koliken, Kuhmilchunverträglichkeit, saure Ausscheidungen
Magnesium muriaticum (Magnesiumchlorid) Mag-m.	Mineralstoff/ Element (Salz)	Depressionen, unterdrückte Aggressionen, Scheidungskinder, gestörte Beziehung zur Mutter, extremes Verantwortungsbewusstsein, Harmonieverlangen	Beschwerden von Leber, Beckenorganen, Nerven und des Verdauungsapparates, Kuhmilchunverträglichkeit, Fußschweiß
Magnesium nitricum (Magnesiumnitrat) Mag-n.	Mineralstoff/ Element (Salz)	Furcht vor Ablehnung, unterdrückte Aggressionen, Unterordnung, Engegefühl, Furcht in engen Räumen	Beschwerden von Leber und Galle, linke Seite, Unverträglichkeit von Süßigkeiten und Kaffee
Muriaticum acidum (Salzsäure) Mur-ac.	Säure	Schwäche und Erschöpfung, Helfersyndrom, Perfektionismus, Burnout, Depressionen, unterdrückter Zorn, Demütigung, Kränkung	Muskelschwäche, innere Unruhe, Hämorrhoiden, heftige anhaltende Diarrhö, Weizenintoleranz, Abneigung gegen Fleisch
Musca domestica (Gemeine Stubenfliege) Musca-d.	Insekt	Bezug zu Abfall und Fäkalien, Distanzlosigkeit, Wahnidee minderwertig zu sein, Hyperaktivität, Rastlosigkeit, Unerschrockenheit, Fehler beim Sprechen und Schreiben, perverse Sexualität, Folge von Vernachlässigung	Herpes labialis, trockene Haut und Augen, rheumatische Beschwerden, überempfindlicher Geruchssinn, Verstopfung, Enuresis, Enkopresis
Naja tripudians (Kobra) Naja	Reptil (Schlange)	Innerer Konflikt, Pflichtbewusstsein, Selbstverleugnung, unterdrückte Aggressionen, Beschwerden durch Bevormundung, Missbrauch, Minderwertigkeitsgefühle	Unspezifische Herzbeschwerden, Verschlimmerung durch feuchte Witterung, Kälteempfindlichkeit, linke Seite
Natrium arsenicosum (Natriumarsenit) Nat-ar.	Mineralstoff/ Element (Salz)	Verlustängste, Nervosität, Ruhelosigkeit, Perfektionismus, Ehrgeiz, Pflichtbewusstsein, Furcht vor Krankheit	Erkältungsneigung, empfindliche Augen, Unverträglichkeit von Rauch und Kuhmilch
Natrium biboracicum (Natriumborat, Borax venata) Borx.	Mineralstoff/ Element (Salz)	Zweifel, Verwirrung, Entscheidungsschwäche, Furcht vor Abwärtsbewegung, Geräuschempfindlichkeit, launisches Wesen	Rezidivierende Aphthen, Migräne, Schwindel bei Abwärtsbewegung, Entzündung der Lidränder
Natrium carbonicum (Soda) Nat-c.	Mineralstoff/ Element (Salz)	Gefühl der Isolation, Einsamkeit, Reizbarkeit, Misanthropie, Verschlossenheit, Geräuschempfindlichkeit, Verschlechterung durch geistige Anstrengung	Unverträglichkeit Sonne, Kuhmilchunverträglichkeit, Meteorismus, Gelenkbeschwerden, brennende Füße
Natrium hypochlorosum (Bleichlauge) Nat-hchls./Nat-h.	Mineralstoff/ Element (Salz)	Weinen, stiller Kummer	Beschwerden des Uterus (Prolaps), Skoliose, Schlaflosigkeit trotz Müdigkeit

Homöopathisches Arzneimittel	Einordnung	Zentrale Themen	Körperliche Schwerpunkte
Natrium muriaticum (Kochsalz) Nat-m.	Mineralstoff/ Element (Salz)	Stiller, alter Kummer, Verschlossenheit, Enttäuschung, Mangel an Liebe und Fürsorge, gestörte Mutterbindung, Verbitterung, Hass, Groll, Pessimismus, Masochismus, nachtragendes Wesen	Unverträglichkeit Sonne und Hitze, Kopfschmerzen und Migräne, Salzverlangen, Bezug zum Meer
Natrium phosphoricum (Natriumphosphat) Nat-p.	Mineralstoff/ Element (Salz)	Nervosität, Ruhelosigkeit, enttäuschte Liebe, Liebeskummer, viele Ängste, z. B. um die Gesundheit, Geräuschempfindlichkeit, Unzufriedenheit	Kopfschmerzen durch geistige Anstrengung, trockene Schleimhäute, Nasenbluten, Beschwerden im Verdauungsapparat, saurer Schweiß, Unverträglichkeit Zucker, Milch und saure Speisen
Natrium silicicum (Natriumsilikat) Nat-sil.	Mineralstoff/ Element (Salz)	Verlassenheitsgefühle, enttäuschte Liebe, Wahnidee getrennt von der Welt zu sein, Einzelgänger, Isolation, Verschlossenheit, niedriges Selbstwertgefühl, Perfektionismus, Pessimismus	Rissige Mundwinkel, Kälteempfindlichkeit, Schweißneigung, Schwäche
Natrium sulphuricum (Glaubersalz) Nat-s.	Mineralstoff/ Element (Salz)	Kontrollbedürfnis, Egoismus, Abhängigkeit von der Bezugsperson, Depressionen, Suizidneigung, Furcht sich umzubringen, Pflichtbewusstsein, Freude und Erleichterung durch Stuhlgang	Morgendlicher Durchfall, Asthma, Verschlechterung durch feuchtes Wetter, Folge von Kopfverletzungen, Ödeme
Nitricum acidum (Salpetersäure) Nit-ac.	Säure	Klaustrophobie, Wunsch nach Freiheit und Unabhängigkeit, Lufthunger, Aggressivität, innerer Groll, Unzufriedenheit, Misstrauen, Angst um die Gesundheit, Destruktivität	Stechende, splitterartige Schmerzen, Fissuren, Warzen, Kondylome, Gastritis, Kolitis, Kälteempfindlichkeit
Onychoteuthis banksii (Krallen- oder Hakenkalmar) Onych-b.	Meerestier (Cephalopode)	Geschwindigkeit, Fremdbestimmung, Engegefühl, Wunsch nach Unabhängigkeit, Angriff, Folgen von Missbrauch, Wahnidee hässlich zu sein, Bezug zu Licht	Verbesserung durch schnelle Bewegung, Beschwerden der Sehnenansätze, Leeregefühl im Magen
Oxygenium (Sauerstoff) Oxyg.	Mineralstoff/ Element	Wunsch nach Eigenständigkeit, Angst verlassen zu werden, unerziehbare Kinder, Egoismus, Tierliebe	Atemnot, Asthma, Lufthunger
Oxytocin (Hormon)	Sarkode (Muttermittel)	Gestörte Mutterbindung, fehlendes Bonding, Bindungsstörung, Autismus, Probleme mit Nähe	Spasmen der unwillkürlichen Muskulatur, Beschwerden des Nervensystems, Hautausschläge, Allergieneigung, gesteigerter Herzrhythmus
Phosphoricum acidum (Phosphorsäure) Ph-ac.	Säure	Liebeskummer, enttäuschte Liebe, Überforderung durch Pflege, Apathie, Gleichgültigkeit, Schläfrigkeit im Kummer, gestörte Kommunikation	Schwäche, Erschöpfung, Schulkopfschmerzen, Colitis ulcerosa, Morbus Crohn, nichtschwächende Durchfälle

Homöopathisches Arzneimittel	Einordnung	Zentrale Themen	Körperliche Schwerpunkte
Placenta humana (menschliche Plazenta) Plac.	Sarkode (Muttermittel)	Zukunftsängste, Gefühl nicht wahrgenommen zu werden, Kränkung, Demütigung, Isolationsgefühl, gestörte Mutterbeziehung, Autismus, tiefer alter Kummer	Unerfüllter Kinderwunsch, Dysmenorrhö, Essstörungen, Kopfschmerzen, trockene Haut und Schleimhaut, Rückenschmerzen, Kälteempfindlichkeit
Pulsatilla pratensis (Küchenschelle) Puls.	Pflanze (Fam. Ranunculaceae)	Eifersucht, Enttäuschung, Stimmungsschwankungen, Entscheidungsschwäche, Harmoniebedürfnis, Abhängigkeit, starkes Bedürfnis nach Liebe und Fürsorge, große Emotionalität, häufiges Weinen	Wechselnde Beschwerden, milde Absonderungen, Unverträglichkeit warmer stickiger Räume, Durstlosigkeit, Beschwerden des weiblichen Hormonsystems, Unverträglichkeit Fett
Saccharum officinale (Zuckerrohr) Sacch.	Pflanze (Fam. Gramineae)	Gefühl von Vernachlässigung, Wahnidee nicht geliebt zu werden, Aggressivität, Zorn, Gewaltausbrüche, Destruktivität, Stimmungsschwankungen, Unberechenbarkeit, Suchtneigung	ADHS, Beschwerden durch Zuckerkonsum (Candida-Infektionen, Meteorismus), Gier nach Zucker, Essstörungen, Diabetes mellitus in der Familie
Sepia officinalis (Tintenfisch) Sep.	Meerestier (Cephalopode)	Ambivalentes Verhältnis zur Mutterschaft, Fremdbestimmung, Wunsch nach Unabhängigkeit, Rückzug, Wahnidee hässlich zu sein, Apathie, Probleme mit Sexualität	Beschwerden des weiblichen Hormonsystems, Senkungsbeschwerden, Besserung durch Bewegung, Stase, linke Seite, Kälteempfindlichkeit
Staphisagria (Stephanskorn) Staph.	Pflanze (Fam. Ranunculaceae)	Kränkung, Demütigung, verletzte Ehre, stille Entrüstung, Enttäuschung, Kontrollbedürfnis, unterdrückte Emotionen, kurze Ausbrüche, Mobbing, Folge von Missbrauch	Enuresis nocturna, Reizblase, Zystitiden nach Sex, Schlafstörungen, Gerstenkörner, Folge von Schnittverletzungen oder Katheterisierung, scharfe Schmerzen
Syphilinum (Syphilis-Nosode) Syph.	Nosode	Hoffnungslosigkeit, Destruktivität, Zerstörungswut, Pessimismus, Nihilismus, Perfektionismus, Zwangsneurosen, Kontrollzwang, Sadismus, Hypochondrie	Destruktive maligne Erkrankungen, Abszesse, scharfe, wundfressende Absonderungen, Alkoholismus
Thulium metallicum Thul.	Mineralstoff/ Element (Lanthanid)	Hoffnungslosigkeit, Schwere, Verlust der Autonomie, Sündenbock, Hass und Verachtung gegen sich und andere, Nihilismus, Fatalismus, Furcht vor der Dunkelheit, Intellektualität	Immunschwäche, Autoimmunerkrankungen, Migräne, Beschwerden von Augen, Lunge und Leber, Gerinnungsstörungen
Triticum vulgare (Weizen) Tritic-vg.	Pflanze (Fam. Gramineae)	Fremdbestimmung, Verlustängste, Schuldgefühle, Anpassung, unterdrückte Aggressionen, Enttäuschung, Kränkung, Erwartungsspannung, Angst vor Kontrollverlust	Erschöpfung, Schwäche, (Nahrungsmittel-)Allergien, überempfindlicher Geruchssinn, Magenschmerzen, Nasen- und Zahnfleischbluten, Kälteempfindlichkeit

Homöopathisches Arzneimittel	Einordnung	Zentrale Themen	Körperliche Schwerpunkte
Vanilla planifolia (Vanille) Vanil.	Pflanze (Fam. Orchidaceae)	Depressionen, extreme Gefühle und Reaktionen, Folge von Schicksalsschlägen, seelischer Schock, Fassungslosigkeit, Entsetzen, Apathie, Burnout, Ängste, zwanghafte Reinlichkeit, geistige Verwirrung	Beschwerden des Verdauungsapparates und der Haut, nervöse Beschwerden, Missempfindungen, Schlafstörungen, Verlangen nach Stimulanzien
Venus mercenaria (Venusmuschel) Ven-m.	Meerestier (Muschel)	Rückzug, Verlangen nach Schutz und Sicherheit, Engegefühl, Geben und Nehmen, Fremdkörpergefühl, Pessimismus, niedrige Schmerztoleranz bzw. Leidensfähigkeit	Kopfschmerzen (Migräne) mit Schwindel und Schläfrigkeit, metallischer Mundgeschmack, Steingefühl im Magen
Vernix caseosa (Käseschmiere) Ver-ca.	Sarkoden (Muttermittel)	Gefühl von Schutzlosigkeit, Verletzlichkeit, Dünnhäutigkeit, Kontrollzwang, mangelndes Identitätsgefühl	CFS, Hautbeschwerden, Allergieneigung, Umwelterkrankungen

32 Literatur

[1] Assilem M. Muttermittel in der Homöopathie. Kandern: Narayana; 2012

[2] Bailey PM. Psychologische Homöopathie. München: Knaur Taschenbuch; 2000

[3] Chhabra D. Die Geschichte der Katze. Arzneimittelprüfung von Lac felinum. In: Homoeopathic Links: Die Milchmittel der Materia Medica. Haren: Homeolinks Publishers; 2002

[4] Collins D. Heilreise zum Selbst. In: Spektrum 2012; 2: 59

[5] Coulter CR. Portraits homöopathischer Arzneimittel 1 und 2. Zur Psychosomatik ausgewählter Konstitutionstypen. Stuttgart: Haug; 2002

[6] Dahl H. Verzweiflung, Kummer, Trennungsschock. In: Homoeopathia viva 2012; 2: 40, 41f.

[7] Fraser P. Insekten in der Homöopathie. Kandern: Narayana; 2013

[8] Fraser P. Vögel in der Homöopathie. Kandern: Narayana; 2013

[9] Friedrich E u P. Charaktere homöopathischer Arzneimittel. Teil III. Höhenkirchen: Traupe-Vertrieb; 1999

[10] Friedrich E u P. Charaktere homöopathischer Arzneimittel. Teil V. Höhenkirchen: Traupe-Vertrieb; 2005

[11] Jakob M. Fehler im Immunsystem. In: Spektrum 2012; 2: 69

[12] Joshi B u S. Nosoden und Naturkräfte in der Homöopathie. Kandern: Narayana; 2013

[13] Joshi B. Homöopathie und die Struktur des Periodensystems. Band 1. Kandern: Narayana; 2010

[14] Kent JT. Homöopathische Arzneimittelbilder. Band 1–3. Heidelberg: Haug; 2001

[15] Le Roux P. Die Homöopathie der Säuren. Die wichtigsten 27 Säuremittel bei Kindern von Acidum nitricum bis Ribonukleinsäure. Kandern: Narayana; 2014

[16] Lohmann D, Podbregar N. Im Fokus: Bodenschätze. Auf der Suche nach Rohstoffen. Berlin, Heidelberg: Springer; 2012: 10

[17] Mangialavori M. Die Meeresmittel. Leben in Sicherheit. Kandern: Narayana; 2009

[18] Mangialavori M. Die Säuren in der Homöopathie. Kandern: Narayana; 2007

[19] Mangialavori M. Die Schlangenmittel in der Homöopathie. Kandern: Narayana; 2008

[20] Master F. Milchmittel in der Homöopathie. Kandern: Narayana; 2012

[21] Master F. Die Homöopathie der Schlangenmittel. Kandern: Narayana; 2012

[22] Merialdo G. Eine widersprüchliche Frau mit Phobien. In: Homoeopathia viva 1/13: 33–34

[23] Müller KJ. Das Pendeln zwischen Abhängigkeit und Unabhängigkeit. In: Homöopathie Zeitschrift 1996; 2: 49

[24] Müller KJ. Verhaltensstörung und Infekte. In: Homoeopathia viva 1/06: 23

[25] Müller KJ, Sonz S, Stewart R. Musca domestica. Zwei Prüfungen und sieben Fälle. Zweibrücken: Karl-Josef Müller; 2008

[26] Müller KJ. Oxygenium. Zwei homöopathische Prüfungen und Kasuistik. Zweibrücken: Karl-Josef Müller; 2000

[27] Müller KJ. Wissmut. Materia Medica Müller 4.0. Zweibrücken: Karl-Josef Müller; 2012

[28] Radar 10.5.003

[29] Richter A. Zurückgeblieben ohne Bindung. In: Spektrum der Homöopathie 2014; 2: 22

[30] Robertson Reaside J. A Proving of Venus mercenaria. In: British Homoeopathic Journal 1962 (3): 200–206

[31] Rohde R. Kinderwunsch. In: Homoeopathia viva 2012; 2: 19

[32] Ruster G. Sepia und die Tintenfischfamilie. Saarbrücken: Books on Demand GmbH; 2001

[33] Sankaran R. Die Empfindung. Verfeinerung der Methode. Mumbai: Homoeopathic Medical Publishers; 2008

[34] Sankaran R, Baldota S. Überleben. Die Mollusken. Mumbai: Homoeopathic Medical Publishers; o. J.

[35] Sankaran R. Das andere Lied. Mumbai: Homoeopathic Medical Publishers; 2009

[36] Sankaran R. Die Seele der Heilmittel. Mumbai: Homoeopathic Medical Publishers; 2006

[37] Sankaran R. Die Substanz der Homöopathie. Mumbai: Homoeopathic Medical Publishers; 2003

[38] Sankaran R. Einblicke ins Pflanzenreich. Band 1. Mumbai: Homoeopathic Medical Publishers; 2003

[39] Sankaran R. Einblicke ins Pflanzenreich. Band 2. Mumbai: Homoeopathic Medical Publishers; 2003

[40] Sankaran R. Struktur. Erfahrungen mit dem Mineralreich. Band 1 und 2. Mumbai: Homoeopathic Medical Publishers; 2009

[41] Schadde A. Lithium carbonicum. Eine homöopathische Studie. München: Müller & Steinicke; 2000

[42] Schlüter C. „Mein Bruder wirft mir öfter vor, ich sei wie unsere Mutter." In: Homoeopathia viva 2012; 2: 3–4

[43] Scholten J. Geheime Lanthanide. Wege zur Unabhängigkeit. Kandern: Narayana; 2006

[44] Scholten J. Homöopathie und die Elemente. Utrecht: Stichting Alonissos; 2010

[45] Scholten J. Homöopathie und Minerale. Utrecht: Stichting Alonissos; 2006

[46] Schulz E. Das Wunder der Verreibung. In: Naturheilpraxis 2001; 3

[47] Seideneder A. Mitteldetails der homöopathischen Arzneimittel. Band 1 und 2. Ruppichteroth: Similimum-Verlag Homöopathischer Literatur; 2000

[48] Sherr J. Dynamis School: Die homöopathische Arzneimittelprüfung von Singschwan und Zwergschwan. Zweibrücken: Karl-Josef Müller; 2004

[49] Shore J. Vögel. Kandern: Narayana; 2010

[50] Springer W, Wittwer H, Hrsg. Kombinierte Arzneimittel in der Homöopathie. Stuttgart: Haug; 2008

[51] Timmermann A. Das Liebeshormon. In: Spektrum der Homöopathie 2012; 3: 82

[52] Van Helmond W. Buddleia Davidii. Den Haag: Hahnemann Instituut; 2007

[53] Vermeulen F. Prisma. Haarlem: Emryss; 2006: 464, 1090

[54] Vermeulen F. Konkordanz der Materia Medica. Haarlem: Emryss; 2000

[55] Vermeulen F. Synoptische Materia Medica 2. Haarlem: Emryss; 1998

Sachverzeichnis

A

Abgestumpftsein 235
Abhängigkeit 29
- von anderen Menschen 62, 237
- von Bezugspersonen 25, 34, 40, 53, 167
Abhängigkeitsgefühl 38
Abhängigkeitskonflikt 182
Abkapselung 226
Ablösungsprobleme 25
Abnabelung 243
Abneigung 66
- angesehen zu werden 66, 92
- gegen Autoritäten 77
- gegen Berührung 175
- gegen Bier 26
- gegen Brot 47
- gegen dem eigenen Körper 243
- gegen Eier 33, 228
- gegen Enge 240
- gegen enge Kleidung 208
- gegen Fett 33, 127, 231
- gegen Fettes 47, 228
- gegen feuchte Witterung 211
- gegen Fleisch 33, 99, 202
- gegen Gemüse 137
- gegen Gesellschaft 41, 216
- gegen Meeresfrüchte 188
- gegen Milch 39, 172, 250
- gegen Muttermilch 39
- gegen Nähe 186
- gegen Obst 137
- gegen Salz 178
- gegen Süßigkeiten 74
- gegen Tee 127
- gegen Veränderungen 69, 183
- sich zu wehren 142
Abortneigung 233
Abschottung 193, 203, 205
Aceticum acidum 96
Adoptivkinder 246
Aggressionen 59, 183, 200, 220
Aggressivität 51, 149, 226, 231, 235
Aktionsstarre 235
Aktivitätszwang 183
Albträume 214
Alkoholismus 89, 233
Altruismus 220
Ambra grisea 178
Ammonium muriaticum 21
Ammonium-Verbindungen 20
Angst 76, 149
- allein gelassen zu werden 57
- Alleinsein beim Sterben 67
- antizipatorische 71
- fallengelassen zu werden 121
- Fehler zu machen 115
- um die Gesundheit 48, 103, 217
- um die Kinder 186
- verachtet zu werden 111
- verletzt zu werden 44
- verstoßen zu werden 111
- vor Abwärtsbewegungen 37
- vor Alleinsein 65, 149
- vor Betrogenwerden 63
- vor Beziehungsverlust 33
- vor dem Tod 67, 103, 210
- vor der Zukunft 48, 131, 240
- vor Dunkelheit 78
- vor engen Bindungen 186
- vor Ersticken 172, 208
- vor falschem Handeln 175
- vor Herzerkrankungen 83
- vor Herztod 211
- vor Intimität 243
- vor Kontrollverlust 119, 141
- vor Krebs 183, 229
- vor Kritik 228
- vor Liebesentzug 57, 59, 248
- vor Nähe 96
- vor Schmerzen 210
- vor schwerer Krankheit 35, 207, 231
- vor Selbstverletzung, Selbsttötung 53
- vor Trennung 243
- vor Verlassenwerden 19, 57, 60, 200
- vor Zurückweisung 126
- zu versagen 26, 85
- Zuneigung zu verlieren 35
Ängste 40
- zahlreiche 32, 38, 127, 131, 150
Angststarre 199
Angststörungen 144
Angstzustände 111
Anspannung 119, 133, 141
Ansprüche, hohe 91
Anthracinum 226
Apathie 100–101, 130, 137, 205, 216
Aphrodisiakum 133
Aphthen, rezidivierende 38
Appetit
- mangelnder 236
- morgens 116
- vermindert 246
- wechselhaft 217
Appetitlosigkeit 100, 116, 133, 217
Aqua amniota humana 239
Aqua marina 92
Arbeitswut 26
Argwohn 22, 51, 64
Arroganz 206
Arthritis 26
Arzneimittel
- Differenzierung 9
- Einteilung 9
- Mineralreich 9, 15
- Pflanzenreich 9
- Tierreich 10
Asperger-Syndrom 242
Asterias rubens 181
Asthma 19, 54
Asymmetrien 198
Atemnot 19
Aufdringlichkeit 164
Aufmachung, ausgefallene 214
Aufopferungsbereitschaft 95, 118
Augen
- empfindliche 36
- Entzündungsneigung 38
- Schmerzen 48
- überanstrengte 50
Augenleiden 26, 177
Augenliderzucken 133
Augenringe 96, 102, 119
Aurum metallicum 80
Aurum muriaticum 83
Aurum muriaticum natronatum 85
Aurum sulphuratum 88

Aurum-Verbindungen 80
Außenseiter 50, 77, 213, 216, 243
Ausgeliefertsein 59, 156
Ausgeschlossensein 111
Auszehrung 19
Autistismus 242, 246
Autoaggression 95, 220
Autoimmunerkrankungen 75, 95, 239
Autoritätsproblematik 72

B

Bandgefühl 111
Bauchschmerzen, unspezifische 42
Bedrohungsgefühl 103, 149
Bedürfnis
- festgehalten zu werden 38
- nach gesicherter Existenz 153
- nach Liebe 48, 138
- nach Zuneigung 48
- ungestört zu sein 153–154
Beharrlichkeit 153
Behinderung, geistige 135
Beißen 213
Beklemmungsgefühle 102
Belastbarkeitsgrenze 228
Berührungsprobleme 246
Beryllium muriaticum 31
Beryllium-Verbindungen 31
Beschwerden
- dubiose 138
- Magen-Darm-Trakt 50
Betriebsamkeit 162–163
Bewegungsdrang 110, 183
Bewegungsfreiheit 110
Beziehungen
- ambivalente 50
- problematische 175
- widersprüchliche 126
Beziehungsangst 206
Bindungsstörung 246
Blähungen 42
Bonding 236, 246
Brennen
- Fußsohlen 42
- Gelenke 42
Brustschmerzen 33
Brüten 50, 86, 123
Brutkastenkinder 44
Bryonia alba 153
Buddleia davidii 145
Bulimia nervosa 115

C

Carcinosinum 228
Causticum 71
Chocolate 126
Chorda umbilicalis 242
Chronisches Erschöpfungssyndrom (CFS) 245
Colocynthis 155
Columba palumbus 219
Cri encéphalique 137
Crotalus cascavella 199
Cygnus bewickii 212
Cygnus cygnus 216
Cygnus olor 217

D

Darmgeräusche 179
Déjà-vu-Erlebnisse 64
Demenz, frühzeitige 181
Demütigung 21, 80, 85, 98, 130, 134, 140, 241
Depressionen 26, 32, 53, 89, 96, 98, 127, 130, 154, 171, 203, 205, 210, 235
Destruktivität 111, 231
Diarrhö 36
Dickköpfigkeit 94
Disproportionen, körperliche 24
Distanzlosigkeit 163
Dualität 149
Duldsamkeit 220
Dünnhäutigkeit 246
Durchfall 28
Durst
- großer 24
- mangelnder 236

E

Egoismus 129
Egozentrismus 19
Ehrgeiz 162
Ehrlichkeit 89
Eifersucht 86, 115, 138, 149, 205
Eigensinn 66, 110, 207
Eigenwilligkeit 94
Einbildung
- krank zu sein 83
- schmutzig zu sein 185
Einbildungskraft, gesteigerte 88
Einkoten 150
Einnässen 150
Einsamkeit 40, 178
Einzelelemente 17
Einzelgänger 50, 205, 232
Ekel, vor Würmern, Schlangen 171
Elaps corallinus 202
Eloquenz 206
Elternproblematik 114, 118, 163, 172, 175, 228
Emotionen
- angestaute 155
- kontrollierte 66
- unterdrückte 57, 66, 69
Emotionslosigkeit 130
Empathie 228
Empathie, fehlende 162
Empfindlichkeit
- extreme 195
- gegen Auseinandersetzungen 57
- gegen äußere Reize 246
- gegen Berührung 88
- gegen Bevormundung 85
- gegen Disharmonie 57
- gegen Geräusche 119
- gegen Gerüche 125, 171, 193
- gegen Hitze 94
- gegen Kälte 94, 205, 242
- gegen kalte Luft 26
- gegen Kritik 88, 115, 191, 221, 228
- gegen Milch 172
- gegen Misserfolg 89
- gegen Sonne 47
- gegen Streit 57
- krankhafte 140
Empfindsamkeit 76, 245
Empfindung
- Außenseiter 53
- Blut brodelt 24
- eines Fremdkörpers 196
- fremdbestimmt zu sein 183
- von Zusammenschnürung 113
Empörung 235
Emsigkeit 162
Energiemangel 58, 97, 116, 193
Engegefühl 203

Entscheidungsschwäche 138, 172
Entschlusskraft, mangelnde 236
Enttäuschung 21, 28, 32, 44, 89, 119, 130, 140, 235
Epilepsie 65
Erbium metallicum 76
Erfolgsstreben 80
Erkrankungen
– destruktive 95, 102
– entzündliche 106
– geschwürige 91
– manisch-depressive 25
– syphilitische 83
Erniedrigung 167
Erregbarkeit 122
Erröten 93
Ersatzbefriedigung, orale 116
Erscheinung
– alte 179
– elegante 176
Erschöpfung 96, 178
– durch geistige Anstrengung 101
– körperliche 162
– nervöse 100
– totale 26
Erschöpfungszustände 19
Erstarrung 149, 235
Erstickungsgefühl 18
Erwartungsangst 179
Erwartungsspannung 71, 119
Essstörungen 95, 115, 123
Euphorbiaceae 110
Extravaganz 176

F

Familienbindung 57, 65, 70, 168, 210
– starke 178
Familienproblematik 63, 186, 189, 203, 247
Fanatismus 71
Fantasiebilder, unangenehme 179
Fantasien, erotische 133
Fassungslosigkeit 122–123, 235
Fatalismus 248
Fehler
– beim Schreiben 163
– beim Sprechen 163
Feindseligkeit 205
Feinfühligkeit 77
Fieber 42
Fluchen 168
Folliculinum 236
Frauenmittel 44, 84, 182
Freiheitsbedürfnis 29, 212
Freudlosigkeit 95
Freundlichkeit 220
Frühchen 246
Furcht
– Alleinsein 44
– ermordet zu werden 21
– Freude zu empfinden 127
– im Dunkeln 232
– in engen Räumen 62
– übertriebene 237
– vor Ablehnung 86, 89
– vor Alleinsein 41
– vor Ansteckung 231
– vor Armut 154–155
– vor Augenverletzung 177
– vor Beobachtung 94
– vor Beurteilung 92
– vor engen Räumen 22, 102, 131
– vor Fallen 38
– vor fremden Menschen 26
– vor Herausforderungen 178
– vor Höhe 86
– vor Krebs 86
– vor Machtverlust 83
– vor Menschen 41
– vor Menschenmengen 86
– vor Misserfolg 86, 91
– vor negativem Urteil 179
– vor negativen Konsequenzen 150
– vor Positionsverlust 83
– vor Räubern 44
– vor Schlangen 171, 203, 232
– vor schlimmen Ereignissen 183
– vor Trennung 37
– vor Überfall 199
– vor unwillkürlichem Stuhlgang 54
– vor Verbrechern 22
– vor Vergeltung 200
– vor Vergewaltigung 199
– vor Verlassenwerden 53, 168, 200
– vor Versagen 91
– vor Würmern 171
– zu versagen 89
Furchtsamkeit 210

G

Gebärden 137, 202
Geborgenheitsbedürfnis 193
Geburt 243
Geburtstrauma 246
Gedächtnisschwäche 54
Gedankenkarussell 231
Gefangenschaft 214
Gefühl
– abgelehnt zu werden 247
– Brust würde bersten 85
– der Unzulänglichkeit 167
– fremdgesteuert zu sein 118
– hässlich zu sein 93, 190, 213
– isoliert zu sein 213, 246
– minderwertig zu sein 221
– nicht wahrgenommen zu werden 240
– separiert zu sein 231
– unfrei zu sein 172
– unterdrückt zu sein 172
– verachtenswürdig zu sein 221
– verunstaltet zu sein 243
– von Freiheitsberaubung 186, 188
– von Geräuschen im Kopf 197
– wertlos zu sein 167, 210
Gefühle
– negative 59, 61
– unterdrückte 53, 70, 142, 168, 228
– verborgene 61
Gefühllosigkeit, der Finger 244
Gefühlsausbrüche, krampfartige 123
Geräuschempfindlichkeit 38
Gerechtigkeitsproblematik 71
Gereiztheit 116, 122, 196
Geruchssinn, überempfindlicher 119, 127
Geschmacksverlust 137
Geschwindigkeitseuphorie 188
Gesetzestreue 66
Gesichtsausdruck, traurig, leidend 52
Gesichtsneuralgie, schmerzhafte 38
Gewalt, sexuelle 164, 212
Gewalterfahrungen 186
Gewaltfantasien 200
Gewalttätigkeit 115, 149–150, 231

Gewichtsprobleme 20
Gewissen, schlechtes 64, 80
Gewissenhaftigkeit 35, 63
Gier
- nach Aufmerksamkeit 138
- nach Schokolade 127
- nach Süßigkeiten 117
Gleichgültigkeit 66, 100, 135, 226
Gliederzucken 47
Globus hystericus 125
Gramineae 114
Grausamkeit 103
Grimassen 150
Groll 21, 45, 103, 200
Grübeln 50, 86, 100, 131, 210
Gruppenthematik 167, 241, 243
Gutmütigkeit 220

H

Haarprobleme 39
Haltung, gebeugte 194
Handgesten 109, 134, 172
Handlungen, zwanghafte 64
Handlungsunfähigkeit 130
Harmoniebedürftigkeit 228
Hartnäckigkeit 153
Hassgefühle 21, 45, 66, 78, 80, 88, 103, 205, 213, 220
Heimweh 99, 217
Heißhungerattacken 116
Helfersyndrom 237
Helleborus niger 134
Hemianopsie, rechtsseitige 26
Hemmungen 93
Herzklopfen 50
Herzleiden 26
Hilflosigkeit 25–26, 64, 135, 248
Hilfsbereitschaft 220
Hitzewallungen 208, 221, 239
Hochmut 213
Hoffnungslosigkeit 78, 80, 91, 110, 127, 229, 231, 234
Hura brasiliensis 110
Hydrogenium 20
Hyoscyamus niger 149
Hyperaktivität 114, 116, 163
Hyperästhesie 171
Hypochondrie 231
Hysterie 123

I

Ichbezogenheit 17, 89
Ideale, hohe 242
Idealismus 71
Identitätsprobleme 213, 236, 243
Ignatia amara 122
Impotenz 91
Impulskontrolle, mangelnde 118
Individualisierung 21
Infertilität 239
Insekten 162
Intellekt 75
Interesselosigkeit 130
Inzestthematik 174

J

Jähzorn 150
Jammern 96, 156, 172

K

Kachexie 96
Kalium bromatum 63
Kalium carbonicum 65
Kalium silicatum 69
Kalium-Verbindungen 63
Kälteempfindlichkeit 24
Kältegefühl an den Extremitäten 236
Kaufsucht 115
Kichern 123, 127
Kinder, unerziehbare 19
Kinderwunsch, unerfüllter 241
Kindheitstrauma 146
Klagen 96, 156, 172
Klaustrophobie 20, 102, 172
Klimakterium 208
Kloßgefühl 125, 198, 211, 217, 221
Kommunikationsverlust 100
Kommunikationsverweigerung 100
Konflikte, permanente innere 209
Kongestionen, Kopfbereich 24
Konkurrenzkampf 206
Konstitutionstyp 9
Kontaktaufnahme, negative 114, 149
Kontrollbedürfnis 226
- starkes 245
Kontrollverlust 35, 38, 78
Kontrollverlust, mögliche Folgen 141
Kontrollzwang 26, 231
Konvulsionen 137, 149
Konzentrationsprobleme 41, 51, 76, 114, 169, 179
Kopf
- Blutandrang 38
- Hitze 38
- Völlegefühl 30
Kopfschmerzen 36, 48, 50
- migräneartige 38
- Schulkopfschmerzen 102
Kräfteverlust 30, 189
Krämpfe 58, 122
Krankheiten, erschöpfende 97
Kränkung 21, 85, 98, 119
Kreativität 203
Krebs 19
Krebs-Nosode 228
Kribbeln 217

L

Lac (vaccinum) defloratum 171
Lac caninum 167
Lac felinum 174
Lac humanum 247
Lac maternum 247
Lachesis muta 205
Lacrimae hominis 234
Lähmungserscheinungen 198
Langeweile 162
Langsamkeit 197
Lanthanide 75
Lanthanoide 75
Lärmempfindlichkeit 35, 40, 113
Launen, wechselhafte 137–138
Launenhaftigkeit 38
Lebenseinstellung, negative 51, 80
Lebenskampf 98
Lebensüberdruss 53, 83, 133, 195, 210
Leere, innere 20, 127, 220, 235
Leere-Empfindung 77
Leidensfähigkeit 210
Leistungsbereitschaft 228
Leistungsbestreben 162, 183
Lethargie 26, 216
Libido
- ausgeprägte 44
- erhöhte 171

Libidoverlust 243
Liebe
- enttäuschte 80, 118, 149, 205, 246
- mangelnde 44
Liebeskummer 99–100, 152
Liebessehnsucht 240
Linksseitigkeit 33, 62, 88, 193, 208, 211
Lippen, blaue 96
Lithium carbonicum 25
Lithium muriaticum 28
Lithium-Verbindungen 25
Loganiaceae 122
Luftnot 21, 61

M

Machtanspruch 80
Machtlosigkeit 77, 79, 235
Magenschmerzen 39
Magerkeit 96
Magnesium carbonicum 57
Magnesium muriaticum 59
Magnesium nitricum 60
Magnesium-Verbindungen 57
Malvales 126
Mangel
- an Wärme 126
- an Zuneigung 126
Manie 53
Masochismus 45
Masturbation 101, 150, 164
Meerestiere 178
Melancholie 53, 178
Menses, unregelmäßig 33
Menstruation 24
Meteorismus 179
Miasmen
- Krebs-Miasma 35, 103, 119, 122, 141, 146, 221, 228
- Lepra-Miasma 111, 135
- Malaria-Miasma 29, 45, 156, 172
- Ringworm-Miasma 250
- Sykose-Miasma 54, 57, 138, 179
- Syphilis-Miasma 135
- Tuberkulinum-Miasma 48, 162
- Typhus-Miasma 135, 150
Milchmittel 167
Milzbrand-Nosode 226
Minderwertigkeitsgefühle 163, 175
Misanthrop 21, 41
Missbrauch 210, 216, 219, 237, 247
- Folgen 186
- sexueller 142, 174, 217
Misshandlung 146, 213, 216, 231
Misstrauen 51, 64, 103, 199, 205
Mitgefühl 103, 138, 228
- fehlendes 231
Mobbing-Opfer 142
Müdigkeit 44
- extreme 77
Muriaticum acidum 97
Musca domestica 162
Muscheln 193
Mutter-Kind-Beziehung, gestörte 167
Mutter-Kind-Bindung 244, 246
Muttermilch 167
Muttermittel 236
Mutterproblematik 22, 44, 83, 85, 118, 126, 137, 146, 237, 242, 247
Mutterschaft, problematische 188

N

Nabelschnur 242
Nackenverspannung 236
Nägelbeißen 111, 116, 168
Nägelkauen 21, 150
Naja tripudians 209
Nasenbluten 50
Natrium arsenicosum 34
Natrium biboracicum 37
Natrium carbonicum 40
Natrium hypochlorosum 43
Natrium muriaticum 44
Natrium phosphoricum 48
Natrium silicicum 50
Natrium sulphuricum 53
Natrium-Verbindungen 34
Naturverbundenheit 203
Neid 21
Nekrose 226
Nervenleiden 144
Nervensystem, übererregtes 246
Nervenzusammenbruch 25, 57
Nervosität 34, 133, 181
Neuralgien 57–58, 217
Niedergeschlagenheit 53, 171
Nihilismus 78, 231
Nitricum acidum 102
Nitrogenium 20
Nonkonformismus 176
Nosoden 226
Nostalgie 217

O

Obsessionen, sexuelle 64
Ohnmachtsneigung 193
Onychoteuthis banksii 185
Opfer-Aggressor-Thematik 212
Opferrolle 219, 226
Orchidaceae 129
Ordnungssinn 119, 176
Ordnungszwang 131
Oxygenium 17
Oxytocin 246

P

Panikattacken 21, 127, 146
Paralyse 122
Parese 202
Partnerwechsel 115
Pedanterie 51
Perfektionismus 26, 35, 51, 98, 103, 123, 146, 188, 228, 231, 240
Periodensystem 17
- Eisen-Serie 34, 63
- Gold-Serie 75
- Kohlenstoff-Serie 17, 20, 28, 31, 37, 40, 58, 102, 193, 236
- Silicium-Serie 28, 34, 47–48, 57
- Wasserstoff-Serie 20
Pessimismus 21, 45, 88, 196, 235
Pflanzenreich 109
Pflichtbewusstsein 35, 53, 210
Pflichtgefühl 80, 85, 123
Philosophieren 77
Phobien 207
Phosphoricum acidum 99
Photophobie 238, 242
Placenta humana 240
Polarität 126, 130
Prinzipientreue 63
Psychosen 205
Pulsatilla pratensis 137
Putzwut 164, 176

R

Rachegelüste 205
Rachepläne 199
Ranunculaceae 134
Rastlosigkeit 35, 162
Rauchen 116
Rechtsseitigkeit 39, 202, 205, 238
Reinigungszwang 51
Reiseübelkeit 94
Reizbarkeit 40, 45, 54, 62, 66, 100, 131, 155, 189–190, 216, 226, 231
– gegenüber der Familie 189
Reserviertheit 98
Resignation 54, 76
Rigidität 69
Risikovermeidung 85
Rückenschmerzen 30
Rückzug 194, 221
– emotionaler 137
– totaler 236
Ruhelosigkeit 35, 62, 64, 66, 163, 202, 226
– auffallende 162

S

Saccharum officinale 114
Sadismus 231
Salze 17
Sanftmut 137, 174, 248
Sarkasmus 85, 127
Sarkoden 234
Sauerstoff 17
Säuglinge, abgemagerte 96
Säuren 95
Schamgefühle 113, 248
Schamlosigkeit 150
Scheidungskinder 59
Schizophrenie 25
Schlaf, komaartiger 240
Schläfrigkeit 100, 133, 197
Schlafstörungen 123, 144, 235, 246
Schlangen 198
Schluckbeschwerden 205
Schmerzen
– akute 123
– langjährige 123
– scharfe 134
– schneidende 153
Schock 97, 122, 130, 146, 149
Schreckhaftigkeit 35, 50, 58, 113
Schreibprobleme 64
Schreien
– im Schlaf 168
– vor Schmerzen 155
Schüchternheit 99, 181, 203, 210, 241
Schuldgefühle 64, 80, 111, 119, 142, 248
– unterdrückte 200
Schutzbedürfnis 195, 236, 246
Schwäche 44, 63
– hochgradige 97
– lähmungsartige 99
Schwäne 212
Schwangerschaft, ungewollte 240, 247
Schwangerschaftsthematik 239
Schwarz-Weiß-Sehen 130
Schweigsamkeit 135
Schweiß, saurer 50
Schweißausbrüche 239
Schwermut 77, 171, 210, 212
– depressive 130
Schwindel 30, 38, 44, 97, 113, 119, 181, 197
Scrophulariaceae 145
Seelenpartner 216
Seelenqualen 80
Sehverlust 26
Selbstachtung 141
Selbsteinschätzung 175
Selbstkontrolle 53, 76–77, 237
– Verlust 78
Selbstkritik 176
Selbstmitleid 29, 85
Selbstüberhebung 89
Selbstverachtung 78, 169
Selbstverleugnung 121, 237
Selbstvernichtungstendenz 80
Selbstvertrauen
– fehlendes 93, 115
– mangelndes 167
– verlorenes 210
– wenig 171, 248
Selbstvorwürfe 123, 219
Selbstwertgefühl
– geringes 240
– mangelndes 26, 119
– niedriges 167, 190, 243
Selbstzerstörung 78, 111, 231
Selbstzweifel 75, 175, 237
Seltene Erden 75
Senkungsbeschwerden 44
Sepia officinalis 188
Seufzen 96, 123
Sexualität 133, 208, 217
– beherrschte 142
– perverse 164
– problematische 190
– verklemmte 64
Sich-gehen-Lassen 235
Sicherheitsbedürfnis 119, 195, 236
Sicherheitsmangel 245
Sicherheitsverlust 26
Simillimum 9
Sklerodermie 239
Solanaceae 149
Sonderling 232
Sorgen
– um andere 71
– um die Gesundheit 67
Spannungen, innere 61
Spannungsgefühl
– Muskeln 24
– Sehnen 24
Spasmen 149
Sprachlosigkeit 100
Sprachprobleme 64
Sprechen, langsames 135
Sprunghaftigkeit 115
Staphisagria 140
Starrheit 69
Starrköpfigkeit 110
Stauungen 24
Steißlage 240
Stillen 167, 182
Stimmung, wechselnde 130, 138, 183
Stöhnen, häufiges 69
Stolz 175
Störungen, bipolare 25
Streitsucht 51, 66, 103, 207, 213
Stress 103
Stuhldrang, unaufschiebbar 54
Stuhlgangproblematik 54, 179
Stumpfheit 35
Sturheit 69
Suche
– nach Aufmerksamkeit 114
– nach Liebe 114
– nach Zuwendung 114
Suchtverhalten 88, 116, 129

Suizidgedanken 26, 80, 88, 127, 179, 231
Suizidgefährdung 111, 205
Suizidneigung 53, 83, 89, 150
Suizidversuch 111
Sykose 10
Symptome
– gegensätzliche 240
– wechseln die Seite 171
– widersprüchliche 123
Syphilinum 231
Syphilis-Nosode 231

T

Tadelsucht 88
Tagträumerei 145
Tauben 219
Taubheit 217
Taubheitsgefühl 244
Täuschung 129
Teilnahmslosigkeit 100
– emotionale 190
Thulium metallicum 78
Tics 137, 146, 150
Tierliebe 19
Tinnitus 30, 133
Toben 213
Tod
– geliebter Menschen 99, 122, 127, 130, 133, 178, 181, 226
– im Mutterleib 240
Tod-Thematik 79, 85, 130, 171, 186, 200, 226, 232, 247
Todeswunsch 171
Trägheit 197
– geistige 35
Trauer 21, 29, 44, 122, 216, 226
Traumamittel 146
Traumata
– physische 142
– psychische 142
Träume
– erotische 102, 164, 219
– hellsichtige 219
– homoerotische 164
– realistische 71
– sexuelle 174
– vom Fallen 38, 62
– vom Fliegen 219
– von Alleinsein 57
– von Beerdigungen 111
– von Brustkrebs 183
– von Einbrechern 57
– von Ertrinken 32
– von Exkrementen 164
– von Feierlichkeiten 62
– von finsteren Mächten 78
– von Friedhöfen 111
– von Gebäuden, Tunnels 22
– von geistiger Anstrengung 102
– von Kindern 244
– von potenziellen Gefahren 21
– von Räubern 57
– von realen Ängsten 38
– von Reisen 219
– von Schlangen 244, 250
– von Tod und Sterben 200, 219
– von Toiletten 164
– von Toten 250
– von Vampiren 244
– von Vergewaltigung 174, 190
– von Wasser 219, 250
Traurigkeit 25, 54, 76, 135, 173, 197, 210, 226
– am Abend 89
Trennungsproblematik 17, 20–21, 28, 31–32, 40–41, 61, 127, 234–235, 243
Trinkverhalten, paradoxes 125
Triticum vulgare 118
Trockenheit
– der Schleimhäute 50
– im seelischen Bereich 154
Trostbedürfnis 138
Trotz 119

U

Übelkeit 28
Überbeanspruchung, geistige 101
Überforderung 99, 146, 189, 228, 236
– permanente 71
Überheblichkeit 175
Übertreibung 123
Überzeugung, festgebunden zu sein 111
Umbilicus humanus 242
Umgangsformen, korrekte 63
Unabhängigkeitsbedürfnis 18, 175, 198, 203, 242
Unabhängigkeitskonflikt 190
Unachtsamkeit 163
Unbehaglichkeit 240
Unbeweglichkeit, geistige 119
Unentschlossenheit 58, 138, 248
Unflexibilität 69
Ungeduld 62, 157, 177
Ungerechtigkeit 140
Ungeschicklichkeit 131
Unruhe 35, 99
Unsicherheit 18, 37, 119, 127, 228
Unterbewusstsein 109
Unterdrückung
– von Aggressionen 61
– von Bedürfnissen 61
– von Gefühlen 183
– von Individualität 62
– von Schmerzen 183
– von Wünschen 61
Unterlegenheitsgefühl 92
Unterwerfung 168
Unverträglichkeit
– von Hitze 110
– von Kleidung 110
Unzufriedenheit 91, 103, 189, 191, 240
Unzulänglichkeit 63
Urvertrauen 167, 248

V

Vanilla planifolia 129
Vegetarier 19
Venus mercenaria 194
Veranlagung, destruktive 106
Verantwortung
– gesellschaftliche 75, 248
– wird abgelehnt 182
Verantwortungsbewusstsein 80, 237, 248
Verantwortungsgefühl 59, 71, 85
Verausgabung 98
Verbitterung 21, 28, 45, 88, 226
Verdrängung 220
Verfolgungswahn 200, 205
Vergesslichkeit 51, 179
Vergewaltigung 111, 183, 186
Verhalten
– agitiertes 163
– ambivalentes 195, 203, 213
– destruktives 85
– distanziertes 76
– extremes 133
– manipulatives 206
– unterwürfiges 172
– widersprüchliches 115, 183

Verharren, zwanghaftes 179
Verlangen
– nach Alkohol 83, 91
– nach Bewegung 155
– nach Beziehung 126
– nach Bier 166
– nach deftigen Speisen 74
– nach Eigenständigkeit 188
– nach Erfrischendem 102
– nach Essig 166
– nach Fett 231
– nach Fisch 188
– nach Freiheit 217
– nach frischer Luft 19, 58, 91, 171
– nach Fürsorge 168
– nach Gesellschaft 65, 186, 213
– nach Kaffee 91, 166
– nach kaltem Wasser 174
– nach kalter Milch 118
– nach Kohlenhydraten 242
– nach Kontrolle 228
– nach Liebe 34, 115, 126, 168
– nach Meeresfrüchten 178
– nach Milch 91, 250
– nach Nähe 168, 217
– nach Ordnung 217
– nach rohem Gemüse 118
– nach Salz 94, 178, 181, 244
– nach Sauberkeit 217
– nach Saurem 50, 166, 193
– nach scharf Gewürztem 188
– nach Schokolade 88, 127, 166
– nach Schutz 26, 178
– nach Selbstständigkeit 63
– nach Sicherheit 178
– nach Speck 166
– nach Stimulanzien 133
– nach Süßigkeiten 242, 244, 250
– nach Unabhängigkeit 63, 248
– nach Wärme 88, 119, 177
– nach Wasser 58
– nach Wein 244
– nach Zuneigung 115, 217
– nach Zuwendung 34
– respektiert zu werden 89
– sexuelles 91, 174, 183
– sich hinzulegen 52, 71
– sich zu waschen 217
– zu beißen 226
– zu töten 199
Verlassenheit 77, 150, 178, 213, 235–236, 241
Verlassenheitsängste 70, 80
Verlassenheitsgefühl 26, 167, 172, 199
Verletzlichkeit 72, 138, 175, 193, 245
Verlust 122
– der Stimme 141
Verlustangst 34, 89, 119, 217
Vernachlässigung 69
Vernix caseosa 245
Verrat 59, 83
Verschlechterung
– bei Gewitter 239
– bei Luftdruckveränderung 240
– durch Trost 130
Verschlossenheit 50, 85, 93, 96, 195
Verstimmung, depressive 235
Vertrauensfrage 37
Vertrauensverlust 28
Vertrauensverrat 22, 45, 83
Verwirrung 51, 54
– geistige 131
Verzweiflung 20, 35, 53, 76, 111, 127, 135, 150, 179, 205, 212, 216, 231, 234
Violales 153
Vitalempfindung 17
Vögel 212

W

Wahnidee
– bestraft zu werden 63
– erwürgt zu werden 198
– Feind sei unter dem Bett 22
– hässlich auszusehen 175
– hässlich zu sein 186
– Kopf würde davonschweben 44
– schlecht zu sein 79
– schmutzig zu sein 78, 213, 217
– unnütz zu sein 175
– Unrecht begangen zu haben 123
– verachtet zu werden 113
– vergiftet zu werden 198
– verlassen zu sein 186
– verseucht zu sein 217
– von der Welt getrennt zu sein 50
– zu ersticken 198
Warmherzigkeit 138, 236
Waschzwang 51, 169, 231
Wassereinlagerung 238
Weinen 43, 67, 80, 93, 210, 219, 235
– innerliches 220
Weltenbummler 203
Wertschätzung
– fehlende 163
– mangelnde 53
Widerspruchsgeist 94
Widerwillen, gegen körperliche Nähe 190
Willensstärke 163
Wochenbettdepression 191
Wunsch
– geliebt zu werden 61
– nach Ungebundenheit 178
– umsorgt zu werden 61
– unabhängig zu sein 186
Wut 45, 115, 135, 141, 149, 155, 213, 226

Z

Zähneknirschen 150
Zeitgefühl
– fehlerhaftes 131
– schlechtes 51
Zerrissenheit, innere 64
Zerstörungswut 231
Zerstreutheit 169
– mentale 145
Zittern 66, 146, 181
Zorn 80, 100, 131, 135, 141, 155, 199, 248
– unterdrückter 85, 98, 200
Zuckungen 149
Zukunftsangst 240
Zurückhaltung 85, 103, 203
Zurückweisung 122
Zusammenbruch, kompletter 119
Zustand
– deliröser 226
– stuporöser 135
– widersprüchlicher 123
Zwangsneurosen 231
Zwangsvorstellungen 200
Zweifel, Selbstständigkeit 38
Zwillinge 100
Zyklus, weiblicher 167, 191
Zynismus 21

Das Beste aus 2 Methoden verknüpfen

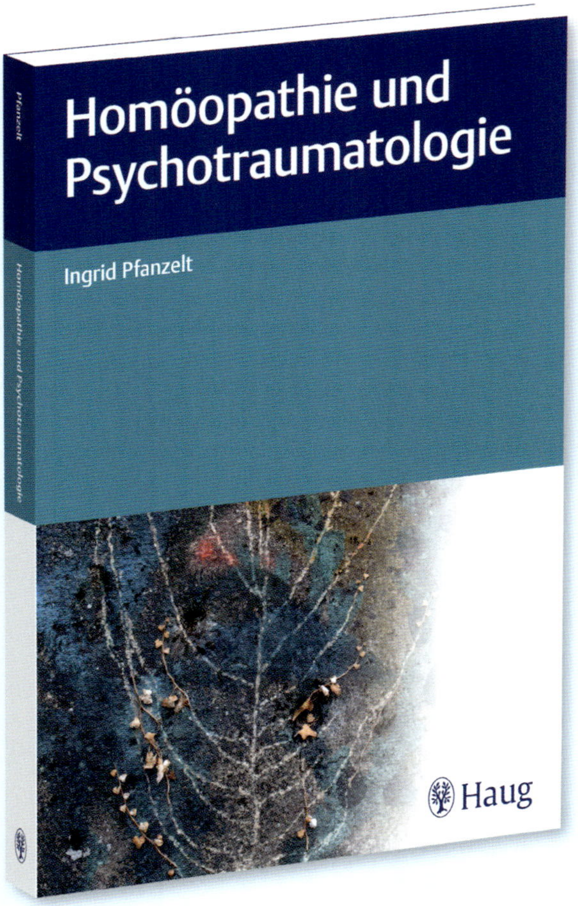

E-Book
unter www.thieme.de/shop

Erfahrungsbasierte Integration der Psychotraumatologie in eine prozessorientierte Homöopathie.

Das Werk untersucht das Zusammenspiel von Homöopathie und Psychotraumatologie in Theorie und Praxis. Theoretische Grundlagen beider Wissenschaften werden verglichen und Analogien aufgezeigt.

werden die anfallenden Versandkosten weiterberechnet.

Homöopathie und Psychotraumatologie

I.Pfanzelt
2015, 192 S., 21 Abb., kart.
ISBN 978-3-8304-7659-7
49,99 € [D]
51,40 € [A]

Versandkostenfreie Lieferung innerhalb Deutschlands!

Telefonbestellung: 0711/8931-900
Faxbestellung: 0711/8931-901
kundenservice@thieme.de
www.haug-verlag.de
MVS Medizinverlage Stuttgart GmbH & Co. KG
Oswald-Hesse-Str. 50
70469 Stuttgart

Haug

Ätiologie von Psychotraumata aus homöopathischer Sicht

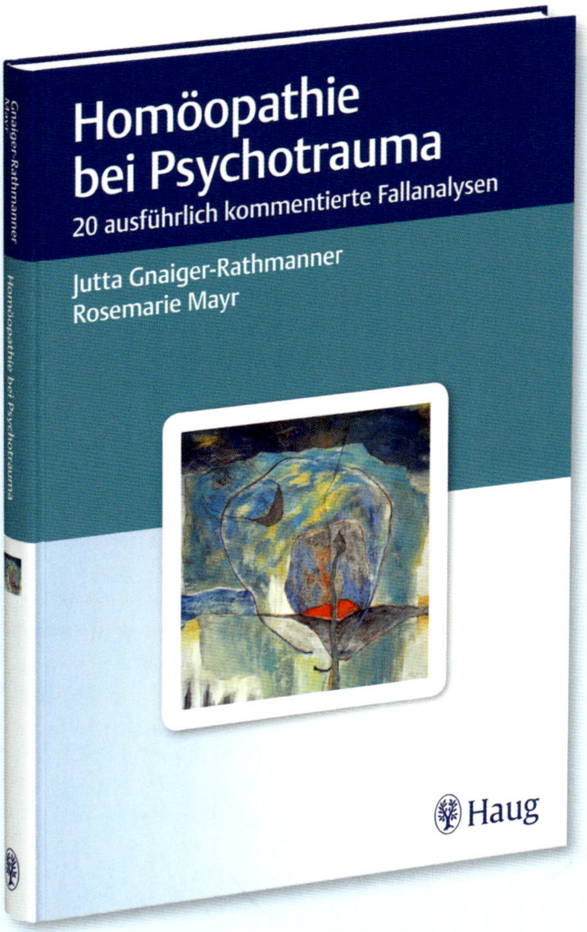

E-Book
unter www.thieme.de/shop

Das erste Werk zur modernen homöopathischen Behandlung des Psychotraumas mit Kasuistiken und erfahrungsbasierter Bewertung. Hinter einer Erkrankung kann sich ein traumatischer Auslöser verbergen. Wie Sie diesen erkennen und wie Sie die Homöopathie begleitend in der Traumabehandlung einsetzen, zeigt Ihnen dieses Werk.

Homöopathie bei Psychotrauma
20 ausführlich kommentierte Fallanalysen
J. Gnaiger-Rathmanner, R. Mayr
2013, 208 S., 3 Abb., geb.
ISBN 978-3-8304-7432-6
59,99 € [D]
61,70 € [A]

Preisänderungen und Irrtum vorbehalten. Bei Lieferungen außerhalb [D] werden die anfallenden Versandkosten weiterberechnet.

Versandkostenfreie Lieferung innerhalb Deutschlands!

Telefonbestellung: 0711/8931-900
Faxbestellung: 0711/89 31-901
kundenservice@thieme.de
www.haug-verlag.de
MVS Medizinverlage Stuttgart GmbH & Co. KG
Oswald-Hesse-Str. 50
70469 Stuttgart

Haug